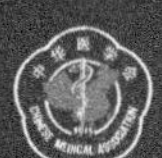

中华医学会医师培训工程（高级系列）

CME TEXTBOOKS NATIONAL PROJECT 国家级继续医学教育项目教材 | 国家级继续医学教育项目教材

# 耳鼻咽喉头颈外科学高级教程

主编 / 韩东一

中华医学会组织编著

中華醫學電子音像出版社
CHINESE MEDICAL MULTIMEDIA PRESS
北 京

**图书在版编目（CIP）数据**

耳鼻咽喉头颈外科学高级教程 / 韩东一主编. —北京：中华医学电子音像出版社，2021.6
ISBN 978-7-83005-237-9

Ⅰ. ①耳…　Ⅱ. ①韩…　Ⅲ. ①耳鼻咽喉科学－外科学－资格考试－教材　②头－外科学－资格考试－教材　③颈－外科学－资格考试－教材　Ⅳ. ① R762　② R65

中国版本图书馆 CIP 数据核字（2019）第 273339 号

**耳鼻咽喉头颈外科学高级教程**
ER BI YANHOU TOUJING WAIKEXUE GAOJI JIAOCHENG

---

**主　　编：**韩东一
**策划编辑：**裴　燕　史仲静
**责任编辑：**赵文羽
**文字编辑：**周寇扣
**校　　对：**朱士军
**责任印刷：**李振坤
**出版发行：**中華醫學電子音像出版社
**通信地址：**北京市西城区东河沿街 69 号中华医学会 610 室
**邮　　编：**100052
**E - mail：**cma-cmc@cma.org.cn
**购书热线：**010-51322677
**经　　销：**新华书店
**印　　刷：**北京虎彩文化传播有限公司
**开　　本：**889 mm×1194 mm　1/16
**印　　张：**18.25
**字　　数：**526 千字
**版　　次：**2021 年 6 月第 1 版　2021 年 6 月第 1 次印刷
**定价（含习题卡）：**200.00 元

---

# 内容提要

本书根据对高级卫生专业技术资格人员的要求，结合目前的学科发展状况，系统地介绍了耳鼻咽喉头颈外科学的基础理论和临床技能，重点阐述了常见病的防治新法、疑难病例分析、国内外发展现状和发展趋势等前沿信息。本书具有权威性、实用性和指导性，可作为耳鼻咽喉头颈外科学医师专业知识的培训教程，也可作为相关专业医师提高临床诊疗水平的工具书和参考书。

## 《耳鼻咽喉头颈外科学高级教程》

# 编 委 会

主　　编　韩东一

副 主 编　（以姓氏笔画为序）

王海波　许　庚　孙建军　李晓明　杨仕明　肖水芳
吴　浩　周　兵　郑宏良　黄志刚　黄治物　高志强

编委名单　（以姓氏笔画为序）

王向东　首都医科大学附属北京同仁医院
王洪田　中国人民解放军总医院
王斌全　山西医科大学第一医院
文卫平　中山大学附属第一医院
孔维佳　华中科技大学同济医学院附属协和医院
叶京英　首都医科大学附属北京同仁医院
史剑波　中山大学第一医院耳鼻咽喉科医院
冯　永　中南大学湘雅医院
刘　争　华中科技大学同济医学院附属同济医院
刘　鸣　哈尔滨医科大学第二附属医院
刘　博　首都医科大学附属北京同仁医院
刘世喜　四川大学华西医院
孙　彦　青岛大学医学院附属医院
许　庚　中山大学附属第一医院
孙建军　中国人民解放军海军总医院
孙敬武　安徽省立医院
李　娜　青岛大学医学院附属医院
李五一　中国医学科学院北京协和医院
李华伟　复旦大学附属眼耳鼻喉科医院
李进让　中国人民解放军海军总医院
李晓明　石家庄市白求恩国际和平医院
杨　军　上海交通大学医学院附属新华医院
杨仕明　中国人民解放军总医院
杨蓓蓓　浙江大学医学院附属二院
肖水芳　北京大学第一医院
肖旭平　湖南省人民医院
吴　皓　上海交通大学医学院附属新华医院
吴子明　中国人民解放军总医院
邱建华　第四军医大学第一附属医院

余力生　北京大学人民医院
张　华　新疆医科大学附属第一医院
张庆泉　青岛大学医学院附属烟台毓璜顶医院
陈世彩　第二军医大学附属长海医院
陈晓巍　北京协和医院
周　兵　首都医科大学附属北京同仁医院
周　梁　复旦大学附属眼耳鼻喉科医院
周成勇　中国人民解放军总医院第一附属医院
郑宏良　第二军医大学附属长海医院
房居高　首都医科大学附属北京同仁医院
胡国华　重庆医科大学附属第一医院
夏　寅　首都医科大学附属北京同仁医院
高志强　中国医学科学院北京协和医院
黄志刚　首都医科大学附属北京同仁医院
黄丽辉　首都医科大学附属北京同仁医院
黄治物　上海交通大学医学院附属新华医院
崔鹏程　第四军医大学唐都医院
韩东一　中国人民解放军总医院
樊兆民　山东省立医院集团耳鼻喉科医院
潘新良　山东大学齐鲁医院
戴　朴　中国人民解放军总医院

# 序

我国现有的医师培养过程分为医学院校教育、毕业后医学教育和继续医学教育三个阶段。专科医师规范化培训是毕业后医学教育的重要组成部分，是在住院医师规范化培训的基础上，继续培养能够独立、规范地从事疾病专科诊疗工作临床医师的必经途径。2017 年 7 月，国务院办公厅印发《关于深化医教协同进一步推进医学教育改革与发展的意见》（国办发〔2017〕63 号），文件中提出把医学教育和人才培养摆在卫生与健康事业优先发展的战略地位，为建设健康中国提供坚实的人才保障……支持行业学（协）会参与学科专业设置、人才培养规划、标准制（修）订和考核评估等工作，相关公共服务逐步交由社会组织承担。2015 年发布的《关于开展专科医师规范化培训制度试点的指导意见》（国卫科教发〔2015〕97 号）中明确提出：探索建立有关行业协（学）会协助政府部门做好专科医师规范化培训制度试点的业务指导、组织实施与日常管理监督的工作机制。根据需要，可组建由有关专家和医疗卫生机构、高等医学院校、相关事业单位、行业组织和政府相关部门等多方面代表组成的专科医师规范化培训专家委员会，协助开展有关工作。

中华医学会成立于 1915 年，经过百年的励精图治，已经成为党和政府联系医学科技工作者的桥梁和纽带、中国科协学会的翘楚、全国医学科技工作者的家园，其宗旨是团结医务工作者，传播医学科学知识，弘扬医学道德，崇尚社会正义。由中华医学会第二十五届理事会第四次会议审议通过的《中华医学会章程》中明确将“参与开展毕业后医学教育及专科医师培训、考核等工作”作为学会的业务范围之一。鉴于我国适用于专科医师规范化培训的教材存在系统性较差、内容质量参差不齐、学科覆盖不全面等诸多不足，中华医学会所属中华医学电子音像出版社依托学会 91 个专科分会的千余名专家力量，配合出版社三十余年传统出版和数字出版相结合的出版经验，策划了《中华医学会医师培训工程（高级系列）丛书》，旨在通过本丛书引导医学教育健康发展和卫生行业人才的规范化培养。本套丛书的内容不仅包括专科医师应该掌握的知识，更力求与时俱进，反映目前本学科发展的国际规范指南和前沿动态，巩固和提高专科医师的临床诊治、临床会诊、综合分析疑难病例及开展医疗先进技术的能力，同时还增加了测试题，作为考查专科医师对专业知识掌握情况的依据。除此之外，本丛书还充分利用新兴媒体技术，就部分内容配备了相应的多媒体视频，以加强医务人员对理论知识和实际操作技术的理解。

在2016年举办的“全国卫生与健康大会”上，习近平总书记发表重要讲话，强调“没有全民健康，就没有全面小康”；在第十八届中共中央政治局常委会同中外记者首次见面会上，习近平总书记表达出对人民健康福祉的密切关注：我们的人民热爱生活，期盼有更可靠的社会保障、更高水平的医疗卫生服务、更优美的环境……实现全民健康离不开高水平医疗卫生服务的保障，开展高水平的医疗卫生服务离不开一支高素质、高水平的医疗队伍，这也是中华医学会组织国内各学科学术带头人、知名专家编写本丛书的目的所在。

本丛书在编写过程中多次召开组稿会和定稿会，各位参编的专家、教授群策群力，在繁忙的临床和教学工作之余高效率、高质量地完成了编写工作，在此，我表示衷心的感谢和敬佩！

中华医学会副会长兼秘书长

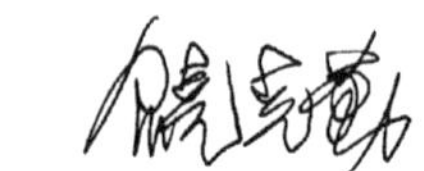

# 出版说明

为引导我国医学教育的健康发展，加强卫生人才培养工作，助力健康中国战略的实施，在中华医学会及所属 91 个专科分会的支持下，我们精心策划出版了《中华医学会医师培训工程（高级系列）丛书》暨《国家级继续医学教育项目教材》。

本套丛书的内容不仅包括医学各专业高年资从业者应该掌握的基本知识，更力求与时俱进，反映本学科发展的前沿动态，侧重医务人员临床诊治技能、疑难病例处理以及开展医疗先进技术能力的培养，具有专业性、权威性和实用性，因此既可作为正在试点推动的专科医师规范化培训的工具用书，又可作为医务人员或医疗行政管理部门开展继续医学教育的必备教材。同时，本套丛书在系统梳理专业知识的基础上均配备练习题库和模拟考试情境，有助于检验专业知识的掌握情况，亦可作为拟晋升高级职称应试者的考前复习参考用书。

限于编写时间紧迫、经验不足，本套教材会有很多不足之处，真诚希望广大读者谅解并提出宝贵意见，我们将于再版时加以改正。

# 目　录

## 第一篇　耳外科学

## 第二篇 耳内科学



## 第三篇 鼻科学

## 第四篇　咽喉科学

## 第五篇　头颈外科学

## 第六篇　气管食管科学

# 第一篇 耳外科学

# 第1章

## 中 耳 炎

中耳炎(otitis media,OM)广义的定义是指任何原因导致的中耳炎症,这一炎症过程可以侵及颞骨内任何邻近的含气腔,如中耳腔、乳突腔或岩尖,根据疾病的性质,中耳炎可进一步分为分泌性中耳炎、化脓性中耳炎、慢性中耳炎伴胆脂瘤生成或中耳胆脂瘤伴中耳炎。本章节以中华医学会"中耳炎临床分类和手术分型(2012)"为基本框架(见附录),就分泌性中耳炎、化脓性中耳炎、中耳胆脂瘤分别论述,中耳炎外科治疗单列一节。

中耳炎最早的分类始于Kramer(1849),将中耳炎按鼓膜表现分类;Willian(1853)在*Aural Surgery*中将中耳炎按病理分类;Politzer(1894)按照疾病性质(中耳化脓或非化脓分泌物)和病程分类,成为现代中耳炎分类的基础。世界卫生组织(WHO)1992年第43次大会制定并于1994年签署执行中耳炎分类标准(The Tenth Revision of the International Statistical Classification of Disease and Related Health Problem,ICD-10),1995年,Read在英格兰拉夫堡(Loughborough)国立卫生服务编码和分类中心制定了Read Version 3.1中耳炎分类标准,其他学者对此展开了讨论,2002年Gates提出的中耳炎分类标准,比较全面地代表了现代意义上的中耳炎分类,2004年我国西安中耳炎会议制定了初步分类方案,在此基础上经国内专家学者讨论,2013年《中华耳鼻咽喉头颈外科杂志》2013年第48卷第2期公布了"中耳炎分类及手术分型(2012)"框架指南及解读。

### 第一节 化脓性中耳炎

【定义】

化脓性中耳炎指细菌感染中耳乳突腔黏膜、骨膜、骨质后引起的化脓性炎性反应,病理学特征是中耳和乳突内出现不可逆的炎症性改变,如持续性流脓则为活动期,否则为静止期。

【病因学】

本病由细菌感染引起。中耳乳突腔内以白细胞、巨噬细胞、感染的细菌为主构成脓性分泌物,常见的致病菌为金黄色葡萄球菌、铜绿假单胞菌,以及变形杆菌、克雷伯杆菌等。细菌侵犯中耳的途径通常为:①急性化脓性中耳炎未获得彻底的治疗,转为慢性,此为常见原因;②咽鼓管途径:鼻部或咽部的慢性病变,如腺样体肥大、慢性扁桃体炎、慢性鼻窦炎等反复发作细菌经咽鼓管逆行进入中耳腔,特别是儿童及婴幼儿,咽鼓管短、平、直,细菌更易侵入;③鼓膜外伤后穿孔细菌经此途径进入中耳腔;④细菌循邻近骨缝隙进入中耳乳突腔引起感染;⑤机体抵抗力下降,免疫能力低下急性传染及合并有慢性病,特别是婴幼儿,如营养不良、贫血、猩红热、麻疹、肺结核等。

【病理与病理生理学】

本病的病理变化轻重不一。初期病变主要位于中鼓室的黏膜层,表现为鼓室黏膜的充血、水肿,有炎性细胞浸润,并有以中性粒细胞为主的渗出物，既往分类称单纯型；病变重者，黏膜可出现增生、肥厚，若黏骨膜破坏，病变深达骨质，听小骨、鼓窦周围、乳突甚至岩尖骨质都可以发生骨疡，形成慢性骨炎，在炎性介质如白细胞介素、花生四烯酸等刺激下，局部可生长肉芽或息肉，既往分类称骨疡型；鼓膜边缘型穿孔或中耳黏膜破坏后，病变长期不愈者，有些局部可发生鳞状上皮化生或同时有纤维组织增生，可伴随形成胆脂瘤、粘连或产生硬化病变。

早期教科书将骨疡型列为单独一型，最新观点及分类将单纯型称为慢性化脓性中耳炎，骨疡型只是慢性化脓性中耳炎及中耳胆脂瘤这两种类型中的伴随病理改变。如果黏膜病变发生在中鼓室前方，此处鼓岬黏膜延续为咽鼓管黏膜，含有纤毛组织，经纤毛摆动有助于分泌物经咽鼓管途径排出，如果病变发生在鼓室黏膜中后部，此处鼓岬黏膜无纤毛组织，病变组织堆积后刺激产生炎性介质，进而刺激产生肉芽、息肉，黏膜肿胀，阻塞中上鼓室，进一步产生乳突炎症。

【临床表现】

1. 耳部流脓　间歇性或持续性，急性感染时脓液增多。脓液性质为黏液性或黏脓性，长期不清理可有臭味。炎症急性发作期或肉芽、息肉等受到外伤时可有血性分泌物。

2. 听力下降　患耳可有不同程度的传导性或混合性听力损失。听力下降的程度和性质与鼓膜穿孔的大小、位置、听骨链的连续程度、迷路破坏与否有关。

3. 耳鸣与眩晕　部分患者有耳鸣，可能与内耳受损有关；一般慢性中耳炎患者较少出现眩晕症状，当慢性中耳炎急性发作，出现迷路破坏时，患者可出现剧烈眩晕，压迫耳屏可以诱发眩晕。

【辅助检查】

1. 鼓膜穿孔　鼓膜穿孔是最常见的体征，穿孔可分为中央型和边缘型两种，前者指穿孔的四周均有残余鼓膜环绕，鼓室黏膜可正常或水肿、肉芽增生。

2. 听力学检查　表现为不同程度的传导性、混合性或感音神经性听力下降，以传导性耳聋为主。

3. 影像学检查　常规 CT 水平位和冠状位可了解中耳乳突腔的病变范围及重要结构，多平面重组(MPR)和 3D 中重建技术可了解听骨的病变状态。

【诊断及鉴别诊断】

反复间断性耳流脓、鼓膜紧张部穿孔、传导性耳聋可初步诊断为慢性化脓性中耳炎，但须与以下疾病鉴别。

1. 中耳胆脂瘤　既往中耳炎分类这一类型称“慢性化脓性中耳炎胆脂瘤型”。新的分类将其列为“中耳胆脂瘤”，特指后天性胆脂瘤。这一疾病主要是因咽鼓管功能不良导致上鼓室负压，松弛部被吸入上鼓室，上皮组织在上鼓室内堆积形成胆脂瘤，可伴有细菌感染形成中耳炎；鼓膜紧张部边缘穿孔上皮组织也可进入中耳腔形成胆脂瘤。检查可见松弛部肉芽、内陷、胆脂瘤痂皮，紧张部完整、内陷或与鼓岬粘连，或紧张部边缘性穿孔。纯音听力检查传导性耳聋，常规 CT 水平位和冠状位可了解中耳乳突腔的病变范围及重要结构，骨质是否破坏，多平面重组(MPR)和 3D 重建技术可了解听骨的病变状态。

2. 鼓室硬化　多数由慢性化脓性中耳炎(静止期)发展而来，主要病理表现为碳酸盐沉积在鼓膜纤维层、鼓岬黏膜、听骨表面黏膜层形成钙化灶。临床症状为听力下降，可有耳流脓病史，鼓膜完整或穿孔，可见鼓膜钙化灶或鼓室黏膜钙化灶；听力学检查存在气骨导间距，盖莱试验可阴性，CT 检查鼓室、乳突腔可见高密度硬化灶。

3. 隐匿性中耳炎　本病通常由慢性化脓性中耳炎转化而来，临床无症状或听力下降。鼓膜正常或穿孔已愈合，可存在气骨导间距；CT 检查可见鼓室、乳突腔可见密度增高影，是确诊该病的主要依据。

4. 粘连性中耳炎　本病通常由分泌性中耳炎未经系统治疗转化而来，鼓膜与鼓室结构粘连，严重者鼓膜与鼓岬黏膜融合、上皮化。以长期听力下降为主要症状。纯音听阈检查存在气骨导间距；部分病例鼓膜内陷类似穿孔，影像学检查可表现为鼓室空间消失，乳突鼓室可存在密度增高影。

5. 特殊类型中耳炎　特殊类型中耳炎包括结核性中耳炎、AIDS 中耳炎、梅毒性中耳炎、真菌性中耳炎，这一类中耳炎特指在中耳乳突腔内培养出特异性致病原；坏死性中耳炎并非原来意义上的骨疡型或肉芽型中耳炎，系特指中耳乳突腔内出现除上述特异性或非特异性中耳炎以外的坏死性组织；放射性中耳炎为中耳乳突腔经历放射线照射后出现的无菌性放射性组织坏死；气压性中耳炎特指鼓膜内外气压急剧变化而咽鼓管不能及时平衡气压引起的中耳腔负压导致中耳结构物理性损伤，出现鼓膜充血、穿孔、鼓室积液等。

【治疗】

慢性化脓性中耳炎治疗原则为控制感染，清除病灶，恢复听力。活动期治疗应以局部及口服药物治疗为主，以3%过氧化氢溶液或硼酸水清洗耳道，清洗后方可应用局部抗生素点耳，抗生素应用以口服为主；合并严重感染者可根据脓液细菌培养及药敏试验结果，选择敏感药物静脉给药。通常干耳2周后即可进行手术治疗，静止期原则上不宜应用抗生素，应以手术治疗为主。详尽手术治疗见第三节。

【转归】

慢性化脓性中耳炎可长期存在，临床上称为静止期，但最终留下中耳功能不全和结构破坏等不良结局。2012年中耳炎分类将其列为后遗疾病，包括：不张性/粘连性中耳炎、鼓室硬化、中耳胆固醇肉芽肿、隐匿性中耳炎。其他不良后果包括：耳后瘘管、迷路炎、耳道狭窄、感音神经性聋、周围性面瘫，以及手术后残留问题。颅内和颅外并发症以中耳胆脂瘤居多。

## 第二节 中耳胆脂瘤

【定义】

中耳胆脂瘤特指后天性胆脂瘤，不包括先天性胆脂瘤。以鳞状上皮组织在中耳、乳突内增生、堆积为特征，其发病机制，并非感染而是胆脂瘤形成，称为“中耳胆脂瘤”。胆脂瘤发展过程中可伴有细菌生长，与慢性化脓性细菌感染相伴随，形成中耳炎。其生成机制、病理及转归与慢性化脓性中耳炎不同。

【病理与病理生理学】

中耳胆脂瘤发病机制较为公认的学说有以下4种。

1. *内陷袋学说* 即经典教科书的“后天原发性胆脂瘤”。“cholesteatoma”一词最早于1829年由Cruveilhier描述，但直到1858年由Müller首先命名，内陷袋学说最早1908年由Begole提出，近代Bluestone关于咽鼓管功能及其障碍在中耳炎过程中的病理机制的研究成就，使内陷囊袋理论成为当代崇尚的学说。主要是咽鼓管功能不良导致上鼓室负压，松弛部被吸入上鼓室，上皮组织在上鼓室内堆积形成胆脂瘤。

2. *上皮移行学说* 即经典教科书的“后天继发性胆脂瘤”。外耳道或鼓膜上皮层的上皮细胞通过鼓膜穿孔边缘移行进入中耳。外伤或手术导致的鳞状上皮细胞种植于中耳腔也可形成后天继发性胆脂瘤。

3. *基底细胞层过度增生学说* 有人认为基底细胞增生过度也是胆脂瘤形成的原因之一。

4. *化生理论学说* 由于慢性感染的长期存在，正常立方上皮转化为角化鳞状上皮形成胆脂瘤，但化生理论只是一种假说，迄今未能得到证实。

在胆脂瘤体积不断增大的机械外力作用下，局部组织持续地释放破骨细胞激活素而持续地进行骨质破坏。如：白细胞介素1、白细胞介素6、肿瘤坏死因子α、前列腺素$E_2$等活化、聚集破骨细胞，并刺激酶类产生作用于骨质破坏；碳酸酐酶和透明质酸酶等为骨质脱矿物质创造了酸性环境，胶原酶、基质金属蛋白酶和纤溶酶等相互作用，在基质降解阶段降解基质和骨胶原，从而产生骨质破坏。

【临床表现】

临床上以耳内长期流脓为特点。病史时间长，有特殊恶臭。松弛部或紧张部后上方有边缘性凹陷形成的穿孔，从穿孔处可见鼓室内有灰白色鳞屑状或豆渣样物质，恶臭味。紧张部鼓膜可完整、内陷或与鼓岬粘连。

【辅助检查】

听力测试：一般为传导性耳聋，耳聋程度与病变程度无正相关，因病变组织作为声音传导的媒介可以传导声音。如果病变波及耳蜗，耳聋呈混合性，病变侵犯迷路可出现眩晕，迷路瘘管实验可以提示是否存在迷路破坏。

影像检查：常规HRCT检查可显示胆脂瘤范围及骨质破坏情况，如面神经管、半规管、鼓室天盖等；现代CT后处理技术如多平面重组（MPR）可清晰地显示面神经管的全程，MPR与3D重建技术（CTVR）相结合更能清晰地显示听骨链的精细结构，特别是镫骨上结构，弥补了常规HRCT对听骨显示的不足。如果胆脂瘤引起乳突鼓室骨质的破坏，应行MRI检查，了解颅内的侵蚀情况，并与颞骨肿瘤相鉴别。

【诊断及鉴别诊断】

1. 慢性化脓性中耳炎　本病首先应与慢性化脓性中耳炎相鉴别。①慢性化脓性中耳炎为细菌经咽鼓管、外伤等穿孔的鼓膜、急性中耳炎等途径感染鼓室、乳突的黏膜、骨膜；②炎性介质促使产生肉芽组织破坏骨质；③感染的中耳乳突腔伴上皮组织长入及黏膜化生等可形成胆脂瘤，也可产生骨质破坏；④CT检查并不能在影像上完全区分是炎症或是胆脂瘤，但MRI检查可以鉴别两者，同时应结合临床检查，特别是鼓膜紧张部穿孔或是松弛部病变。

2. 中耳癌　①颞骨肿瘤以中耳癌和外耳道癌居多，长期慢性中耳炎史者占80%～85%；②早期症状多为耳道血性分泌物，向患侧头颈面侧部放射的耳颞部疼痛，早期传导性耳聋，晚期迷路受侵犯后为混合性聋，多伴耳鸣；③其他提示症状包括张口困难、同侧面神经麻痹、后组脑神经症状；④晚期颅内转移；⑤淋巴结转移可发生于患侧或双侧；⑥晚期内脏或骨骼也可能会发现转移性病灶。耳镜检查可见外耳道或中耳腔有肉芽或息肉样组织，触之较软，松脆易出血，并有血脓性分泌物，有时恶臭。肉芽组织去除后很快复发。影像学检查CT、MRI可明确肿瘤侵犯范围，病理活检可明确诊断。

3. 中耳结核　①由结核杆菌感染，多继发于肺结核，亦可由腺样体结核或骨关节结核、颈淋巴结结核等播散而来；②病菌感染途径：循咽鼓管侵入中耳，或经血液循环或淋巴系统传入中耳和乳突；③中耳结核起病隐袭，早期即可出现明显的传导性听力下降，侵及内耳则为混合性或感音神经性聋，鼓膜常见多发性穿孔或融合后成为大穿孔，鼓室黏膜灰白，鼓室内可有大量肉芽增生，或耳后瘘管形成；④检查应包括颞骨CT及胸部X线片、结核菌培养；⑤治疗应早期规范应用抗结核药物控制感染，并结合手术治疗，手术宜行分期治疗，一期清除病灶，二期修复乳突鼓室结构并重建听力。

【治疗】

中耳胆脂瘤的治疗原则为清除病灶，防止并发症，保存或提高听力，保守治疗仅能对伴有感染中耳胆脂瘤起到暂时控制感染的作用，如果出现颅内外并发症则应及早手术治疗，详尽外科治疗见下节。

【预后与并发症】

中耳胆脂瘤，若获得及时和正确的诊断和治疗，多可治愈。但有时，由于病变的类型，致病菌的毒力，患者抵抗力下降或局部引流不畅，可以诱发一系列的耳源性颅内、颅外并发症。常见的耳源性颅内并发症包括：①硬膜外脓肿；②硬膜下脓肿；③耳源性脑膜炎；④乙状窦血栓性静脉炎；⑤耳源性脑脓肿；⑥脑积水。颅外并发症包括：①耳周骨膜下脓肿；②Bezold脓肿；③Mouret脓肿（乳突感染后脓液从乳突尖内侧扩散引起咽旁间隙感染）；颞骨内并发症包括：①周围性面神经麻痹；②迷路炎；③岩尖炎。

## 第三节　中耳炎外科治疗

【历史背景】

现代中耳炎外科治疗已由传统的病灶清除技术发展到听功能重建。“中耳炎临床分类和手术分型(2012)”指南吸收经典的中耳乳突手术理念，以适应日益细化的临床实践。本节按照这一指南论述，包括：第一类为鼓室成形术，特指鼓膜和中耳传音结构重建；第二大类为中耳病变切除术，特指中耳病变切除但不进行听力重建；第三大类为中耳病变切除＋鼓室成形术，指在清除中耳乳突病变的基础上进行中耳传音结构的重建；第四大类主要是指上述三类手术的配套手术，列为其他中耳炎相关手术。

鼓室成形手术(tympanoplasty)是指在彻底清除中耳病灶基础上，保全和(或)提高听力的外科技术。鼓室成形手术的概念源于1952年在荷兰阿姆斯特丹召开的第五届国际耳鼻咽喉科医师会议，在此会议上Wullstein和Zöllner介绍了“Tympanoplasty”即鼓室成形术，1953年Wullstein在*Monatasschr Ohrenheilkd Laryngorhinol*、Zöllner在*Arch Ital Otol Rinol Laringol*分别报道了中耳听力重建的外科技术，由此奠定了鼓室成形手术的基础。而现代耳显微外科鼓室成形手术的概念源于1964年，由美国眼耳鼻喉科协会(AAOO)首次提出，其概念是：“彻底清除中耳病变，重建听力，伴或者不伴鼓膜修补术，但不伴乳突手术，如果施行了乳突手术，则称为乳突鼓室成形手术”。美国眼耳鼻喉科协会(AAOO，1965)和法国Portmann(1978)等相继提出了各自的分类方法，因其所具有的合理性及代表性而被广泛接受且沿用多年。2011年3月31日至2011年4月4日中华医学会耳鼻咽喉头颈外科分会耳科专业组、《中华耳鼻咽喉头颈外科》杂志编委会耳科学组在云南昆明召开了中耳炎分类与手术分型标准制定会议，于 2013 年第 48 卷第二期刊登了分类及相关解读。

鼓室成形术Ⅰ型又称鼓膜成形术（myringoplasty），该词源自拉丁文 myrings（即鼓膜 membrane）和希腊文 plassein（即成形 to shape）合并而成，相当于 Wullstein Ⅰ型和 AAOO 的鼓膜成形术，1952 年，Wullstein 和 Zöllner 提出了用全层和裂层皮片进行外植法修补鼓膜的方法，是鼓膜修补的里程碑；1961 年，Storrs 首先使用颞肌筋膜作为内外植法的修补材料，1973 年，Glasscock M. E. 报道了经耳后径路鼓膜内植法及外植法手术技术，从而奠定了以耳后为主要径路、颞肌筋膜为主要修补材料、以内外植法为基本方法的鼓膜修补技术并延续至今，各家文献报道总体鼓膜修补成功率在 90%～97%。

鼓室成形术Ⅱ、Ⅲ型的分类均以听骨链的处理方式进行分类。随着现代耳显微外科的发展，更多材料和类型的听骨赝复物不断被开发，但其基本原理均为在鼓膜/锤骨柄/砧骨长脚与活动的镫骨（底板或镫骨上结构）之间建立连接，因此，而更为复杂的鼓室成形听骨链重建分类已无必要，而听骨赝复物无论何种形状，镫骨上结构存在选用的听骨赝复物统称 PORP，镫骨上结构不存在选用的听骨赝复物统称 TORP。镫骨底板固定多见于耳硬化症和先天性听骨链畸形，不属于中耳炎手术范畴。鼓室硬化症在一期手术时多可清除硬化灶，恢复底板活动，如清除硬化灶后底板仍固定，则一期修复鼓膜，二期再行镫骨底板手术。

听骨链重建的材料和外科技术经过多年发展已相当成熟，重建材料包括同种自体、同种异体、异种异体及人工材料。①最早用于自体听骨链重建的材料可查文献报道为 1957 年，Hall 和 Rytzner 首次应用自体砧骨和锤骨连接镫骨底板和鼓膜进行听骨链重建，Bahmad（2007）病理检查应用锤骨、砧骨、皮质骨、软骨的 50 例手术标本和 6 例颞骨标本，植入时间 5 个月到 28 年，病理证实自体砧骨、锤骨、骨皮质其生物学行为基本类似，生物相容性和稳定性良好，大小、形态、轮廓维持良好，是听骨重建的理想材料，但在胆脂瘤及炎症侵犯的病例，听骨表面组织病理学检查证实存在骨质炎症表现，伴有胆脂瘤上皮、炎细胞、肉芽组织。②同种异体材料见于 1966 年 House 首先报道，Betow（1982）年报道 2400 例应用异体筋膜、软骨膜、软骨、听骨材料重建听力结果，这些材料均需要术前经过严格的脱抗原等预处理，且结果与自体材料无显著差别。到目前为止，应用同种异体移植材料仅发现 2 例免疫缺陷疾病报道，称作“Creutzfeldt-Jakob disease”，其中一例来自尸体的静脉，一例来自尸体心包膜的鼓膜移植。但尽管如此，由于移植物来源、交叉感（如 AIDS）以及伦理学等问题，现在较少采用。③人工材料：20 世纪 70 年代中期生物相容性听骨链重建假体材料开始应用于临床，最早采用的材料是 1978 年 Shae 报道的高密度聚乙烯（High density polyethylene sponge，商品名 Plasti-pore），由此产生全听骨赝复物（TORP-Total Ossicular Replacement Prostheses）和部分听骨赝复物（PORP-Partial Ossicular Replacement Prostheses）；而陶瓷作为听骨替代假体生物材料的应用始见于 1979 年，包括生物惰性陶瓷和生物活性陶瓷，Reck 和 Helms 描述了生物活性陶瓷的应用，1984 年 Grote 推荐使用羟基磷灰石，其化学结构为 $Ca_{10}(PO_4)_6(OH)_2$，孔径大小在 100nm～500μm，为多晶钙磷陶瓷，直至目前这种材料因其良好的稳定性、生物相容性和可雕塑性，良好的机械承载能力和随意控制结构和塑形等特点，被制作成各种形状和复合体普及应用于临床，但缺点是可塑性差，依然有一定的感染率；1994 年，德国 Dalchow 医生首先使用纯钛听骨 TORP 和 PORP 植入 1300 例病例，2001 年发表报道：排出率<1%，术后获得良好的听力效果，与 HA 相比，钛听骨体积和质量明显减轻，具有极高的生物相容性和稳定性，不良反应极低，是听骨链重建的良好替代材料，此后，以钛合金为基本材料的人工听骨如全钛人工锤骨（TNMP）、全钛人工砧骨（TIP）、Fisch 全钛人工听骨（FTTP）等陆续商品化，替代 HA，广泛应用于临床。

【基本术式】

1. 鼓室成形术　鼓室成形术通常适用于鼓膜紧张部穿孔，鼓室、鼓窦及乳突正常者，手术不开放乳突，在清理鼓室病变的基础上行听功能重建。现代意义或广义上的鼓室成形应包含鼓膜成形、听骨链重建、鼓室探查、鼓室腔重建、外耳道扩大成形、耳甲腔成形等概念，本分类将鼓膜成形术列为鼓室成形术Ⅰ型，包含听骨链重建则列为Ⅱ和Ⅲ型，鼓室探查、外耳道成形、耳甲腔成形等相关手术，可与Ⅰ～Ⅲ型同时存在。

Ⅰ型:指单纯鼓膜成形术,手术修补鼓膜缺损,不涉及听骨链重建。适应证为鼓膜紧张部穿孔,听骨链正常,乳突、鼓窦、上鼓室正常或CT检查存在密度增高影但术中探查为渗出液或黏性分泌物,中上鼓室无阻塞,无需开放乳突。手术方法有外植法、内植法、夹层法等,修补材料以筋膜、软骨膜为主。

Ⅱ型:镫骨底板活动,镫骨上结构存在或部分存在,鼓膜紧张部穿孔或完整。手术在鼓膜和镫骨之间建立有效的声音传导结构,如自体或异体听骨、软骨及各种类型的部分听骨赝复物——PORP(钛合金、羟基磷灰石、高分子塑料等)。

Ⅲ型:镫骨底板活动,镫骨上结构完全缺如,鼓膜紧张部穿孔或完整。在鼓膜、鼓膜移植物或残存锤砧骨与活动的镫骨底板之间放置传声媒介,如自体或异体听骨、皮质骨、软骨及各种类型的全听骨赝复物——TORP(钛合金、羟基磷灰石、高分子塑料等)。

2. 中耳病变切除术　以清除中耳乳突病变为主要目的,不考虑鼓膜与听骨链重建。

(1)乳突切开术:适用于急性融合性乳突炎、乳突蓄脓者,鼓室结构未受侵犯或急性炎症经乳突切开引流可好转者。该手术以耳后切口为主,切开乳突皮质骨,保留外耳道后壁及鼓窦、上鼓室侧壁,仅做病变清除,不处理听骨链。

(2)乳突根治术:该手术不保留听力,主要用于中耳黏膜广泛严重病变且咽鼓管完全闭锁不适合成形手术的病例。可行耳内或耳后切口,切除外耳道后壁及鼓窦、上鼓室外侧壁,清除残余锤砧骨、残余鼓膜,封闭咽鼓管鼓室口,形成乳突、鼓窦、鼓室、外耳道四位一体术腔向外耳道口开放。

(3)改良乳突根治术:新版手术分类所说"改良乳突根治术"特指Bondy改良乳突根治术。适用于胆脂瘤病变局限于上鼓室并向鼓窦乳突发展而中鼓室良好、听骨链完整无需重建的病例。该手术切除外耳道后壁及鼓窦、上鼓室外侧壁,清除病变后保持听骨链的完整性,鼓膜通常完整(也可表现为菲薄、内陷、钙化,必要时可行鼓膜修补),中鼓室独立成腔并经咽鼓管与外界通气引流,乳突、鼓窦、外耳道三位一体向外耳道口开放,乳突鼓窦可予以填塞封闭。

3. 中耳病变切除+鼓室成形术　指在彻底清理乳突鼓窦病变的基础上,同期或分期行鼓室成形术。以外耳道及鼓窦上鼓室侧壁的处理方式为基本点,分为以下四型。

(1)完壁式乳突切开+鼓室成形术:即经典的"闭合式技术"或"联合进路手术",适用于气化较好的中耳乳突病变。通常采用耳后切口,切开乳突、鼓窦、上鼓室,保留外耳道后壁和上鼓室外侧壁。于面神经隐窝进入后鼓室清除病灶,变通的方式可切除砧骨托后直接向上鼓室方向开放面神经隐窝。手术同时行听骨链重建和鼓膜修复,保留咽鼓管-鼓室-鼓窦-乳突通气引流系统和听骨链有效活动的骨性结构,乳突鼓窦腔不予填塞。

(2)开放式乳突切开+鼓室成形术:该手术切开乳突、鼓窦、上鼓室,同时切除外耳道后壁和鼓窦上鼓室外侧壁。与改良乳突根治术不同,该手术同时行听骨链重建和鼓膜修补。术后中鼓室独立成腔,建立中鼓室-咽鼓管通气引流系统,乳突、鼓窦、外耳道三位一体向外耳道口开放。

(3)完桥式乳突切开+鼓室成形术:该手术切开乳突、鼓窦、上鼓室,切除外耳道后壁,但保留上鼓室鼓窦外侧壁一部分即"骨桥"。"骨桥"并非解剖结构,而是在术中人为雕刻形成的条形骨质,类似一"桥"。面神经隐窝可在切除砧骨托后直接向上鼓室开放或切除骨性鼓环后上骨质(鼓索神经附着骨质)向中鼓室开放。手术同时行听骨链重建和鼓膜修复,中鼓室独立成腔,建立鼓室-咽鼓管通气引流系统,鼓窦、面神经隐窝予以填塞封闭。

(4)上鼓室切开重建+鼓室成形术:适用于鼓膜松弛部病变及胆脂瘤病变仅局限于上鼓室的病例。手术无需广泛乳突切开或切除外耳道后壁及鼓窦侧壁。上鼓室外侧壁切开清理病变后需以软骨或骨组织重建外侧壁,以防鼓膜外耳道皮瓣内陷形成胆脂瘤回缩袋。同时行听骨链重建和鼓膜修复,即鼓室成形术。手术保留咽鼓管-鼓室-鼓窦-乳突通气引流系统。

4. 其他中耳炎相关手术　为上述三类手术的相关配套或辅助手术,并非独立一类。

(1)鼓室探查术:此技术是一种诊断和治疗手段,目的是清除中耳的病变组织,探寻听力下降的原因。

①探查范围:包括咽鼓管口、听骨链、鼓室黏膜、前庭窗、圆窗龛、面神经水平段、鼓索神经、鼓膜张肌、镫骨肌、面神经隐窝、鼓室窦、上中下鼓室、鼓窦。

②探查内容:包括听骨链病变,包括粘连、固定、纤维组织增生、钙化、肉芽包裹、砧骨长脚缺如

等，鼓室黏膜病变如黏膜肉芽增生、上皮组织存在、钙化斑、水肿等。如果探查发现鼓窦、乳突腔内存在病变，应改变手术计划行乳突切开。

(2)外耳道成形术：中耳乳突手术时无论耳内或耳后切口，凡存在骨性外耳道凸起，影响显露者，均可行外耳道的扩大成形，一是更好地显露术野，二是术后防止耳道狭窄，利于术后的引流和耳道自我清洁功能恢复。

(3)耳甲腔成形术：适用于经耳内或耳后切口中耳乳突病变切除者，旨在防止外耳道口狭窄及引流方便、增加耳道通气量，利于耳道自我清洁功能的恢复。手术结束时根据外耳道口的大小行此手术，该手术是完成中耳乳突手术的环节之一。

(4)外耳道后壁重建术：该手术主要针对外耳道后壁的处理。包含两种情况：其一先行完壁式乳突切开，再完整切除外耳道后壁及上鼓室外侧壁，清理完病变后再将后壁骨板复位。重建的材料尚有自体骨皮质板、软骨片、人工材料(羟基磷灰石板或钛板)，重建的时机可在中耳乳突手术结束时或分期手术的一期手术结束时，这一术式的目的和优点在于切除耳道后壁术腔显露良好，利于清理病变，同时重建耳道后壁又保留了外耳道的完整性。其二是将乳突腔封闭填塞，封闭的材料有自体骨粉、软骨、人工材料(羟基磷灰石)，术腔封闭后再将外耳道骨板复位。目的是防止上鼓室-乳突腔负压的形成，造成上皮组织内陷形成胆脂瘤。

(5)乳突缩窄术：与外耳道后壁重建术不同，该手术主要针对无外耳道后壁的、陈旧性宽大乳突术腔的处理(乳突根治术、开放式乳突切开鼓室成形术的二次修正手术)。目的是消灭宽大的术腔，恢复外耳道解剖结构和自我清洁功能，避免代谢产物的堆积和外耳道胆脂瘤的形成。填塞材料可为乳突皮质骨粉、耳周带血管蒂肌筋膜软组织、人工材料(如羟基磷灰石粉)。填塞的范围包括乳突腔、鼓窦、上鼓室，尤其适用于硬化型乳突，术中应注意保证彻底清除病变组织，重要部位如暴露的硬脑膜、乙状窦、面神经、迷路瘘管等应以自体组织覆盖。

(6)中耳封闭术：该手术作为中耳乳突手术的必要补充单列一类，指手术封闭乳突、鼓窦、上鼓室、中耳腔及部分或全部外耳道。适应证为经反复治疗仍不能提高听力且不干耳者、重度感音神经性聋清除中耳乳突病灶后、外耳道及中耳恶性肿瘤、颈静脉球体瘤行颞骨次全切除术者。手术须保证彻底切除病变及上皮组织，根据病情可保留外耳道口及部分外耳道，封闭材料游离脂肪、耳周带蒂肌肉筋膜组织。

(7)分期鼓室成形术：分期手术并不是一种术式，而是在涉及以提高听力为目的的各种乳突鼓室手术框架下进行有目的、有计划的延迟性听力重建手术。一期手术清除中耳乳突病灶，对于不适合同时行听力重建者，鼓室内放置硅胶膜，促进鼓室黏膜修复，建立由正常黏膜衬里的含气中耳腔，防止粘连及回缩袋形成；二期手术在6～12个月后，待鼓室解剖与生理功能修复后行听力重建，二期手术一方面探查鼓室乳突腔有无胆脂瘤复发和残留病变，另一方面取出鼓室硅胶膜，行听骨链重建术。是否行分期手术应在术中决定，至目前，普遍认为以下三点为决定是否行分期手术的出发点：①黏膜的病变程度；②胆脂瘤清除是否能够达到彻底；③听骨链的病变状态。特别是胆脂瘤型中耳炎听骨受胆脂瘤侵蚀，基质已侵入到骨质内，一期即以自体听小骨重建听骨链安全性减低，可考虑分期手术。

## 附录 中耳炎临床分类和手术分型(2012)

中华医学会耳鼻咽喉头颈外科学分会耳科学组

中华耳鼻咽喉头颈外科杂志编辑委员会耳科组

### 中耳炎临床分类

一、分泌性中耳炎

二、化脓性中耳炎

1. 急性化脓性中耳炎

2. 慢性化脓性中耳炎 ①静止期；②活动期。

三、中耳胆脂瘤

四、中耳炎并发症

(一)颅外并发症

1. 颞骨外并发症 ①耳周骨膜下脓肿；②Bezold脓肿；③Mouret脓肿。

2. 颞骨内并发症 ①周围性面神经麻痹；②迷路炎：a. 迷路瘘管，b. 化脓性迷路炎；③岩尖炎。

(二)颅内并发症

1. 硬脑膜外脓肿

2. 硬脑膜下脓肿

3. 脑膜炎

4. 乙状窦血栓性静脉炎

5. 脑脓肿 ①大脑脓肿；②小脑脓肿。

6. 脑积水

五、中耳炎后遗疾病

1. 不张性/粘连性中耳炎

2. 鼓室硬化

3. 中耳胆固醇肉芽肿

4. 隐匿性中耳炎

六、特殊类型中耳炎

1. 结核性中耳炎

2. AIDS中耳炎

3. 梅毒性中耳炎

4. 真菌性中耳炎

5. 坏死性中耳炎

6. 放射性中耳炎

7. 气压性中耳炎

### 中耳炎手术分型

一、鼓室成形术

Ⅰ型:单纯鼓膜成形,不需要重建听骨链。

Ⅱ型:底板活动,镫骨上结构存在。

Ⅲ型:底板活动,镫骨上结构缺如。

二、中耳病变切除术

1. 乳突切开术

2. 乳突根治术

3. 改良乳突根治术(Bondy手术)

三、中耳病变切除+鼓室成形术

1. 完壁式乳突切开+鼓室成形术

2. 开放式乳突切开+鼓室成形术

3. 完桥式乳突切开+鼓室成形术

4. 上鼓室切开+鼓室成形术

四、其他中耳炎相关手术

1. 鼓室探查术

2. 耳甲腔成形术

3. 外耳道成形术

4. 外耳道后壁重建术

5. 乳突缩窄术

6. 中耳封闭术

(孙建军　刘　阳)

## 参考文献

[1] 中华医学会耳鼻咽喉头颈外科学分会耳科学组,中华耳鼻咽喉头颈外科杂志编辑委员会耳科组.中耳炎的临床分类和手术分型(2012).中华耳鼻咽喉头颈外科杂志,2013,48(2):5.

[2] World Health Organization. International Statistical Classification of Diseases and Related Health Problems. Tenth revision. Geneva,1992.

[3] O′Neil M, Payne C, Read J. Read Codes Version 3:a user led terminology. Methods Inf Med,1995,34 (1-2):187-192.

[4] Harkness P,Topham J. Clinical coding in ENT surgery: the Read Codes and clinical terms project. Clin Otolaryngol Allied Sci,1995,20(1):3-4.

[5] The Read Codes. Version 3 and 3.1 (S/CD). Loughborough: NHS Centre for Coding and Classification,1995.

[6] Harkness P, Topham J. Classification of otitis media. Laryngoscope,1998,108(10):1539-1543.

[7] Berman S. Classification and criteria of otitis media. Clin Microbiol Infect,1997,3 Suppl 3:S1-S4.

[8] Klein JO,Tos M,Hussl B,et al. Recent advances in otitis media. Definition and classification. Ann Otol Rhinol Laryngol Suppl,1989,139:10.

[9] Cober MP,Johnson CE. Otitis media: review of the 2004 treatment guidelines. Ann Pharmacother, 2005, 39 (11):1879-1887.

[10] Aates GA,Klein JO,Lim DJ,et al. Recent advances in otitis media. 1. Definitions,terminology,and classification of otitis media. Ann Otol Rhinol Laryngol Suppl,2002,188:8-18.

[11] 中华医学会耳鼻咽喉科学分会,中华耳鼻咽喉头颈外科杂志编辑委员会.中耳炎的分类和分型(2004,西安).中华耳鼻咽喉头颈外科杂志,2005,40(1):5.

[12] 迟放鲁.中耳炎和胆脂瘤的分型及处理原则.中华耳鼻咽喉头颈外科杂志,2007,42(7):544-545.

[13] 杨仕明,袁虎.中耳炎的分类分型和诊治.中华耳鼻咽喉头颈外科杂志,2007,42(7):554-557.

[14] 刘阳,孙建军.乳突与鼓室成形手术分类.听力学及言语疾病杂志,2005,13(4):288-290.

[15] 孙建军,倪道凤.提高中耳乳突炎的诊断与外科治疗水平.中华耳鼻咽喉科杂志,2007,42(7):481-482.

[16] 斯诺主编,李大庆编译.中耳炎和中耳积液.Ballenger耳鼻咽喉头颈外科学.北京:人民卫生出版社,2012:1.

[17] Allan S,Lieberthal,Aaron E,Carroll,Tasnee Chonmaitree, The Diagnosis and Management of Acute Otitis Media. PEDIATRICS 2013, 131 (3): e964. DOI: 10. 1542/peds. 2012-3488.

[18] Khanna R,Lakhanpaul M,Bull PD. Surgical management of otitis media with effusion in children: summary of NICE guidelines. Clin Otolaryng, 2008, 33 (6):600-605.

[19] Bakhos D,Trijolet JP,MoriniÃrë S,et al. Conservative management of acute mastoiditis in children. Arch Otolaryngol Head Neck Surg,2011,137(4):346-350.

[20] Gopen Q. Pathology and clinical course of the inflammatory disease of the middle ear. Surgery of the ear. 6ed.北京:人民卫生出版社,2010:425-436.

[21] 张全安,郑国玺,Paparella MM.中耳

炎颞骨咽鼓管峡部粘-软骨膜的组织病理学观察. 临床耳鼻咽喉科杂志, 1999,13:161-163.

[22] Roland PS. Cholesteatoma Medscape. http://emedicine.medscape.com/article/860080.

[23] Bluestone CD, Cantekin EI, Beery QC, Stool SE. Function of the Eustachian tube related to surgical management of acquired aural cholesteatoma in children. Laryngoscope, 1978, 88(7 Pt 1):1155-1164.

[24] Gonzalez C, Bluestone CD. Visualization of a retraction pocket/cholesteatoma: indications for use of the middle ear telescope in children. Laryngoscope, 1986, 96(1):109-110. No abstract available.

[25] 王正敏, 陆书昌. 现代耳鼻咽喉科学. 北京: 人民军医出版社, 2001: 467-470.

[26] Ahn JM, Huang CC, Abramson M. Interleukin 1 causing bone destruction in middle ear cholesteatoma: Otolaryngol Heak Neck Surg, 1999, 103:527.

[27] 孙建军, 刘阳. 2D、3D 影像重建对听骨链病变诊疗的评估价值. 中华耳科学杂志, 2011, 9(3):1.

[28] Zhang LC, Sha Y, Wang ZM, et al. 3D image of the middle ear ossicles: three protocols of post-processing based on multislice computed tomography. Eur Arch Otorhinolaryngol. 2011, 268(5): 677-683.

[29] Wullstein H. Technic and early results of tympanoplasty. Monatsschr Ohrenheilkd Laryngorhinol, 1953, 87 (4): 308-311.

[30] Zöllner F. Surgical technic for the improvement of sound conduction. Arch Ital Otol Rinol Laringol, 1953, 64(4): 455-468.

[31] Committee on Conservation of Hearing of the American Academy of Chronic Ear Infection. Arch Otolaryngol Head Neck Surg, 1964, 81:204.

[32] Committee on Conservation of Hearing. American Academy of Ophthalmology and Otolaryngology. Standard classification for surgery of chronic ear disease. Arch Otol, 1965, 81:204.

[33] Portmann M. The ear and the temporal bone. New York: Masson Pub USA, 1979:221.

[34] Wullstein H. Technic and early result of tympanoplasty. Monatsschr Ohrenheilkd Laryngorhinol, 1953, 87 (4): 308-311.

[35] Zöllner. Surgical technic for the improvement of sound conduction. Arch Ital Otol Rinol Laringol, 1953, 64(4): 455-468.

[36] Committee on Conservation of Hearing of the American Academy of Chronic Ear Infection. Arch Otolaryngol Head Neck Surg, 1964, 81:204.

[37] Committee on Conservation of Hearing. American Academy of Ophthalmology and Otolaryngology. Standard classification for surgery of chronic ear disease. Arch Otol, 1965, 81:204.

[38] Portmann M. The ear and temporal bone. New York: Masson Publishing USA Inc, 1979:146-221.

[39] 孙建军, 刘阳. 中耳炎的临床分类和手术分型(2012)解读. 中华耳鼻咽喉头颈外科杂志, 2013, 48(2):6.

[40] Wullstein H. Funktionella Operationen im Mittelokrmit Hilfe des Freven Spaalthappen-Transplantes. Arch Ohr Nas Kehlhopfheik, 1952, 161:422.

[41] Storrs LA. Myringoplasty with use of fascia graft. Arch Otolaryngol Head Neck Surg, 1961, 74:45-49.

[42] Glasscock ME. Tympanic membrane grafting with fascia. Overlay and underlay technique. Laryngoscope, 1973, 5:754.

[43] Austin DF, Shea JJ. A new system of tympanoplasty using vein graft. Laryngoscope, 1961, 71:596.

[44] Glasscock ME. Tympanic membrane grafting with fascia. Overlay and underlay technique. Laryngoscope, 1973, 5:754.

[45] Glasscock ME, Jackson CJ, Nissen AJ, et al. Postauricular undersurface tympanic membrane grafting: A follow-up report. Laryngoscope, 1982, 92: 718.

[46] Zollner F, Principles of plastic surgery of the sound conduction apparatus. J Laryngol Otol, 1955, 69:637.

[47] Wullstein H, Theory and practice of tympanoplasty. Laryngoscope, 1956, 66:1076.

[48] Hall A, Rytzner C, Stapedectomy and autotransplantation of ossicles. Acta Otolaryngol, 1957, 47:318.

[49] Bahmad FJr, Merchant SN. Histopathology of ossicular grafts and implants in chronic otitis media. Otol Rhinol Laryngol, 2007, 116(3):181-191.

[50] House WF, Patterson ME, Linthicum F. H.: Incus homografts in chronic ear surgery. Arch Otolaryngol, 1966, 84: 148-153.

[51] Betow C. 20 years of experience with homografts in ear surgery. J Laryngol Otol Suppl, 1982, 5:1-28.

[52] Lubbe D, Fagan JJ. Revisiting the risks involved in using homograft ossicles in otological surgery. J Laryngol Otol, 2008, 122 (2): 111-115. Epub 2007 Oct 12.

[53] Sheehy JL. TORPs and PORPs in tympanoplasty. Clin Otolaryngol Allied Sci, 1978, 3(4):451-454.

[54] Brackmann DE, Sheehy JL. Tympanoplasty: TORPS and PORPS. Laryngoscope, 1979, 89(1):108-114.

[55] Reck R, Helms J The bioactive glass ceramic ceravital in ear surgery. Five years' experience. Am J Otol, 1985, 6 (3):280-283.

[56] Grote J. Tympanoplasty with calcium phosphate. Arch Otolaryngol, 1984, 110:197-199.

[57] Liu Yang, Sun Jianjun, Lin Yongsheng, et al. Infection associated with Hydroxyapatite prosthesis and related factor. Journal of otology, 2010, 5(1): 24-29.

[58] 刘阳, 孙建军, 林勇生, 等. 中耳术后感染对羟基磷灰石人工听骨的影响. 中华耳科学杂志, 2010, 8(3): 268-271.

[59] Dalchow CV, Grun D, Stupp HF. Reconstruction of the ossicular chain with titanium implants. Otolaryngol Head Neck Surg, 2001, 125:628-630.

[60] Shaan M, Landolfi M, Taibah A, et al. Modified Bondy technique. Am J Otol, 1995, 16(5):695-697.

[61] Sheehy JL, Patterson ME. Intact canal wall tympanoplasty with mastoidecto-

my. A review of eight years′ experience. Laryngoscope, 1967, 77 (8): 1502-1542.

[62] Arriaga MA. Mastoidectomy-canal wall down procedure // Brackmann DE, Shelton C, Arriaga MA. Otologic Surgery. 3rd ed. Philadelphia: Saunders, 2010:209-220.

[63] Paparella MM, Froymovich O. Surgical advances in treating otitis media. Ann Otol Rhinol Laryngol Suppl, 1994, 163: 49-53.

[64] 孙建军，李厚恩，刘阳，等. 胆脂瘤型骨疡型中耳乳突炎外科治疗的合理选择. 中华耳鼻咽喉科杂志，2001，36(6):415-417.

[65] 刘阳，孙建军，林勇生，等. 保留骨桥的乳突鼓室成形术(IBM)远期疗效与相关技术再探讨. 中华耳科学杂志，2007，5(2):148-151.

[66] 孙建军，刘阳. 鼓室成形术 // 葛贤锡. 耳科显微手术. 北京：人民卫生出版社，2010:220-222.

[67] Gantz BJ, Gubbels SP, Wilkinson EP. Canal wall reconstruction tympanomastoidectomy // Brackmann DE. Shelton C, Arriaga MA. Otologic Surgery. 3rd ed. Philadelphia: Saunders, 2010: 173-182.

[68] Liu Y, Sun J, Zhao D, Lin Y. Epitympanoplasty with cartilage bliteration in the preservation of posterior canal wall: a technique for surgical treatment of attic cholesteatoma. Eur Arch Otorhinolaryngol. DOI 10. 1007/s00405-013-2485-1 Published online: 16. Apr. 2013.

[69] 迟放鲁，王正敏，吴雯. 上鼓室封闭和外侧壁重建技术在鼓室成形术中的应用. 中华医学杂志，2002，82(23): 1-2.

[70] 刘阳，孙建军，林勇生. 中耳乳突外科中自体骨粉乳突填充与外耳道成形. 中国耳鼻咽喉头颈外科杂志，2006，13(7):475.

[71] Sheehy JL., Shelton C. Tympanoplasty-staging and use of plastic. Otologic Surgery, 3ed. W. B. Saunders Co, 2010:221-225.

[72] 易自翔. 胆脂瘤型中耳炎临床及基础研究进展. 中华耳鼻咽喉科杂志，2001，36(6):401-403.

[73] Suzuki C, Ohtani I. Bone destruction resulting from rupture of a cholesteatoma sac: temporal bone pathology. Otol Neurotol, 2004, 25(5): 674-677.

# 第2章

# 颞骨恶性肿瘤

颞骨恶性肿瘤较为罕见，发病率约为6/100万。该病常原发于外耳道或中耳，亦可由腮腺、鼻咽部、颅底等处癌肿侵犯而来。由于肿瘤多位于密质骨内，部位深在，发病常隐匿，且易被误诊为慢性外耳道炎及慢性中耳乳突炎，从而延误病情。

颞骨邻近诸多重要解剖结构，肿瘤组织生长可以侵犯周围骨质，累及大血管、神经、硬脑膜等，引起严重的并发症，甚至导致死亡。在一个世纪之前，颞骨恶性肿瘤预后极差。随着诊断水平的提高以及外科技术的发展，颞骨恶性肿瘤的预后有了显著的改善。目前认为，手术联合术后放疗是治疗颞骨恶性肿瘤的首选治疗方案。近年来，联合化疗的作用也越来越受到重视。

【发病原因】

毒化工品以及外用消毒剂的职业暴露与颞骨恶性肿瘤的发病有关。紫外线的过量接触与基底细胞癌的发病具有相关性。

慢性炎症刺激也是重要病因，特别是对于颞骨鳞状细胞癌。中耳炎症反复刺激可以引起鼓室黏膜上皮血液循环障碍，使鼓室黏膜上皮分化为复层鳞状上皮。不同于上呼吸道及上消化道的鳞状细胞癌，吸烟及饮酒与颞骨鳞癌发病无关。

【病理类型】

颞骨恶性肿瘤最常见为鳞状细胞癌，其次为基底细胞癌、腺样囊性癌、腺癌等。间质来源肿瘤极少见，主要为横纹肌肉瘤，参见表2-1。

【临床表现】

由于颞骨位置深在，一般颞骨恶性肿瘤发病隐匿，缺乏特异性症状。

1. *听力下降*　早期多为传导性听力下降，因肿瘤压迫听骨链或破坏鼓膜造成。晚期可为混合性听力下降，系肿瘤累及内耳所致。此时常伴有神经性耳鸣。

2. *外耳道肿物*　外耳道肿瘤或中耳肿瘤破坏鼓膜后进入外耳道内，其外观多呈菜花状，伴有表面破溃及出血。可伴有患侧耳闷堵感。合并感染时可出现耳漏。

**表2-1　颞骨恶性肿瘤**

| 外耳道 | 中耳 |
|---|---|
| 鳞癌 | 鳞癌 |
| 基底细胞癌 | 腺癌 |
| 恶性黑色素瘤 | 内淋巴囊肿瘤 |
| Merkel细胞瘤 | 横纹肌肉瘤 |
| 血管肉瘤 | 淋巴瘤 |
| 耵聍腺癌及腺样囊腺癌 | 多发性骨髓瘤 |
| 淋巴瘤 | 浆细胞瘤 |

3. *耳痛*　部分晚期癌肿患者可出现剧烈的耳痛，其特点为持续性、耳深部胀痛、刺痛或跳痛，并可向颞部和枕部放射。

4. *眩晕*　颞骨肿瘤早期较少累及内耳，因为内耳骨迷路有保护作用。晚期可因迷路受累出现眩晕。

5. *搏动性耳鸣*　鼓室内富含血管的肿瘤可表现为患侧搏动性耳鸣，压迫同侧颈内动脉耳鸣可明显减轻。

6. *周围性面神经麻痹*　肿瘤压迫或侵犯面神经可造成患侧面神经麻痹。

7. *张口受限*　可因炎症、疼痛等反射性引起颞下颌关节僵硬。恶性肿瘤晚期可累及颞下颌关节、颞肌、三叉神经造成张口困难。

8. *脑神经受累症状*　肿瘤压迫脑神经可出现一系列症状。颞骨肿瘤较常累及第Ⅴ、Ⅵ、Ⅸ、Ⅹ、Ⅺ、Ⅻ对脑神经，可出现复视、吞咽困难、声音嘶哑、软腭麻痹、抬肩无力、伸舌偏斜等症状。

9. 大脑颞叶受累症状　肿瘤侵犯脑实质(多为颞叶)可出现记忆丢失、言语困难、患侧幻视、偏瘫、嗅幻觉等。

10. 小脑受累症状　肿瘤侵犯小脑可出现眼辨距障碍、躯干性共济失调、轮替运动障碍等。

11. 颈淋巴结肿大　对于恶性肿瘤发生局部淋巴结转移时,可出现颈部包块。对侧颈部淋巴结亦可发生转移。

12. 远处转移　恶性肿瘤晚期出现远处转移时,受累器官或骨骼可出现相应症状。

【辅助检查】

CT 和 MRI 可明确病变性质及范围,听力检查同样不可或缺。对于任何颈动、静脉可能受累的病例都应行血管造影,而确定病变性质则有赖于组织活检。

1. CT　薄层骨窗扫描有助于判断骨质受累情况。恶性肿瘤常出现局部坏死,呈低密度,多伴有骨质侵蚀,以虫蚀样改变较多见。增强扫描有助于寻找肿瘤生发中心。同时需观察听小骨、迷路、面神经等重要结构是否受累。对于侵犯岩锥的病变,还应注意肿瘤与周围神经血管的关系。

2. MRI　软组织区分度高,有助于判断肿瘤边界、是否侵及颅内以及与周围血管神经的关系。增强 MRI 检查肿瘤组织通常可以明显强化。

3. DSA 及 CTA　颈内动脉被包绕的病变或者术中需解剖颞骨段颈内动脉的病变需术前行血管造影。CT 及 CTA 中颈内动脉管壁受压或边界欠清晰往往提示肿瘤已侵犯血管。球囊阻断试验有助于评估脑血流状态以及侧支循环。

4. 听力学检查　明确听力情况。如出现感音神经性听力下降成分,需考虑是否存在内耳受累。检查手段包括纯音测听、声导抗、ABR、DPOAE、40Hz 相关电位。

5. 组织活检　组织活检是诊断的金标准。对于任何深部取材或涉及中耳内病变,应在活检前行影像学检查以避免损伤血管及面神经。由于颞骨恶性肿瘤往往位置深在,表面取材可仅表现为慢性炎症,因此对于可疑病例应于手术室再次深入取材以确诊。

6. 其他辅助检查

(1)PET-CT:对于怀疑恶性肿瘤远处转移患者需行全身检查。对于出现远处转移者一般不建议手术。对于已行手术的区域,PET-CT 有助于区分肿瘤是否复发,并指导治疗方案。

(2)颈部 B 超:对于怀疑恶性肿瘤患者需常规检查颈部以明确有无淋巴结转移。

(3)前庭功能检查:内耳前庭受累患者可出现患侧前庭功能减退或者低下。

(4)面神经功能检查(面肌电图):术前评估面神经功能,结合 CT 可明确面神经是否受累。

【临床 TNM 分期】

结合外耳道鳞状细胞癌的临床表现与 CT 特点,Arriage 于 1990 年提出了相应的 TNM 分期。之后,多位学者对此系统加以改进。Moody 提出肿瘤沿面神经间隙、外耳道扩散、侵犯面神经水平段提示预后不佳。具体分期如下:

1. T 分期

T1:病变局限于外耳道,无骨质破坏、软组织受累。

T2:外耳道骨质局限性破坏(非全层侵蚀),软组织受累在 5mm 以内。

T3:外耳道骨质全层受侵、软组织受累在 5mm 以内或中耳乳突受侵或面神经麻痹。

T4:肿瘤侵犯耳蜗、岩尖、鼓室内侧壁、颈内动脉管、颈静脉孔、硬脑膜或软组织受累超过 5mm。

2. N 分期

N0:淋巴结未受累。

N1:淋巴结已受累。

淋巴结受累提示预后不良,患者属于晚期:Ⅲ期:T1,N1;Ⅳ期:T2/T3/T4,N1。

3. M 分期

M0:未出现远处转移。

M1:已出现远处转移。

出现远处转移意味预后不良,属于Ⅳ期。

【治疗方案】

由于颞骨恶性肿瘤发病率低、病例数少,尚缺乏标准的诊疗规范。目前手术加术后放疗被认为是治疗颞骨恶性肿瘤的标准治疗方案。手术以完整、彻底切除肿瘤为原则。术前影像学检查(CT、MRI)有助于判断肿瘤性质及边界,以决定手术方式。有条件者可于术前取活检以明确肿物性质。

1. 手术方式

(1)外侧颞骨切除术(lateral temporal bone resection,LTBR):适用于病变累及外耳道者。切除范围包括外耳道、鼓膜、锤骨、砧骨等。面神经、镫骨及鼓岬为手术切除的内侧界。

(2)颞骨次全切术(subtotal temporal bone resection,STBR)

适应证：肿瘤局限于颞骨内，未累及内听道，未侵及颅内及周围组织，未发生远处转移；除面瘫外，无其他脑神经受累；颈部淋巴结未出现广泛粘连固定；全身情况可耐受。

切除范围：外耳道、部分颞下颌关节、乳突、颞骨鳞部及岩骨外 2/3，仅保留部分内听道、部分颈内动脉骨管及其以内的岩骨。

手术要点：①颞区—耳后—颈部切口；②切除受累面神经；③广泛暴露颞骨；④暴露中、颅后窝；⑤暴露颈内动脉管颞骨段；⑥截断岩锥；⑦面神经移植；⑧填充术腔并缝合。

注意事项：术中操作应精确细致，避免损伤硬脑膜。如有损伤应立即修补。拉钩应尽量减少压迫大脑颞叶，以免术后发生脑水肿。处理岩尖部时应避免造成骨折，以免损伤颈内动脉管。注意保护乙状窦、颈静脉球、颈内静脉等大血管和第Ⅸ、Ⅹ、Ⅺ对脑神经。

(3)颞骨全切术（total temporal bone resection，TTBR）：适用于肿瘤侵犯岩尖，但范围未超过蝶岩缝，颈内动脉骨管未破坏，未出现颅内受累及除面瘫外无其他脑神经受累。

(4)腮腺切除术：适用于肿瘤侵犯腮腺或腮腺本身为原发部位者。此时应以彻底完整切除肿瘤为原则，必要时需牺牲面神经、听力及前庭功能。当病变累及面神经、腮腺深叶或颞下颌关节时，切除范围要相应扩大。

(5)颈淋巴结清扫术：对于恶性肿瘤出现颈淋巴结转移者，需常规行颈部淋巴结清扫术，术后需进一步放疗或化疗。

2. *并发症处理*

(1)出血：手术医师应充分掌握乙状窦、岩上窦、颈静脉球、岩下窦出血的控制技术。乙状窦出血可用明胶海绵或棉片压迫止血。需注意颈静脉孔区出血控制后应移除大部分填塞材料，以免压力过大造成后组脑神经功能障碍。颈内动脉出血可通过直接压迫或暂时性行损伤处远、近端结扎来控制，损伤处可行血管缝合或请血管外科协助处理。

(2)面瘫：肿瘤累及面神经需切除者，可取同侧耳大神经或腓肠神经进行神经移植吻合。据美国 House 耳科研究所报道，成功的神经移植可以使面神经功能恢复至Ⅲ级，但通常需 12～18 个月。在此期间可通过移植金粒、弹簧片或眼睑闭合等手段缓解眼部并发症。

(3)后组脑神经(Ⅸ、Ⅹ)功能障碍：肿瘤侵犯颈静脉孔或术中过度压迫颈静脉孔区可导致术后出现呼吸及进食障碍。视患者症状及神经受损程度选择暂时性或永久性气管切开术，并留置胃管。对于声门上感觉障碍、声带运动障碍患者需行声带内移术以改善误吸。重症者需行喉全切除术。

(4)硬脑膜缺损：术中发现硬脑膜缺损或切除部分硬脑膜后，需立即修补。术中可利用颞肌筋膜及肌肉修补硬脑膜缺损处，并用腹部脂肪填塞术腔来避免术后脑脊液漏。对于术后脑脊液漏，如果硬脑膜暴露面积较小，通常采取保守治疗。较大范围的硬脑膜暴露或缺损可能导致持续的脑脊液耳漏，传导性听力下降或反复发作的脑膜炎。高分辨率 CT 及 MRI 有助于寻找骨质缺损部位。脑脊液耳漏的保守治疗包括卧床休息、通便及腰穿。如果保守治疗失败或出现感染，需行手术修补缺损。

(5)前庭损伤：前庭损伤可能来自于术中直接损伤或者术后感染，出现术后急性眩晕发作。术前即存在眩晕症状患者术后可能加重。眩晕症状一般持续数天后通过中枢代偿症状可逐渐缓解，严重者可持续数周。遗留有平衡不稳或阵发性位置性眩晕患者可行前庭康复训练。

3. *放射治疗*　应在术后 6 周内进行，常规剂量为 5000～6000cGy，放射野应包括原发灶及淋巴结转移区域。

4. *化学治疗*　目前认为化疗的作用尚不明确。有研究表明，颞骨鳞状细胞癌对以顺铂为代表的化疗方案有较好反应，但仍需联合其他治疗方式。目前化疗仅作为有远处转移时姑息治疗的手段。

【随访及预后】

颞骨恶性肿瘤患者术后第一年需每个月进行随访，前 6 个月每个月均需复查 CT 及 MRI，以期及早发现肿瘤复发及转移，及早处理。此后可每年复查一次 CT 及 MRI。$T_1$期患者经局限性颞骨切除术后 5 年生存率可达 95%以上，一些 $T_2$和 $T_3$期患者经局限性颞骨切除术加全程放疗后 5 年生存率达 85%，广泛的 $T_4$期患者 5 年生存率在 50%以下。对于病变局限于外耳道者，LTBR 的 5 年生存率(48.6%)与 STBR 无明显差异(50%)。对于病变累及中耳者，LTBR 的 5 年生存率(28.6%)显著低于 STBR(41.7%)。

【小结】

颞骨恶性肿瘤的成功治疗有赖于术前的及早发现、认真评估、正确分级、彻底切除。颞骨切除术的顺利完成需要深入了解极其复杂的颞骨及周围结构的解剖关系。实施这种手术之前严格的颞骨解剖训练必不可少，详细的影像学检查(了解病变累及范围)和颈内动脉试验是必要的术前准备。大部分的患者需要在STBR的基础上辅以放疗，对于肿瘤累及岩尖者，TTBR有望彻底切除肿瘤、可能延长患者寿命。与其他耳科疾病的处理原则不同，恶性肿瘤治疗优先考虑的是确保完整、彻底切除肿瘤，至于听力、前庭功能、面神经功能的保留均在其次。对于单侧听力丧失患者需注意保护健侧听力，如出现健侧听力下降可选配助听器。前庭功能不全代偿者术后可进行前庭康复训练。

（夏 寅）

## ■参考文献


[1] 孙建军，主译. 耳外科学(3版). 北京：北京大学医学出版社，2013：31-51.

[2] Bailey Byron J，Johnson Jonas T，Newlands Shawn D. Head & Neck Surgery-Otolaryngology，4th Edition. Lippincott Williams & Wilkins，2006：2004-2027.

[3] 黄兆选，汪吉宝，孔维佳. 实用耳鼻咽喉头颈外科学. 2版. 北京：人民卫生出版社，2008：1085-1096.

[4] Kenneth O Devaney，Cynthia R Boschman，Sarah C Willard，etc. Tumors of the external ear and temporal bone. Lancet Oncol，2005，6：411-420.

[5] David M. Barrs. Temporal bone carcinoma. Otolaryngologic Clinics of North America，2001，34：1197-1218.

[6] Kazuhiko Ogawa，etc. Treatment and prognosis of squamous cell carcinoma of the external auditory canal and middle ear：a multiinstitutional retrospective review of 87 patients. Int. J. Radiation Oncology Biol Phys，2007，68：1326-1334.

[7] Takashi Nakagawa，etc. Squamous Cell Carcinoma of the External Auditory Canal and Middle Ear：An Operation Combined with Preoperative Chemoradiotherapy and a Free Surgical Margin. Otology & Neurotology，2006，27：242-249.

[8] H. Hildmann，H. Sudhoff. Middle Ear Surgery. Berlin：Springer-Verlag. 2006：9.

[9] Glenn L. Innovations in neuroimaging of skull base pathology. Otolaryngol Clin North Am，2005，38：613-629.

[10] Arriaga M，et al. Staging proposal for external auditory meatus carcinoma based on preoperative clinical examination and computed tomography findings. Ann Otol Rhinol Laryngol，1990，99：714-721.

[11] Carrier D，et al. Preoperative embolization of anastomosis of the jugular bulb：A new adjuvant in jugular foramen surgery. AJNR Am J Neuroradiol，1997，18：1252-1256.

# 第3章

## 颈静脉球体瘤

【定义】

颈静脉球体瘤是一种起源于颈静脉球化学感受器的血管性肿瘤，又称非嗜铬性副神经节瘤、化学感受器瘤等。

Guild于1941年在颈静脉球顶和中耳鼓岬发现一种血管性结构，并命名为血管球体(glomus body)。1945年由Rossenwasser最早报道该病，当时命名为颈动脉体样瘤，以后又陆续有许多类似报道，但命名不统一，有鼓室瘤、非嗜铬性副神经节瘤、化学感受器瘤以及血管球细胞瘤等，后来Winship将之改名为颈静脉球体瘤，使这一名称被普遍接受。现在研究证实该肿瘤为副神经节发生的肿瘤，故应命名为副神经节瘤(paraganglioma)，但由于习惯，颈静脉球体瘤这一名称仍在普遍使用。1962年Alford和Guild首次将颈静脉球体瘤分为两型：起源并局限于中耳的称鼓室球体瘤，累及中耳和颈静脉球两处的称为颈静脉球体瘤。

【流行病学】

颈静脉球体瘤多见于中年女性，肿瘤生长缓慢，病程可长达15～20年，有报道肿瘤生长速度0.8 mm/年，发病率约为1/30 000。

【病理与病理生理学】

颈静脉球(或称体)仅约0.5mm×0.5mm×0.25mm大小，类似颈动脉体的腺结构，由非嗜铬染色细胞巢和血管性管道组成，位于颈静脉球外膜，沿Jacobson神经(舌咽神经鼓支)、鼓丛或Arnold神经(迷走神经鼓支)分布。血管球体是神经内分泌系统的一部分，在全身有广泛分布，组织学上与颈动脉体一致，由主细胞和支持细胞陷于小血管网中。由于它们在血管活性中起神经调节和监督的作用，现在认为这种结构应是副神经节。主细胞通常有神经分泌颗粒，含有去甲肾上腺素和多巴胺，释放后调节心血管等功能。与颈动脉体和肾上腺髓质等神经内分泌系统不同，颞骨的副神经节在组织学染色上缺乏对铬盐的亲和性，在神经内分泌系统中没有确切的作用，因此也被称为非嗜铬性副神经节。成人颞骨通常仅有2～3个副神经节，但有时也会有更多。多数颞骨副神经节位于颈静脉窝的前外侧区和中耳内，因此起源于副神经节的肿瘤也主要发生于这2个部位，起源于中耳内者称为鼓室球体瘤，起源于颈静脉窝者称为颈静脉球体瘤。

组织病理学检查：颈静脉球体瘤由大量薄壁和窦状毛细血管周围绕小球状或小泡状的瘤细胞巢组成。少数病例血管丰富，酷似血管瘤，每个肿瘤细胞巢包含5～20个上皮样细胞。这些细胞的细胞质清楚，有嗜酸性颗粒，细胞核圆形。肿瘤细胞巢之间有胶原纤维带分隔。电子显微镜下其细胞质中有典型的嗜锇小体。

肿瘤外观与血管性肉芽组织相似，一般无明显包膜，色深红，血管丰富，质脆，易出血。瘤体主要循解剖通道向邻近组织扩展，侵及颈静脉孔、外耳道和咽鼓管等，破坏骨质向颅中窝、颅后窝蔓延，压迫组织和神经引起相应的临床症状，对生长迅猛者应怀疑恶变。

【临床表现及分型】

颈静脉球体瘤临床上并不多见，是发生于颈静脉孔区最主要的肿瘤病理类型，其次为神经纤维瘤、脑膜瘤。在极少的情况下，还可发生十分罕见的其他病理类型的肿瘤，如骨巨细胞瘤、骨母细胞瘤、内淋巴囊肿瘤，以及转移癌等。该区域肿瘤多数生长缓慢，但可造成广泛的颅底破坏，侵犯重要神经血管、并可向颅内扩展。

颈静脉孔区位置深在，由多条重要神经及血管的遮挡，该区域的肿瘤在早期引发的临床症状不具特征性，常被患者忽视并导致医生误诊。根据肿瘤的大小和侵犯范围不同，临床表现亦有区别。搏动性耳鸣和听力减退最为常见。肿瘤侵犯中耳，破坏听骨链等传音结构，可以导致传导性耳聋，破坏内耳则可引起神经性耳聋和眩晕，突破鼓膜则可出现血性耳漏。肿瘤侵犯鼓室，查体可见鼓膜内侧暗红色肿物。侵犯面神经则可出现不同程度周围性面瘫，舌咽神经、迷走神经、副神经和舌下神经等后组脑神经受累，则可出现软腭麻痹、吞咽呛咳、声音嘶哑、耸肩功能障碍等神经受损表现。绝大多数颈静脉球-鼓室副节瘤属于良性。也有约3%副节瘤表现为一定程度的侵袭性生长，可能发生包括局部淋巴结、骨、肺、肝脏和其他部位的远处转移。

根据肿瘤的侵犯范围，Fisch教授于1978年提出颈静脉球体瘤临床分型方法（表3-1），对手术方法的选择具有重要指导意义。颈静脉球体瘤的早期发现率不高，确诊时肿瘤常生长致较大。国外大组病例报道，90%的病例属于Fisch分类C型以上。

表3-1　颈静脉球体瘤Fisch分型法

| 分型 | 范围 |
|---|---|
| A型 | 肿瘤局限于中耳腔（鼓室球体瘤） |
| B型 | 肿瘤局限于鼓室乳突区域，无迷路下骨破坏 |
| C型 | 肿瘤侵犯迷路下，扩展到岩尖部 |
| $D_1$型 | 肿瘤侵入颅内，直径小于2cm |
| $D_2$型 | 肿瘤侵入颅内，直径大于2cm |

【辅助检查】

主要包括影像学、听力学与耳神经学检查：

1. 高分辨率颞骨CT及MRI：可对该类肿瘤的发生部位，扩展范围，颅内侵犯以及对重要神经、血管的侵及情况（如面神经后组脑神经及颅内动脉等）进行较为准确的评估。同时应做强化检查。典型的颈静脉球体瘤颞骨HRCT表现为骨质破坏，边界不清，虫蚀样，强化明显；MRI表现为$T_1$等信号$T_2$高信号，强化明显，“胡椒盐征”。

2. DSA血管造影及栓塞技术，能明确肿瘤的血供来源，并可实施栓塞，有效地减少肿瘤切除时的出血，为全切肿瘤减少术中损伤重要神经血管提供了重要保证。对于健侧的静脉回流系统需要特别注意，如果健侧乙状窦未发育，结扎患侧乙状窦，有导致严重脑水肿，危及生命的风险。如果影像学检查考虑颈内动脉受累患者，需要做球囊栓塞实验，了解大脑基底动脉环情况，对侧动脉回流是否充分，以便明确必要时能否牺牲颈内动脉。

3. 对于拟诊为颈静脉球体瘤的患者，不建议做局部活检，可能导致严重出血。

4. 听力学检查：包括纯音测听，听觉脑干诱发电位等，术前有听力损失者，均应明确耳聋的程度与性质。

5. 面神经电图和肌电图：对于面神经受累患者，常规需要做面神经电图和肌电图，确定神经受损程度。

【诊断及鉴别诊断】

由于颈静脉球体瘤患者早期无特异的临床症状，且发病率较低，诊断有时颇为困难，常被误诊、漏诊。肿瘤早期多无明确自觉症状，随病情进展出现波动性耳鸣、听力减退、血性耳漏等症状。常见体征是外耳道或鼓室内暗红色肿物，有时颈部可以触及包块，侵犯内耳可以出现眩晕，眼震等。依靠颞骨HRCT、MRI及血管造影检查了解肿瘤的范围和供血血管，肿瘤强化明显，血供非常丰富，典型的MRI表现为“胡椒盐”征。

鉴别诊断如下。

1. *高位颈静脉球*　这是一种解剖发育变异，部分患者颈静脉球可以突入到下鼓室，有时骨质缺损，颈静脉球直接和听骨链毗邻，部分患者可以出现搏动性耳鸣，传导性耳聋，查体透过鼓膜可见下鼓室有淡蓝色新生物。颞骨HRCT可见颈静脉球高位，周围骨质光滑，无骨质破坏。

2. *颈静脉孔区脑膜瘤*　影像学表现为骨质破坏，虫蚀样，肿瘤有钙化，颈静脉孔扩大，可能伴随颅底骨质侵犯；MRI为$T_1$低或等信号，$T_2$高信号，强化明显，最显著的表现为增强扫描有脑膜尾征。

3. *颈静脉孔区神经鞘瘤*　根据肿瘤起源的神经不同，临床表现不同，影像学检查见颈静脉孔扩大，骨质吸收变薄，边缘清晰锐利，邻近血管结构受压移位，增强扫描时肿瘤明显强化，其内可有囊性变，无“胡椒盐”征。

4. *中耳癌*　大多有慢性化脓性中耳炎病史，临床表现为耳痛、耳流脓血性分泌物以及周围结构被破坏的表现，晚期可以有头痛、面瘫等表现，查体外耳道或中耳有新生物，影像学检查提示中耳浸润性肿物，周围可有骨质破坏，活检病理可以确诊。

5. *胆固醇肉芽肿、特发性血鼓室*　主要表现为听力减退，耳闷感，查体鼓膜为青蓝色，一般无搏动。CT提示颞骨气房广泛的软组织密度增高影，无骨质破坏。

【治疗】

本病应以外科治疗为主。首选手术全切肿瘤。1977年，Fisch提出颞下窝入路，通过向前永久性移位面神经，由颈部暴露颈内动脉并予以保护，这一方法开拓了术野，控制了此类手术最大的风险（颈内动脉的损伤），为切除该区域肿瘤提供了较为合理的途径。

**（一）手术方法**

随着颞下窝入路手术技术的不断改进，为暴露及切除肿瘤提供了较好的视野。手术要点如下：

（1）平卧侧头位，术前无面瘫患者常规监测面神经[Metronic Xomd面神经监测仪和（或）Nicolet Endeavor多导神经监测仪]。

（2）全身麻醉，术中控制性降压。

（3）耳后大C形切口至颈部。暴露二腹肌、胸锁乳突肌，显露颈部重要血管及后组脑神经，结扎颈外动脉、颈内静脉及其分支。

（4）封闭外耳道。

（5）乳突切除，充分显露乙状窦前后硬脑膜。

（6）面神经骨管轮廓化，根据肿瘤侵犯情况分别选用保留面神经骨桥（Bridge技术），永久性向前移位，神经切除后神经间位移植（耳大神经或腓长神经），神经跨接吻合（舌下神经或副神经）等处理方法。

（7）在乙状窦水平段，应用内外填塞方法封闭乙状窦，切除乙状窦外侧壁，至颈静脉球处，如颈静脉球内壁没有受累，则应尽量保留，以保护舌咽和迷走神经。此处虽极易出血，但不可盲目加压填塞。

（8）颈内动脉的处理：肿瘤对颈内动脉管的压迫性侵犯，很少侵犯到动脉壁，均可将肿瘤与动脉分离开来，对包裹性病变可采用锐性切除方法切除肿瘤。

（9）封闭咽鼓管。

（10）取腹部脂肪填塞术腔。

通过加强围手术期及术中处理，即术前栓塞肿瘤供血管，术中控制性低血压，术中神经监测及手术操作技术的提高，为最大可能完整切除肿瘤提供了条件。Fisch报道119例肿瘤全切率达80%以来，大组病例报道的肿瘤全切率正不断提高。2008年王海波等报道42例颈静脉孔区肿瘤，手术全切率约80.95%。

1. *处理该区域肿瘤的要点*　包括①根据肿瘤术前评估情况，选择正确的手术入路。②所有颈静脉球体瘤病例均进行术前血管造影及肿瘤供血血管栓塞，可以有效减少术中出血。③强调手术技巧与经验在切除肿瘤中的作用。具体做法是切除肿瘤前应充分显露颈部血管，结扎颈外动脉及其分支。结扎颈内静脉并将其向上提起，切断所有相连的静脉，向上分离至颈静脉球部。电凝并切断所有肿瘤相关的细小供血血管。将乙状窦轮廓化至看到正常乙状窦或横窦，应用管壁内外填塞阻断乙状窦血流；切开乙状窦壁，沿乙状窦内壁将肿瘤分离至颈静脉球。由颈部和乳突两个方向上下结合将肿瘤连同颈静脉球一并切除。对于颈静脉孔区的出血，使用Surgicel止血纱布填塞，尽可能准确地填塞岩下窦开口，不可盲目加压填塞，不能过度使用电凝，以免损伤后组脑神经。以上这些措施可明显减少切除肿瘤时的出血，防止后组脑神经损伤，提高肿瘤全切率，并可大大缩短手术时间。

2. *面神经的处理*　颞下窝入路的关键步骤是永久性前移位面神经，这为切除肿瘤提供了更好的显露。一般来讲，对术前面神经功能正常者前移神经会造成术后HB分级Ⅱ～Ⅲ级的面瘫。近年来有经验的医师报道前移面神经后，面神经功能可达到HBⅠ～Ⅱ级。

处理面神经的另一种方式是保留面神经骨桥，将面神经垂直段轮廓化，扩大切除面后气房。从鼓室和乳突方向联合切除肿瘤。近年来倾向于采用这一方法，其优点是术后面神经功能保全率大大增加，术后面神经功能远远好于前移的病例。一般认为应优先选择面神经Bridge技术，如果术前评估及术中发现这一路径不能满足切除肿瘤的要求，特别是肿瘤位于鼓室前方的病例，则应改为面神经向前移位的方法。

若因肿瘤侵及神经而无法保留，可以采用耳大神经或腓长神经进行神经移植。此外，还可以选择面神经跨接，包括面-副神经吻合和面-舌下神经吻合。此类病例术后面神经功能恢复的时间较长，一般在术后半年左右开始出现恢复迹象，首先表现为口角肌肉运动，一般1～1.5年后达稳定水平，面神经功能在HB Ⅳ级左右，口角肌肉运动好于眼周肌肉的运动。

3. *颈内动脉的处理*　颈内动脉是颈静脉孔区肿瘤切除的最大风险因素。特别是肿瘤侵及并包裹颈内动脉的病例。颈动脉管骨膜对肿瘤的侵犯具有屏障作用，许多术前评估肿瘤侵及颈内动脉的病例，其实在肿瘤与颈内动脉之间仍存在界面。通常都能将肿瘤与血管分离开来。对侵犯到颈内动脉管的病例，在充分控制颈内动脉近心端的前提下，应用锐性切除方法将肿瘤从血管上剥离下来。对包裹颈内动脉的病变，术前应进行规范的颈内动脉球囊栓塞试验，了解大脑侧支循环情况，如果大脑已建立侧支循环，可以考虑将颈内动脉与肿瘤一并切除。但对不能耐受颈内动脉栓塞的病例，不必强行全切肿瘤，以防发生严重并发症，对于这类病例，次全切除是能够接受的选择。应特别强调CTA及MRI下的血管重建不能替代血管造影及球囊栓塞试验。

近来有文献报道应用颈内动脉支架来处理涉及颈内动脉的各种病变。Sanna报道了3例颈静脉球体瘤包绕颈内动脉的病例，均能将肿瘤从动脉壁上完全切除干净，避免了切除肿瘤时对ICA可能的误伤，这一方法值得尝试。

**(二)手术并发症**

1. *后组脑神经损伤* 是颈静脉孔区肿瘤切除常见的并发症，发生率约为10%，特别是因后组脑神经麻痹导致的吸入性肺炎，是该类手术致死的最常见原因。关于预防后组脑神经损伤的问题是：①尽可能减少切除瘤体时出血，保持干净的解剖层面；②由于第Ⅸ和Ⅹ对脑神经位于颈静脉球内侧岩下窦口周围，因此在行经静脉球填塞时不可用力过度，并避免使用电凝；③脑膜瘤多将后组脑神经包裹于肿瘤内，术后神经损伤的概率较大，切除肿瘤时应倍加注意；④对突破颈静脉孔进入颅内的肿瘤，沿肿瘤向外剥离，一般不会损伤神经。

2. *感染* 术后感染是非常难以处理的严重并发症，因为术区毗邻脑组织，术腔需填塞腹部脂肪修复组织缺损，一旦发生感染，形成脓肿，需要及时开放术腔，清创引流，长期反复换药。且感染很容易累及中枢神经系统，发生脑膜炎。一旦患者出现高热，呕吐，意识障碍等表现，需行腰椎穿刺，进行脑脊液常规，细胞计数等检查明确诊断，并放置椎管引流，根据细菌培养结果，选用敏感抗生素，进行规范抗生素治疗。

3. *脑脊液漏* 术中发生脑膜缺损，应及时采用人工脑膜、肌肉筋膜等进行修复，轻度脑脊液漏，可以采取抬高头位，甘露醇降低颅压，局部加压包扎等保守治疗方法，部分病例可能获得治愈。大多数脑脊液漏需要进行二次手术修补。

4. *腹部血肿* 腹部脂肪供区，需要仔细止血，必要时放置负压引流，术后患者剧烈咳嗽，有高血压病史，血压控制不良等是诱发因素，一旦发生，需要再次打开术区止血。

放射治疗目前仍存在争议。一般认为对颈静脉球副节瘤范围广泛无法手术或者肿瘤部分切除后遗留病变、术后复发以及年老体弱不适合手术者要施行放射治疗。近年来强调采用立体定向放射治疗(stereotactic radiotherapy，SRT)，此项技术克服了因照射范围过大、并发症多的缺点。Mendenhall等对颈静脉球副节瘤放射治疗进行了系统回顾，认为局部控制率较高(84%～91%)，严重并发症少，无致命并发症，无恶变。Sheehan等回顾性总结8例颈静脉球副节瘤患者，分别为术后复发、手术未能完全切除和肿瘤过大无法手术，应用伽马刀技术，SRT中位剂量15Gy(12～18Gy)，随访32个月以上，所有患者神经系统功能稳定或增强，无恶变。也有学者认为因为肿瘤生长缓慢，对放射治疗疗效的评估应该追随10年以上。

【预后】

颈静脉球体瘤为良性肿瘤，生长缓慢，有病例报道患者带瘤生存五十年，但临床也有少数恶性球体瘤存在。因颈静脉球体瘤早期缺乏特异表现，就诊时大多为Fisch分期C期病变。对于Fisch分期C期病变，采用颞下窝A入路83%的肿瘤可以获得全切，65%～80%术后可以获得良好面神经功能。术后复发率为5%～15%，平均术后复发时间为术后7年。复发部位多位于颈内动脉周围，或来源于受肿瘤侵犯的脑膜。因此，术后的长期随访非常重要，建议做强化和压脂的MRI检查。

(樊兆民)

## 参考文献

[1] Rosenwasser H. Glomus jugularis tumor of the middle ear; carotid body tumor, tympanic body tumor, nonchromaffin paraganglioma. Laryngoscope, 1952, 62(6): 623-633.

[2] Heth J. The basic science of glomus jugulare tumors. Neu-rosurg Focus, 2004, 17(2): E2.

[3] Mariman EC, van Beersum SE, Cremers CW, et al. Analysis of a second family with hereditary non-chromaffin paraganglio-mas locates the underlying gene at the proximal region of chro-mosome 11q. Hum gene, 1993, 91(4): 357-361.

[4] Fisch U. Infratemporal fossa approach to tumours of the temporal bone and base of the skull. J Laryngol Otol, 1978, 92(11):949-967.

[5] Fisch U. Infratemporal approach for extensive tumors of the temporal-bone and base of skull. In:Siverstein H, Norrel H, eds. Neurological Surgery of the Ear, vol II. Birmingham: Aesculapius, 1977:34-53.

[6] Moe KS, Li D, Linder TE, et al. An update on the surgical treatment of temporal bone paraganglioma. Skull Base Surgery, 1999, 9: 185-194.

[7] Green JD Jr, Brackmann DE, Nguyen CD, et al. Surgical management of previously untreated glomus jugulare tumors. Laryngoscope, 1994, 104:917-921.

[8] Jackson CG, McGrew BM, Forest JA, et al. Lateral skull base surgery for glomus tumors: long-term control. Otol Neurotol, 2001, 22:377-382.

[9] Manolidis S, Jackson CG, Von Doersten PG. Lateral skull base surgery: the Otology Group experience. Skull Base Surgery, 1997, 7: 129-137.

[10] 王海波，张华，韩月臣，等. 颈静脉孔区肿瘤的手术治疗. 中华耳鼻咽喉头颈外科杂志，2008，43(8):570-576.

[11] Sanna M, Khrais T, Menozi R, et al. Surgical removal of jugular paragangliomas after stenting of the intratemporal internal carotid artery: a preliminary report. Laryngoscope, 2006, 116:742-746.

[12] Ramina R, Maniglia JJ, Fernandes YB, et al. G. Jugular foramen tumors: diagnosis and treatment. Neurosurg Focus, 2004, 17:E5.

[13] Sheehan J, Kondziolka D, Flickinger J, Lunsford LD. Gamma knife surgery for glomus jugulare tumors: an intermediate report on efficacy and safety. J Neurosurg, 2005, 102 Suppl: 241-246.

[14] Fisch U. Infratemporal fossa approach for glomus tumors of the temporal bone. Ann Otol Rhinol Laryngol, 1982, 91(5 Pt 1):474-479.

# 第4章

# 周围性面瘫

## 第一节　周围性面瘫概述

面神经麻痹分为中枢性和周围性，本章描述周围性面神经麻痹的治疗。面神经的运动神经纤维经颞骨出茎乳突孔后支配面部表情肌，是人体中穿越骨管最长的脑神经，当外伤、感染及其他有害因素引起面神经肿胀时，由于面神经骨管不具有伸缩性，神经肿胀可导致远端神经缺血、变性，进一步加重神经损伤，严重者导致远端神经坏死及纤维化。

【病理生理】

Sunderland根据面神经损伤病理改变将损伤程度分为5个等级，即神经失用、轴突中断、神经内膜中断、神经束膜中断及神经完全中断。

1. 神经失用　神经传导功能丧失。髓鞘变性，无轴突变性，无神经纤维的中断。

2. 轴突中断　面神经远端的轴突主髓鞘变性，神经内膜小管完整。

3. 神经内膜中断　轴突、神经内膜损伤，神经束膜完整，再生轴突错向长入远侧其他神经内膜管，造成联动、鳄鱼泪。

4. 神经束膜中断　仅仅神经外膜保持连续性，但外膜内结构已严重损坏，很少轴突能成功再生。

5. 神经完全中断　失去连续性。

【临床表现】

1. 症状

(1)口角歪斜和闭眼障碍。

(2)泪腺分泌异常：溢泪、无泪(膝状神经节及以上部位损伤导致岩浅大神经受累，出现患侧无泪)和鳄鱼泪。

(3)味觉异常：患侧鼓索神经受累致舌部味觉异常。

(4)听觉过敏：镫骨肌受累可致患者对强声刺激难以耐受，称为听觉过敏。

2. 体征

(1)静态：患侧额纹消失，鼻唇沟浅或者消失，睑裂变大。

(2)动态：患侧眉毛不能上抬；患侧眼睑不能闭合，当患者闭眼时，眼球不自主向外上方运动，巩膜外露，称为“贝尔(Bell)现象”；笑、露齿时，口角向健侧移动；鼓腮露气。可出现联动：当患侧面部其中一部分面肌运动时，另一部分面肌会出现被动运动，称为联动。

3. 面神经损害部位的判断

(1)影像学检查：大部分情况下，CT可以显示颞骨骨折线，可以了解面神经骨管损伤的部位；MRI可以观察面神经水肿、变性的情况。

(2)Schirmer泪液分泌试验：宽0.5cm，长5cm滤纸两条，距离顶端5mm处折叠。将折叠好的滤纸置入结膜下穹窿吸泪液5min，对比双侧滤纸的泪液浸湿的长度，相差一倍即异常，提示膝状神经节以上面神经受损。

(3)味觉试验：比较两侧舌前2/3的味觉反应。如味觉消失表示面神经损伤在鼓索支的水平或更上。

(4)镫骨肌声反射：反射消失说明损伤部位在面神经镫骨肌支处或以上。

4. 面神经损害程度的判断

(1)神经电兴奋试验：本试验应在面神经麻痹3d后进行，这是因为受损的神经纤维变性需要1～3d，因此3d内检查不准确。双侧差值大于2mA为神经变性，小于3.5mA，提示面神经功能可以恢复，10mA刺激无反应为失神经支配；两侧差大于

3.5mA 提示面神经不可逆变性。

(2)肌电图及面神经电图：肌电图记录不到面肌电活动，表示面神经完全性麻痹。面神经电图的振幅相当于面神经兴奋程度。面神经变性的程度是以健侧面神经电图的振幅与患侧面神经电图的振幅的比例表示。

【面瘫程度的评价】

常用 House-Brackmann 分级和 Fisch 评分标准对面瘫的程度进行评价。House-Brackmann 在 Sunderland 病理分级的基础上，结合面神经损伤的临床表现及预后将面神经功能分为 6 级。

1. House-Brackmann 面神经评级系统　(表 4-1)。

2. Fisch 评分指标　评分指标 100 分：静态 20 分，抬眉 10 分，闭眼 30 分，笑或者露齿 30 分，鼓腮 10 分。每项分为 4 档进行评定：0、30%、70%和 100%，得分相加为评分得分。

表 4-1　House-Brackmann 面神经评级系统

| 级别 | 评级标准 |
|---|---|
| Ⅰ | 面部功能正常 |
| Ⅱ | 静态：双侧基本对称。动态：抬眉中度以下减弱；轻微用力可闭眼；口角轻度不对称 |
| Ⅲ | 静态：双侧基本对称。动态：抬眉可轻、中度运动；用力可闭眼；口角运动时患侧肌力轻度减弱 |
| Ⅳ | 静态：双侧基本对称。动态：不能抬眉；用力仍眼睑闭合不全；口角用力时患侧明显肌力减弱，两侧明显不对称 |
| Ⅴ | 静态：明显不对称。动态：不能抬眉；用力仍眼睑闭合不全；仅存轻度的口角运动 |
| Ⅵ | 静态：明显不对称。动态：患侧面肌无运动 |

# 第二节　贝尔面瘫

贝尔面瘫(Bell's Palsy)系指面部表情肌群的运动功能障碍为主要特征的一种常见病，表现为不伴有其他体征或症状的单纯性周围面神经麻痹。近年来研究发现贝尔面瘫的发生与单纯疱疹病毒感染有关。1972 年 McCormic 首次提出单纯疱疹病毒可能是贝尔面瘫的致病原因，近年来的研究揭示了单纯疱疹病毒感染与贝尔面瘫有关。

贝尔面瘫每年发病率为 17～19/10 万。多数患者 3 周内出现面神经功能恢复的迹象，几乎所有的患者 6 个月时有不同程度的功能恢复。

贝尔面瘫的治疗主张综合性治疗原则，包括抗病毒药物、糖皮质激素应用及外科手术治疗。本章详细介绍贝尔面瘫外科治疗原则及争议。

【外科治疗】

1932 年 Ballance 等首次报道了面神经减压手术治疗贝尔面瘫的临床疗效，但贝尔面瘫外科干预的手术适应证、手术时机的选择及手术疗效自其诞生起一直存在争议。

自 20 世纪 30 年代始，面神经减压术手术时机在发病后逐渐缩短，面神经减压手术的部位也由乳突段逐渐发展为面神经全程减压。

Fisch 认为内听道底面神经迷路段入口处是面神经管最狭窄部，并将此解剖部位命名为“meatal foramen”，认为这个部位面神经水肿是导致面瘫的主要原因。Fisch 认为经颞骨迷路上径路面神经减压是治疗贝尔面瘫的有效方法，面瘫发病 2～3 周内，神经电图检查显示 90%以上神经变性作为面神经减压的指征，如变性已超过 95%，内科治疗面神经功能恢复非常差。强调面神经电图作为面神经减压术手术时机和适应证选择的主要依据。尽管理想的手术时机为变性在 90%～95%，但 3 周之内即使变性超过 95%，进行手术也有明显的疗效；如果面神经变性 100%已经超过 3 周，面神经减压手术已不大可能给患者带来益处。部分或完全面瘫的患者，如果肌电图(EMG)检查存在自发运动单位，则预后较好，不需要外科治疗。Gantz 等报道的多中心、前瞻性研究结果进一步证实了 Fisch 的观点。

王正敏等认为神经电图(EnoG)对贝尔面瘫患者预后判断及手术时机选择有重要价值，认为发病 3 周内面神经变性达 90%～94%者应急诊手术，及时实施面神经减压，以 90%～94%为手术指征可以减少面瘫恢复不良等后遗症；如患者就诊时已超过 3 周，神经电图(EnoG)变性数达 100%(或>

95%)，面神经减压术仍多可部分改善面神经功能。

【治疗中的争议】

1. 贝尔面瘫治疗的反对意见 也有学者不赞成手术治疗贝尔面瘫，认为与内科治疗相比，面神经减压对面神经功能恢复并无益处。

Adour 在题为"Decompression for Bell's palsy: why I don't do it"一文中指出所有面神经减压术是建立在不理解贝尔面瘫是病毒性脱髓鞘病变的基础上，认为贝尔面瘫病毒感染是纵贯面神经而不是横断于面神经管的病理改变，手术对病毒性感染疾病没有任何帮助。

2. 美国神经病学会(American Academy of Neurology，AAN)质管标准委员会的治疗建议 2001 年，美国神经学会的质管标准委员会指出贝尔面瘫早期口服皮质激素对改善面神经功能可能有效，认为泼尼松(强的松)加用阿昔洛韦可能有效，尚没有足够的证据可以推荐面神经减压术治疗贝尔面瘫。

3. 贝尔面瘫综合性治疗 贝尔面瘫确诊后立即应用抗病毒药物及糖皮质激素治疗，治疗 1 周面瘫无改善或发展为全瘫者进行面神经电图检查，发病后 2 周面神经变性超过 90%或 3 周时面神经变性超过 95%，建议实施面神经减压手术。手术前进行 CT 检查排除面神经及内听道肿瘤引起的周围性面瘫，MRI 检查对发现早期面神经瘤或听神经瘤有帮助。

由于颅中窝径路可能潜在的严重风险，而且缺乏大样本、多中心、随机对照研究及双盲结果评估的支持，因此无论在美国还是英国都没有推荐减压术作为贝尔面瘫常规治疗方法。

实际上，即使患者来就诊时面瘫发病已经超过 3 周，3 周内检查面神经电图发现神经变性超过 95%或达到 100%，实施减压手术依然可以不同程度地改善面神经功能。

## 第三节 Hunt 综合征

1907 年，Ramsay Hunt 首先描述了此病，故名为 Hunt 综合征(Ramsay-Hunt's syndrome)，由带状疱疹病毒感染所致，感染发生在膝状神经节，引起耳痛，耳疱疹，周围性面瘫。Hunt 综合征的发病率为 5/100 000，在非创伤性面神经麻痹中占第 2 位。

【临床表现及诊断】

Hunt 综合征的典型临床表现为周围性面瘫伴耳部疱疹出现。发病初期时有剧烈耳痛，然后耳甲腔、外耳道、耳周，甚至面部出现水疱疹，有时波及鼓膜。面瘫初期常为非完全性面神经麻痹，此后逐渐加重而成完全性面瘫。但也有开始时即为完全性面瘫。部分患者出现恶心、呕吐、耳聋、眩晕及眼球震颤等第Ⅷ对脑神经受累症状；极少数患者还有第Ⅵ、Ⅸ、Ⅺ和Ⅻ对脑神经瘫痪的症状和体征。

Hunt 综合征的诊断主要基于病史和体格检查，值得提出的是此病早期容易误诊，特别是那些不伴有皮肤损害的患者，10%左右的病例虽有周围性面神经麻痹，但不出现水疱疹，但是，患者水痘带状疱疹病毒抗体增高至 4 倍，或者在皮肤、血单核细胞、中耳液体中可以检测出水痘带状疱疹病毒 DNA。

【治疗】

带状疱疹引起的面瘫程度严重，多为不可逆面瘫。与 Bell 面瘫相比，Hunt 综合征很少完全自愈。

1. 药物治疗 大量回顾性治疗分析研究显示在发病 3d 内使用抗病毒药物(阿昔洛韦)，同时加用泼尼松可以显著提高疗效。3d 之内及时获得治疗的患者有 75%可以完全恢复，但是 7d 之后接受治疗的患者仅仅 30%可以完全恢复。大量前瞻性研究表明使用阿昔洛韦及同时使用甾体类激素组较单独使用甾体类激素组面神经功能恢复更好。

经典药物使用方法为阿昔洛韦 800mg 口服，5 次/d，使用 7～10d。口服泼尼松[1mg/(kg·d)]连续 5d，然后递减。也有文献报道使用泛昔洛韦 500mg 口服，3 次/d。耳部疱疹处可以外用阿昔洛韦软膏或更昔洛韦软膏。临床中，也有学者主张同时使用干扰素。

Hunt 综合征完全性面瘫时，注意眼科检测评估面神经麻痹后可能出现眼部并发症，白天使用人工泪液，晚上使用眼膏保护角膜，避免暴露性角膜溃疡的形成。

2. 面神经减压术 与 Bell 面瘫相比，Hunt 综合征面神经麻痹程度更重，恢复更慢。Hunt 综合征实施面神经减压术争议很大，多数学者认为面神经减压术效果不明显。

# 第四节　面神经外科治疗

【手术类型】

治疗周围性面瘫的常用外科手术包括面神经减压术、面神经修复手术及面瘫后期的矫治手术。面神经瘤及侧颅底肿瘤侵犯面神经的外科手术及面神经修复手术参见相关章节。

1. *面神经减压术*　其前提条件是面神经延续性保持完整，神经断伤小于面神经主干的 1/3。减压术的目的是开放面神经骨管，切开面神经鞘膜，减轻面神经水肿对神经纤维压迫造成的直接损伤，同时减压手术后面神经局部因压力降低而血液循环得到改善，避免因面神经局部水肿对远端神经纤维的损伤。临床上根据病变位置选择不同的手术路径实施减压术。

2. *面神经修复手术*　包括面神经端-端吻合术和神经移植术，用于面神经断离伤，当损伤后面神经干缺损较短时实施端-端吻合术，不能直接实施端-端吻合术时可以实施面神经改道端-端吻合术；神经干缺损比较长时实施神经移植术，常用的移植神经为耳大神经或腓肠神经。

3. *面瘫矫治手术*　这是一类面瘫晚期矫治手术，包括动力性和非动力性矫治手术。动力性矫治手术有神经转接术（面神经-舌下神经吻合术及面神经-副神经吻合术）、跨面神经移植术、带蒂肌瓣及带血管神经肌肉移植术；非动力性矫治手术包括皮肤悬吊和筋膜悬吊等美容手术。

【手术径路及方法】

1. *乳突径路*（transmastoid approach）

适应证：面神经乳突段及鼓室段病变未累及膝状神经节并且听力正常患者。如果鼓室段面神经病变累及膝状神经节而听力正常则采用乳突-颅中窝联合径路。

行完壁式（canal wall-up）乳突轮廓化，手术方法同乳突关闭鼓室成形术（closed tympanoplasty）的手术步骤。要求轮廓乙状窦、颅中窝脑板、二腹肌嵴、外侧半规管及后半规管，以外侧半规管与二腹肌嵴之间的连线轮廓面神经。然后经后鼓室径路（posterior tympanotomy）开放后鼓室。砧骨短突、外侧半规管、后半规管及二腹肌嵴是定位面神经鼓室段的标志。该径路可以显露面神经乳突段及鼓室段病变。分离砧镫关节后取出砧骨，剪断锤骨头，可将手术范围延伸至膝状神经节（图 4-1，图 4-2）。面神经手术后用自体砧骨做 PORP 行镫骨与锤骨柄搭桥重建听骨链。

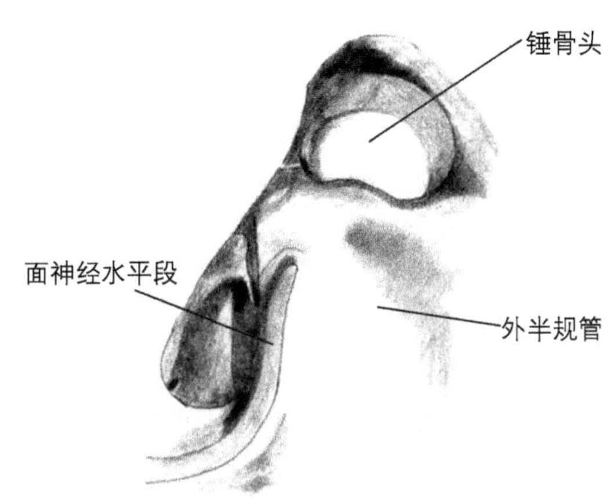


**图 4-1　乳突径路面神经减压：显露面神经乳突段及鼓室段，取出砧骨后，可见锤骨头**

（图绘制参阅 Nadol JB，Mckenna MJ，et al. Lippincott Williams and Wilkins Publisher，Philadelphia，2005）

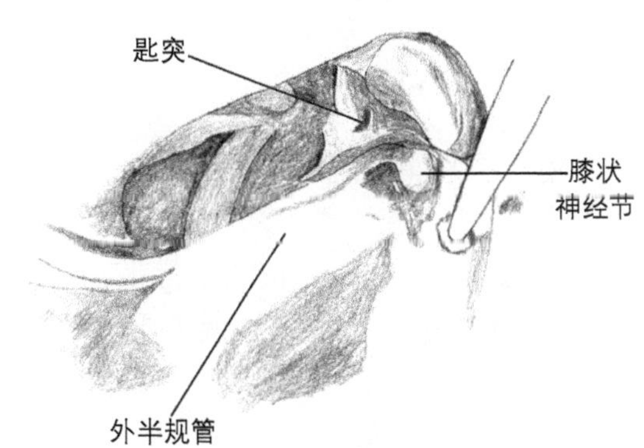


**图 4-2　乳突径路面神经减压：显露面神经乳突段及鼓室段，分离砧镫关节后取出砧骨，剪断锤骨头，手术范围延伸至膝状神经节**

（图绘制参阅 Nadol JB，Mckenna MJ，et al. Lippincott Williams and Wilkins Publisher，Philadelphia，2005）

2. *颅中窝径路*（middle cranial fossa approach，MCF）

适应证：贝尔面瘫面神经减压术及面神经膝状神经节或迷路段病变而听力正常的患者。当面神经膝状神经节病变累及面神经鼓室段时，患者听力保存较好，则采用乳突-颅中窝联合径路。

采用倒问号手术切口（图 4-3），切口起至耳屏前方，垂直向上至耳轮水平时向后上弯曲，然后向前上弯曲形成倒问号切口。在颞肌表面分离皮瓣，然后"C"形切开颞肌（图 4-4），颞肌瓣蒂留在前下方，暴露颞骨及颞线。在颞线上方行颞骨开窗术，骨窗大小为前后径×上下径约 4cm×5cm。安置颅中窝牵开器（Self-retaining retractor），置牵开器前用尖刀点状切开硬脑膜使脑脊液溢出，降低颅内压便于显露颅中窝解剖结构，手术应当充分显露面神经迷路段、膝状神经节和面神经鼓室段的一部分（图 4-5）。颅中窝径路由于手术视野相对小，手术中迷路段面神经及内听道定位非常重要。面神经迷路段约 4mm 长，与面神经内听道呈 120°钝角，沿耳蜗底圈至膝状神经节，在膝状神经节处呈 75°向后转为面神经鼓室段。颅中窝径路定位内听道有三种著名的方法：Fisch 方法、House 方法和 Carcia-Ibanez 方法（图 4-6～图 4-8）。

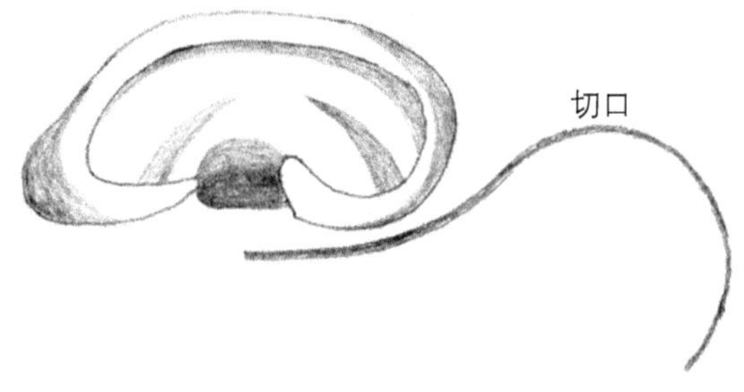


**图 4-3　颅中窝径路：倒问号手术切口**

3. 迷路径路（translabyrinthine approach）

适应证：迷路段、内听道段或桥小脑角（CPA）面神经病变并且患者听力损失较重者。如果患侧耳是唯一有听力耳，不能采用此径路。

采用耳后切口，行完壁式乳突轮廓化，轮廓面神经骨管后切除外侧半规管、后半规管、上半规管及前庭腔外侧骨壁，保留部分上半规管腹壶嵴内侧骨壁作为上前庭神经起始的标志，该径路可以充分显露鼓室段、迷路段及内听道段面神经（图 4-9），轮廓内听道，磨除内听道周围 2/3 以上骨质，充分显露内听道后切开脑膜，暴露内听道及桥小脑角处面神经。处理面神经病变后硬脑膜缺损用大块的颞肌筋膜修补，并封闭鼓窦入口，腹壁脂肪及颞肌瓣填塞乳突腔。

4. 乳突-颅中窝联合径路（combined transmastoid-MCF approach）

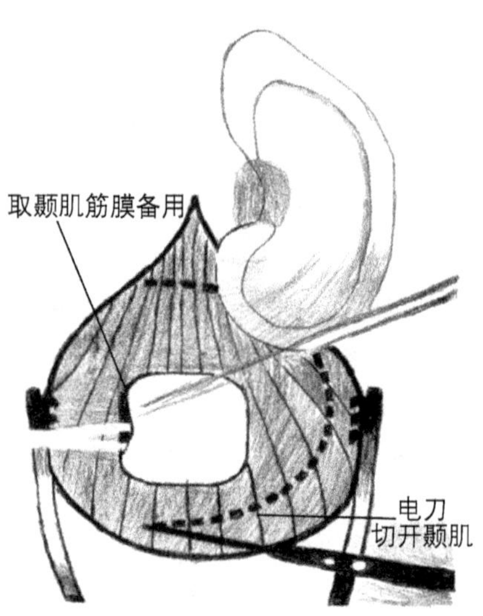


**图 4-4　颅中窝径路：颞肌表面分离皮瓣，"C"形切开颞肌**

（图绘制参阅 Sanna M, et al. Thieme Medical Publishers, Inc., New York, 2006）

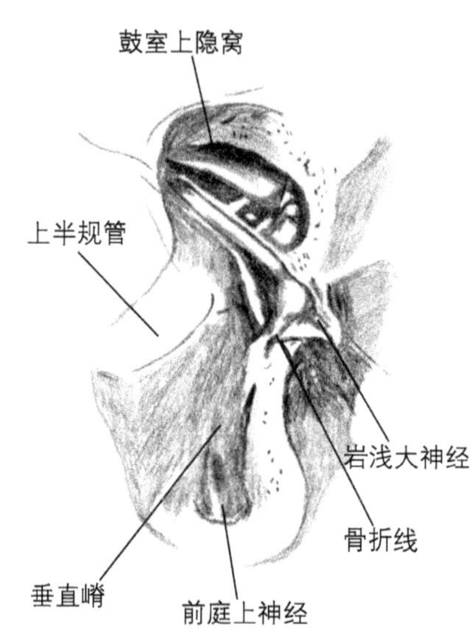


**图 4-5　显露颅中窝解剖结构，显露面神经迷路段、膝状神经节和面神经鼓室段的一部分**

（图绘制参阅 Nadol JB, Mckenna MJ, et al. Lippincott Williams and Wilkins Publisher, Philadelphia, 2005）

适应证：膝状神经节病变累及鼓室段面神经或鼓室段面神经病变累及膝状神经节而听力正常的患者。

采用 S 形切口（图 4-10），同乳突径路方法显露

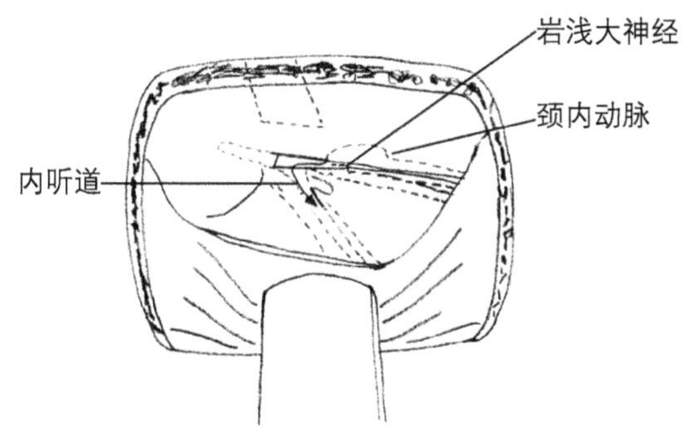


图 4-6　House 法识别内听道

（图绘制参阅 Mario,Sanna,et al. Thieme Medical Publishers,Inc. ,New York,2006）

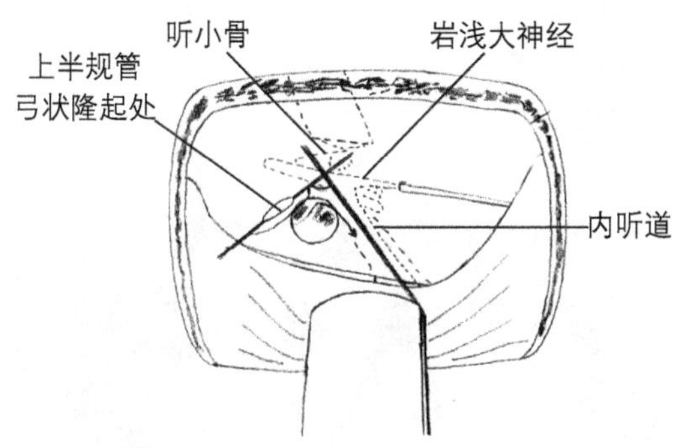


图 4-7　Fisch 法识别内听道

（图绘制参阅 Mario,Sanna,et al. Thieme Medical Publishers,Inc. ,New York,2006）

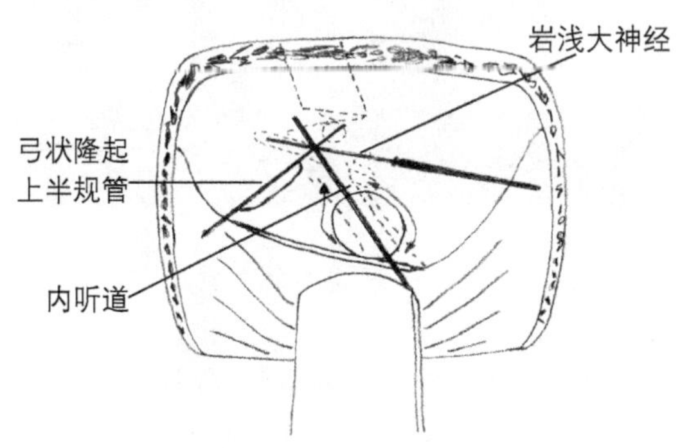


图 4-8　Carcia-Ibanez 法识别内听道

（图绘制参阅 Mario,Sanna,et al. Thieme Medical Publishers,Inc. ,New York,2006）

面神经鼓室段及乳突段；以颅中窝径路方法显露膝状神经节、迷路段及部分鼓室段面神经（图 4-11）。面神经病变处理后用颅骨开窗骨片重建鼓室天盖。

【手术的应用】

我们在外伤性面瘫、医源性面瘫和各疾病中分

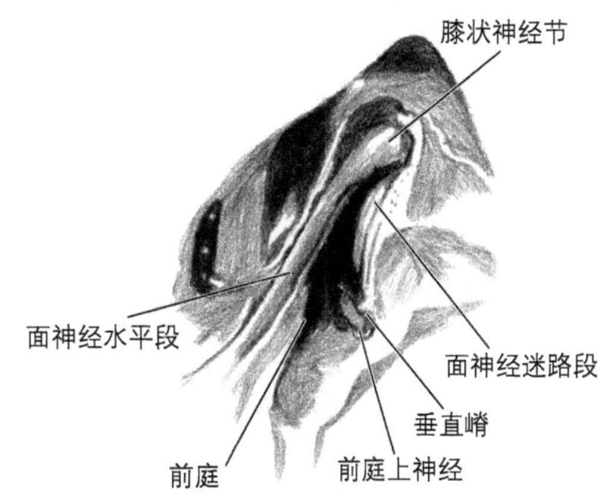


图 4-9　迷路径路：显露鼓室段、迷路段及内听道段面神经

（图绘制参阅 Nadol JB,Mckenna MJ,et al. Lippincott Williams and Wilkins Publisher,Philadelphia,2005）

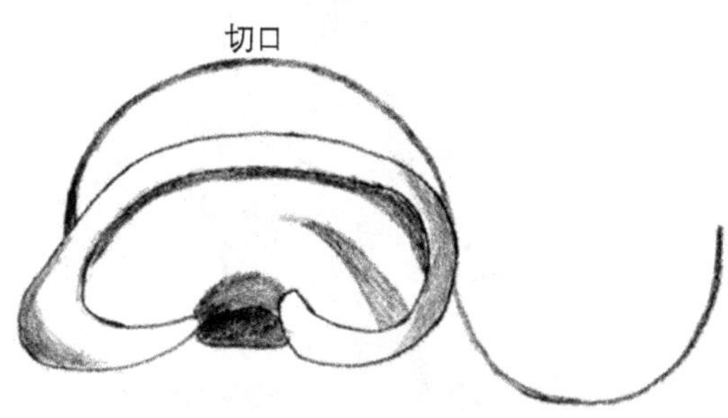


图 4-10　乳突-颅中窝联合径路 S 形切口

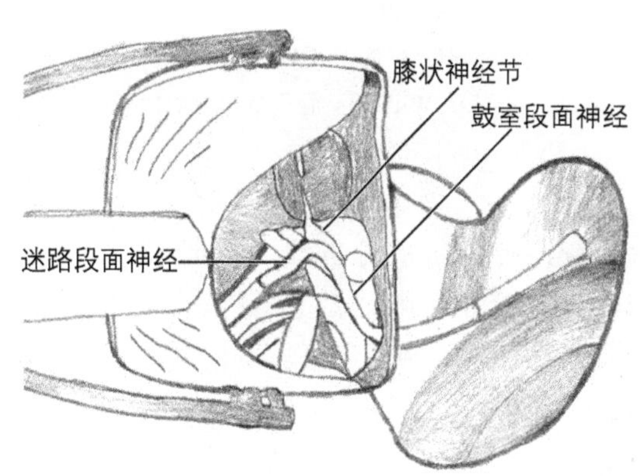


图 4-11　乳突-颅中窝联合径路中，使用颅中窝径路方法显露膝状神经节、迷路段及部分鼓室段面神经

（图绘制参阅 Sanna M,et al. Thieme Medical Publishers,Inc. ,New York,2006）

别讨论面神经外科手术的应用，贝尔面瘫、Hunt 综合征、中耳炎所致面瘫及面瘫晚期矫治手术参见相关章节。

1. 外伤性面瘫

(1)颞骨骨折及面神经损伤评估：颞骨骨折分为纵行骨折（Longitudinal fracture）、横行骨折（Transverse fracture）和混合性骨折（Mixed fracture）。

纵行骨折的骨折线与颞骨岩部长轴方向平行，横行骨折的骨折线与颞骨岩部长轴垂直（图 4-12、图 4-13）。10％～20％颞骨纵行骨折的患者发生面神经瘫痪。面神经损伤部位多为面神经迷路段，颞骨纵行骨折导致的面瘫多数为迟发性面瘫（delayed paralysis），这类患者不需要外科干预即可获得较好的面神经功能恢复。

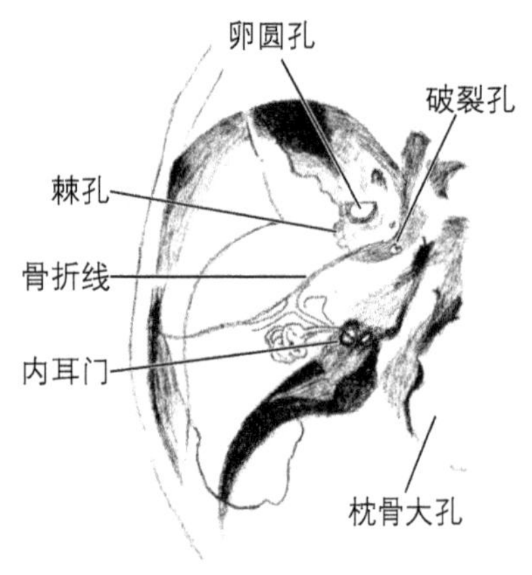


图 4-12　纵行骨折的骨折线与颞骨岩部长轴方向平行
（图绘制参阅 Nadol JB，Mckenna MJ，et al. Lippincott Williams and Wilkins Publisher，Philadelphia，2005）

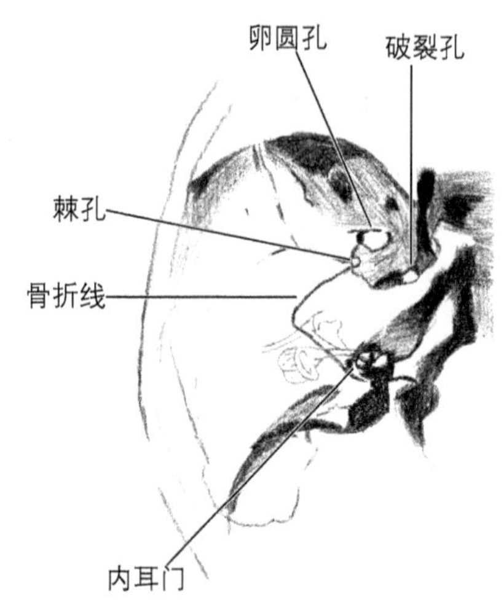


图 4-13　横行骨折的骨折线与颞骨岩部长轴垂直
（图绘制参阅 Nadol JB，Mckenna MJ，et al. Lippincott Williams and Wilkins Publisher，Philadelphia，2005）

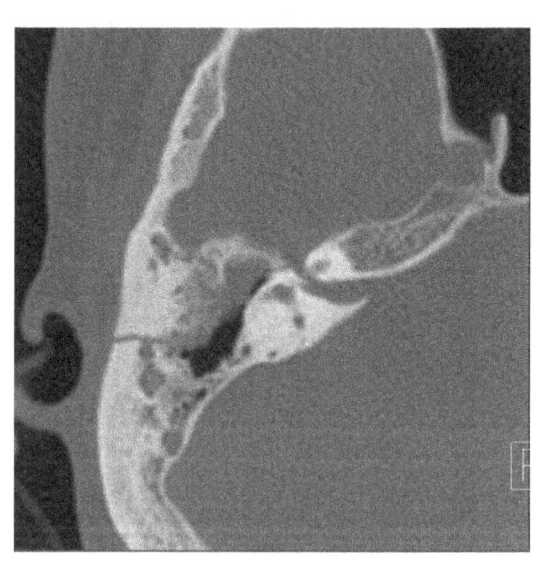

图 4-14　颞骨纵行骨折

颞骨横行骨折的骨折线与颞骨长轴垂直，约 50％的患者发生面瘫，多数为急性、完全性面瘫，面神经损伤部位以面神经迷路段和内听道段常见，迷路段面神经损伤约占 90％，内听道段面神经损伤占 10％。

CT 影像可以帮助了解颞骨骨折的类型、听骨链及骨迷路损伤情况，同时可以提供颅脑损伤及颞下颌关节损伤情况。图 4-14～图 4-16 分别为颞骨骨折纵行骨折、横行骨折和混合性骨折。

颞骨骨折导致的面瘫分为急性面瘫（immediate paralysis）和迟发性面瘫（delayed paralysis）。一般情况下，迟发性面瘫较急性面瘫的预后好。Sanna 提出颞骨骨折导致的面瘫程度分三级。①一级：外伤导致面神经水肿、面神经骨管周围血肿压迫面神经或面神经滋养血管破裂出血压迫面神经，使面神经传导阻滞，这些患者表现为迟发性面瘫，大多数患者经过内科治疗面神经功能可以恢复到正常或接近正常（House-Brackmann 分级Ⅰ或Ⅱ级）；②二级：面神经骨管骨折，骨折片压迫或刺入面神经，使神经传导阻断，神经轴浆运转中断，导致远端面神经水肿，这类患者多表现为急性面瘫；③三级：颞骨骨折导致面神经断裂，表现为急性完全性面瘫。Fisch 主张颞骨骨折面瘫后及时进行面神

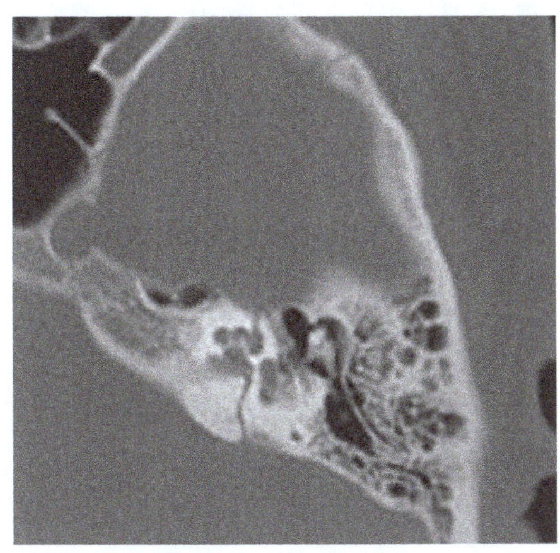

图 4-15 颞骨横行骨折

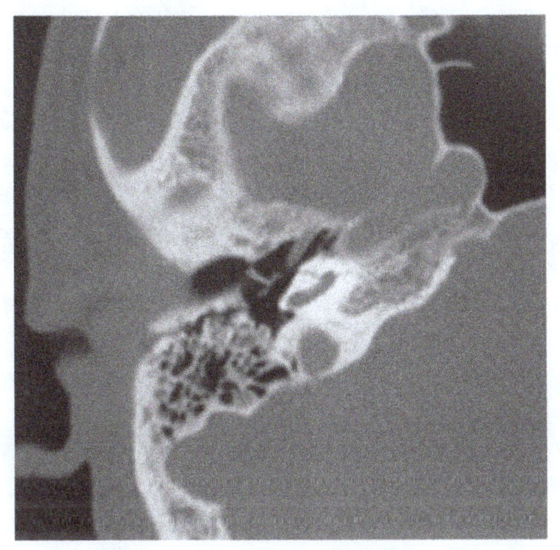

图 4-16 颞骨混合性骨折

经功能检查，如果损伤后第6天面神经电图显示90%及以上面神经变性或2周时神经变性超过95%，提示预后较差，需要实施面神经探查术。

(2)治疗原则和手术径路选择：如果颞骨骨折患者出现面瘫，颞骨CT显示骨折线横跨面神经骨管或有明显的骨折片压迫面神经，则立即行面神经探查，实施面神经减压术或面神经移植术；如果骨折线与面神经骨管平行，没有与面神经骨管连接，则进行面神经电图检查。如果面神经变性>90%，实施手术探查；面神经变性<90%，内科治疗并观察，如果6个月后面神经功能没有恢复，则实施手术探查。

手术时机的选择：对有手术适应证的颞骨骨折导致的面瘫患者，应在全身状况允许的情况下尽快实施手术，清除骨折碎片并清理血肿，切开面神经鞘膜进行减压，早期手术的目的是尽快对损伤的面神经实施减压，避免水肿或血肿压迫引起继发面神经损伤。另外，面神经再生的基础研究结果显示，面神经损伤后21d内是面神经修复和再生的关键时期，超过3周实施手术对神经再生和修复不利。

手术径路的选择：取决于骨折的部位和患者听力损伤程度。多数颞骨骨折面神经损伤部位是迷路段及内听道段。如果患者伴有严重的感音神经性聋，则选用迷路径路，可以充分显露颞骨骨折部位，迷路径路手术创伤较小，手术中仔细清除骨折碎片，如果需要实施面神经移植，这种径路具有足够的空间实施神经移植；如果患者听力无严重损伤，选用颅中窝或颅中窝-乳突联合径路；骨折线位于面神经鼓室段或乳突段则选用乳突径路。如果患者存在传导性聋，实施面神经减压术或移植术后可以一期实施听骨链重建手术。

2. 医源性面瘫

(1)医源性面瘫常见部位：医源性面瘫的发生率根据不同的手术类型差异非常大，桥小脑角区手术发生率最高；侧颅底手术次之；中耳乳突手术最低。

(2)处理原则和注意事项

①颞骨内面神经损伤处理：如果手术中发现明显的面神经局部损伤，手术中轮廓面神经损伤部位两端的面神经骨管，暴露未受损伤的正常面神经，沿正常的面神经鞘膜探查面神经的损伤情况，如果发现面神经受到损伤，及时切开面神经鞘膜，检查神经纤维的损伤情况，根据面神经损伤程度实施面神经减压术、面神经改道端-端吻合术或面神经移植术。对于电钻擦伤、牵拉伤及挫伤等引起的面神经水肿实施面神经鞘膜切开，进行面神经减压，预防术后面神经水肿导致的迟发性面瘫的发生；如果发现面神经断伤超过神经主干的1/3则剪断损伤的面神经，根据具体情况实施面神经改道端-端吻合术或面神经移植术。

②颞骨外面神经损伤的处理：面神经主干或重要分支受到损伤时，必须实施面神经修复手术。面神经牵拉伤手术后可以自行恢复，手术中不需要特殊处理；面神经断伤需要手术中立即处理，腮腺手术中发现面神经严重损伤时应立即实施面神经端-端吻合术或移植术。

术后面神经不完全损伤多是由于手术中牵拉

面神经所致，多数患者术后可以自行恢复；术后发现面神经完全损伤，处理方法依据手术医生对术中面神经损伤程度的判断而定，如果手术医生怀疑面神经断伤的可能性比较大时，应及时实施面神经探查，发现面神经断伤后即刻进行面神经修复手术；如果手术医生确认手术中保持了面神经的完整性，予以观察，手术后6个月面神经功能不恢复或恢复差者（House-Brackmann分级Ⅴ或Ⅵ级）实施面神经探查，依据损伤程度实施面神经端-端吻合或面神经移植术。值得提出的是面神经总干断伤实施端-端吻合术或移植手术后，面神经功能最佳恢复程度为House-Brackmann分级Ⅲ级，一般仅对术后6个月面神经功能没有恢复者（House-Brackmann分级Ⅴ或Ⅵ级）实施面神经修复手术。

（倪玉苏　李华伟）

## 参考文献


[1] 韩东一.神经耳科及侧颅底外科学.北京：科学出版社，2008：848-864.

[2] Adour KK, Diamond C. Decompression of the facial nerve in Bell's palsy: a historical review. Otolaryngol Head Neck Surg, 1982, 90: 453-460.

[3] Adour KK. Decompression for Bell's palsy: why I don't do it. Eur Arch Otorhinolaryngol, 2002, 259(1): 40-47.

[4] Ballance C, Duel AB. The operative treatment of facial palsy: By the introduction of nerve grafts into the fallopian canal and by other intratemporal methods. Arch Otolaryngol, 1932, 15: 1-70.

[5] Cannon CR, Jahrsdoerfer RA. Temporal fracture. Review of 90 cases. Arch Otolaryngol, 1983, 109: 285-288.

[6] Donald H. Gilden, M. D. Bell's Palsy. N Engl J Med, 2004, 351: 1323-1331.

[7] Fisch U. Facial paralysis in fracture of the petrous bone. Laryngoscope, 1974, 84: 2141-2154.

[8] Fisch U. Surgery for Bell's palsy. Arch Otolaryngol, 1981, 107: 1-11.

[9] Fisch U, Douglas Mattox. Microsurgery of the Skull Base. Thieme Medical Publishers, Inc., New York, 1988: 462-468.

[10] Fisch U. Prognostic value of electrical tests in acute facial paralysis. Am J Otol, 1984, 5: 494-498.

[11] Gantz BJ, Rubinstein JT, Gidley P, Woodworth GG. Surgical management of Bell' spalsy. Laryngoscope, 1999, 109: 1177-1188.

[12] Grogan PM, Gronseth GS. Practice parameter: steroids, acyclovir, and surgery for Bell' spalsy (an evidence-based review): report of the Quality Standards Subcommittee of the American Academy of Neurology. Neurology, 2001, 56: 830-836.

[13] Mark May, Barry M. Schaitkin. History of Facial Nerve Surgery. Facial Plast Surg, 2000, 16: 301-307.

[14] McCormic DP. Herpes-simplex virus as cause of Bell' spalsy. Lancet, 1972: 937-939.

[15] May M, Klein SR, Taylor FH. Idiopathic (Bell's) facial palsy: natural history defies steroid or surgical treatment. Laryngoscope, 1985, 95: 406-409.

[16] Nadol JB, Mckenna MJ. Surgery of the ear and temporal bone. Lippincott Williams and Wilkins Publisher, Philadelphia, 2005: 435-451.

[17] Mario, Sanna, Tarek Khrais, Maurizio, Falcioni, Alessandra Russo, Abdelkader, Taibah. The Temporal Bone: A Manual for Dissection and Surgical Approaches. Thieme Medical Publishers, Inc., New York, 2006: 74-89.

[18] Sanna M, Mancini T, Russo A and Taibah A. The facial nerve in temporal bone and lateral skull base microsurgery. Thieme Medical Publishers, Inc., New York, 2006: 61-85.

[19] 王正敏.耳显微外科学.上海：上海科技教育出版社，2004：276－277.

[20] Hunt JR. On herpetic inflammations of the geniculate ganglion: a new syndrome and its complications. J Nerv Ment Dis, 1907, 24: 73-96.

[21] Eun Woong Ryu, Ho Yun Lee, So Yoon Lee, et al. Clinical manifestations and prognosis of patients with Ramsay Hunt syndrome. American Journal of Otolaryngology-Head and Neck Medicine and Surgery, 2012, 33: 313-318.

# 第5章

# 耳 外 伤

耳的解剖位置特殊，易受各种直接或间接暴力引起外伤。可单独发生，也可伴发于其他外伤(如颜面部、颅脑部外伤等)，可导致外耳、中耳或内耳损伤。本章依次介绍外耳、中耳外伤，颞骨骨折、外伤性脑脊液耳漏或耳鼻漏。

## 第一节 外耳外伤

### 一、耳廓外伤

耳廓位于头颅侧方暴露位置，易受外力致伤。包括：钝挫伤、撕咬伤、切割伤、火器伤、冻伤及断离伤等。其中钝挫伤及切割伤多见。

耳廓由薄层皮肤覆盖于软骨形成，故软骨是耳廓的支架，当耳廓软骨由于外伤或感染发生缺损或变形可造成耳廓畸形。

常见症状：早期可见血肿、出血、撕裂及破损感染；后期多见缺损或畸形。

治疗原则：及时清创，控制感染，预防畸形。形成血肿时应早期抽吸并加压包扎，较大血肿应尽早切开清除积血，防止继发感染。血肿或开放性创口均易引起感染，铜绿假单胞菌和金黄色葡萄球菌多见，应选用敏感抗生素。及时清创缝合，尽量保留软组织。准确对位后小针细线(无创伤性缝线更好)缝合，避免贯穿软骨。局部已感染者，伤口处用1%过氧化氢溶液清洗后再做对位缝合。耳廓断离者，将断耳以生理盐水洗净后用抗生素溶液浸泡15min，并对残端消毒处理后立即对位缝合。若无存活可能时，可将耳廓软骨剥离埋于皮下并直接缝合断端以备次期成形，条件许可时可直接缝合成形。

### 二、外耳道外伤

外耳道由皮肤、软骨和骨组成。伤后外耳道肿胀，如果发生感染则有肉芽生长，痊愈后常后遗外耳道瘢痕性狭窄甚至闭锁。治疗的要点是严格消毒，预防感染，严禁冲洗外耳道。开放伤应早期清创，皮肤和软骨对位缝合，并用抗生素软膏纱条或碘仿纱条填塞，防止感染及狭窄。

## 第二节 中耳外伤

### 一、鼓膜外伤

鼓膜位于外耳道深部，厚度仅0.1mm，易受外伤。可由挖耳、高温或腐蚀性异物溅入、颞骨骨折等直接受损，也可由掌击、气压伤等造成间接致伤。

症状与体征：鼓膜破裂瞬间，患者可突然发生耳痛、耳闷、耳聋、耳鸣，偶伴短暂眩晕；如精神过度紧张，可无症状。检查可见外耳道少量鲜血流出，若有颅底骨折则血量较多甚至有脑脊液漏。耳镜检查可见外耳道或鼓膜上血迹或血痂，鼓膜多呈裂隙状，或不规则穿孔，数日后可变圆形。电侧听检查为传导性或混合性听力损失。

治疗方法：采用干燥疗法，禁止冲洗及滴液。酒精消毒外耳道后，清洁外耳道，鼓膜表面血块暂不处理。多次消毒外耳道，耳道口放置消毒棉球。应用抗生素预防感染。嘱患者切勿擤鼻，若有鼻涕则吸入咽部后吐出。如无继发感染，多能自行愈合；如长期不愈，可行鼓膜修补术。

如有耳鸣、感音性耳聋，可用改善内耳微循环药物及促神经营养药物。戒除不良挖耳习惯，做好工作防护，特定情况下可减少鼓膜外伤的发生。

### 二、乳突外伤

轻者只限乳突，重者可累及外耳道、鼓室及内耳，还可伴发面神经麻痹及颅脑外伤。单纯乳突外伤，只需清创缝合即可，以期保留听力。如出现上述并发症，则宜行乳突开放并对相关损伤进行处理。

## 第三节　颞骨骨折

颞骨岩部为颅底的一部分，骨折的发生常合并严重颅脑外伤。最早由 Uerich 根据骨折线方向与岩锥的关系，将其分为纵行骨折和横行骨折。Mchagh(1959)提出第三型：混合型骨折。纵行骨折最为常见，占70%～80%。骨折线与岩骨长轴平行，多起自颞骨鳞部，沿外耳道后上壁、鼓室顶部经由颈内动脉管至颅中窝的棘孔或破裂孔附近。横行骨折的骨折线与岩骨长轴垂直，常起自颅后窝的枕骨大孔，横过岩锥到颅中窝。有些经过舌下神经孔或颈静脉孔，个别可经内耳道、迷路到破裂孔、棘孔附近。混合型较少见，同时兼有上述两型特征，多见于严重的颅骨骨折。骨折类型与临床表现各不相同，分述如下。

1. 全身症状　常有不同程度之颅脑外伤的神经系统症状，头痛甚至昏迷、休克等。这些症状可延迟发生，故对颞骨骨折者应仔细观察并及时处理。

2. 出血　纵行骨折常引起外耳道及鼓膜破裂，血液经外耳道流出或经由咽鼓管自鼻、咽溢出。横行骨折若未合并鼓膜及外耳道软组织撕裂，一般无耳部出血。

3. 脑脊液漏　纵行骨折伴硬脑膜撕裂伤时，脑脊液可经鼓室、鼓膜损伤处流出，形成耳漏。初与血液混合呈淡红色，后出血渐止颜色转为清亮。横行骨折时，桥脑侧池和颅后窝蛛网膜下腔的脑脊液经骨折缝流经鼓室、鼓膜破损处流入外耳道。以上两种骨折的脑脊液亦可经咽鼓管流入鼻腔形成鼻漏，当然也可同时经外耳道及鼻腔流出。

4. 听力下降及耳鸣　纵行骨折可从鼓室延至咽鼓管顶壁，主要损伤中耳，极少累及迷路，故听力损失较轻，多为传导性听力损失，一般无耳鸣，有则多为低频。横行骨折多伤及内耳前庭部及内耳道，耳蜗及半规管也可骨折，但较少累及中耳，故听力损失较重，呈感音性听力损失。耳鸣重，多为持续高频。

5. 眩晕　纵行骨折患者很少出现眩晕，若有眩晕常为迷路外原因，需考虑脑损伤或前庭中枢损伤。而横行骨折患者常因伤及迷路和前庭而发生眩晕且伴有自发性眼震，持续时间视病情轻重而定。

6. 面瘫　纵行骨折时面瘫发生率为15%～20%，多为面神经乳突段或锥段受压(水肿、血肿、碎骨片压迫)所致。一般损伤较轻，预后较好。横行骨折时面瘫发生率50%，多为面神经鼓室段至内耳道段直接损伤所致，预后差，难恢复。

检查：外耳道可见出血、皮肤撕裂、骨壁塌陷、错位及下颌关节嵌入。擦净后多可发现外耳道后壁皮肤纵行损伤及出血，可与鼓膜撕裂处相连且后者也有血液流出，若合并硬脑膜损伤则有淡红色或清亮液体流出。上述多为纵行骨折所致。若有血鼓室发生，则多为横行骨折或中耳黏膜撕伤所致。影像学检查非常重要，X检查阴性者不能排除颞骨骨折，高分辨率CT则可反映颞骨骨折的走向、听骨链及面神经管损伤情况，以及颞骨内积血、积气等。

治疗：首先处理全身症状，病情严重者请神经外科会诊共同抢救患者。需全身应用抗生素，严格消毒后清理外耳道，除出血严重时用无菌凡士林纱条或碘仿纱条填塞外，禁止局部滴药及外耳道填塞。对于脑脊液漏，严格按照脑外伤处理。若患者表现为传导性听力损失，可在条件允许时行鼓室探查术，以期恢复听力；若表现出感音性听力损失、耳鸣及眩晕，行相应治疗。面瘫经2～6周非手术治疗无效，全身情况允许可行面神经探查、减压术或修复术。

## 第四节 外伤性脑脊液耳漏或耳鼻漏

外伤性脑脊液耳漏或耳鼻漏最常见于颞骨岩部骨折伴有硬脑膜撕裂时。发生于颞骨纵行骨折者，常因中耳顶壁处硬脑膜撕裂，致颅中窝蛛网膜下隙与中耳相通；发生于颞骨横行骨折时，常因陶特曼三角、内耳道、迷路等处硬脑膜撕裂，导致颅后窝蛛网膜下隙及桥脑侧池中脑脊液经内耳或鼓窦的骨折缝流入鼓室。另外，也可因镫骨足板发生外伤性移位或骨折致使前庭窗及蜗窗受损，脑脊液经由两窗伤处流入中耳，不过这种情况较为罕见。

临床表现：①耳外伤后，尤其是颞骨骨折后伴有耳内淡红色或清亮液体，若为淡红色液体则逐渐变为清亮，量一般较多，从耳内或鼻腔流出。②若脑脊液流出过多，则可因颅内压减低而出现头痛及电解质紊乱。③若细菌循道感染至颅内时，则出现化脓性脑膜炎等。

诊断：①病史体征：头部外伤史，伴外耳道或鼻腔淡红色或清亮液体，以及听力损失。②鼓膜像：鼓膜穿孔及血性或水样分泌物。③听力学检查：重度感应神经性听力损失或轻度传导性听力损失。④影像学检查：高分辨率 CT 扫描或 MRI 脑池造影术等。⑤脑脊液定性检查：收集新鲜漏出液送检，通常有葡萄糖定量法、$\beta_2$转铁蛋白免疫试验法等实验室检查方法。

治疗：①立即全身应用抗生素，预防继发感染。②可能的话，取坐位或半坐位，并适当限制摄水摄钠。③若无感音性听力损失，外耳道消毒后，大量敷料包扎耳部，浸湿后更换，不做填塞，观察 1 周左右，多数患者可获痊愈，如无效则手术探查并修补漏口；脑脊液鼻漏患者经保守治疗 4 周未愈者亦考虑手术治疗。

（孔维佳）

### 参考文献

[1] 黄选兆，汪吉宝，孔维佳. 实用耳鼻咽喉头颈外科学. 2 版. 北京：人民卫生出版社，2007.

[2] 孔维佳. 耳鼻咽喉头颈外科学. 2 版. 北京：人民卫生出版社，2010.

# 第6章

# 感音神经性聋

人的听觉系统中的传音、感音或者分析综合部位的任何结构或功能障碍，都可表现为不同程度的听力减退。由于耳蜗毛细胞、听神经、听觉传导路径或各级神经元受损害，致声音的感受与神经冲动传递障碍以及皮层功能缺如者，称感音性或神经性及中枢性聋。临床上用常规测听法未能将其区分时可统称感音神经性聋。

依据耳聋出现的时间、病理生理及临床表现等方面的不同将感音神经性聋进行分类(表 6-1)。

表 6-1　感音神经性聋分类

| | |
|---|---|
| 1. 先天性聋(congenital deafness) | (4)特发性突聋(idiopathic sudden deafness) |
| (1)遗传性聋(hereditary deafness) | (5)噪声性聋(noise induced deafness) |
| (2)非遗传性聋 | (6)自身免疫性聋(autoimmue deafness) |
| 2. 后天性聋(acquired deafness) | (7)创伤性聋(traumatic deafness) |
| (1)老年性聋(presbyacousis) | (8)全身系统性疾病引起的耳聋 |
| (2)耳毒性聋(ototoxic deafness) | (9)其他 |
| (3)感染性聋(deafness due to infective disease) | |

## 第一节　先天性聋

【定义】

先天性聋 (congenital deafness) 系出生时就已存在的听力障碍。依其病因可分为遗传性聋(hereditary deafness)和非遗传性聋两大类。遗传性聋：指来自亲代的致聋基因，或新发生的突变基因所导致的耳发育异常，或代谢障碍，以致出现听功能不良，其中感音神经性聋在遗传性耳聋中占有重要的位置。非遗传性聋：指患儿在胚胎发育期、围生期或分娩时受到母体的炎症、感染、中毒或外伤等病理因素的影响而引起的耳聋。这种耳聋在出生时即已存在。

【流行病学】

国外的统计数据表明新生儿中先天性耳聋的发病率约为 1/1000，其中 50%以上是由遗传因素引起的。随着医疗卫生事业的发展，非遗传性聋在先天性听力障碍中所占的比例逐渐降低。遗传性聋分为综合征性聋及非综合征性聋两大类。前者指除了耳聋以外，同时存在眼、骨、肾、皮肤等身体其他器官系统的病变，这类耳聋占遗传性聋的 30%；后者仅出现耳聋的症状，在遗传性聋中约占 70%。

【诊断】

1. 遗传性聋的诊断

(1)听力学评价：1993 年美国国立卫生研究院(NIH)建议所有婴儿在其出生后 3 个月内都要进行听力筛查，推荐将耳声发射(otoacoustic emissions，OAE)和自动 ABR(automated auditory brainstem response，AABR)作为筛查方法。新生儿出生 3～5d 做 DPOAE 初步筛查，初筛可疑或者没通过者 42d 行 DPOAE 复筛，听力异常时行 ABR

检查做出诊断。在年龄较大的儿童或成人行主观听力检测和客观听力检测。主观听力检测技术主要包括用于成人的纯音听阈测试和言语测试及用于儿童的小儿行为测试。客观检测技术主要包括声导抗测试、听性脑干反应(auditory brainstem response,ABR)、耳声发射(OAE)、耳蜗电图、40Hz事件相关电位及听觉稳态诱发电位(auditory steady-state responses,ASSR)等。

(2)影像学检查:目前普遍采用的是高分辨颞骨薄层CT和MRI影像学的方法,高分辨率颞骨CT可了解内耳骨性结构,评估骨性解剖异常或畸形所致的听力障碍,如大前庭导水管综合征、Mondini畸形、共同腔畸形等。MRI可以反映听神经的发育情况,排除颅内病变所致听力障碍。

(3)排除引起耳聋的其他病因:如先天性非遗传性聋、耳毒性聋、感染性聋等。

(4)家族病史调查:仔细询问家族中至少3代人的耳聋病史,以及是否近亲结婚等,根据病史画出系谱图,有助于判断遗传方式。

(5)基因诊断:又称DNA诊断或DNA探针技术。其基本原理是利用现代分子生物学和分子遗传学的方法,检查耳聋相关基因的结构及其表达功能,明确患者是否有耳聋基因突变。

2. *非遗传性聋的诊断*　需排除遗传性聋的诊断,仔细询问病史:明确妊娠早期母亲患风疹、腮腺炎或流感等病毒感染性疾患,或梅毒、克汀病等全身疾病,或大量应用耳毒性药物史,或分娩时产程过长、难产、产伤致胎儿缺氧窒息等致聋因素存在。

【治疗】

1. *药物治疗*　对于听力稳定的先天性聋目前尚无有效的药物治疗方法,先天性聋患者如果出现波动性、进行性的听力下降应尽早联合使用扩张内耳血管、营养神经的药物及糖皮质激素类药物,尽量保存残余的听力。

2. *基因治疗*　基因治疗是利用分子生物学技术将目的基因导入体内进行治疗相关疾病的方法,目前还处于起步性的、动物实验的探索阶段,离临床应用仍很遥远。

3. *助听器*(hearing aid)　助听器是一种帮助听力障碍患者听取声音的扩音装置。感音神经性聋患者是理想的选配对象。选配的原则是根据纯音听力(0.5～4.0kHz)平均损失程度而定,听力损失愈重时,所需的增益亦愈大。语频平均听力损失35～80dB者均可使用,一般而言,中度听力损失者使用助听器后获益最大。单侧耳聋一般不需配用助听器。

4. *外科治疗*　人工耳蜗置入(cochlear implant)是目前运用最为成功的神经生物医学工程技术,它将声信号转换为电信号,通过在耳蜗内置入的电极,越过受损的感音毛细胞,直接电刺激耳蜗螺旋神经节细胞,产生的神经冲动沿听觉通路传至各级听觉中枢,最后在大脑皮质引起听觉,从而使重度或极重度感音神经性聋患者获得或者恢复听觉。内耳畸形曾是人工耳蜗置入的禁忌,近年来随着对内耳畸形的逐步了解,人工耳蜗产品的成熟、置入技术的进步以及经验的积累,许多曾被认为不适合进行手术的内耳畸形,如Mondini畸形、共同腔畸形等已不再是人工耳蜗置入手术的禁忌,使更多的耳聋患者从中受益。

5. *听觉和言语训练*(auditory and speech training)　听觉训练是借助听器或置入人工耳蜗后提高或获得听力,通过长期有计划的声响刺激,逐步培养患者聆听习惯,提高听觉察觉、听觉注意、听觉定位及识别等方面之能力,使聋儿逐渐适应日常各种声音,步入有声社会。言语训练是依据听觉、视觉与触觉等之互补功能,借助适应的仪器,以科学的教学法训练聋儿发声、读唇,进而理解并积累词汇,掌握语法规则,灵活准确表达思想感情。研究表明,接受人工耳蜗置入的患者需要相当一段时间才能获得最大限度的听觉言语康复。适当的听觉言语训练促使患者达到最佳的康复效果。

【预防】

1. 广泛宣传杜绝近亲结婚,开展遗传学咨询活动,积极防治妊娠期疾病,减少产伤。

2. 在完善基因诊断的基础上,开展遗传性聋的产前诊断。

3. 大力推广新生儿听力筛查,努力做到早期发现婴幼儿耳聋,尽早干预,在人工耳蜗置入前尽早佩戴助听器,做听觉言语训练。

## 第二节 后天性聋

【定义】

后天性耳聋是相对于先天性聋而言的，指出生后、生长发育过程中听觉系统受各种病变因素影响所引起的耳聋。部分后天性聋亦有遗传因素参与(相关内容见第一节)，本节主要介绍后天性非遗传性感音神经性聋。

【分类及特点】

1. *老年性聋* 因听觉系统老化而引起的耳聋，是一种衰老(aging)现象，是人体老化过程在听觉器官中的表现。故将在老年人中出现的、并可排除其他致聋原因的耳聋称为老年性聋。听觉器官的老年性退行性改变涉及听觉系统的所有部分，以内耳最明显。老年性聋的病理变化比较复杂，Schuknecht(1974)根据老年性聋的病理变化将本病细分为老年感音性、神经性、血管纹性(代谢性)与耳蜗“传导”性(机械性)聋4类。临床上所见老年性聋的发病机制不仅包括听觉系统衰老的生理和病理过程，还与每一个体在其过去的生命历程中所经受的各种环境和社会因素的综合影响有关。临床表现的共同特点是不明原因的双侧对称性感音神经性聋，起病隐匿，由高频向语频缓慢进行性加重，伴高调持续耳鸣，言语识别率明显降低。

2. *耳毒性聋*(ototoxic deafness) 指误用某些药物或长期接触某些化学制品所致的耳聋。已知有耳毒性的药物近百种。常用者有氨基糖苷类抗生素，如链霉素、卡那霉素、庆大霉素等；水杨酸类止痛药；奎宁、氯喹等抗疟药；某些抗肿瘤药，如长春新碱、氮芥、顺铂、卡铂等；呋塞米等襻利尿药；抗肝素化制剂保兰勃林；铊化物制剂反应停等。另外铜、磷、砷、苯、一氧化碳、二硫化碳、四氯化碳、酒精、烟草等中毒也可致耳聋。这些药物与化学制品无论全身或局部以任何方式应用或接触，均有可能经血循环、脑脊液或窗膜等途径直接或间接进入内耳损害听器官。

药物对内耳的损害机制尚未彻底查明；除取决于药物本身的毒性、剂量、疗程外，与个体敏感性关系颇大，后者有某些家族遗传性。许多耳毒性药物同时具有肾毒性。肾功能不全者，药物因排泄不良而致血浆浓度升高，进入内耳者也相应增多。药物进入内耳首先损害血管纹，血-迷路屏障遭到破坏，使药物更容易进入内耳。进入内耳的药物还能使内淋巴囊受损，致其吸收与排出减少。药物在内耳高浓度长时间聚集，终将使听和前庭诸感觉上皮的毛细胞、神经末梢、神经纤维、神经元细胞等发生退行性变。临床上耳聋、耳鸣与眩晕、平衡紊乱共存。耳聋呈双侧对称性感音神经性，多由高频向中、低频发展。前庭受累程度两侧可有差异，与耳聋的程度亦不平行。症状多在用药中始发，更多在用药后出现，停药并不一定能制止其进行。前庭症状多可逐渐被代偿而缓解。耳聋与耳鸣除少数早发现早治疗者外，多难完全恢复。化学物质中毒致聋的机制也不详，受损的部位多在蜗后，常同时累及前庭功能。临床上均有耳鸣、耳聋与眩晕，一般为暂时性，少数为永久性。

3. *感染性聋*(deafness due to infective disease) 是指致病微生物(如病毒、细菌、真菌、螺旋体、衣原体、支原体等)感染，直接或间接地引起内耳病损，导致单耳或双耳不同程度的感音神经性聋，可伴有前庭功能障碍。其多由急、慢性中耳炎及其并发症引起，亦可由全身或邻近感染如腮腺炎、脑膜炎等引起。导致感染性聋的两大主要途径包括：①中耳局部的病原体或其毒素经前庭窗、蜗窗进入内耳；②其他部位的病原体或毒素经血液循环到达内耳。中耳急性炎症期，圆窗膜和前庭窗膜渗透性增大，局部的毒素和炎症介质易由此进入内耳。致病微生物以病毒和细菌感染较常见。继发于细菌性脑膜炎的感染性聋，易造成内耳不可逆的纤维化和骨化，至今仍为感音神经性聋的主要原因之一。随着社会的进步，经济、卫生条件的改善，许多感染性疾病已被消灭，或基本得到控制，由此而引起的感染性聋已大为减少。其临床特点表现为单侧或双侧进行性聋，伴或不伴前庭受累症状。此种耳聋，回顾病史一般于耳聋前有明确的感染病史。有的耳聋程度轻，或只累及高频，或被所患传染病的主要症状掩蔽而不自觉，待到传染病痊愈后方被发现，届时与传染病之间的因果关系常被忽视。

4. *特发性突聋*(idiopathic sudden deafness) 指原因不明突然发生的感音神经性聋。目前认为本病的发生与内耳供血障碍或病毒感染有关。少数颞骨病理学研究显示：患耳螺旋器和血管纹有不同程度萎缩，螺旋神经纤维与前庭诸感觉上皮细胞减少，与病毒性迷路炎的病理改变相似。临床上以单侧发病多见，偶有两耳同时或先后受累者。患者多能准确叙述发病时间及情形，耳聋于数小时或数日内迅速达到高峰。一般在耳聋前先有高调耳鸣，约半数病人有眩晕、恶心、呕吐及耳周围沉重、麻木感。听力损害多较严重，曲线呈高频陡降型或水平型，可有听力曲线中断。前庭功能正常或减低。有自愈倾向，但多数病例不能获得完全恢复。

5. *噪声性聋*(noise induced deafness) 是由于长期遭受噪声刺激所引起的一种缓慢进行的感音神经性聋。主要表现为耳鸣、耳聋，纯音测听表现为4kHz谷形切迹或高频衰减型，亦可出现头痛、失眠、易烦躁和记忆力减退等症状。其耳聋程度主要与噪声强度、暴露时间有关，其次与噪声频谱、个体差异亦有一定关系，有人发现2～4kHz的噪声最易导致耳蜗损害。其早期典型的听力曲线为4kHz处呈V形下降，随着病情加重，周围频率逐渐受累，在3～6kHz或2～8kHz之间的听力亦下降，听力曲线呈U形，晚期出现全频率下降，但高频区仍甚于低频区，听力曲线呈下降型。

6. *自身免疫性聋*(autoimmue deafness) 是侵犯耳蜗及蜗后的自身免疫性疾病，由美国学者McCabe在1979年首次提出。此类患者机体产生了抗内耳组织抗体或内耳组织的抗原发生了改变，机体免疫系统对内耳组织产生异常免疫反应造成耳蜗感觉及神经结构的变化，导致感音神经性聋。既可表现为器官特异性(无其他器官受累)的原发性内耳损伤，又可以是伴随某些系统性自身免疫病而出现的内耳受累症状。多发于青壮年，主要为进行性、波动性听力减退，可以是蜗性，也可以是蜗后性，可双耳发病亦可单耳发病，双耳可同时或先后发病，一半以上伴有耳鸣，少数可出现面神经麻痹，可伴有眩晕，病程可持续数周、数月或数年。抗内耳组织特异性抗体试验、白细胞移动抑制试验、淋巴细胞转化试验及其亚群分析等有助于诊断。患者常合并有其他自身免疫性疾病，环磷酰胺、泼尼松等免疫抑制药疗效较好，但停药后可复发，再次用药仍有效。

7. *创伤性聋*(traumatic deafness) 头颅闭合性创伤，若发生于头部固定时，压力波传至颅底，因听骨惯性引起镫骨足板相对动度过大，导致迷路震荡、内耳出血、内耳毛细胞和螺旋神经节细胞受损。若创伤发生于头部加速或减速运动时，因脑与颅骨相对运动引起脑挫伤或听神经的牵拉、压挤和撕裂伤。临床表现多为双侧重度高频神经性聋或混合性聋，伴高调耳鸣及眩晕、平衡紊乱。症状多能在数月后缓解，但难以完全恢复。颞骨横行骨折时，骨折线常跨越骨迷路或内耳道使其内含的诸结构受伤害，发生重度感音神经性聋以及眩晕、眼震、面瘫和脑脊液耳漏等。潜水人员由于上升出水时减压过快，耳蜗微循环障碍、代谢紊乱，继之累及听和前庭感觉上皮，导致潜涵性聋(caisson deafness)。爆炸时强大的空气冲击波引起中耳和内耳各种组织结构的损伤，引起眩晕、耳鸣与耳聋(爆震性聋)。此外，常与可听声混在一起的次声(infrasound)，放射线和微波辐射等物理因素也可使中耳和(或)内耳致伤，引起感音神经性或混合性聋。

8. *全身系统性疾病引起的耳聋* 某些全身及其他系统与器官的慢性疾病可以引起感音神经性聋。高血压与动脉硬化最为常见。其致聋机制尚不完全清楚，可能与内耳供血障碍、血液黏滞性升高、内耳脂质代谢紊乱等有关。病理改变以血管纹萎缩、毛细胞散在性缺失、螺旋神经节细胞减少为主。临床表现为双侧对称性高频感音性聋伴持续性高调耳鸣。糖尿病性引起耳聋的发病机制有内耳的血管病变学说和听神经的神经炎两种学说。耳聋多为两侧对称性感音神经性聋，可为蜗性聋，亦可为蜗后性聋，或两者兼而有之。以高频听力下降为主，可以缓慢进行性的、也可以以突聋的形式出现。除此之外，慢性肾病、甲状腺功能低下、白血病、红细胞增多症、镰状细胞贫血、巨球蛋白血症、结节病、组织细胞病、多发性结节性动脉炎等多种疾病都可能导致感音神经性聋。

9. *其他* 能引起感音神经性耳聋的疾病尚有很多，较常见者如梅尼埃病、耳硬化、小脑脑桥角占位性疾病、多发性硬化症等。

【诊断及鉴别诊断】

全面系统地收集病史，详尽的耳鼻部检查，严格的听功能、前庭功能和咽鼓管功能检测，必要的影像学和全身检查等是诊断和鉴别诊断的基础。客观的综合分析则是其前提。

【治疗】

感音神经性聋的治疗原则是恢复或部分恢复已丧失的听力，尽量保存并利用残余的听力。

1. *药物治疗* 因致聋原因很多，发病机制和病理改变复杂，且不尽相同，故迄今尚无一个简单有效且适用于任何情况的药物治疗方法。目前多在治疗原发疾病的同时，尽早联合使用扩张内耳血管的药物、溶栓药物、营养神经的药物及糖皮质激素类药物。

2. 助听器(hearing aid)和人工耳蜗置入(cochlear implant)　对于药物治疗无效或者治疗后仍未达到实用听力者,视情况可考虑佩戴助听器或行人工耳蜗置入。

【预防】

1. 提高生活水平,防治传染病,锻炼身体,保证身心健康,减慢老化过程。

2. 严格掌握应用耳毒性药物的适应证,尽可能减少用量及疗程,用药期间要随时了解并检查听力,发现有中毒征兆者尽快停药治疗。

3. 避免颅脑损伤,尽量减少与强噪声等有害物理因素及化学物质接触,戒除烟酒嗜好,加强个体防护观念及措施。

(冯　永)

## 参考文献


[1] NIH recommends universal screening of infants for hearing impairment. Am Fam Physician, 1993, 48 (3): 521-522.

[2] Nance WE. The genetics of deafness. Ment Retard Dev Disabil Res Rev, 2003,9(2):109-119.

[3] McCabe BF. Autoimmune sensorineural hearing loss. 1979. Ann Otol Rhinol Laryngol,2004,113(7):526-530.

[4] Birkenhager R, Aschendorff A, Schipper J, Laszig R. [Non-syndromic hereditary hearing impairment]. Laryngorhinootologie, 2007, 86 (4): 299-309; quiz 310-313.

[5] Zeng FG, Rebscher S, Harrison W, et al. Cochlear implants: system design, integration, and evaluation. IEEE Rev Biomed Eng,2008,1:115-142.

[6] Di DM, Ricciardi C, Martone T, et al. Towards gene therapy for deafness. J Cell Physiol, 2011, 226 (10): 2494-2499.

[7] Joshi VM, Navlekar SK, Kishore GR, et al. CT and MR imaging of the inner ear and brain in children with congenital sensorineural hearing loss. Radiographics,2012,32:683-698.

# 第7章

## 耳硬化症

【定义】

耳硬化症是原发于骨迷路和镫骨的局灶性病变，在骨迷路包囊内由一个或数个局限性的、富于血管的海绵状新骨代替原有的正常骨质，故又称"耳海绵化症"(otospongiosis)，此新骨可再度骨化变硬。本病由意大利解剖学家、外科医生 Antonio Maria Valsalva 于 1735 年最先报道。1912 年，Siebenmann 发现该病的病理基础为骨海绵样改变，并将其命名为"耳海绵化症"。对身体其他部位骨骼的病理研究显示本病只发生在颞骨。故称之为"耳硬化症"，该病变进一步发展可引起传导性耳聋或感音神经性耳聋。

不引起临床症状的纯骨迷路组织学病变，称为"组织学耳硬化症"(histological otosclerosis)，若病变扩展，侵及环韧带，使镫骨活动受限或固定，出现进行性传导听力损失者，称为"临床耳硬化症"(clinical otosclerosis)，也称"镫骨性耳硬化症"(stapedial otosclerosis)。临床耳硬化症在一般人群中不超过 0.5%，而组织学耳硬化症却普遍存在。大规模无选择性尸检研究表明，无临床表现的组织学耳硬化症检出率为 8%～11%。若病变发展，侵及耳蜗甚至内听道，引起耳蜗损害或听神经变性，出现感音神经性聋，则称"耳蜗性耳硬化症"(cochlear otosclerosis)。"镫骨性耳硬化症"和"耳蜗性耳硬化症"可同时存在而呈现混合性聋。

【流行病学】

本病在高加索人种中高发，非洲人、亚洲人及美洲土著人发病率较低。高加索人种的临床耳硬化症在一般人群、有听力下降者群及有传导性聋的患者中的发病率分别为 0.3%～0.4%，5%～9%及 18%～22%。在高加索人群中，本病的发生具有明显的家族聚集性，患者家庭成员发病的概率为 20%～25%，正常人群中本病的发病率仅为 0.3%，中国人群耳硬化症发病比例更低。白种人男女发病比例不同：女性为 12%，男性为 6.5%。耳硬化症的发病年龄集中于 15－40 岁，75%为双侧发病。需要强调的是儿童耳硬化症在临床上是不存在的。

【病因】

尽管过去几十年对耳硬化症进行了集中研究，但其发病机制依然不甚明了。各国学者推测器官易感性、病毒感染、遗传学、炎症反应、自体免疫、环境、激素等因素与耳硬化症发生发展都有一定的相关性。

1. 内分泌学说　女性患病的概率是男性的2～3 倍，提示性激素可能参与了本病的发生。雌激素和黄体酮分泌增加与其他雌激素-黄体酮-泌乳素系统疾病一样可能在耳硬化症的发生和进展中起到一定作用。雌激素降低了破骨细胞对细胞核因子κB 受体活化因子配基(receptor activator of nuclear factor kappa B ligand，RANKL)的反应性，并下调了破骨细胞的细胞凋亡。雌激素和黄体酮是泌乳素释放的强力刺激因子。在生理和病理状态下的高泌乳素血症表现为骨密度降低。最新数据表明，催乳素降低骨骼保护因子(osteoprotegerin，OPG)水平，提高 RANKL 表达。雌激素诱发的高泌乳素血症可以通过封闭 OPG 保护系统而对抗雌激素的保护作用。这或许可以解释为什么口服避孕药疗法和激素替代疗法可能增加耳硬化症和前庭疾患的风险。与妊娠及哺乳相关的高泌乳素血症可能是多次妊娠增加耳硬化症发病风险的基础。Shambaugh (1960)统计的 2000 例病例中女性占 68.7%，其中的 475 位妇女患者中，似由妊娠诱发听力减退的占 8%，听力在妊娠期进一步下降的占 42%，其余 50%未发现妊娠与听力减退之间的关系。

2. 遗传学说　耳硬化症在不同种族(家系)中发病率存在明显差异,故认为其发病与遗传有关。在高加索人群中,一半以上的耳硬化症患者存在家族史。近年来,许多学者认为耳硬化症是常染色体显性遗传,也有学者认为不排除常染色体隐性遗传的方式,经过大量的遗传学分析和研究,耳硬化症的责任基因尚未找到,提示此病由多基因致病的可能性较大。通过对耳硬化症家系进行流行病学调查研究,发现本病常染色体显性遗传不全外显率为40%～45%。基因连锁分析提示与耳硬化症相关的8个基因座(OTSC1-OTSC8)分别位于染色体15q、7q、6p、16q、3q、6q和9p。尽管在临床相似性和遗传相关方面提示耳硬化症与骨发育不良存在流行病学相关性,但没有证据表明二者存在相同的遗传背景。相比于一般的单基因病,耳硬化症更多的被认为是一种复杂的骨重塑性疾病。进一步明确这些基因的特征可能有助于更好地理解耳硬化症的发病机制和遗传特征。

3. 骨迷路成骨不全　自19世纪初以来,人们已经对耳囊内耳硬化症的组织学变化进行了深入研究,但是至今未能阐明耳硬化症的发病机制。独特的耳硬化症病灶似乎只出现在耳囊的骨性部位。耳硬化症的组织病理学特征包括灶性、溶骨性缺损,伴多细胞结构及血管形成,其在耳蜗区、迷路周围、卵圆窗附近、圆窗周围及镫骨底板的发生率分别为35%、15%、90%、40%和95%,镫骨足弓常因其与底板发育来源不同而免于受累。在活跃的耳硬化症病灶中存在大量的破骨细胞、多核巨细胞、成纤维细胞和增殖的内皮细胞。耳硬化症病灶的活动度可分为Ⅰ级(大部分活跃)至Ⅳ级(完全失活或愈合),分级的依据是细胞结构、成骨细胞与破骨细胞的比例、血管化程度及细胞外胶原蛋白基质的数量。病灶活动期、高度血管化的区域在苏木精-伊红染色时呈深蓝色。活动性耳硬化症病灶的一个重要特征是胶原纤维的编织纹理,这是一种完全不规则的、穿过耳硬化症病灶的十字形纹理。耳硬化症病灶继较早的活动期后可能是中间期和静止期,在这些阶段中组织学表现仅有很少或无法识别的病灶活动证据。Ⅳ期病灶中,破骨细胞消失,但成骨细胞或骨细胞依然存在于受累区域。血管区变窄或被并存的骨及板层骨闭塞,苏木精-伊红染色后呈粉红色或红色。在一些标本上,四期可能同时存在。已经发现镫骨固定的病理组织学类型、听力学异常与听力下降持续时间之间存在很强的相关性。

耳硬化症病灶好发部位是骨迷路包囊,尤其是前庭窗区前方的前庭裂,内含组织纤维束,其周围有胚胎期的软骨残体,终身存在,并可在某种因素的作用下,静止的软骨残体或纤维束中可发生新的软骨或新骨形成,而成为耳硬化症的源头。

4. 其他

(1)病毒感染:除了病理组织学检测到麻疹病毒及破骨细胞包含的病毒序列,更多的证据肯定了持续性病毒感染在耳硬化症中的作用。副黏液病毒感染与骨病有关,如Paget病。大量研究证明麻疹病毒感染可能是导致耳硬化症的病因之一。McKenna等通过显微电镜扫描在耳硬化症破骨细胞中发现了类似于副黏液病毒微粒的多形性丝状结构。Arnold等在耳硬化症外淋巴液中发现了麻疹病毒特异性抗体IgG。在耳硬化症患者镫骨尸检中明确发现了麻疹病毒基质蛋白及核蛋白。在破骨细胞、成纤维细胞、胚性软骨细胞和增殖的内皮细胞上发现了大量麻疹病毒衍生蛋白,包括基质蛋白、融合蛋白和血球凝集素。与健康人群相比,耳硬化症患者血清中抗麻疹病毒IgG水平较低。不同的研究团队通过在耳硬化症镫骨底板上实施RT-PCR技术都发现了麻疹病毒RNA。参照Arnold及Niedermeyer的研究,抗麻疹病毒疫苗似乎不但减少了镫骨手术的数量,同时推迟了耳硬化症患者需要接受手术的时间。总之,大量的证据表明耳硬化症是一种与麻疹病毒持续性感染有关的炎性疾病。

(2)结缔组织病:耳硬化症的免疫组织化学反应在19世纪80年代就引起了人们的注意。有数项报道明确表示耳硬化症与炎症反应、胶原表达紊乱以及受累区域出现病毒受体、抗原等有关。Niedermeyer等研究了耳硬化症组织中不同类型胶原的表达模式,发现胶原蛋白Ⅳ、Ⅴ在耳硬化症中表达增强。此外,相比于其他骨性病变(如骨发育不全),耳硬化症过度表达Ⅰ型胶原蛋白。另一方面,之前被认为与耳硬化症相关的Ⅱ型胶原蛋白,在耳硬化症患者与健康对照者之间却没有明显的差异。其他研究小组通过免疫组织化学方法,检测了活跃的耳硬化症病灶中破骨细胞表面的$CD3^+$、$CD4^+$、$CD8^+$,T细胞,C3-C5a补体和$\beta_2$微球蛋白,确定了慢性炎性反应及持续骨破坏在耳硬化症发病机制中的作用。部分学者认为,Ⅱ型胶原的自身免疫反应是发生耳硬化症的主要病因。

【病理】

主要病理改变为骨迷路内形成的海绵状新骨替代了正常骨质。在活动期耳硬化症病灶中，成骨细胞和破骨细胞同时存在，可以观察到成骨细胞介导的骨形成及破骨细胞引起的骨分解，同时出现的还有血管、纤维细胞及组织细胞增生。Schuknecht和Barber判断活动期耳硬化症的标准如下：①出现细胞质增多的非骨质区域；②观察到骨吸收或新骨形成；③血供增加，黏膜层的纤维组织增生；④嗜酸染色阳性。Lim等将本病分为三种类型：细胞型、纤维型和硬化型。细胞型特点：单核细胞、巨噬细胞、成骨细胞和破骨细胞聚集、激活；纤维型特点：骨的广泛纤维化；硬化型特点：骨细胞贫乏或缺失。

耳硬化症卵圆窗前缘受累最早，镫骨底板固定通常始于环韧带钙化，随之卵圆窗与镫骨底板融合，镫骨活动受限甚至消失。圆窗龛、耳蜗顶转和中转等部位亦可受累，包括：卵圆窗后缘、内听道后壁及前壁、耳蜗导水管周围骨质、半规管周围骨质以及镫骨底板等。广泛的卵圆窗及镫骨底板受累的概率为7%～11%。Chole和Mckenna发现活跃期病灶破骨细胞活动增强，而静止期病灶海绵状新骨的形成增多。Chevance等观察到破骨细胞位于病灶的中心区域，认为破骨细胞在骨吸收中只发挥次要作用。Causse等在活动性耳硬化灶的边缘发现含有溶酶体的组织细胞，显示这些细胞处于被水解的过程中。此外，在镫骨切除患者的淋巴液中发现溶骨酶，提示水解酶和溶骨酶在耳硬化症的发生中发挥了重要的作用。

Guild提出镫骨底板固定导致听力下降，某些病灶甚至可以累及整个内耳。增生活跃的海绵状新骨往往被不活跃的硬化灶包绕，中间以模糊的边缘带间隔，Manasse称该边缘带为耳硬化早期病变。在康复阶段，尽管存在一些紊乱的致密骨及局部小血管，但骨质不再吸收。

Gussen报道耳硬化病灶中可见到螺旋韧带毛细血管及毛细血管周围间隙缺失、耳蜗囊性骨侵蚀、被增宽的骨内膜分隔的螺旋韧带与深部骨面，从而导致螺旋韧带萎缩、纤维化、增厚，与骨内膜骨表面邻近的部位容易发生以上病理改变。破骨作用可导致邻近耳蜗骨内膜的螺旋韧带细胞减少。Lindsay和Beal报道在耳硬化病灶中能够观察到玻璃样变性和螺旋韧带增厚，但在邻近的区域没有观察到螺旋韧带的玻璃样变性。Parahy和Linthicum发现耳蜗骨内膜的受累程度及螺旋韧带的玻璃样变性与神经性耳聋直接相关，证实了活动期耳硬化病灶可分泌某种物质进入螺旋韧带，与外周听神经相互作用，导致感音神经性耳聋。如耳硬化症病灶为硬化型，骨导阈值和气骨导差结果会更差。气骨导差是由环韧带的狭窄及缺失程度决定的。感音神经性耳聋目前只在广泛的多病灶性耳硬化症患者中出现。Schuknecht和Barber发现神经性耳聋的听力损失程度与骨内膜层的受累范围及硬化灶大小、活动度及位置无直接相关。Hinojosa和Marion发现耳硬化症患者周围感觉神经元退行性变的模式与老年性耳聋相似。

蓝障(blue mantles)是耳硬化症的早期表现，Lindsay发现蓝障通常出现在耳硬化病灶内血管周围，Sorensen认为蓝障是血管周围的次级骨单位，在普通的颞骨切片中也可观察到，因此，蓝障不应被认为是耳硬化症早期表现。蓝障出现在59%的临床耳硬化症颞骨标本中，45%的组织型耳硬化症颞骨标本。与单病灶(42%)相比，它们在多病灶(60%)中更容易出现。

锤骨固定多源自锤骨上韧带及锤骨前韧带，最终导致鼓室上隐窝前壁与锤骨头融合，可能与先天畸形或慢性中耳炎相关，这类锤骨固定率为1%～10%。

【临床表现】

临床以听力下降最常见，其次为耳鸣，个别患者伴有眩晕。

1. 听力下降 缓慢渐进的传导性或混合性听力下降。起病隐袭，过程缓慢，因而患者常不能准确描述起病时间。听力下降多起自20岁，也有极少数始于45岁以后，罕见儿童期发病的耳硬化症。听力下降多为双侧同时起病或先后发病，两侧听力损失程度可以相同或不对称。单侧耳硬化症患者较少见，为10%～15%。患者常历经数年或十余年后其听力下降程度才严重影响交流，部分患者存在阶段性稳定期，但可因妊娠、分娩、全身情况变化而加重。

临床上，耳硬化症患者多表现为典型的传导性聋，当镫骨完全固定时，听力不再下降，如病变进一步侵及耳蜗、内听道影响感音功能，则听力损失可进一步发展为混合性聋。耳蜗性耳硬化症则表现为感音性聋。

2. 耳鸣 是患者主诉的第二常见症状，发生率为25%～80%。耳鸣与听力下降同时发生者占多数,少数患者耳鸣可出现于听力下降之前或之后。耳鸣一般以低调性耳鸣为主,高调耳鸣常提示耳蜗受侵。耳鸣可为持续性或间歇性。

3. 韦氏误听(亦称闹境返聪)　指患者在嘈杂环境中的听觉反较安静环境中为佳,其原因是对话方在噪声环境说话时需提高声音以超过本底噪音,而耳硬化症患者由于听阈提高,恰将噪声滤过,故产生噪声环境下听力提高的感觉。耳硬化症者韦氏误听出现率为20%～80%。一旦耳蜗明显受累韦氏误听现象即消失。

4. 眩晕　若病灶侵犯前庭神经或因病灶刺激前庭的神经上皮即可发生眩晕。发作类似良性阵发性位置性眩晕,发生率较低,前庭功能检查可正常。

【辅助检查】

1. 耳部检查　可见外耳道宽大、清洁,外耳道皮肤菲薄,鼓膜完整、标志清楚,可稍显菲薄,多数无炎症和穿孔残迹。少数患者在鼓膜后部隐现淡红色,为鼓岬黏膜血管增生、扩张、充血的表现,称Schwartz征,多见于年轻人及伴有硬化灶侵及耳蜗的患者。

2. 听力检查

(1)音叉检查:呈Bezold三征:气导缩短;Rinne试验强阴性(骨导明显长于气导);骨导延长。Gelle试验常被用于试验镫骨是否固定:镫骨活动时呈阳性;若镫骨固定则呈阴性,但鼓膜活动不良、听骨链中断及砧镫关节或锤骨固定亦可出现阴性。临床常用256Hz或512Hz音叉进行检查。

(2)纯音听阈:检查结果和镫骨固定程度及有无耳蜗受累有关,病变早期镫骨尚未完全固定,则气导曲线呈上升型,以低频气导下降为主;若镫骨完全固定但未合并耳蜗病变,则所有频率的气导听力降至60dB,气骨导差大于45dB,呈平坦型曲线。超过半数的患者骨导曲线可出现Carhart切迹,即骨导曲线在0.5～4kHz间常呈V型下降,以2kHz下降最多,可达15dB。如病变累及耳蜗,则表现为混合性聋,气导听力下降可超过60dB,骨导损失以高频为主,曲线由正常的平坦型变为下降型。

(3)声导抗测试:鼓室导抗图早期为A型,随着镫骨固定程度加重,鼓膜活动受到一定的限制,可出现低峰的As型曲线,镫骨肌反射消失。

【诊断及鉴别诊断】

根据病史、家族史、症状及客观检查,诊断典型的耳硬化症不难。凡双侧非对称性进行性传导性聋、鼓膜正常或Schwartz征阳性、咽鼓管功能良好、Gelle试验阴性、鼓室导抗图As型、镫骨肌反射消失者,可做出临床耳硬化症初步诊断。但值得注意的是伴有中耳病变的耳硬化症(如慢性化脓性中耳炎、粘连性中耳炎、鼓室硬化、听骨链固定或中断等),常被其原发病症状掩盖,诊断较为困难,此时可根据缓慢进行性传导性耳聋史做出疑似诊断,并在手术探查后确诊。

需与本病鉴别的疾病有:先天性前庭窗未育症、先天性听骨畸形或固定、粘连性中耳炎、分泌性中耳炎、鼓室硬化、Paget病和Van der Hoeve(以耳聋、蓝巩膜、骨质易碎为特征)综合征。主要依据流行病、听力学与颞骨影像鉴别。

鉴别耳蜗性耳硬化症比较困难,本型耳硬化症的特点是与年龄不成比例且无其他原因可以解释的感音神经性聋。对无明显原因的中、青年的感音性聋患者,如有耳硬化症家族史、Schwartz征阳性、鼓室导抗图As型、言语识别率降低者应行高分辨率颞骨CT检查,如CT片显示迷路或内听道骨壁上有硬化灶者,可考虑为耳蜗性耳硬化症,并在术中进一步求证。

【治疗】

对本病的处理策略应为外科治疗为主的综合干预。

1. 保守治疗　基于自体免疫-炎症特征以及疾病发病机制相关骨代谢,可考虑在耳硬化症较早的活跃期应用抗耳硬化症、免疫抑制、抗炎因子类药物。非甾体类抗炎症药物(NSAID)中,吲哚美辛(消炎痛)在Ⅱ型胶原诱导型耳硬化症的大鼠模型中显著降低了胶原酶产生和骨吸收。在局限性骨吸收、压缩的gerbilbulla模型中,吲哚美辛(消炎痛)也抑制了破骨细胞的数量和骨吸收的面积。

对初期耳硬化症细胞培养物使用地塞米松治疗降低了DDST活性和IL-6表达水平,在自身抗体阴性人群中应用糖皮质激素治疗耳硬化症的效果可能更加突出。鼓室内地塞米松注射可能提高瞬时诱发耳声发射。

由于TNF-α等促炎细胞因子在耳硬化灶中大量表达,局部或全身应用抗-TNF生物制剂可能成为治疗伴感音神经性耳聋的耳硬化症的一种选择。

考虑到骨代谢的调节方式,双膦酸盐是BMP合成的潜在的抑制药。有一些临床证据表明双膦酸盐在早期耳硬化症(治疗)中有效。此外,降钙素、维生素D都可能使耳硬化症患者受益。

氟化钠和其他氟化衍生物是潜在的病理性骨重塑的拮抗药，通过分子途径降低破骨细胞活性和连续的骨质溶解。氟化盐是一种潜在的治疗早期耳硬化症的候选药物。然而，氟化物治疗存在较大的不足，因为氟化钠可能剂量要＞60mg/d才能获益，该剂量可能有严重的副作用，包括肾衰、肝衰和心衰、骨发育障碍、椎管狭窄和其他。下列情况可考虑应用：①耳蜗型耳硬化症；②患者拒绝做或不宜做镫骨手术的临床型耳硬化症；③骨导听力甚差的混合性聋(耳硬化症)，病变广泛，发展迅速，且有Schwartz征的恶性耳硬化症。

重组OPG (OPG-Fc)治疗在短期治疗早期耳硬化症时也有较强的抗骨质溶解的作用。对炎性背景下的耳硬化症，削弱RANK介导的骨质溶解、保持正常骨重塑具有潜在的应用前景。

2. *手术治疗* 早在19世纪，Kessel就开展了镫骨活动术，此后陆续出现了镫骨撼动术和镫骨摘除术、人工镫骨植入术等，目前耳硬化症的治疗仍以手术为主，通过手术矫治因镫骨固定而造成的传音障碍，以恢复或改善听力，早、中期效果良好，晚期较差。

适应证：凡镫骨型耳硬化症气导听力损失30dB以上，气骨导差15dB以上，言语识别率大于60%的13—80岁患者均可行手术治疗。双侧耳硬化症且骨导相等时选气导较差侧先行手术；双耳气导损失相等时选择骨导较好耳手术；双侧气、骨导损失均相等，则选择耳鸣较重、半规管功能低下侧先行手术；若患者位、听功能均相等，则选惯用耳的对侧手术。

禁忌证：外耳道炎症、鼓膜穿孔、咽鼓管功能不良，鼻腔及鼻咽部畸形炎症。心血管疾病或营养不良无法耐受手术。病灶发展迅速，出现重度感音神经性聋，气骨导差小于10～15dB。妇女月经期。小于10岁或大于80岁酌情手术。

可采用的术式包括镫骨全切除术、镫骨部分切除术、镫骨足板钻孔活塞安装术(机械钻孔或$CO_2$激光打孔)。无论采取何种镫骨手术，都必须满足三个解剖要求：①使固定的镫骨足板活动，或去除部分足板；②砧骨长脚与前庭窗之间需安装新的连接物，以重建中耳的传导系统；③确保外淋巴完全密封，避免中、内耳相通。

3. *助听器* 如患者有耳硬化症或其他类型的镫骨固定，且不适合镫骨手术，依然可以从合适的助听设备中获益。患者年龄越老，其因耳硬化症导致远期听力下降的可能性就越小。

(戴 朴)

## 参考文献


[1] Liktor B, Szekanecz Z, Batta TJ, et al. Perspectives of pharmacological treatment in otosclerosis. Eur Arch Otorhinolaryngol, 2013, 270(3): 793-804.

[2] Bloch SL, Sorensen MS. Otosclerosis: a perilabyrinthine threshold phenomenon. Acta Otolaryngol, 2012, 132(4): 344-348.

[3] Van Rompaey V, Claes G, Potvin J, et al. Systematic review of the literature on nitinol prostheses in surgery for otosclerosis: assessment of the adequacy of statistical power. Otol Neurotol, 2011, 32(3): 357-366.

[4] Thomas JP, Minovi A, Dazert S. Current aspects of etiology, diagnosis and therapy of otosclerosis. Otolaryngol Pol, 2011, 65(3): 162-170.

[5] Laske RD, Roosli C, Chatzimichalis MV, et al. The influence of prosthesis diameter in stapes surgery: a meta-analysis and systematic review of the literature. Otol Neurotol, 2011, 32(4): 520-528.

[6] Schrauwen I, Van Camp G. The etiology of otosclerosis: a combination of genes and environment. Laryngoscope, 2010, 120(6): 1195-1202.

[7] Karosi T, Sziklai I. Etiopathogenesis of otosclerosis. Eur Arch Otorhinolaryngol, 2010, 267(9): 1337-1349.

[8] Ealy M, Smith RJ. The genetics of otosclerosis. Hear Res, 2010, 266(1-2): 70-74.

[9] Cruise AS, Singh A, Quiney RE. Sodium fluoride in otosclerosis treatment: review. J Laryngol Otol, 2010, 124(6): 583-586.

[10] Markou K, Goudakos J. An overview of the etiology of otosclerosis. Eur Arch Otorhinolaryngol, 2009, 266(1): 25-35.

[11] Lescanne E, Bakhos D, Metais JP, et al. Otosclerosis in children and adolescents: a clinical and CT-scan survey with review of the literature. Int J Pediatr Otorhinolaryngol, 2008, 72(2): 147-152.

[12] 黄选兆，汪吉宝，孔维佳. 实用耳鼻咽喉头颈外科学. 2版. 北京：人民卫生出版社，2007：964-967.

[13] Cureoglu S, Schachern PA, Ferlito A, et al. Otosclerosis: etiopathogenesis and histopathology. Am J Otolaryngol, 2006, 27(5): 334-340.

[14] 王正敏. 王正敏耳显微外科学. 上海：上海科技教育出版社，2004：141-149.

# 第8章

## 分泌性中耳炎

【定义】

分泌性中耳炎(secretory otitis media, SOM)是以中耳积液、听力下降为主要特征的非化脓性炎性疾病。本病既往命名较为混乱,有渗出性中耳炎(otitis media with effusion, OME)、浆液性中耳炎(serous ototis media)、黏液性中耳炎(mucoid otits media)、卡他性中耳炎(Catarrhal otitis media)、非化脓性中耳炎(non-suppurative otitis media)等。中耳积液黏稠呈胶状者,称胶耳(glueear)。1991年,国家自然科学名词审定委员会将本病命名为分泌性中耳炎。但目前国内外文献中大多称为OME。本病可分为急性、亚急性和慢性三种。病程在3周以内为急性,3个月以上为慢性,3周至3个月为亚急性。慢性者多由急性期未得到及时、恰当的治疗,或由急性分泌性中耳炎反复发作、迁延所致。

【流行病学】

分泌性中耳炎是儿童的常见病,欧美调查发现,4岁儿童中50%～80%曾患分泌性中耳炎。我国分泌性中耳炎的发病率为10%～20%(1960,南京、重庆;2004,香港)。发病高峰介于1—2岁,7岁后发病率渐下降。研究表明,日间托管、遗传因素可能是导致OME的危险因素,母乳喂养、被动吸烟和经济状况与OME的关系存在争议。

【病因】

1. *感染因素* 文献报道OME积液中已分离培养出多种细菌、病毒。常见有:流感嗜血杆菌、肺炎链球菌、卡他布兰汉球菌、β溶血性链球菌、金黄色葡萄球菌等。中耳积液细菌培养的阳性率差异较大(0～74.5%)。有研究发现OME持续时间越短,细菌检出机会越大。病毒可以单独或与细菌共同导致OME。常见有:鼻病毒、呼吸道合胞病毒。

2. *免疫反应* 咽淋巴环为鼻咽部防御病原体的基本结构。腺样体的淋巴细胞可以识别、破坏鼻咽部的病原体,还可以产生效应和记忆淋巴细胞加强局部的免疫能力。此外局部产生的分泌性抗体IgA以阻止病原体附着,减少鼻咽部细菌集落形成。研究表明反复发作中耳炎的儿童可能与缺乏分泌性IgA有关。早期中耳积液中含有大量中性多核白细胞,其表面有IL28受体,特异性结合后可导致细胞变形、脱颗粒,释放溶酶体和过氧化物,造成咽鼓管和中耳黏膜水肿,增加毛细血管通透性,破坏黏液纤毛输送系统,降低咽鼓管输送功能,致积液潴留于中耳腔。此外,上呼吸道病毒感染可引起鼻咽部IgE介导的免疫反应,在有变态反应家族史中的患者更易发生,极易影响咽鼓管功能。病毒除引起超敏反应外,对黏膜纤毛运动有显著的抑制作用,导致咽鼓管阻塞和黏液分泌增多。

3. *咽鼓管因素* 咽鼓管通过间断性主动开放,保持中耳与外界压力平衡。其功能状态与管周压力、软骨弹性、黏膜状态及表面张力有关。一般认为,咽鼓管功能障碍是OME的基本原因之一,腭帆张肌、腭帆提肌功能下降,则易影响咽鼓管开放,导致中耳负压。病态的腺样体与咽鼓管功能密切相关,表现在四个方面:腺样体肥大引起咽鼓管阻塞;腺样体肥大可阻塞后鼻孔,吞咽时鼻咽部压力增高,导致咽鼓管反流;腺样体作为病原体的"储蓄池",经咽鼓管逆行感染中耳;慢性鼻窦炎脓性分泌物刺激、慢性扁桃体炎等引起咽鼓管周围的淋巴组织增生,均可引起咽鼓管功能不良。

儿童咽鼓管处于发育阶段,管腔短、宽、平,相对较大,未形成弓形弯曲,与水平夹角只有10°～12°,鼻咽部炎症易侵入鼓室。此外,腭帆张肌、腭帆提肌收缩力差、咽鼓管软骨弹性差,当鼓室处于负压状态时,软骨段管壁易发生塌陷,致管腔狭窄或闭塞。

【诊断】

1．临床表现

（1）听力下降：急性发病前大多有感冒病史，以后听力逐渐下降，可伴有自听增强感。少数病人自诉听力在数小时内急剧下降，可能被误诊为“突聋”。慢性患者听力水平常有波动，有时头位变动可觉听力改善。儿童常表现为听觉迟钝或注意力不集中。婴幼儿则表现为对周围声音反应差，抓耳，睡眠易醒，易激惹。

（2）耳痛：急性起病时可有轻微耳痛。慢性者多在继发感染或合并感冒、上呼吸道感染、鼻窦炎急性发作时，方始出现耳痛。

（3）耳内闭塞感：为成年人常见症状，按压耳屏后这种闭塞感可暂时得以减轻。

（4）耳鸣：一般不重，为间歇性，如“劈啪”声，当头部运动或打哈欠、擤鼻时，耳内可出现气过水声。

（5）耳内溢液：见于少数患者，持续时间较短，仅数小时或一天左右，且流水前一般无耳痛。

2．辅助检查

（1）专科检查：鼓膜内陷，表现为光锥变短、分散或消失，锤骨短突明显外突，锤骨柄变水平，前后皱襞变明显。鼓膜呈粉红色或黄色、淡黄色油亮，透过鼓膜可看到液平面，此液面呈发丝状弧形线，称发线，当头位变动时此液平面保持水平位。有时可见到液体中的气泡。慢性者鼓膜增厚混浊色发暗，可呈乳白色或灰蓝色。

（2）听力检查：音义及纯音测听多为传导性聋，听力损失以低频为主。

（3）鼓气耳镜：耳镜检查可以发现鼓膜的早期改变，鼓膜松弛部或紧张部周边有放射状扩张的血管纹。紧张部或全鼓膜内陷，可见鼓膜充血，内陷或外突，鼓室内的液平、气泡。改变外耳道的气压，可观察鼓膜的活动情况。与普通耳镜相比较，鼓气耳镜有着更高的敏感度和特异度。据Takata等对八项分泌性中耳炎的传统诊断方法的比较显示，鼓气耳镜对儿童分泌性中耳炎诊断的敏感度和特异度最高，其敏感度可达到93.8%，特异度可达80.5%。

（4）耳内镜检查：具有清晰、准确、直观的特点，临床已广泛使用。

（5）鼓室导抗图：声导抗测试是反映鼓室功能快速、有效的客观听功能检查方法。发病初始咽鼓管功能不良或堵塞，中耳气体被吸收形成负压，鼓膜内陷，鼓室压峰压点向负压侧位移，以C形曲线多见。当病变逐渐进展，鼓膜内陷明显，峰压点越偏负值。当鼓室出现积液时，传音结构质量增高而使声导抗增高，鼓室动度增加，鼓膜和听骨链活动降低，声顺减弱，形成无峰的B型鼓室导抗图或C型鼓室导抗图，以及极少数As型鼓室导抗图。

（6）鼓膜穿刺或切开术：此方法主要是一种证实性诊断，鼓膜表面麻醉后，在耳内镜或显微镜下，于鼓膜前下方根据鼓膜大小做鼓膜切开或穿刺，若有浆液样或黏液样液体流出则可证实分泌性中耳炎。

（7）超声诊断：高频声波成像是一种安全准确的诊断方法，已在医疗界得到广泛的应用。近年来，有人将超声诊断运用于分泌性中耳炎的诊断，Discolo等认为耳超声波检查可清楚地显示出中耳的情况，并能区分出中耳积液的性状。

（8）颞骨CT扫描：可见鼓室内有均匀一致的高密度影，乳突气房内可见液平。颞骨CT扫描对于复杂、难治性分泌性中耳炎，了解咽鼓管走行过程中的状况，具有积极的意义。

3．诊断标准　鼓膜穿刺抽出液体是诊断分泌性中耳炎的金标准。

4．诊断注意事项

（1）灵活、熟练地使用鼓气耳镜，需要经过良好的训练。由于婴幼儿不能很好配合，以及鼓膜病变很细微，难免使检查结果受到影响，但就最新的研究表明，鼓气耳镜仍是初步诊断分泌性中耳炎最好的方法。

（2）鼓室导抗图能更客观地反映鼓室功能，可根据不同的年龄选用不同的探测音。

（3）一般认为，如鼓室导抗图为B型，结合临床可诊断为分泌性中耳炎。但是，新生儿出生后外耳和中耳结构发生了一系列的改变，如1岁以内婴儿外耳道大小和直径的增加，使其顺应性发生变化，导致外耳道共振增益和共振频率发生改变；出生后6个月内鼓膜到镫骨底板距离增加，乳突气化也增加，中耳腔的容积扩大，影响鼓膜顺应性和低频传导。此外，生后5个月中耳腔存在的羊水和间叶细胞逐渐消失，镫骨密度降低，听骨链关节之间和镫骨底板附着卵圆窗的紧密程度也在改变，也使得中耳总质量减少。因此，常规的226Hz探测音测试的鼓室图不能真实反映6个月内婴幼儿的中耳功能。Paradise提出，解释7个月以下儿童226Hz鼓室图时，“异常鼓室图”具有和年龄较长的受试者同样价值，而“正常”鼓室图缺乏诊断价值，因为正常的鼓室图也有可能存在中耳渗液。进行检查时可根据不同的年龄选用不同的探测音，大于4个月患儿使用226Hz的探测音，小于4个月的患儿使用高频率的探测音，2岁儿童使用分析频谱和声反射检查。这样可使检查结果更加准确。但需要注意的是，B型鼓室图只反映中耳的阻抗，因此，B型鼓室图并不代表中耳腔有积液。

(4)鼓膜穿刺或切开术是一种有创性检查，很难被家长所接受，目前在临床作为诊断手段应用的并不广泛，而且鼓室积液较黏稠也可抽不出液体。

(5)超声诊断检查对操作技巧要求较高，因为如果探头与鼓膜接触则会造成疼痛，得不到患儿的配合；不与鼓膜接触又会影响探测结果，另外，探头的设计问题目前还是一个难题。

(6)患感音神经性聋的小儿合并分泌性中耳炎时，残余听力更为下降，常使原来佩戴的助听器失去作用，易漏诊。患感音神经性聋的成人，合并分泌性中耳炎时，耳聋可于短期内加重，应仔细检查。

【鉴别诊断】

1. 急性化脓性中耳炎

(1)临床表现：①耳痛：多数病人鼓膜穿孔前疼痛剧烈、夜不成眠；如为搏动性跳痛或刺痛，可向同侧头部或牙齿放射，鼓膜穿孔流脓后而痛减轻。②听力减退及耳鸣：病程初期病人常有明显耳闷、低调耳鸣和听力减退。耳痛剧烈者，听觉障碍常被忽略。有的病人可伴眩晕。③流脓：鼓膜穿孔后耳内有液体流出，初为血水脓样，以后变为脓性分泌物。④全身症状：轻重不一。可有畏寒、发热、倦怠、纳差。小儿症状较重，常伴呕吐、腹泻等消化道症状。一旦鼓膜穿孔，体温即逐渐下降，全身症状明显减轻。

(2)检查：①耳镜：起病早期，鼓膜松弛部充血，锤骨柄及紧张部周边可见放射状扩张的血管。继之鼓膜弥漫性充血、肿胀、向外膨出，正常标志难以辨识。如炎症得不到及时控制，可发展为鼓膜穿孔，可于穿孔处窥见搏动性亮点，为脓液溢出。坏死型者鼓膜迅速溶溃，形成大穿孔。②耳部触诊：乳突部可有轻微压痛，鼓窦区较明显。③听力检查：多为传导性聋，少数病人可因耳蜗受累而出现混合性聋或感音神经性聋。④血象：白细胞总数增多，多形核白细胞增加，鼓膜穿孔后血象渐趋正常。

(3)病理表现：感染初期，鼓膜呈明显的放射状血管充血、中耳黏膜充血及咽鼓管咽口闭塞，鼓室气体吸收变为负压，血浆、纤维蛋白、红细胞及多形核白细胞渗出，黏膜增厚，纤毛脱落，杯状细胞增多。鼓室内有炎性渗出物聚集，逐渐转为脓性，波及鼓膜，终致局部坏死溃破，鼓膜穿孔，导致耳流脓。若治疗得当，局部引流通畅，炎症可逐渐消退，黏膜恢复正常，小的鼓膜穿孔可自行修复。病变深达骨质的急性坏死型中耳炎可迁延为慢性。

(4)诊断：临床表现结合专科检查及实验室检查可确诊。

2. 鼻咽癌　因为本病是鼻咽癌患者前来就诊的重要原因之一，故对成年患者，特别是一侧分泌性中耳炎，应警惕有鼻咽癌的可能。

(1)临床表现：①鼻部症状：一侧鼻堵，鼻出血，早期可仅有鼻涕带血或吸涕带血。②颈部肿块：半数以上的患者在确诊时已有淋巴结转移，不少患者以颈部肿物作为首发症状，肿块多位于颈侧部上方，质硬，活动度差。③脑神经症状：肿瘤可沿颅底向颅内侵犯，侵犯多个脑神经，一侧头痛和复视可于疾病较早期出现。④耳部症状：一侧耳闷、耳聋或反复耳堵塞感等。

(2)病理表现：①好发部位及大体形态：鼻咽癌常发生于鼻咽顶后壁，大体形态分为5种，即结节型、菜花型、黏膜下型、浸润型和溃疡型。②生长扩散规律：鼻咽癌的扩散有其规律性。较早期的鼻咽癌局限在鼻咽部，可称之为局限型。随着肿瘤的生长，癌肿可向邻近的窦腔、间隙和颅底直接扩散。结节型或菜花型肿瘤可向鼻咽腔内突出，而浸润型、黏膜下型和溃疡型多在黏膜下层生长。癌肿可长入鼻腔、口咽部，并可扩展到咽旁间隙、翼腭窝或侵入眼眶内。癌肿可直接向上方扩展，破坏颅底骨和脑神经。鼻咽癌的颈部转移是通过淋巴引流系统，而远处转移可通过淋巴系统再进入血液循环或癌细胞直接侵及周围血管，进入血液循环而转移至远处脏器。

(3)检查：①前鼻孔镜检查：仔细收缩鼻黏膜，经前鼻孔镜可窥到后鼻孔和鼻咽部。②间接鼻咽镜检查：方法简便、实用，应依次检查鼻咽的各壁，注意对照观察鼻咽顶后壁及两侧咽隐窝，凡两侧不对称的黏膜下隆起或孤立性结节应引起注意。③鼻内镜检查进行检查时分别用1%麻黄碱、1%丁卡因收缩鼻腔黏膜、麻醉鼻道，然后将镜体从一侧鼻腔插入，边观察边向前推进，直至鼻咽部。本法简便易行，观察清晰、准确，发现病变后可直接行活检。④颈部活检：对已经鼻咽活检未能确诊的病例可进行颈部肿块活检。一般均可在局部麻醉下进行，术时应选择最早出现的硬实淋巴结，争取连包膜整体摘出，并切忌挤压。⑤细针穿刺抽吸：这是一种简便易行、安全高效的肿瘤诊断方法，近年来较为推崇。对疑有颈部淋巴结转移者可首先使用细针穿刺活检。

（4）EB病毒血清学检测：目前普遍应用的是以免疫酶法检测EB病毒的IgA/VCA和IgA/EA抗体滴度。前者敏感度较高，准确性较低；而后者恰与之相反。故对疑及鼻咽癌者宜同时进行两种抗体的检测，这对早期诊断有一定帮助。对IgA/VCA滴度≥1∶40和（或）IgA/EA滴度≥1∶5的病例，即使鼻咽部未见异常，亦应在鼻咽癌好发部位取脱落细胞或活体组织检查。如一时仍未确诊，应定期随诊，必要时需做多次切片检查。

（5）影像学检查：①CT检查：每例患者均应常规行鼻咽部CT扫描，了解局部病变扩展情况，对于确定临床分期以及制定治疗方案都极为重要。②磁共振成像检查：用SE法显示$T_1$、$T_2$延长高强度图像可以明确鼻咽癌及与周围组织关系。③B型超声检查：在鼻咽癌病人主要用于颈部、肝脏、腹膜后和盆腔淋巴结的检查，了解其转移情况等。

其他检查如骨扫描、PET-CT等，可根据病人的具体情况选用。

（6）诊断：EB病毒血清学检查、CT、MRI检查等可协助诊断，鼻咽部肿物活检并经组织病理学证实是确诊的金标准，但有时需要反复多次活检才能确定。

3．脑脊液耳漏　颞骨骨折、先天性内耳畸形并脑脊液漏而鼓膜完整者，脑脊液聚集于鼓室内，可产生类似分泌性中耳炎的临床表现。

（1）临床表现：耳内闷胀感、耳鸣、听力下降，头痛、头晕或有颅内感染的临床表现。咳嗽、低头、打喷嚏时耳内流水增多或由咽鼓管溢出。鼓膜穿孔时，可有清水样液体由外耳道流出。

（2）实验室检查：收集溢液检测其含糖量。

（3）影像学检查：颞骨CT可见骨质缺损，CT脑池造影可显示瘘口位置。

（4）诊断：根据头部外伤史，鼓室液体的实验室检查结果及颞骨CT可资鉴别。

4．外淋巴瘘

（1）临床表现：多数病人有耳部外伤史、中耳手术史、中耳胆脂瘤，或有托举重物、剧烈咳嗽、用力擤鼻、用力大便等致使内耳压力突然升高的病史。可出现突发性感音神经性聋或不同程度听力下降、耳鸣及前庭症状。病变多累及一耳。并发于手术者多为术后出现波动性听力下降，听力损失一般不重。如瘘管不修复，听力损失会逐渐加重。鼓膜像可正常。

（2）专科检查：纯音测听测试后患者取患耳朝上侧卧位，30min后，该体位下再次行纯音测听检查，听阈可降低。Tullio实验可为阳性（高强度的低频声音刺激患耳可引起眩晕、恶心、呕吐以及头位移动和眼球震动等）。甘油试验阳性。－SP/AP比值可升高。

（3）诊断：临床不多见，多继发于镫骨手术后，或有气压损伤史。瘘孔好发于蜗窗及前庭窗，耳聋为感音神经性或混合性。

5．胆固醇肉芽肿

（1）临床表现：亦称特发性血鼓室，中耳内有棕褐色液体，鼓室及乳突腔内有暗红色或棕褐色肉芽，内有含铁血黄素与胆固醇结晶溶解后形成的裂隙，伴有异物巨细胞反应，鼓膜呈蓝色或蓝黑色。

（2）影像学检查：颞骨CT片中见鼓室及乳突内有软组织影，少数有骨质破坏。

（3）诊断：结合临床表现和影像学检查。

6．粘连性中耳炎

（1）临床表现：病人既往多有中耳炎病史。主要症状为听力减退、耳鸣。

（2）检查：鼓膜检查可见鼓膜内陷或萎缩、增厚、瘢痕形成及钙化斑。原有鼓膜穿孔者，新生的鼓膜菲薄，呈半透明状。鼓气耳镜检查，鼓膜活动减弱或消失。听力检查呈传导性聋，重者可出现混合性聋。声阻抗-导纳测试的鼓室导抗图呈现低峰型（As型）、B型或鼓室负压型（C型），镫骨肌反射消失，耳声发射消失，提示鼓膜和听骨链活动受限、咽鼓管功能不良。

（3）病理表现：化脓性中耳炎或分泌性中耳炎的病变程度损伤中耳黏膜时，可引起肉芽组织中的成纤维细胞产生新的纤维组织，或积液机化，可导致鼓室内壁黏膜与鼓膜粘连，甚至听骨链粘连固定。粘连多位于中鼓室后份，卵圆窗可部分或完全被封闭。组织学检查黏膜下为坚实的纤维组织，其内可有钙化或新骨形成，但比鼓室硬化少得多，两者病理很难区别。听骨亦可部分吸收至听骨链中断。

（4）诊断：粘连性中耳炎的病程一般较长，咽鼓管吹张治疗无效；鼓膜紧张部与鼓室内壁和（或）听骨链粘连，听力损失较重，声导抗图为B型、C型或

As 型。

【治疗】

1. 连续观察　分泌性中耳炎有一定的自愈率。2004 年美国儿童学会、家庭医师学会和耳鼻咽喉头颈外科学会发表的分泌性中耳炎的诊断和处理指南推荐，医师应严密观察尚无危险的患儿，从发病日或诊断日起，观察 3 个月。OME 能否自愈与病因和积液的时间有关。AOM 发作后遗留的 OME 患者，75%～90%在 3 个月内痊愈。约 55%的 OME 患者可在 3 个月时自愈。2 岁以上双耳 OME、病程在 3 个月以上患儿，在 6～12 个月时其自愈率约为 30%。过早的药物和手术干预并未使病程缩短，或听力损失减轻。在观察期间应对患儿严密监测，视情况定期复查。对非危险期的分泌性中耳炎患儿每 3～6 个月复查 1 次，直到渗液完全消失。若 OME 持续存在，患儿存在引起不良后果的风险，应考虑及时地干预。

2. 咽鼓管吹张　研究发现，较之不进行任何治疗，应用波氏球治疗 2 周～3 个月后，本病症状得到改善，但部分儿童应用波氏球治疗有困难。对能配合的儿童波氏球鼓气每日 1 次，7d 为 1 疗程，一般 2 个疗程并配合其他治疗方法，可获得较好疗效。成人可用内镜下导管吹张法，同时将泼尼松龙(Prednisolone)从导管注入咽鼓管及其周围，隔日一次，可减轻局部水肿和渗出。

3. 药物治疗

(1)抗生素：自 1958 年 Senturia 等在 40 %的中耳积液中检出致病菌以来，OME 属于无菌性炎症的观点被推翻，抗生素成为常规。新近的美国儿童及婴幼儿 OME 临床指南认为抗生素药物疗效短暂而有限，副作用多，不推荐长期使用抗生素治疗。因此抗生素的使用时机应在疾病的急性期，由于难以得到中耳液体的细菌学结果，可参考大样本的细菌学调查结果来选用抗生素。目前常用的药物有头孢呋辛、红霉素、头孢克洛等，成人一般 3～5d 即可，小儿可持续 1 周，不超过 2 周。用药时间过长可出现耐药性、真菌的二重感染等后果。

(2)皮质类固醇激素：皮质类固醇激素作用有抗炎、抗水肿、减少渗出。目前用于治疗 SOM 的疗效报道较多，主要以鼓室内注射地塞米松和糜蛋白酶为主，口服治疗并未被作为常规推荐。成人用药时应注意有无高血压或糖尿病等，避免药物的副作用。

(3)抗组胺药物、鼻用激素、黏液溶解剂、黏膜促排剂等，目前应用广泛，有一定疗效，但有待循证医学证据。

4. 外科治疗

(1)鼓膜穿刺抽液：鼓膜穿刺抽液作为传统的外科治疗手段简便易行，目前在临床实践中仍在广泛运用。对于穿刺数次无效的患者应该停止继续反复穿刺，寻找可能的其他病因，考虑其他的治疗措施。

(2)鼓膜切开(造孔)：在积液较黏稠，鼓膜穿刺不能将其吸尽者或经反复穿刺无效时，可行鼓膜切开术，目前临床上很少应用单纯鼓膜切开治疗 OME，多在鼓膜切开后行置管术。近年来激光造孔术较为盛行，但部分患者术后不到 2 周穿孔愈合，维持时间不够充分，影响疗效。

(3)鼓膜切开置管术：鼓室置管能长期保持气压平衡，减少杯状细胞和腺体的增生，防止过多的液体产生，并能间接促使纤毛运动的恢复，为咽鼓管功能的改善赢得时间。适应证包括：慢性分泌性中耳炎、中耳积液黏稠，或为胶耳，以及置管后取管，但又复发者。初次手术置管但患者伴有鼻部疾病或慢性腺样体炎时，可考虑同时切除腺样体。鼓膜切开置管其可能产生的后遗症包括鼓膜萎缩、穿孔、钙化，鼓室硬化及胆脂瘤形成等。通气管的留置时间不宜过短，对于成年人，且不伴有如慢性鼻窦炎等上呼吸道慢性疾病者，可以考虑半年后取管。而儿童患者，特别是合并慢性鼻窦炎、变应性鼻炎，或体质瘦弱，咽部肌肉(如腭帆紧张、咽帆提肌等)薄弱者，不宜过早取管，只要通气管在位，通畅，应在此时期内抓紧治疗伴发的疾病，在 1 年左右取管是适宜的，以免取管后复发，需再次置管，造成鼓膜创伤。

(4)咽鼓管逆行插管：随着内镜在鼻科的应用，咽鼓管逆行插管成为近年治疗 SOM 的一种新方法。机制是：鼻内镜引导下通过咽鼓管咽口将导管逆行插入鼓室内，在不损伤鼓膜的前提下达到抗炎消肿、减少渗出稀化排出黏液，以求恢复中耳压力平衡。近年有不少报道该方法配合鼓室内灌注一定药物对久治不愈的顽固性 SOM 收到较理想的治疗效果，尤其是咽鼓管咽口开放不良者。插管可以留置或不留置，可选用胶管或硬膜外麻醉导管。留置时间 7～10d，最长不超过 30d。但建议伴有鼻咽部急性炎症，重度鼓膜萎缩或出血性疾病者慎用此法。有学者对这种方法提出质疑，认为逆行插管不符合咽鼓管生理功能，有造成医源性咽鼓管异常开放的潜在危险，给患者带来不必要的痛苦。也有可能对咽鼓管，特别是其峡部造成机械性损伤，建议在推广应用之前尽可能地对其远期效果作仔细的随访观察和比较。

(5)鼓室探查及乳突切除术：对于反复发作、迁延不愈或怀疑鼓室粘连的病例有必要施行鼓室探查术、乳突上鼓室切除术。慢性OME患者行中耳乳突手术的适应证为：经过各种治疗(如药物、咽鼓管吹张、鼓膜穿刺抽液或中耳置管术)无效；影像学检查显示鼓室、鼓窦及乳突气房内有大量积液或者有软组织影；病史较长，疑已经发展成中耳胆固醇肉芽肿者。完壁式(闭合式)乳突上鼓室切除加鼓室探查术可彻底清除病变，建立鼓室、鼓窦及乳突的通气引流，是治疗慢性分泌性中耳炎的有效方法。

(6)单纯腺样体切除：腺样体肥大或腺样体作为"病灶"致使咽鼓管功能障碍在部分OME的患儿是重要病因，如伴有鼻部疾病或慢性腺样体炎时；将腺样体切除后再实施药物治疗往往可收到良效，但部分患儿仍需进行鼓膜置管术。

(7)鼓膜置管＋腺样体切除：分泌性中耳炎伴有鼻部疾病或腺样体肥大，影响患儿通气及咽鼓管功能，可考虑切除腺样体及鼓膜置管术。

特别要注意对治疗无效、反复发作、取管后复发的"难治性"分泌性中耳炎，仔细查找、分析病因，如成人鼻咽部早期黏膜下型的癌肿；作为"病灶"的残留腺样体；儿童患者伴有腺样体肥大、慢性扁桃体炎、鼻窦炎和变应性鼻炎等。积极采取针对性、个体化的治疗措施，多数能获得较好的治疗效果。

【预防】

1. 减少造成OME的高危及诱发因素，减少被动吸烟，鼓励母乳喂养、均衡营养。

2. 对儿童进行定期听力学监测，以便及早发现，积极治疗各种影响咽鼓管功能的疾病。

3. 加强卫生宣教，增强体质，减少上呼吸道感染的发生。

【治愈标准】

1. 临床症状消失。

2. 纯音听阈恢复到25dB以内。

3. 鼓室图为A型。

【好转标准】

1. 症状消失或明显减轻。

2. 鼓膜内陷改善。

3. 语频听力提高10～15dB，未达到正常。

4. 鼓室图B型转为C型，或C型转为A型。

(邱建华)

## 参考文献


[1] Zielhuis GA, Rach GH, van den Broek P. The occurrence of otitis media with effusion in Dutch pre-school children. Clin Otolaryngol, 1990, 15: 147-153.

[2] Uhari M, Niemela M, Hietala J. Prediction of acute otitis media with symptoms and signs. Acta Paediatr, 1995, 84: 90-92.

[3] Tos M, Stangerup SE, Hvid G, Andraessen UK. Epidemiology and natural history of secretory otitis media. In: Lim DJ, Bluestone CD, Klein JO, Nelson JD, editors. Recent advances in otitis media. Philadelphia: BC Decker, 1998: 29-34.

[4] Lacy PD, Walsh RM. The role of antibiotics in the management of acute otitis media in children. Clin Otolaryngol, 2002, 27: 1-3.

[5] American Academy of Family Physicians, American Academy of Otolaryngology-Head and Neck Surgery, American Academy of Pediatrics. Otitis media with effusion. Pediatrics, 2004, 113: 1412-1429.

[6] Kung YH, Chiu NC, Lee KS, et al. Bacterial etiology of acute otitis media in the era prior to universal pneumococcal vaccination in Taiwanese children. J Microbiol Immunol Infect, 2013, 27. pii: S1684-1182(13)00161-8. doi: 10.1016/j.jmii.2013.08.016. [Epub ahead of print]

[7] Lambert E, Roy S. Pediatr Clin North Am. Otitismedia and ear tubes, 2013, 60(4): 809-826. doi: 10.1016/j.pcl.2013.04.014. Epub 2013 Jun 14. Review.

[8] Rosenfeld RM, Schwartz SR, Pynnonen MA, et al. Clinical practice guideline: Tympanostomy tubes in children. Otolaryngol Head Neck Surg, 2013, 149(1 Suppl): S1-35.

[9] Mandel EM, Swarts JD, Casselbrant ML, et al. Eustachian tube function as a prodiotor of the recurrence of middle ear effusion in children. Laryngoscope, 2013, 123(9): 2285-2290.

[10] Daniel M. Antibiotics for otitis media with effusion in children. Clin Otolaryngol, 2013, 38(1): 56-57.

[11] Teele DW, Klein JO, Rosner B. Epidemiology of otitis media during the first seven years of life in children in greater Boston: a prospective, cohort study. J Infect Dis, 1989, 160: 83-94.

[12] Uhari M, Niemela M, Hietala J. Prediction of acute otitis media with symptoms and signs. Acta Paediatr, 1995, 84: 90-92.

[13] Damoiseaux RA, van Balen FA, Hoes AW, Verheij TJ, de Melker RA. Primary care based randomised, double blind trial of amoxicillin versus placebo for acute otitis media in children aged under 2 years. BMJ, 2000, 320: 350-354.

[14] Del Mar C, Glasziou P, Hayem M. Are antibiotics indicated as initial treatment for children with acute otitis media? A meta-analysis. BMJ 1997, 317:1526-1529.

[15] Kalu SU, Hall MC. A study of clinician adherence to treatment guidelines for otitis media with effusion. WMJ, 2010, 109(1):15-20.

[16] Almac A, Elicora SS, Yumuk Z, Dundar V, Willke A. The relationship between chronicotitis media with effusion and surface and deep flora of hypertrophic adenoids. Int J Pediatr Otorhinolaryngol, 2009, 73(10):1438-1440.

[17] Young DE, Ten Cate WJ, Ahmad Z, Morton RP. The accuracy of otomicroscopy for the diagnosis of paediatric middle ear effusions. Int J Pediatr Otorhinolaryngol, 2009, 73(6):825-828.

[18] Kadhim AL, Spilsbury K, Semmens JB, Coates HL, Lannigan FJ. Adenoidectomy for middle ear effusion: a study of 50,000 children over 24 years. Laryngoscope, 2007, 117(3):427-433.

[19] Kenna MA. Otitismedia and the new guidelines. J Otolaryngol, 2005, 34 Suppl 1:S24-32. Review.

[20] Döner F, Yariktas M, Demirci M. The role of allergy in recurrent otitis media with effusion. J Investig Allergol Clin Immunol, 2004, 14(2):154-158.

[21] Rosenfeld RM, Culpepper L, Yawn B, Mahoney MC. AAO-HNS Subcommittee on Otitis Media with Effusion. Otitis media with effusion clinical practice guideline. Am Fam Physician, 2004, 69(12):2776, 2778-2779.

# 第 9 章

## 外中耳畸形

先天性外中耳畸形是一种常见疾病，表现为耳廓发育异常，往往合并有外耳道畸形和中耳畸形，有些患者还伴有半面发育异常，或以综合征的形式出现，也可表现为单纯的中耳畸形。耳廓畸形的患者生活在面部畸形带来的阴影中，父母的自责、同龄人的嘲讽和相貌“与众不同”形成的自卑感容易造成患者的性格缺陷。外耳道及中耳畸形造成的听力缺陷影响患者的语言交流，给患者的生活带来极大不便。所以大多数患者需要考虑重塑耳廓、提高听力等治疗。

【流行病学】

目前国外的统计数据表明先天性外耳道闭锁在新生婴儿的发生率为 1/(10 000～20 000)；先天性中耳畸形的发病率为 1/15 000，其中男女比例为 3∶1，单耳畸形的比例为 64.7%，明显高于双耳患病率，右侧畸形更为多见。

国内文献报道 1988－1992 年间我国耳畸形的平均发病率为 1.40/10 000；在头面部先天畸形中位居第 2，仅次于先天性唇腭裂畸形。城镇的发病率要明显高于农村。在 30 个省份中发病率最高的是新疆(2.08/10 000)，发病率最低的是内蒙古自治区(0.33/10 000)。

【胚胎学】

外中耳畸形由胚胎时期第一、二鳃弓及第一鳃沟的发育异常导致。耳廓、耳甲腔和外耳道发育主要来源于第一鳃弓、第一鳃弓软骨(Meckel 软骨)和第二鳃弓软骨(Reichert 软骨)发育异常可导致中耳结构异常。中耳、听小骨及耳廓与外耳道同时发育，故常同时发生畸形，而在外耳道形成之前就已完成发育的内耳则多不受累。

胚胎发育时期第一鳃沟入口周围的间充质增生，形成 6 个结节状隆起，即耳丘。第一鳃弓软骨形成耳屏及耳轮脚上部；耳廓的其余部分由第二鳃弓软骨发育而来，也有观点认为除了耳屏其余耳廓均由第二鳃弓发育。耳廓的发育从最初脸部较低的位置向颞骨区域上移。这种移动伴随着第一和第二鳃弓的融合。

听小骨主要由第一和第二鳃弓的间充质发育而来。第一鳃弓形成锤骨头和砧骨体，第二鳃弓形成锤骨柄、砧骨长突、镫骨上部结构和足板外侧。足板内层由听囊发育而来。当第一咽囊继续延展以形成颞骨时，鼓窦、乳突气房和岩锥气房也开始形成。

【病因学】

先天性外中耳畸形的病因目前仍未明确，单一的遗传因素及环境因素均难以解释。已有的研究认为外中耳畸形的发生与产前用药(先兆流产行药物保胎治疗、抗感冒或抗生素类药物，维 A 酸类药物)、高产次、母亲糖尿病、男性、种族、母亲高产龄、居住的海拔高度、低出生体重等多种危险因素有关。大部分外中耳畸形患者为散发病例，一般无家族史。

在人胚胎发育早期，胚胎的腹侧面左右耳区域占较大面积，两侧耳之间衍生下颌骨及有关软组织的组织间隔很小，故耳发育异常可伴有颌面部及其他系统的发育异常，称之为综合征，如 Treacher-Collins 综合征(颌面部骨发育不全综合征)、Godenhar 综合征(眼耳脊柱综合征)等。病人除耳部畸形外还伴有半面发育不良(颞骨、上颌骨或下颌骨发育不全)、软组织异常发育(耳前肉赘及大口畸形)、眼部缺陷(小眼、无眼，患侧眼上睑下垂或眼裂过小)，骨骼、肺、心脏、肾、胃肠均可受累。

综合征多与遗传有关，由某些基因突变所致。例如 Treacher-Collins 综合征的相关基因主要有 TCOF1；在不典型的下颌面骨发育不全或 TCOF1 无突变的 Treacher-Collins 综合征患者，可有

HOXD基因突变。研究发现Goldenhar综合征的相关基因主要有TCOF1和BAPX1。

【临床表现】

1. *耳廓畸形*　先天性外中耳畸形特有的耳廓外形表现易于临床明确诊断。先天性耳廓畸形分级的标准目前为大家所公认的主要有MAX分级和Weerda分级。德国学者MAX于1926年提出了著名的MAX分级，至今仍然被广泛采用。其定义的小耳畸形所指范围是：Ⅰ级，外耳主要解剖结构存在，每部分结构都能够被清晰地辨认，但与正常耳相比稍小；Ⅱ级，耳廓的大小相当于正常的1/2～2/3，解剖结构有更明显的缺失（如缺失耳垂或耳轮）；Ⅲ级，经典的"花生米"畸形。耳廓畸形常伴有耳廓赘生物（有或无软骨的耳屏前副耳）和耳前窦道，外耳道可有不同程度的狭窄或闭锁。在耳道闭锁的病例中，因为鳞状上皮的包裹可形成侵蚀骨质的胆脂瘤。耳廓畸形还可伴同侧的下颌骨、颧骨、颞骨发育不良，偶有伴发同侧面神经发育不良所致面神经部分功能障碍。

Weerda教授1981年提出的新分级方法则更为详尽（表9-1）。

**表9-1　先天性耳廓畸形Weerda分级**

| 分级 | 包括的亚群 |
|---|---|
| Ⅰ（一级耳廓畸形） | 招风耳；巨耳；隐耳（袋状耳）；眼缺损（横向裂隙）；舟状耳；尖耳轮耳；轻度的耳廓畸形（如达尔文结节过于清晰，耳轮脚缺失，耳屏和对耳屏畸形）；耳垂发育不良（耳垂固定，耳垂过大、过小或存在裂隙）；Ⅰ型杯状耳；Ⅱa型杯状耳；Ⅱb型杯状耳 |
| Ⅱ（二级耳廓畸形） | Ⅲ型杯状耳；迷你耳（耳甲腔型耳廓畸形）；耳廓上部分发育不良；耳廓中部分发育不良；耳廓下部分发育不良（或不发育）；常常伴有耳廓异位，外耳道狭窄，偶尔可伴有外耳道闭锁，或是鼓膜发育畸形 |
| Ⅲ（三级耳廓畸形，包括无耳畸形） | 单侧三级耳廓畸形（耳垂型耳廓畸形）；双侧三级耳廓畸形；无耳畸形，往往伴有耳廓异位和外耳道闭锁 |

2. *听力异常*　外耳道闭锁患者常表现为传导性听力损失，纯音测听气导平均50～60dB，部分患者表现为混合性听力损失。无法行纯音测听的儿童患者可行听性脑干诱发电位（ABR）测试或行畸变产物耳声发射和鼓室导抗测试评估听力。外耳道闭锁患者ABR常表现为重度异常。单侧耳道闭锁的患者，其外观正常的对侧耳也常伴听力损失。

不伴有外耳畸形的单纯中耳畸形引起的传导性聋由于外耳道和鼓膜表现正常往往容易被疏忽。单纯中耳畸形大致可分为4类：①先天性镫骨固定；②先天性镫骨固定伴听骨链畸形；③先天性听骨链畸形但镫骨底板活动；④先天性蜗窗或前庭窗发育不全或重度发育异常。

随着高分辨率CT的应用，中耳畸形的术前分型和评估更为准确详尽。目前常用的中耳畸形分型标准主要有Jahrsdoerfer 10分法评分体系和Siegert、Weerda提出的28分评分体系。

Jahrsdoerfer于1992年提出的先天性外耳道闭锁手术适应证选择的评分标准，是根据高分辨率CT扫描结果，结合耳科检查所采用的10分法分级，其中镫骨形态和功能2分，外耳道、前庭窗、鼓室、面神经、锤砧复合体、砧镫骨连接、乳突气房、蜗窗的发育情况各1分。回顾性分析发现术前评分为7分或更高的患者术后效果要明显高于6分以下的患者，且中耳的通气引流情况是术后听力提高最重要的评估指标。

德国学者Siegert等于1996年提出了28分的评估系统，其中外耳道、乳突气化程度、鼓室大小、鼓室气化程度、动静脉走行、锤砧复合体各占2分，面神经发育、镫骨发育、前庭窗及蜗窗发育各占4分；在双侧畸形的情况下，如果评分≥15分，重建听力更好的一侧；在单侧中耳畸形的病例，如果评分≥20分，在和患者及家属充分沟通后也可行听力重建；得分低于上述两条的病例，建议考虑助听设备。

【治疗方案及原则】

1. *耳廓畸形*　一般而言，轻微变形的Ⅰ级小耳畸形是不需要手术治疗的。部分Ⅰ级的小耳畸形可以采用患耳卷曲软骨舒展和（或）复合组织移植的方法进行治疗，而不需选择耳廓再造的方法。中度变形的Ⅱ级小耳畸形需要个体化重建。严重的

Ⅲ级小耳畸形需分期手术进行矫正。目前国内外常应用肋软骨支架移植结合局部皮瓣、筋膜瓣加游离植皮覆盖的方法进行分期的耳廓再造术。

Nagata 认为 9－10 岁为耳廓再造较为合适的时机，此时患儿胸围多大于 60cm，可满足术中所需肋软骨，同时耳廓的大小与其成年后几乎一致。且稍年长患儿能够理解手术的重要性和必要性，有意识配合手术及术后长期护理，以保证再造耳廓免受伤害，最终获得满意的耳廓外形。目前普遍认为耳廓再造手术的适宜年龄在 8－12 岁，最小 6 岁，身高需在 125cm 以上。

2. 听力重建

(1)双侧听力障碍：对于双侧先天性耳廓畸形并外耳道闭锁患者，早期进行听力干预对其获得正常的言语发育有重要意义。先天性外耳道闭锁患儿因无法佩戴气导助听器，通常选择手术行听力重建和佩戴传统骨导助听器改善听力。而听力重建手术通常要待患儿 6 岁以后才能实施，且部分患儿不适宜手术；骨导助听器又因为外观易见且佩戴不舒适使患儿依从性较低。

1977 年 Tjellstrom 教授第一次将骨锚式钛植入体引入耳鼻咽喉科领域，将钛制螺钉锚入颞骨，并将一种助听装置固定在此植入体上，利用人体通过骨传导声音的能力，形成了一种新型的置入式骨传导听力康复系统——骨锚式助听器(Bone-anchored hearing aid，BAHA)。骨桥(bone bridge)与 BAHA 原理类似，也是通过骨导传音的半植入式助听装置。2004 年 6 月在荷兰 Nijmegen 举办的制定 BAHA 指南的圆桌会议上欧美专家关于钛钉置入手术时机达成的共识是患儿 3 岁前不建议行钛钉置入。双侧先天性耳廓畸形并外耳道闭锁患者在达到置入式 BAHA 适应年龄前，可佩戴软带 BAHA 作为过渡，佩戴后听阈范围通常可达到 25～30dB。软带 BAHA 可以将声音处理器通过软带(发带)固定在头上，舒适不易移位，3 月龄的婴儿即可佩戴。

佩戴软带 BAHA 可以满足最基本的语言发育需要，但是随着年龄增加，在患儿 3－4 岁时，为了理解更复杂的语言，对听力的要求会更高。因为佩戴置入式 BAHA 比软带 BAHA 听阈可提高 15dB，故建议患儿在达到一定年龄后尽快更换为植入式 BAHA 以适应更高的听力要求。大部分儿童在 4 岁时骨皮质厚度可达到 2.5mm，通常认为达到此厚度即可行钛钉置入。美国 FDA 将置入式 BAHA 适应年龄范围限制在 5 岁以上。

(2)单侧听力障碍：单侧耳廓畸形合并单侧听力障碍患者，健侧听力尚好，无改善听力要求者，以再造与健侧外观对称的耳廓为目标，在外耳道相应位置打出凹陷，满足患者对美观的要求即可。对于有双侧听力需求的单侧耳道闭锁患者，可考虑根据中耳内耳发育情况选择耳道再造听力重建术。对于同时存在的耳廓畸形，原则上应先做耳廓整形，后做外耳道再造。耳道再造听力重建术因术中缺少正常标志，常存在面神经和中耳的解剖异常，仍是目前耳科手术中难度最大、最具挑战性的手术之一。

术前需根据颞骨 CT 行 Jahrsdoerfer 评分，一般认为评分结果在 6 分以下者发生并发症的可能性大，不建议手术。评分在 6 分以上的患者经过耳道再造听力重建术，有 65%～75%听力可提高至可用的水平。

耳道再造手术的主要并发症包括外耳道再狭窄、术腔感染、鼓膜外侧移位、面瘫等。其中外耳道再狭窄最为常见，尤其对于儿童患者。对于单侧外耳道闭锁、对侧耳听力正常的患者，建议尽可能等到成年以后，患者能够充分理解手术的风险和获益后，由其自行选择治疗方式。但耳道狭窄的患者如伴发胆脂瘤，一旦诊断确立，则不论是单侧或双侧畸形，都应早期手术，不仅可以挽救部分传音结构，还可以避免因胆脂瘤大量破坏周围组织结构而导致的颅内外并发症。

对于镫骨足板固定、前庭窗未发育等严重中耳畸形所引起的传导性聋，或 Jahrsdoerfer 评分在 6 分以下者，为避免镫骨足板开窗或前庭窗重建手术损伤内耳，引起感音神经性聋的风险，BAHA 可能是更合适的选择。此外振动声桥(vibrant sound bridge，VSB)也是一种改善听力的选择。VSB 是一种中耳植入装置，通过在中耳内提供振动刺激来治疗听力损失。它可以通过振动听骨链或直接把振动通过圆窗或卵圆窗传到内耳，绕过了外耳道，正适应先天性中外耳畸形患者的需求。

【手术方法】

1. 耳廓再造术　目前耳廓再造的术式已相对成熟，主要为 Brent 四步法和 Nagata 两步法。Brent 四步分期方法：第一步从对侧胸壁截取第6～8 肋软骨并雕刻成耳支架埋置于乳突区皮下；第二步为数月后进行耳垂转位；第三步为耳屏再造；第四步为耳后沟的再造，从颅侧壁掀起耳廓。Nagat

两步法：第一期，构造框架，植入雕刻过的肋软骨作为框架重建耳廓，同时雕刻出耳屏，并进行耳垂转位；第二期，6个月后掀起框架背面，使用颞顶筋膜皮瓣覆盖皮肤缺损，筑造耳甲腔的后壁，提升新造耳廓的层次感。

我国较为普遍的做法是将耳廓再造分三期进行，一期手术置入耳后皮肤扩张器扩张皮肤，二期手术采用自体肋软骨雕刻支架完成全耳廓再造，三期手术切除残余耳廓，进一步改善造型。具体手术步骤为：耳后扩张器置入：耳后标记拟置入扩张器的位置，在扩张器后下方，发际线内做长约3cm切口。分离皮肤与皮下组织，双极电凝充分止血后，置入50ml肾形扩张器。剥离的囊腔中，放置引流管1根。可吸收线间断缝合切口。术后3d拔除引流管。植入术后7d开始于扩张器内注射无菌注射用水或生理盐水。常规每周注水3次，每次注水约5ml，注水总量为60ml左右。皮肤扩张完成后，维持扩张1个月左右可行第2期手术。耳廓再造术：于右侧胸部第7肋骨处做长约6cm梭形切口，切除的梭形皮肤修剪为中厚皮片。取右侧第7、8、9及部分第6肋软骨，以耳模片为模型雕成耳支架备用。沿耳后扩张皮肤的上、下、后缘切开，取出扩张器。分离蒂在前的耳后筋膜瓣及耳后皮瓣，将耳支架植入耳后皮瓣与耳后筋膜瓣之间，耳后皮瓣与残耳垂缝合，耳后创面植入中厚皮片。伤口内置入引流管1根，加压包扎。术后5d可拔除引流管，术后10d拆线。术后6个月可行第3期手术。

2. 耳道再造听力重建术　通过重建听骨链建立一个活动性及连续性良好的、稳定性的传音结构，将传到鼓膜的声能传送到内耳淋巴液，使患者恢复听力是外中耳畸形听力重建术的目的。普遍的手术方法为取右下腹梭形中厚皮片备用。于再造耳廓的耳后沟处做切口，暴露乳突，用钻磨出骨性外耳道，磨除闭锁板后探查听骨。根据听骨发育情况进行听骨链和鼓膜重建术。重建的外耳道以中厚皮片覆盖缝合。

耳道再造听力重建术常在耳廓再造术完成后进行。采用耳后入路，小心避免暴露支架。获取颞筋膜用于重建鼓膜。提起颞骨侧面的骨膜。在前方的关节窝和上方的盖板之间钻孔，制造一条骨性环状管道。形成的外耳道直径应尽量扩大，最好扩大到1.5cm以上。持续灌洗以冷却骨头并清除血液和骨头碎屑。可以透过完整的薄骨看到硬脑膜、面神经和关节窝等结构。应预料到面神经的位置可能较正常颞骨中面神经的走行更靠前、靠侧面。通常面神经呈C形走行于膝状神经节和出颞骨处之间。确定面神经可以防止意外损伤。面神经监测可便于鉴别外耳道再造耳的面神经。面神经作为界标，直视下可将再造的外耳道口接近正常大小。在闭锁骨板上钻孔时，必须记住锤骨柄可能与其融合。小心避免在畸形的听骨上用钻，避免磨钻可能会通过听骨链将创伤性动能传递到内耳，从而导致永久性感音神经性耳聋。评估听骨链的状况，如果镫骨活动，则进行适当的听骨链重建。如果镫骨固定或卵圆窗被面神经遮蔽，听骨链重建应延期。取颞肌筋膜制作新的鼓膜。在闭锁的耳甲区域做耳道开口，切开皮肤，做矩形、基底在前的耳甲皮瓣。切除其下的软骨和软组织使皮瓣减容，使其与再造的耳道相连。旋转耳甲皮瓣，覆盖外耳道的前1/3，缝合固定到邻近的软组织。从下腹部获取薄的断层皮片覆盖剩下的耳道。用明胶海绵填充外耳道，压紧移植皮片和下方的骨及软组织。耳后切口用可吸收缝线缝合。

3. 骨锚式助听器(BAHA)植入术　BAHA于1977年在瑞典首先进入临床应用，它是一种骨融合式听觉放大系统，通常包含3个部件：置入耳后骨皮质的钛制固定螺钉、起连接作用的基座以及可拆卸的外部声音处理器。BAHA置入手术步骤简单，手术范围不涉及中耳及内耳，不存在损伤听力的风险，且不影响日后的耳廓重建，适用于中耳发育较差、不适合行耳道再造听力重建手术的患者，以及已行听力重建手术但术后效果不佳或发生耳道再闭锁的患者。手术步骤大致为：距外耳道口6～7cm确定植入点，掀起带蒂皮瓣，去除皮下组织，暴露颅骨骨膜。在骨膜上做同样切口并将骨膜瓣翻起，显露骨面。在颅骨上钻3～4 mm深的孔，旋入一枚3～4 mm长的固定螺钉，复位皮瓣。二期手术沿原切口翻起皮瓣，去除螺钉周围的皮下组织，确保复位时皮肤可直接愈合于骨膜上。安装体外桥接螺钉，复位皮瓣。一期手术即直接将桥接螺钉连接在固定螺钉上。

4. 振动声桥(VSB)植入术　振动声桥是一种主动式中耳植入设备，由佩戴于体外的听觉处理器(Amade)和植入体VORP组成。Amade包括麦克风、数字信号处理器和电池。置入体包括接受刺激器，信号导线和传感器。VSB通过电磁感应原理将声能转换成机械振动，用机械能直接、高效传递到内耳淋巴，使得内耳淋巴振动，从而刺激听觉末梢感受器产生听觉，相当于植入一个高活力的中耳。植入VSB时，常用以下两种径路进入中耳：①乳突切除，通过面隐窝从后鼓室进入中耳；②从外耳道径路进入中耳。将VORP驱动漂浮质量传感器(floating mass transducer，FMT)固定在砧骨长脚或圆窗龛等处，并研磨植入体骨床固定VORP。

5. 骨桥植入术 骨桥与骨锚式助听器(BAHA)类似，也是一种半植入式骨传导听力重建系统。它由两个部分组成：体内的植入体和体外佩戴的听觉处理器。植入体通过手术埋植在完好的头皮下，体外的听觉处理器通过磁体与植入体吸引固定在头上。骨桥的工作原理是听觉处理器的麦克风收集声音，听觉处理器将声音转换为电信号，电信号通过皮肤传递到植入体。植入体将电信号转换为机械振动，经过颅骨传导至内耳并被大脑感知为声音。与BAHA不同的是，骨桥术后无需护理手术部位，不会出现皮肤并发症，适用于外中耳畸形患者。

（陈晓巍 樊 悦）

## 参考文献


[1] Chang SO, Min YG, Kim CS, et al. Surgical management of congenital auralatresia. Laryngoscope, 1994, 104: 606.

[2] 朱军，王艳萍，梁娟，等. 1988—1992年全国先天性无耳和小耳畸形发病率的抽样调查. 中华耳鼻咽喉科杂志，2000，35(1)：62-65.

[3] Teufert KB, De la Cruz A. Advances in congenital aural atresia surgery: effects on outcome. Otolaryngol Head Neck Surg, 2004, 131: 263.

[4] Siegert R, Mattheis S, Kasic J. Fully implantable hearing aids in patients with congenital auricular atresia. Laryngoscope, 2007, 117(2): 336-340.

[5] Brent B. Auricular repair with autogenous rib cartilage grafts: two decades of experience with 600 cases. Plast Reconstr Surg, 1992: 355-374.

[6] Declau F, Cremers C, Van de Heyning P. Diagnosis andmanagement strategies in congenital atresia of the external auditorycanal. Br J Audiol, 1999, 33: 313.

[7] Nagata S. A new method of total reconstruction of the auricle for microtia. Plast Reconstr Surg, 1993, 92: 18.

[8] Shonka DC Jr, Livingston WJ 3rd, Kesser BW. The Jahrsdoerfer grading scale in surgery to repair congenital aural atresia. Arch Otolaryngol Head Neck Surg, 2008, 134: 873.

[9] Blevins NH, Byahatti SV, Karmody CS. External auditory canal duplication anomalies associated with congenital aural atresia. J Laryngol Otol, 2003, 117(1): 32-38.

[10] Lee KJ. Essential otolaryngology head and neck surgery (耳鼻咽喉头颈外科精要). 陈晓巍，译. 北京：人民卫生出版社，2007.

[11] Bajaj Y, Wyatt ME, et al. Howwedoit: BAHA positioning in patients with microtia requiring auricular reconstruction. Clinical Otolaryngology, 30, 468.

[12] Wollenberg B, Belt rame M, Schonweiler R, et al. Integration of the active middle ear implant vibrant soundbridge in totalauricular reconst ruction, 2007, 55: 349.

[13] 樊悦，陈晓巍，杨华，等. 双侧先天性外中耳畸形患者骨锚式助听器效果分析. 中华耳鼻咽喉头颈外科杂志，2012，47(4)：265-269.

# 第10章

# 听神经瘤

听神经瘤(acoustic neuroma)为耳神经外科最常见的良性肿瘤,起源于第Ⅷ对脑神经,又称前庭神经鞘膜瘤(vestibular schwannoma)。1777年Sandifort首次在尸检中发现听神经肿瘤,1830年Charles Bell详细描述了听神经瘤临床表现。1894年Balance首次分二期切除一例听神经瘤。随着House在20世纪60年代将手术显微镜和显微外科技术引入听神经瘤外科领域,以及近年来影像学、显微外科、手术径路、麻醉学和神经监护技术的飞速发展,使得听神经瘤的诊断水平和治疗效果有了质的飞跃。

【流行病学】

听神经瘤占颅内肿瘤的6%~8%,占桥小脑角肿瘤的80%~90%。颞骨组织学检查中听神经瘤的发现率较高,达0.82%~1.7%,而临床实际发病率约为20人/(百万人·年),并呈逐年增高趋势,其原因可归结于临床医师警惕性和现代诊断技术的提高。双侧听神经瘤少见,约占全部听神经瘤的4%,为神经纤维瘤病Ⅱ型(neurofibromatosis Type Ⅱ,NF Ⅱ)的常见临床表现。国内目前尚无准确的听神经瘤流行病学资料。

【肿瘤生物学】

听神经瘤通常起源于第Ⅷ对脑神经的前庭神经分支,发生于前庭上神经和前庭下神经的比例相同。目前认为听神经瘤在组织学上起源于神经鞘膜的施万细胞,而施万细胞在前庭神经的Scarpa神经节处(内听道内)最密集,因此此处为听神经瘤最常发生的部位。起源于第Ⅷ对脑神经中蜗神经分支的听神经瘤非常罕见,但此种类型的听神经瘤常侵入耳蜗内。

【分子生物学】

目前大量研究表明散发听神经瘤都与NF2基因有关,该肿瘤抑制基因突变是发病的主要分子机制。NF2基因定位于第22号染色体长臂1区2带,编码的蛋白产物称为merlin蛋白。Merlin蛋白连接细胞表面的糖蛋白到细胞膜骨架的肌动蛋白,参与细胞与细胞之间的连接和细胞与细胞基质之间的连接,它的失活可导致细胞接触抑制的丧失,这是肿瘤细胞的一个特性。Merlin的失活导致前庭神经施万细胞过度增生,形成听神经瘤。

【临床表现】

听神经瘤的症状与肿瘤位置、大小和生长情况直接相关。

内听道内肿瘤最常见首发症状为单侧或非对称性渐进性感音神经性听力下降,约占95%,为蜗神经受压损伤或耳蜗血供受累所致,多先累及高频,患者言语辨别率呈不成比例的下降,尤其在用患耳听电话时感到言语理解困难。约26%的患者表现为突发性听力下降,其原因可能为肿瘤压迫所致的内听动脉痉挛或阻塞,即便在诊疗时突发性听力下降恢复,亦不能排除听神经瘤可能。耳鸣是听神经瘤第二常见症状,约占70%,以高频音耳鸣为主,少数可先于听力下降出现,且顽固性耳鸣在听力完全丧失后仍可存在。前庭功能障碍亦可为听神经瘤早期症状,为前庭神经或迷路血供受累所致,因肿瘤发展缓慢,对侧前庭多有足够时间形成功能代偿,故大多表现为非真性旋转性眩晕,以步态不稳和平衡失调为主,且随前庭功能代偿而症状逐渐减轻或消失。在生长快速的小听神经瘤或肿瘤侵入迷路时可出现真性眩晕,症状类似梅尼埃病。

肿瘤生长进入桥小脑角后,除听力进一步下降外,若压迫第Ⅴ对脑神经可出现同侧面部麻木、疼痛或感觉异常。面部麻木常首发于上颌区,检查时有角膜反射减退或消失,面部痛触觉减退,晚期则可出现咬肌、颞肌无力或萎缩。肿瘤压迫第Ⅶ对脑神经可出现面瘫、面肌痉挛。在耳镜检查时可对骨性外耳道后上壁进行触诊，若面神经感觉支受压则该处感觉减退，即 Hitselberger 征，因面神经感觉支比运动支对压迫更敏感，故此征可在小听神经瘤出现。患者也可因中间神经受压而出现中耳、乳突区刺痛、痒感或舌前 2/3 味觉丧失。肿瘤压迫第Ⅵ对脑神经可出现复视、视物模糊（眼震或视盘水肿引起）。肿瘤压迫第Ⅸ、Ⅹ、Ⅺ、Ⅻ对脑神经可表现为吞咽困难、声嘶、误咽和呛咳等。肿瘤压迫小脑引起小脑功能障碍，表现为协调运动障碍、步态不稳、向患侧倾倒等。当瘤体巨大压迫脑干，可发生脑积水、颅压增高，出现头痛和视力下降。头痛开始时多为枕部不适、刺痛或隐痛，随着病情发展，可出现剧烈头痛、恶心、呕吐，严重时发生脑疝而死亡。15%～20%听神经瘤患者可出现不典型症状。

【诊断和鉴别诊断】

听神经瘤的治疗效果与肿瘤大小密切相关，随着现代诊断技术的进步，听神经瘤早期诊断已成为现实。早期诊断是达到肿瘤全切、保存功能的关键。因此，临床医师遇到单侧听力下降、耳鸣和（或）有前庭症状的患者应提高警惕，进行全面、详细的神经系统、耳神经学和影像学检查。

1. *听力学检查*　近年来，由于新的更敏感的检测技术的广泛运用，使得传统的针对蜗后病变的听力测试方法多数被放弃，这些方法包括短增量敏感指数、响度平衡试验、Bekesy 试验、音衰试验等。目前临床常用的听力测试方法包括纯音测听、言语测试、听反射阈和听反射衰减试验。

（1）纯音测听：典型纯音测听表现为感音神经性听力下降，通常高频下降最明显，可为缓慢下降型或陡降型。但有 5%的听神经瘤患者可以听力正常。

（2）言语测试：典型表现为与纯音听阈不成比例的言语分辨率的下降，即当纯音听阈仅有轻度下降时言语分辨率即可有较明显的下降。

（3）听反射阈和听反射衰减试验：可升高或消失，若听反射阈仍存在，可行听反射衰减试验，即给予一个阈上 10dB 的纯音，持续 10s，若镫骨肌张力不能维持至少一半的强度，则听反射出现衰减，为蜗后病变的阳性发现。听反射阈消失或明显升高、音衰试验阳性对蜗后病变的敏感性为 85%。

2. *电生理测试*　包括听觉脑干反应（ABR）和耳声发射（OAE）。

（1）ABR：ABR 是目前检测听神经瘤最敏感的听力学方法。ABR 检查时，通常出现 5 个波形，其中以Ⅰ、Ⅲ、Ⅴ波最明显，而Ⅴ波最重要。正常Ⅴ波潜伏期为 5.4ms，两耳Ⅴ波潜伏期差在 0.2～0.4ms。听神经瘤患者Ⅴ波潜伏期明显延长，超过 6ms，两耳Ⅴ波潜伏期差＞0.4ms 以上。在部分高频听力＜60dB 以内的听神经瘤患者，亦可出现波形分化差或分辨不出。10%～20%的听神经瘤患者可表现为Ⅰ波存在而其他波均消失。大听神经瘤可引起对侧 ABR 的Ⅲ～Ⅴ间期延长。10%～15%听神经瘤患者可有正常 ABR，因此 ABR 的敏感性为 85%～90%。以前研究认为其敏感性可达 95%，但目前由于影像学的进步使得更多的小听神经瘤被发现，ABR 的敏感性价值亦随之下降，现仅将之列为低度怀疑对象的筛选指标。

（2）OAE：近来研究证实小听神经瘤的畸变产物耳声发射（DPOAE）基本正常，但纯音测听听力损失多在 30～60dBHL，这种不平行现象对听神经瘤筛选及早期诊断具有重要价值。

3. *前庭功能试验*　包括眼震电图、前庭肌源性诱发电位、转椅试验等。70%～90%的听神经瘤患者可有异常眼震电图，典型表现为患侧冷热试验反应变弱。肿瘤较大患者常可观察到自发性眼球震颤，眼震方向朝向患耳。冷热试验反映外半规管以及前庭上神经的功能，而前庭肌源性诱发电位反映前庭下神经功能，两者结合可增加听神经瘤检出率。转椅试验结果在听神经瘤患者存在较大变异，而在小听神经瘤常表现为正常反应。

4. *影像学检查*　听神经瘤的 CT 检查能显示骨质密度结构，由此可显示内听道是否有增宽和侵蚀，注射造影剂后可使肿瘤明显增强。但对内听道内或进入桥小脑角不超过 5mm 的肿瘤，即使增强 CT 亦常常漏诊。CT 气体脑池造影可提高诊断率，发现小听神经瘤。

MRI 是目前诊断听神经瘤最敏感、最有效的方法，目前使用增强 MRI 已能检出 1mm 以上的内听道内肿瘤。听神经瘤 MRI 的典型表现为：

（1）肿瘤在 $T_1$WI 显示为略低信号或等信号，$T_2$WI 上为高信号，当肿瘤内有囊变时在 $T_1$WI 上为更低信号，$T_2$WI 上信号更高。

（2）肿瘤呈类圆型或半月型，以内听道为中心，与岩骨背面成锐角，紧贴内听道处可见肿瘤呈漏斗状伸出，尖端指向内听道底。

（3）注射 Gd-DTPA 后肿瘤呈均匀、不均匀或环状强化，视肿瘤内部实质成分与囊性成分的比例及分布而异。

鉴别诊断应注意与面神经瘤、脑膜瘤、先天性胆脂瘤、蛛网膜囊肿、桥小脑角胶质瘤、前庭神经炎、突发性聋、梅尼埃病及其他常见的内耳疾病鉴别。

【治疗】

1. *治疗目标*　经过近40年来耳神经外科学家的不懈努力，听神经瘤手术成功率已大为提高，手术目标从早期的追求降低死亡率到现代的追求功能保存。现代听神经瘤手术应能达到下列要求。

(1)安全地全切除肿瘤：全切率＞99%，死亡率＜1%。

(2)无严重神经系统后遗症，如术后昏迷、偏瘫、球麻痹等。

(3)面神经功能保存率在小听神经瘤＞95%、大听神经瘤＞60%。

(4)对有实用听力者争取保存听力。1995年美国耳鼻咽喉头颈外科协会(AAO-HNS)发表了听神经瘤的听力分级标准(表10-1)，目前被广泛应用于听神经瘤术前和术后听力的评判。通常认为实用听力是指纯音听阈≤50dB、言语识别率≥50%，即Class A+B。

**表10-1　AAO-HNS听力评估分级**

| 听力分级 | 听力情况 | 评估指标 |
|---|---|---|
| A级 | 听力良好 | PTA≤30dB，SDS≥70% |
| B级 | 有实用听力 | PTA≤50dB，SDS≥50% |
| C级 | 有可测听力 | PTA＞50dB，SDS≥50% |
| D级 | 无可测听力 | SDS＜50% |

PTA：纯音听阈；SDS：言语识别率

2. *治疗策略*　包括：手术切除、立体定向放射治疗和随访观察三种策略。

(1)手术切除：为目前公认的首选治疗方法。

听神经瘤的手术径路主要有经迷路径路、经颅中窝径路、经乙状窦后径路(或传统的枕下径路)、经耳囊径路以及各种联合径路(迷路-乙状窦后、迷路-小脑幕径路)。联合径路由于创伤大，目前已很少应用。各种径路的选择主要根据肿瘤位置、大小、术前听力情况、患者年龄及一般状况等。目前，国内外的耳神经外科中心在听神经瘤术中均已常规应用面神经监护，一些单位在保留听力的手术中也尝试应用听神经监护。

①经迷路径路：指在乙状窦前、颅中窝硬脑膜下方、颈静脉球上方以及面神经垂直段后方的范围内，通过充分磨除颞骨骨质到达内听道及桥小脑角，暴露肿瘤，进行肿瘤摘除。

经迷路径路适用于任何大小、不考虑保存听力的肿瘤，手术创伤小、安全性高、面神经容易保存，对术中发生面神经中断者进行面神经吻合非常方便。迷路径路能安全地全切除任何大小的肿瘤，而且越是大肿瘤越应通过迷路径路进行手术，而小肿瘤同时又有实用听力者应考虑其他径路。

②经颅中窝径路：此径路的优点是有可能保存听力，适用于术前有实用听力、肿瘤主要局限在内听道内或在桥小脑角中伸展不超过1cm的肿瘤。

③经乙状窦后径路：此径路的优点是有可能保存听力，适用于术前有实用听力、肿瘤未达内听道外侧部分、在桥小脑角中伸展不超过2cm者。

④联合径路(迷路-乙状窦后、迷路-小脑幕径路)：是指在迷路径路的基础上，将乙状窦后方硬脑膜或小脑幕打开进入颅内，扩大视野以切除大型听神经瘤。但此径路创伤大，一般不宜采用。

(2)立体定向放射治疗：适用于有外科手术禁忌证、并且肿瘤小于2cm者。

(3)随访观察：适用于年龄大于60岁的内听道内听神经瘤，且有条件接受定期MRI检查者，观察的第一年需每半年进行一次MRI检查，以后可改为每年一次，若有肿瘤明显增长，则立即行手术治疗。

【面神经、听神经术中监护】

侧颅底区域解剖结构复杂，有脑神经、重要血管及脑组织等重要结构。现代耳神经和侧颅底外科的手术目的已从过去单纯切除肿瘤、保全患者生命，发展到了目前微创、保留脑神经功能和重视术后生活质量。脑神经诱发电位的监测技术发展很快，目前除第Ⅰ对脑神经不能监测外，其余均可在术中通过观察诱发电位监测其功能。术中诱发电位监测技术为手术医生及时了解术中神经功能状况提供了极有价值的信息，使手术更加精细、准确和安全。通过对诱发电位的分析评价，还可预测术后神经功能。

1. *面神经术中监护*　目前，脑神经术中监护在耳神经外科应用最多的是面神经监护，广泛地应用于颞骨胆脂瘤、听神经瘤、颈静脉球体瘤等耳科和侧颅底疾病手术中。面神经术中监护(monitoring of the facial nerve)的实质是给面神经以电流刺激，在其支配的肌肉记录诱发肌电图(EMG)，为手术医生提供即时信息。EMG 对麻醉药作用不敏感，信号较强，易于监护，但神经阻滞药的用量会影响肌电图的信号，因此需限制肌松药用量。听神经瘤手术时，麻醉插管完成后，停用肌松药，电极刺入面部皮下，记录电极的位置为患侧的额肌、眼轮匝肌、口轮匝肌，参考电极在对侧口轮匝肌，接地电极在胸骨上窝附近，刺激电极在锁骨附近。一般在做手术的径路时，刺激电流的幅度为 0.5mA，如电钻触碰到面神经，面神经刺激仪会发出警报。用探头辅助确定桥小脑角和内听道内的面神经位置、分离面神经表面的肿瘤，可根据需要增减刺激电流的幅度。手术结束时，用不同幅度的电流刺激面神经，记录 EMG 的反应幅度，可以预测术后面神经功能。

2. 听神经术中监护　在保留听力的听神经瘤手术中，可以应用听觉监护，主要目的是为了实时监测听觉通路的状态，最大限度保留术后听力。目前多采用听觉脑干反应（ABR）和蜗神经动作电位（CNAP）。采用插入式耳机给声，短声刺激，交替波。ABR 的记录电极置于额顶，参考电极置于同侧耳垂，接地电极置于胸锁关节处。CNAP 的记录电极直接置入颅内，参考电极和接地电极与 ABR 共用。术中监测 ABR 的Ⅴ波潜伏期和波幅，以及 CNAP 的 N1 潜伏期和波幅。研究认为，手术结束时 ABR 的Ⅴ波潜伏期延长小于 1.0ms，术后听阈下降小于 10dB。

（杨　军）

## 参考文献


[1] Aristegui M. The size of the nmar In Acoustic Neuromas and other CPA Tumors. SannaM ed. Monduzzi, Bologna, 2000: 721.

[2] Brackmann DE, Green JD. Translabyrinthine approach for acoustic tumor removal. OtolaryngolClin North Am, 1992, 25(2): 311-329.

[3] Brackmann DE, House JR 3rd, Hitselberger WE. Technical modifications to the middle fossa craniotomy approach in removal of acoustic neuromas. Am J Otol, 1994, 15(5): 614-619.

[4] Bremond G, Garcin M. Microsurgical approach to the cerebellopontine angle. J Laryngol Otol, 1975, 89(3): 237-248.

[5] Chang LS, Welling DB. Molecular biology of vestibular schwannomas. Methods Mol Biol, 2009, 493: 163-177.

[6] Committee on Hearing and Equilibrium guidelines for the evaluation of hearing preservation in acoustic neuroma (vestibular schwannoma). American Academy of Otolaryngology-Head and Neck Surgery Foundation, INC. Otolaryngol Head Neck Surg, 1995, 113(3): 179-180.

[7] Evans DG, Huson SM, Donnai D, et al. A clinical study of type 2 neurofibromatosis. Q J Med, 1992, 84(304): 603-618.

[8] Evans DG, Kalamarides M, Hunter-Schaedle K, et al. Consensus recommendations to accelerate clinical trials for neurofibromatosis type 2. Clin Cancer Res, 2009, 15(16): 5032-5039.

[9] Gantz BJ, Fisch U. Modified transotic approach to the cerebellopontile angle. Arch Otolaryngol, 1983, 109(4): 252-256.

[10] Gutmann DH, Aylsworth A, Carey JC, et al. The diagnostic evaluation and multidisciplinary management of neurofibromatosis 1 and neurofibromatosis 2. JAMA, 1997, 278(1): 51-57.

[11] Han DY, Yu LM, Yu LM, et al. Acoustic neuroma surgery for preservation of hearing: technique and experience in the Chinese PLA General Hospital. ActaOtolaryngol, 2010, 130(5): 583-592.

[12] Hitselberger WE, House WF. Classification of acoustic neuromas. Arch Otolaryngol, 1966, 84(3): 245-246.

[13] Jackler RK. Acoustic neuroma. In: Jackler RK. Bracmann DE, eds. Neurotology. St. Louis: Mosby. 1994: 729-785.

[14] Jenkins HA, Fisch U. The transotic approach to resection of difficult acoustic tumors of the cerebellopontine angle. Am J Otol, 1980, 2(2): 70-76.

[15] Kanzaki J, Tos M, Sanna M, et al. New and modified reporting systems from the consensus meeting on systems for reporting results in vestibular schwannoma. OtolNeurotol, 2003, 24(4): 642-648; discussion 648-649.

[16] Koos WTh, Spetzler RF, Bock FW, Salah S. Microsurgery of cerebellopontin angle tumors. In: KoosWTh, Bock FW (eds): clinical microsurgery, Stugart, George Thieme pub, 1976: 91-112.

[17] Müller S, Arnolds J, van Oosterhout A. Decision-making of vestibular schwannoma patients. ActaNeurochir (Wien), 2010, 152(6): 973-984.

[18] Neff BA, Welling DB, Akhmametyeva E, Chang LS. The molecular biology of vestibular schwannomas: dissecting the pathogenic process at the molecular level. OtolNeurotol, 2006, 27(2): 197-208.

[19] Olivecrona H. Acoustic tumors. J Neurosurg, 1967, 26(1): 6-13.

[20] Pendl G, Ganz JC, Kitz K, Eustacchio S. Acoustic neurinomas with macrocysts treated with Gamma Knife radiosurgery. Stereotact Funct Neurosurg, 1996, 66Suppl 1: 103-111.

[21] Plotkin SR, Stemmer-Rachamimov AO, Barker FG 2nd, et al. Hearing improvement after bevacizumab in patients with neurofibromatosis type 2. N Engl J Med, 2009, 361(4): 358-367.

[22] Selesnick SH, Johnson G. Radiologic surveillance of acoustic neuromas. Am J Otol, 1998, 19(6):846-849.
[23] Stangerup SE, Tos M, Thomsen J, Caye-Thomasen P. True incidence of vestibular schwannoma? Neurosurgery, 2010, 67(5): 1335-1340; discussion 1340.
[24] Theodosopoulos PV, Pensak ML. Contemporary management of acoustic neuromas. Laryngoscope, 2011, 121(6):1133-1137.
[25] Thomsen J, Tos M, Harmsen A, et al. Surgery of acoustic neuromas. Preliminary experience with a translabyrinthine approach. ActaNeurol Scand, 1977, 56(4):277-290.
[26] Tos M, Charabi S, Thomsen J. Incidence of vestibular schwannomas. Laryngoscope, 1999, 109(5):736-740.
[27] Tos M, Thomsen J. Synopsis on: disagreements in measuring tumor size at the Copenhagen Acoustic Neuroma Conference. In: Tos M, Thomsen J (eds) Acoustic neuroma. Proceedings of the first international conference on acoustic neuroma. Amsterdam: Kugler Pub, 1992:975-978.
[28] van de Langenberg R, de Bondt BJ, Nelemans PJ, et al. Predictors of volumetric growth and auditory deterioration in vestibular schwannomas followed in a wait and scan policy. Otol-Neurotol, 2011, 32(2):338-344.
[29] Welling DB, Packer MD, Chang LS. Molecular studies of vestibular schwannomas: a review. Curr Opin Otolaryngol Head Neck Surg, 2007, 15(5):341-346.
[30] Whitmore RG, Urban C, Church E, et al. Decision analysis of treatment options for vestibular schwannoma. J Neurosurg, 2011, 114(2):400-413.
[31] Zhang Z, Wang Z, Huang Q, Yang J, Wu H. Removal of large or giant sporadic vestibular schwannomas via translabyrinthine approach: a report of 115 cases. ORL J Otorhinolaryngol Relat Spec, 2012, 74(5):271-277.
[32] 韩东一，于丽玫，杨仕明，于黎明. 听神经瘤手术的听力保护. 中华耳科学杂志，2004，2(3):17-21.
[33] 贾欢，吴皓，陈向平. 听性脑干反应和蜗神经直接动作电位联合听觉监护在侧颅底手术中的应用. 临床耳鼻咽喉科杂志，2006，20(13):594-596.
[34] 杨仕明，韩东一，于黎明，杨伟炎. 听神经瘤术中连续听力监测的初步探讨. 中华耳鼻咽喉头颈外科杂志，2006，41(5):335-340.

# 第二篇　耳内科学

# 第 11 章

## 梅尼埃病

【定义】

梅尼埃病(Ménière's disease)是特发性膜迷路积水引起的内耳疾病,临床表现为反复发作的旋转性眩晕,波动性感音神经性听力下降,伴有耳鸣、耳闷胀感,间歇期无眩晕。一般单耳发病,累及双耳较少,文献报道不一致。

【流行病学】

不同国家,不同人群中梅尼埃病的发病率有较大差异。根据相关文献报道,按每 10 万居民的发病患者计算,日本为 34.5 人,意大利为 205 人,德国为 120 人,美国为 190 人。女性略多于男性。好发于 40—50 岁中年人群。我国目前尚缺乏相关流行病学研究。

【病理】

1938 年,英国学者 Hallpike 和 Cairns 首先研究报道梅尼埃病颞骨病理改变为膜迷路积水。膜迷路积水的基本病理变化可概括为内淋巴腔扩大,内淋巴液增多以及一系列继发性改变。

【病因】

本病的确切病因尚不明确,其发病机制可能与内淋巴产生和吸收失衡有关。主要的病因学说包括:内淋巴管机械阻塞与内淋巴吸收障碍学说、免疫反应学说、内耳缺血学说、自主神经功能紊乱等。根据颞骨组织病理学研究结果,人群中膜迷路积水的发生率为 6%,其中梅尼埃病的发生率为 0.2%。

【临床表现】

1. *发作性眩晕*　典型者为突然发作旋转性眩晕。患者感到周围物体绕自身水平旋转,或向前、后翻滚。睁眼时加重,闭目则减轻,向患侧卧位时亦可加重。常伴有恶心、呕吐、出冷汗。头部的任何运动可使眩晕加重,但意识始终清楚。眩晕可于任何时间发作,持续时间为数十分钟至数小时等。同一患者,每次发作的持续时间及严重程度不同,各患者之间亦不相同。眩晕发作后可立即恢复正常,或仍有头晕、不稳感,持续数日后方进入间歇期。个别患者猝倒而无任何预感,但神志清楚,偶伴眩晕,称为 Tumarkin 危象。亦有个别患者先有耳鸣、听力下降,而后突然发作眩晕,随后听力好转,称为 Lermoyez 发作。

2. *听力下降*　早期表现为低频下降型感音神经性聋,听力波动。发作期听力下降,间歇期听力可部分恢复或完全恢复。随着病情的发展,听力损失逐渐加重,间歇期亦无缓解,同时高频听力出现下降。极个别病例可在一次发作后,听力几乎完全丧失。

3. *耳鸣*　早期,耳鸣出现于眩晕发作前,眩晕发作时耳鸣加剧,眩晕缓解时耳鸣逐渐减轻或消失。反复发作后,耳鸣可持续性存在,间歇期亦不缓解。耳鸣亦可是本病最早出现的症状。耳鸣的性质不一,早期多为低调音,晚期可出现多种音调,如蝉鸣音、吹风音,电机音等。少数患者可出现双侧耳鸣,或有一侧延及对侧,此可能为两耳受累征象。

4 *耳胀满感*　眩晕发作时患耳出现胀满感或压迫感,一般在眩晕缓解时耳胀满感缓解,常被列为本病的第四症状。

【辅助检查】

1. 听力学检查

（1）纯音听阈测试：早期为低频下降型感音神经性聋，听力曲线呈轻度上升型，无气骨导差。多次发作后高频亦下降，听力曲线呈马鞍型或平坦型。根据“中华医学会耳鼻咽喉科学会和中华耳鼻咽喉科杂志编辑委员会1996年梅尼埃病诊断依据和疗效分级（上海）”，具备下列3项之一即可判定为听力损失：① 0.25、0.5、1kHz听阈均值较1、2、3kHz听阈均值高15dB或15dB以上；② 0.25、0.5、1、2、3kHz患耳听阈均值较健耳高20dB或20dB以上；③ 0.25、0.5、1、2、3kHz平均阈值大于25dB HL。

（2）阈上功能测试：双耳交替响度平衡试验，短增量敏感指数试验示有重振现象。自描听力曲线多呈Ⅱ型。言语识别率降低。

（3）声导抗测试：鼓室导抗图正常。

（4）耳蜗电图测试：耳蜗电图的－SP增大、SP-AP复合波增宽，－SP/AP比值增加（－SP/AP>0.4）。

2. 甘油试验

（1）试验原理：由于甘油渗透压高，且分子直径较小（0.62mm），可穿过血管纹边缘细胞膜上的小孔（直径为0.08mm），进入胞内，从而增加了细胞内的渗透压，胞内渗透压的升高可吸收淋巴液中的水分，然后转运至细胞间隙，并由血管纹输出，内淋巴液减少，膜迷路积水减轻，听力因此得到暂时性恢复。

（2）试验方法：患者空腹，先测试纯音听阈，1h后口服甘油（1.2～1.5ml/kg），服药后1h、2h、3h再分别复查纯音测试气导听阈。比较4次所测气导听力曲线。甘油试验的阳性标准为：患耳0.25、0.5、1.0kHz平均听阈在服用甘油后下降15dB；或①任何单一频率的听阈下降≥15dB；②相邻的两个频率的听阈下降≥10dB；③有3个或3个以上的频率的听阈阈值下降≥10dB。

本病甘油试验的阳性率为50%～60%，如患者处于眩晕发作期，其阳性率更高。甘油试验阳性者可诊断为膜迷路积水，阴性者不能否定诊断。

3. 眼震　发作期可见自发性眼震。呈水平型或水平旋转型。早期向患侧（刺激性眼震），以后转向健侧（麻痹性眼震），最后又朝向患侧（恢复期眼震）。自发性眼震的存在，可作为“真性眩晕”的依据。镫骨足板与膨胀的球囊粘连时，增减外耳道气压时诱发眩晕与眼震，称Hennebert征阳性。

4. 前庭功能试验

（1）冷热试验：冷热试验是通过将冷、温水或空气注入外耳道内诱发前庭反应，根据眼震的各种参数，其中主要是慢相角速度来分析反应的强弱，评价半规管的功能。早期患侧前庭功能正常或轻度减退，多次发作后，可出现向健侧的优势偏向；晚期出现半规管轻瘫或功能丧失。

（2）前庭诱发肌源性电位（vestibular evoked myogenic potentials，VEMPs）：可分为颈肌VEMP（cVEMP）和眼肌VEMP（oVEMP），cVEMP是由强声刺激时在处于紧张状态的胸锁乳突肌表面记录到的短潜伏期双向（p13-n23）肌电图，起源于前庭球囊斑，其传导通路为球囊斑→前庭下神经→前庭神经核（脑干）→内侧前庭脊髓束→颈部运动神经元→同侧胸锁乳突肌。可用于测试反应前庭-颈肌反射通路，反映球囊和前庭下神经的功能状态。oVEMP是单耳给声在对侧眼眶下缘记录波形作为该耳对刺激的反应信号，起源于椭圆囊，经前庭上神经传入，投射至对侧眼下斜肌，反映同侧椭圆囊及前庭上神经功能状态。其传导通路为椭圆囊斑→前庭上神经→前庭神经核（脑干）→交叉前庭眼束（内侧纵束）→对侧动眼神经核→对侧眼下斜肌。梅尼埃病患者该试验可出现振幅阈值异常。

5. 颞骨CT和MRI扫描　CT扫描注意乳突气化情况，有无前庭导水管扩大等异常。MRI扫描排除桥小脑角占位性病变。

6. 经鼓室钆注射内耳MRI造影

（1）成像原理：经鼓室钆注射内耳造影技术是指经鼓膜注射含钆造影剂进入鼓室腔后，通过圆窗膜渗透，进入并扩散于内耳外淋巴液中。因内耳外淋巴液与内淋巴液互不相通，使内耳外淋巴液在MRI上增强显影，从而与内淋巴液区分开来，达到显示观察内淋巴的目的，能够直观而清晰地显示内耳细微的变化，使膜迷路积水的影像学诊断成为可能。

（2）检查方法：患者取坐位，用75%酒精消毒外耳道，鼓膜表面麻醉后，用1 ml注射器及7号针头在鼓膜下象限穿刺注射钆造影剂与生理盐水的稀释液，目前临床上常用的钆造影剂为钆喷替酸葡甲胺（gadolinium-diethylenetriamine penta-acetic acid，Gd-DTPA），Gd-DTPA与生理盐水的稀释比例为1∶7，每侧注射量为0.4～0.5ml。注射后患者头后仰坐位休息1h，并嘱其尽量少说话、不做吞咽动作。24h后行磁共振检查，一般在3.0T的磁共振行重$T_2$WI的三维快速液体衰减反转恢复（three dimensional fluid attenuated inversion recovery，3D-FLAIR)序列扫描。诊断标准：2009 年 Nakashima 提出 3 级诊断标准，根据内淋巴间隙面积占同侧耳前庭总面积(内、外淋巴间隙面积的总和)的比值 R 以及耳蜗前庭膜的移位情况，把膜迷路积水的影像学诊断标准分为 3 级：无积水、轻度积水和严重积水。R≤1/3 为正常无积水，1/3＜R≤1/2 为轻度积水，R＞1/2 为重度积水。正常耳蜗的前庭膜无移位，轻度积水耳蜗的前庭膜有移位但中阶面积不大于前庭阶，重度积水耳蜗的中阶面积明显大于前庭阶。

梅尼埃病诊断和疗效评定标准，见表 11-1。

**表 11-1　AAO-CHE 1995 年梅尼埃病诊断标准**

| |
|---|
| 1. 反复自发性眩晕发作 |
| 明确的眩晕发作一自发性旋转性眩晕。持续时间＞20min(通常为数小时)，常很剧烈，伴有平衡功能障碍，持续数天；常伴有恶心、呕吐；意识清楚。常有水平性或水平旋转性眼震。 |
| 2. 感音神经性听力损失(听力不一定波动) |
| 3. 耳胀满感或耳鸣 |
| 确诊梅尼埃病(certain Ménière’s disease)：组织病理学证实。 |
| 限定性梅尼埃病(definitive Ménière’s disease)：有两次以上明确的眩晕发作，伴有听力减退和耳鸣和(或)耳胀满感。 |
| 可能梅尼埃病(probable Ménière’s disease)：仅有 1 次明确的眩晕发作，有其他症状和体征。 |
| 疑似梅尼埃病(possible Ménière’s disease)：有明确的眩晕发作，无听力减退；或有听力减退，无明确的平衡障碍。 |

根据听力水平，可对限定性梅尼埃病或可能梅尼埃病进行临床分期(表 11-2)。

**表 11-2　梅尼埃病分期**

| 分期 | 纯音听阈(PTA)(dB) |
|---|---|
| 1 | ≤25 |
| 2 | 26～40 |
| 3 | 41～70 |
| 4 | ＞70 |

AAO-CHE 于 1995 年提出的梅尼埃病诊断标准，是目前欧美遵循的诊断标准。为适应我国临床工作需要，中华医学会耳鼻咽喉科学会在广泛征集全国各地耳鼻咽喉科学分会专家的意见后，提出了我国的《梅尼埃病诊断依据和疗效分级》标准(表 11-3)。

【鉴别诊断】

1. *良性阵发性位置性眩晕(BPPV)*　良性阵发性位置性眩晕系特定头位诱发的短暂(数秒钟至 1～2min)阵发性眩晕，伴有眼震，由于不具有耳蜗症状而易与梅尼埃病相鉴别。

2. *前庭神经炎*　前庭神经炎可能因病毒感染所致。临床上以突发眩晕，向健侧的自发性眼震，恶心，呕吐为特征，前庭功能减弱而无耳鸣和耳聋。眩晕常持续数天，数天后症状逐渐缓解，但可转变为持续数月的位置性眩晕。该病无耳蜗症状是与梅尼埃病的主要鉴别点。

3. *前庭药物中毒*　有应用耳毒性药物的病史，眩晕起病慢，程度轻，持续时间长，非发作性，可因逐渐被代偿而缓解，伴耳聋和耳鸣。

4. *迷路炎*　患者常有化脓性中耳炎及中耳手术病史。多因炎症或胆脂瘤破坏迷路骨壁，形成瘘管，或感染或细菌毒素经瘘管或蜗窗、前庭窗侵入或刺激迷路引起。

5. *突发性耳聋*　约半数突发性耳聋患者伴有眩晕，但极少反复发作。听力损失快而重，以高频为主，无波动。

6. *Hunt 综合征*　Hunt 综合征可伴轻度眩晕、耳鸣和听力下降，耳郭或周围皮肤的带状疱疹及周围性面瘫有助于鉴别。

7. *Cogan 综合征*　Cogan 综合征除眩晕及双侧耳鸣、耳聋外，非梅毒性角膜实质炎与脉管炎为其特点，糖皮质激素治疗效果显著，可资鉴别。

8. *迟发性膜迷路积水*　迟发性膜迷路积水先出现单耳或双耳听力下降，数年后出现发作性眩晕。

9. *外淋巴瘘*　蜗窗或前庭窗自发性或(继手术、外伤等后的)继发性外淋巴瘘，除波动性听力减退外，可合并眩晕及平衡障碍。

【治疗】

本病目前尚无特效治疗方法，常以经验性治疗为主，可分为非手术疗法和手术疗法。

表 11-3　中华医学会耳鼻咽喉科学会和中华耳鼻咽喉头颈外科杂志编辑委员会梅尼埃病诊断依据和疗效分级(2006 年,贵阳)

一、定义

梅尼埃病是一种特发性膜迷路积水的内耳病,表现为反复发作的旋转性眩晕,波动性感音神经性听力损失,耳鸣和(或)耳胀满感。

二、诊断依据

1. 发作性旋转性眩晕 2 次或 2 次以上,每次持续 20min 至数小时。常伴自主神经功能紊乱和平衡障碍。无意识丧失。
2. 波动性听力损失,早期多为低频听力损失,随病情进展听力损失逐渐加重。至少 1 次纯音测听为感音神经性听力损失,可出现听觉重振现象。
3. 伴有耳鸣和(或)耳胀满感。
4. 排除其他疾病引起的眩晕,如良性阵发性位置性眩晕、迷路炎、前庭神经炎、药物中毒性眩晕、突发性聋、椎-基底动脉供血不足和颅内占位性病变等。

三、临床表现

1. 早期　间歇性听力正常或轻度低频听力损失。
2. 中期　间歇性低、高频率均有听力损失。
3. 晚期　全频听力损失达中度以上,无听力波动。

四、可疑诊断(梅尼埃病待诊)

1. 仅有 1 次眩晕发作,纯音测听为感音神经性听力损失,伴有耳鸣和耳胀满感。
2. 发作性眩晕 2 次或 2 次以上,每次持续 20min 至数小时。听力正常,不伴有耳鸣和耳胀满感。
3. 波动性低频感音神经性听力损失。可出现重振现象。无明显眩晕发作。

符合以上任何一条为可疑诊断。对于可疑诊断者根据条件可进一步行甘油试验,耳蜗电图、耳声发射及前庭功能检查。

五、疗效评估

1. 眩晕评定　采用治疗后 18～24 个月之间眩晕发作次数与治疗前 6 个月眩晕发作次数进行比较,按分值计:

所得分值=(治疗后 18～24 个月间发作次数)/(治疗前 6 个月发作次数)×100

眩晕程度分为 5 级:

A 级:0(完全控制,不能理解为“治愈”)

B 级:1～40(基本控制)

C 级:41～80(部分控制)

D 级:81～120(未控制)

E 级:>120(加重)

2. 听力评定　以治疗前 6 个月最差一次 0.25kHz、0.5kHz、1kHz、2kHz 和 3kHz 听阈(听力级)平均值减去治疗后 18～24 个月最差的一次相应频率听阈平均值进行评定。

A 级:改善>30dB,各频率听阈<20dBHL

B 级:改善 15～30dB

C 级:改善 0～14dB(无效)

D 级:改善<0(恶化)

如果诊断为双侧梅尼埃病,应分别评定。

3. 活动能力评定　采用治疗后 18～24 个月之间活动受限日与治疗前 6 个月活动受限日进行比较,按分值计:

所得分值=(治疗后 18～24 个月间活动受限日)/(治疗前 6 个月活动受限日)×100

活动能力分为 5 级:

A 级:0(完全改善)

B 级:1～40(基本改善)

C 级:41～80(部分改善)

D 级:81～120(未改善)

E 级:>120(加重)

附:活动受限日是指当日活动评分为 3、4 分的天数。

活动评分:①0 分:任何活动不受影响;②1 分:轻度活动受影响;③2 分:活动中度受影响;④3 分:活动受限,无法工作,必须在家中休息;⑤4 分:活动严重受限,整日卧床或绝大多数活动不能

1. 一般治疗

(1)心理治疗:向患者解释告知病情,并介绍本病的预后情况,消除恐惧心理。

(2)饮食控制:选用高蛋白、高维生素、低脂肪、低盐饮食。每日食盐摄入量控制在1～1.5g。

(3)鼓励患者发作间歇期加强锻炼,增强体质和耐力,劳逸结合。

(4)禁烟、酒和浓茶。

2. 药物治疗

(1) 前庭神经抑制药

① 地西泮(安定):适用于眩晕急性发作的患者,可抑制前庭神经核的活性,有抗焦虑及松弛肌肉作用,5～10mg 口服,1～2 次/d。呕吐严重可10mg 肌注或静滴。

② 盐酸地芬尼多(Diphenidol):商品名为眩晕停,对前庭系统有调节作用,对中枢、外周以及颈性眩晕都有良好的治疗效果。每次 25～50mg 口服,1 日 3 次。副作用为口干。青光眼、心动过速者慎用,肾衰竭患者禁用。

(2)血管扩张药:内耳微循环障碍可能是本病病因之一,故改善微循环药物,对控制眩晕、耳聋和耳鸣有一定疗效。

① 氟桂嗪(Flunarizine):商品名为西比灵。选择性 $Ca^{2+}$ 通道阻滞药,可阻滞在缺氧条件下 $Ca^{2+}$ 跨膜进入胞内,造成细胞死亡;此外,还可抑制血管收缩,降低血管阻力,降低血管通透性,减轻膜迷路积水,增加耳蜗辐射小动脉血流量,改善微循环,10mg/d。副作用有嗜睡作用。

② 倍他司丁(Beta-Histine):商品名为培他定。为组胺类药物,具有强烈的血管扩张作用,主要通过松弛毛细血管前括约肌,改善血管纹血液循环,从而改善内耳循环。但尚无证据表明该药物对改善听力有帮助。最近的 Cochrane review 显示虽然有单中心小样本的证据支持该类药物的抗眩晕作用,但目前尚缺乏大规模多中心临床对照试验。另外还有抑制前庭反应、增加前庭代偿的作用。

(3)利尿脱水药:根据梅尼埃病的病理表现为膜迷路积水这一特征,利尿脱水药治疗常被认为是有效的,常用的有氯噻酮(Chloethalidone)、70%二硝酸异山梨醇(Isosorbid)等。速尿因为其耳毒性应该慎用。最近的 Cochrane review 显示目前尚无足够的证据支持或反对利尿脱水药在治疗梅尼埃病中的应用,其作用尚有待研究。

(4)降低血液黏稠度药物

①川芎嗪:有抗血小板聚集作用,对已聚集的血小板有解聚作用,抑制平滑肌痉挛,扩张小血管,改善微循环,能通过血脑屏障,有抗栓和溶栓作用。

②复方丹参:活血化瘀,具有扩张小血管、抑制凝血,促进组织修复作用。

(5)局部给药:内耳局部给药与全身给药相比,具有诸多无可比拟的优点。它是基于药物能经过圆窗膜渗透,在内外淋巴液中达到比全身给药之脑脊液或血液中高得多的浓度的理论基础。

①鼓室内注射糖皮质激素:目前认为,自身免疫或变态反应因素可能与梅尼埃病的发病机制有关。因此,近年来糖皮质激素较为广泛的被应用于梅尼埃病治疗。鉴于全身应用糖皮质激素需用量较大,用药时间较长,或反复用药才有效,且可能有副作用及并发症,包括感染、溃疡病、骨质疏松及伤口延迟愈合等,因此耳局部应用糖皮质激素是理想的给药手段。

鼓室内注射糖皮质激素的用药时间以及用药剂量目前尚无统一的标准,大多根据临床医师的经验给药。Cochrane review 数据显示,鼓室内注射糖皮质激素治疗梅尼埃病的随机双盲对照试验结果显示其疗效是确切、肯定的。该文提到的方案为鼓室内注射地塞米松 4mg/ml,连续 5d。

②鼓室内注射庆大霉素:该方法又称化学性迷路切除(chemical ablation of labyrinth)。目前,局部应用庆大霉素治疗梅尼埃病已经成为治疗单侧梅尼埃病的一种相对安全和有效的方法。适用于难治性梅尼埃病,且无应用听力或重度耳聋的患者(平均听阈>50dB,言语识别率<50%),或部分内淋巴囊手术效果不佳的患者。

庆大霉素鼓室内给药治疗梅尼埃病的可能药理作用机制是:①破坏前庭毛细胞,减少前庭病理性兴奋向中枢的传递;②破坏前庭暗细胞,减少内淋巴液生成,减轻膜迷路积水。鼓室内注射庆大霉素的用药时间以及用药剂量目前也尚无统一的标准,通常为 4%硫酸庆大霉素注射液与 5%碳酸氢钠溶液 2∶1稀释(庆大霉素浓度为 26.7 mg/ml),鼓室内注射约 0.5ml,每 7～30 天注射一次。

治疗效果:根据 Cochrane review 报道的随机双盲对照试验结果,鼓室内注射庆大霉素控制眩晕的疗效是确切的,其常见并发症有:①听力下降:这是主要并发症;②鼓膜穿孔:各家报道不一,仅作鼓室内注射而不切口或置管,可降低穿孔率;③慢性前庭功能低下,有患者可出现共济失调或振动视觉，数周后可通过前庭中枢代偿而症状消除，如症状未改善则可进行前庭康复治疗。

3. *手术治疗*　凡是眩晕发作频繁、剧烈，经半年以上保守治疗无效，耳鸣及耳聋严重者可以考虑手术治疗。手术类型分为保守性（听觉功能保存性）手术和破坏性（听觉功能破坏性）手术两大类。听觉功能保存性手术可按前庭功能保存与否，进一步分为前庭功能保存性手术和前庭功能破坏性手术两亚类。前庭功能保存性手术即内淋巴囊手术。听功能保存前庭功能破坏性手术包括各种径路的前庭神经切断术。听功能和前庭功能破坏性手术是破坏外周前庭系统的感觉细胞和（或）神经结构的各种术式，包括化学性迷路切除、第Ⅷ对脑神经切断术、迷路切除术。

（1）内淋巴囊手术（endolymphatic sac surgery）：内淋巴囊外科治疗是保守性手术的代表性手术。它的理论基础是基于内淋巴囊含有膜迷路之吸收上皮的主要结构，而内淋巴囊减压或引流可为内淋巴提供较好的引流。理论上而言，内淋巴囊手术的基本类型有二：①内淋巴囊减压术：即切除乳突部的颅后窝骨板；②内淋巴囊引流术：使内淋巴囊腔与乳突气房或与颅后窝脑脊液系统相通。内淋巴系统的减压和引流将可减少内淋巴的增量。

内淋巴囊手术的优点：①手术操作较容易；②可在局麻或短效全麻下进行手术；③对听觉功能无影响。但是，内淋巴囊手术亦有下列缺点：①内淋巴囊囊腔的判断有时比较困难；②内淋巴系统受阻的部位常不同。可在接近内淋巴囊的内淋巴管腔阻塞，亦可由扩张的膜结构阻塞内淋巴管腔；③用于内淋巴囊与乳突腔或内淋巴囊与蛛网膜下腔分流而置入的引流管，可被纤维组织所包，阻碍手术形成的引流系统作用；④由阻塞内淋巴管引起的膜迷路积水的实验动物并不产生前庭症状，因此膜迷路积水是否总是能引起眩晕令人怀疑。

但最新 Cochrane review 显示内淋巴囊手术治疗梅尼埃病的疗效并不确切，尚无随机双盲对照试验证明其疗效的可靠性。

（2）三半规管阻塞术（triple semicircular canal occlusion）：三半规管阻塞术是近年开展起来的治疗梅尼埃病新的手术方法。半规管阻塞技术是将膜迷路压迫于半规管的内壁上，在阻塞物和壶腹之间形成一个封闭的、充满内淋巴液的间隙，内淋巴不能流动，外周前庭感受器可免受刺激，从而控制眩晕发作。三半规管阻塞动物实验的结果表明，即使三个半规管阻塞对正常及积水豚鼠耳蜗功能无永久性影响，术后前庭中枢代偿机制存在，三个半规管阻塞的动物术后恢复比迷路切除快，中枢代偿和失平衡的时间明显缩短。人体的临床应用也取得了类似的结果。将半规管开骨后，选用骨蜡、颞筋膜等阻塞材料从骨窗塞进半规管，完全阻塞半规管腔。手术疗效好，并发症少，眩晕控制率几近100%，但有报道部分患者术后出现听力下降，因此患者的选择应慎重。另外，三半规管阻塞术的手术操作有一定的复杂性，需要特殊的训练。

（3）前庭神经切断术（vestibular nerve transection）：病变的前庭外周感觉器官或病变的前庭神经节所产生的异常信号经前庭神经传入前庭中枢，因此切断前庭神经可中断或消除异常动作电位向前庭中枢的传递，而切除前庭神经节则可防止神经再生。在理论上，前庭神经切断术的优点是既可消除眩晕症状，又可在很大程度上保存听力（经迷路径路前庭神经切除术除外）。

前庭神经切断术按切除的神经分为包括前庭神经节的前庭神经截断术和不包括前庭神经节的前庭神经切断术两种，术式按手术径路可分为颅中窝径路前庭神经截断/切断术、经乳突及迷路径路前庭神经截断、迷路后径路前庭神经切断术、乙状窦后径路前庭神经切断术等。

（4）迷路切除术（labyrinthectomy）：迷路切除术是破坏性手术的代表性手术。其手术原则是完全清除病变侧所有五个外周前庭感觉器官的感觉上皮，以及支配这五个外周前庭感觉器官的外周神经纤维，从而消除从病变侧的前庭外周向脑干传入的神经冲动信号。再通过中枢的代偿作用而获最大限度的定位，达到消除眩晕症状的目的。目前主要采用经乳突径路。

手术疗效：迷路切除术治疗难治性眩晕的眩晕缓解率几为100%。一般患者在术后2～6d可获不同程度的前庭代偿。

（杨　军）

## 参考文献


[1] Alexander TH, Harris JP. Current epidemiology of Ménière's syndrome. Otolaryngol Clin North Am, 2010, 43(5): 965-970. doi: 10.1016/j.otc.2010.05.001. Review.

[2] Barrs DM. Intratympanic corticosteroid for Ménière's disease and vertigo. Otolaryngol Clin N Am, 2004, 37: 955-972.

[3] Chia SH, Gamst AC, Anderson JP, et al. Intratympanic gentamincin therapy for Ménière's disease. Otol Neurotol, 2004, 25: 544-552.

[4] Cohen H. Vestibular rehabilitation reduces functional disability. Otolaryngol Head Neck Surg, 1992, 106: 175.

[5] Devaiah AK, Ator GA. Clinical indicators useful in predicting response to the medical management of Ménière's disease. Laryngoscope, 2000, 110: 1861-1865.

[6] Harner SG, Driscoll CL, Facer GW, et al. Long-term follow-up of transtympanic gentamicin for Ménière's syndrome. Otol Neurotol, 2001, 22: 210-214.

[7] Hellstrom S, Odkvist L. Pharmacologic labyrinthectomy. Otolaryngol Clin N Am, 1994, 27: 307-315.

[8] Herdman SJ. Role of vestibular adaptation in vestibular rehabilitation. Otolaryngol Head Neck Surg, 1998, 119: 49.

[9] Herdman SJ. Vestibular rehabilitation. 2000, F. D. Davis Company.

[10] Hoffer ME, Allen K, Kopke RD, et al. Transtympanic versus sustained-release adminiatration of gentaminin: kinetics, morphology, and function. Laryngoscope, 2001, 111: 1343-1357.

[11] Hoffer ME, Kopke RD, Weisskopf P, et al. Use of the round window microcatheter in the treatment of Ménière's disease, Laryngoscope, 2001, 111: 2046-2049.

[12] James A, Burton MJ. Betahistine for Ménière's disease or syndrome. Cochrane Database Syst Rev, 2001, 1: CD001873. DOI: 10.1002/14651858.CD001873.

[13] Kaylie DM, Jackson CG, Gardner EK. Surgical management of Ménière's disease in the era of gentamicin. Otolaryngol Head Neck Surg, 2005, 132: 443-450.

[14] Kim HH, Wiet RJ, Battista RA. Trends in the diagnosis and the management of Ménière's disease: results of a survey. Otolaryngol Head Neck Surg, 2005, 132: 722-726.

[15] Kotimäki J, Sorri M, Muhli A. Prognosis of hearing impairment in Ménière's disease. Acta Otolaryngol Suppl, 2001, 545: 14-18.

[16] Moffat DA. Endolymphatic sac surgery: analysis of 100 operations. Clin Otolaryngol Allied Sci, 1994, 19: 261-266.

[17] Nakashima T, Naganawa S, Pyykko I, et al. Grading of endolymphatic hydrops using magnetic resonance imaging. Acta Otolaryngol Suppl, 2009, (560): 5-8.

[18] Phillips JS, Westerberg B. Intratympanic steroids for Ménière's disease or syndrome. Cochrane Database Syst Rev, 2011, 6(7): CD008514. doi: 10.1002/14651858.CD008514.pub2.

[19] Pullens B, van Benthem PP. Intratympanic gentamicin for Ménière's disease or syndrome. Cochrane Database Syst Rev, 2011, 16(3): CD008234. doi: 10.1002/14651858.CD008234.pub2. Review.

[20] Pullens B, Verschuur HP, van Benthem PP. Surgery for Ménière's disease. Cochrane Database Syst Rev, 2013, 28, 2: CD005395. doi: 10.1002/14651858.CD005395.pub3.

[21] Silverstein H, Arruda J, Rosenberg SI, et al. Direct round window membrane application of gentamincin in the treatment of Ménière's disease. Otolaryngol Head Neck Surg, 1999, 120: 649-655.

[22] Stapleton E, Mills R. Clinical diagnosis of Ménière's disease: how useful are the American Academy of Otolaryngology Head and Neck Surgery Committee on Hearing and Equilibrium guidelines? J Laryngol Otol, 2007, 12: 1-7.

[23] Thirlwall A, Kundu S. Diuretics for Ménière's disease or syndrome. Cochrane Database Syst Rev, 2006, 3: CD00359910. DOI: 1002/14651858.CD003599.pub2.

[24] Thorp MA, Shehab ZP, Bance ML, et al. The AAO-HNS Committee on Hearing and Equilibrium guidelines for the diagnosis and evaluation of therapy in Ménière's disease: have they been applied in the published literature of the last decade? Clin Otolaryngol Allied Sci, 2003, 28: 173-176.

[25] Weber PC, Adkins WY Jr. The differential diagnosis of Ménière's disease. Otolaryngol Clin North Am, 1997, 30: 977-986.

[26] Yin S, Chen Z, Yu D, et al. Triple semicircular canal occlusion for the treatment of Ménière's disease. Acta Otolaryngol, 2008, 128(7): 739-743.

[27] 黄选兆，汪吉宝，孔维佳. 实用耳鼻咽喉头颈外科学. 北京：人民卫生出版社，2008.

[28] 孔维佳，郝瑾. 鼓室内给药治疗梅尼埃病//韩德民. 耳鼻咽喉-头颈外科新进展. 北京：人民卫生出版社，2005：81-88.

[29] 中华耳鼻咽喉头颈外科杂志编辑委员会，中华医学会耳鼻咽喉科学分会. 梅尼埃病诊断依据和疗效分级. 中华耳鼻咽喉头颈外科杂志，2007，42：163.

# 第12章

## 突发性聋

【定义】

特发性突发性聋(sudden idiopathic sensorineural hearing loss,SISHL)是指认为是突然发生的,原因不明的感音神经性听力损失。时间可在数分钟、数小时或3天以内。1926年Citelli首先提出了突发性聋的概念。

【流行病学】

美国每10万人中有5～20人患有突发性聋,同时,每年约有4000余例新发病例。Teranishi等统计了日本30年的突发性聋患病率分别为:3.9人/10万(1972)、14.2人/10万(1987)、19.4人/10万(1993)、27.5人/10万(2001);可以看出发病率逐年上升。2004年德国突聋指南中,报道奥地利和德国突发性聋的发病率达到20/10万人,2011年指南有明显不同,认为德国目前的发病率为每年新增160～400/10万人。高发年龄为50岁。男女比例基本一致。儿童罕见。从全世界来看发病率在5～20/10万人。我国还没有这方面的统计数字,但是随着工作和生活节奏的日渐加快,我国的突聋发病率有上升的趋势,而且发病年龄有年轻化的趋势。此次我国多中心研究,年龄中位数为41岁。

易感因素包括药物因素、病毒感染和其他因素及遗传因素。

【病因与诱因】

病因及病理机制仍不清楚。病因众多。虽然医学有了很大发展,但是目前只有大约10%的突发性聋能找到病因,不能发现病因的突聋,称为特发性突聋(idiopathic sudden deafness)。可能病因主要有:内耳供血障碍;病毒感染;自身免疫性疾病,如颞骨动脉炎、结节性多动脉炎、Wegener肉芽肿、Cogan综合征;创伤;肿瘤;耳毒性药物等。紧张、劳累、情绪波动、睡眠障碍等为其主要诱因。

【分型】

关于突发性聋是否应根据听力曲线进行分型,各国观点并不统一。我国2006年标准未分型。美国2012年指南也未分型。

越来越多的学者认为突聋需要分型,因为不同的类型发病机制可能不一样,不能采用一种固定的模式治疗所有的突聋。日本将突聋分为四型:低频下降型、高频下降型、平坦型和全聋型。德国将突聋分为五型,并对各种不同类型的发病机制进行了分析,提出不同的治疗原则:

(1)低频下降型:250～500Hz处听力下降,可能的发病机制是膜迷路积水,建议采用激素+脱水治疗/改善血液流变学治疗。此型预后最好。

(2)中频下降型:1kHz处听力下降,可能与遗传有关,欧洲白种人多见。治疗原则同低频下降型。此型预后较好。

(3)高频下降型:4kHz以上听力下降。可能与毛细胞的损伤有关。耳蜗基底回高频区域毛细胞的离子通道明显多于顶回低频区域,因此建议使用离子通道阻滞药(如利多卡因)+激素治疗。此型预后较差。

(4)平坦型:所有频率听力都下降。可能是迷路血管痉挛所致,建议使用降低纤维蛋白原的药物+激素治疗。此型预后较好。

(5)全聋型:所有频率发生极重度以上耳聋。可能与内耳血管栓塞或血栓形成有关。此型常伴有眩晕。治疗原则同平坦型,此型预后最差。

中频下降型我国罕见。研究结果显示,各型之间的结果差异很大。低频下降型疗效最好,平坦型次之。高频下降型和全聋型效果不佳。今后的突发性聋临床研究报告,如果不进行听力分型,很难比较疗效。所以在今后的临床工作中必须按照听力曲线进行分型,并采用不同的治疗原则。

【临床表现】

除听力下降外,最常伴发的症状是耳鸣,其次是耳闷胀感、头晕(或眩晕)、耳周皮肤感觉异常等。

【辅助检查】

必须进行的检查:耳镜检查,听力检查(音叉、纯音测听),声导抗。根据具体情况可能需要追加的检查:前庭功能检查,耳声发射,ABR,言语分辨率检查,MRI等。

【鉴别诊断】

有很多疾病都可以引起突发性聋。鉴别诊断须考虑:

①病毒感染(如腺病毒、带状疱疹病毒、流行性腮腺炎病毒、HIV)。

②弥散性脑炎(多发性硬化)。

③自身免疫性脉管炎(如Cogan综合征)。

④耳毒性药物。

⑤肾功能不全造成透析能力下降。

⑥肿瘤(如听神经瘤、脑干、岩骨肿瘤)。

⑦外淋巴瘘(内、外)。

⑧压力伤(气压伤,声压伤,颅脑外伤)。

⑨迷路炎(如中耳炎、梅毒、疏螺旋体等)。

⑩脑膜炎。

⑪遗传性综合征(如Usher综合征,Pendred综合征等)。

⑫血液动力学方面的疾病(如红细胞增多症、白血病、脱水症、镰状细胞贫血等)。

⑬心脏-血液循环疾病(如相对低血压、心脏手术等)。

⑭精神心理性听力障碍。

【治疗】

治疗原则:突发性聋只是一种症状,需要除外可能危及生命的疾病,如颅内、外肿瘤,如果常规检查未发现致命性疾病,则需要对症治疗。目前较为公认的是:皮质类固醇激素和改善内耳微循环治疗。

1. 一般治疗

(1)健康教育:紧张、劳累、情绪波动、睡眠障碍是已知诱因,需尽量去除。

(2)急性听力损伤1周以内,需回避噪声,包括各种带有噪声的检查(如MRI),除非必需,尽量在1周后进行。

2. 针对突发性聋发病机制的药物治疗

(1)糖皮质类固醇激素:各种内耳疾病(如突聋)、自身免疫性内耳病、梅尼埃病、耳鸣、噪声性聋等,不管其发病机制如何,都可使用糖皮质类固醇激素。Lamm等1999年总结了糖皮质类固醇激素对耳蜗-前庭系统的作用。动物实验及临床研究也证实糖皮质类固醇激素治疗内耳病变取得良好疗效。德国指南建议口服3天泼尼松,总剂量为250mg,晨起顿服。如有效,延长使用2d,如无效则停药。

(2)血液流变学治疗:治疗内耳病变改善微循环的目的就是改善血液的流动情况。常用药物有:银杏叶制剂、低分子右旋糖酐、复方丹参、己酮可可碱、羟乙基淀粉(HES,扩容剂)、萘呋胺酯、丁咯地尔等。需要注意的是不能使用血管扩张药物治疗急性内耳病变。使用这种药物可以造成血管的"盗血"现象甚至减少内耳的动脉血供。2004年德国突发性聋诊疗指南已经明确将扩张血管药物治疗突发性聋列为已经废弃的方法。

(3)离子通道阻滞药:代表性药物如利多卡因。可能机制是:①抑制 $Na^+$ 通道;②影响 $Ca^{2+}$-$Mg^{2+}$-ATP酶以及神经突触的 $Ca^{2+}/Na^+$ 交换;③对 $K^+$ 离子通道的影响。谷氨酸盐过度释放造成相应的兴奋毒性反应时,原则上可考虑使用钙离子阻滞药。由于内毛细胞的钙通道对已知的通常剂量的L型钙离子通道阻滞药(尼莫地平、硝苯地平、维拉帕米等)不敏感,现在又没有选择性的D型钙离子阻滞药,故临床上没有特别有效的钙离子阻滞药。

(4)降低内淋巴体积:急性低频听力下降提示膜迷路积水,原则上用脱水的治疗方法比血流动力学治疗好。Vollrath认为脱水治疗的基本方法是甘露醇。同时口服碳酸酐酶抑制药乙酰唑胺。必须要注意可能出现的副作用,特别是低钾血症和酸碱平衡紊乱(代谢性酸中毒)。但是要注意,使用脱水药物有引起永久性听力损伤的危险。

(5)抗氧化剂:噪声性损伤、低氧/贫血、耳毒性药物和化学制剂等不同的原因都可通过反应性氧-氮的生成与内源性抗氧化系统的平衡失调引起氧化应激状态造成耳蜗损伤。目前已进入临床应用的抗氧化剂是α-硫辛酸。一项多中心临床随机研究(1258例)证明,大剂量α-硫辛酸对糖尿病性神经病变有治疗作用。在急性内耳损伤如突聋、噪声性损伤的治疗作用还有待于进一步的临床研究证明。

(6)降低纤维蛋白原的药物治疗:降低血浆黏稠度和纤维蛋白原浓度可改善血液流动特性。去纤维蛋白原的药物如巴曲酶,可作为蛋白酶分解纤维蛋白原中的纤维蛋白肽 A。严重突聋，可能是迷路动脉微血栓形成造成的假说，支持用纤溶剂治疗突聋。除溶栓外还可通过降低纤维蛋白原的水平降低血液黏稠度。

(7)高压氧治疗：Lamm 等(1988)总结分析了数以千计的病例，疗效并不确定。需进一步研究。美国 2012 年突聋指南中将之列为激素治疗无效时的补救性治疗方法。

(8)抗病毒治疗：多种病毒感染可造成听力下降。但是抗病毒治疗并未取得更好疗效。

(9)局部用药：现在很多人局部使用皮质类固醇激素治疗突聋、梅尼埃病和耳鸣。也尝试使用其他的药物如局麻药物、神经递质(拮抗药)。现在正在研究各种药物如生长因子、神经递质、神经递质拮抗药、抗氧化药、细胞凋亡抑制药和抗过敏药物等。许多动物实验获得很好的结果，特别是耳保护作用。局部用药可避免长期全身系统用药的副作用和并发症。如因全身病变原因，不能全身系统用药，或受到很大的限制时，可局部用药。常用药物有甲强龙、地塞米松等。耳后给药也发现取得一定疗效。

3. *非药物治疗方法*

用体外电泳法降低纤维蛋白原：体外电泳法，可清除病理性的蛋白质；与蛋白相关的病理物质或血液中的病变细胞。是用血浆过滤器分离患者的血浆(初次过滤)，然后通过电泳法通过沉淀去除可疑的病原后，把清洁后的血浆重新输给病人。由此能减少大分子血浆蛋白，改善血液的流动性。Suckfüll 等人证明电泳法的疗效至少与持续 10d 的激素＋血液流变学治疗是等效的，而且电泳法只需要大约 2h。

【疗效评定标准】

听力提高的疗效标准，各国不统一。部分以纯音测听恢复超过 10dB 或纯音听阈恢复达到 15%或 20%作为治疗成功的界定标准。也有以纯音测听恢复超过 30dB 或纯音听阈恢复达到 50%作为治疗成功的标准。由于各频率听力损失的程度不同，这种听阈的平均改变不能说明有效的听力改善程度。我国 2006 年突聋指南制定的疗效分级标准是：

(1) 痊愈：受损频率听阈恢复至正常，或达健耳水平，或达此次患病前水平。

(2) 显效：受损频率平均听力提高 30dB 以上。

(3) 有效：受损频率平均听力提高 15～30dB。

(4) 无效：受损频率平均听力改善不足 15dB。

【预后】

突发性聋预后影响因素如下。

Mattox 等报道不进行任何治疗 35%的患者完全自愈(10/28)，57%的患者痊愈或明显改善(16/28)。Wilson 等对没有就诊，未进行任何治疗的突聋患者行纯音测听和言语识别率检查发现 52 例患者中 29 例完全自愈(56%)。作者发现，中频下降者几乎都能完全自愈。但如果只观察高频下降型和低频下降型(不包括严重的听力下降，即纯音测听平均听阈≥90dBHL)，35 例患者中只有 17 例自愈(49%)。Chen 等观察到使用不同的听力标准以及不同的有效标准，自愈率为 32%～55%(52 例患者)。低频下降型的突聋的自愈率显然高于其他类型。从全国多中心研究结果来看，总计 1024 例单侧突发性聋患者中，低频下降型的痊愈率为 77.07%；平坦型为 34.58%；高频下降型为 29.08%；全聋型只有 14.49%，总的痊愈率为 36.91%。各型之间的痊愈率差别很大。虽有文献报道，部分突聋患者在患病 6 个月时复查听力，还可能有一定的听力提高，但总体影响不大。而此研究的随访复查时间为 1 个月，可能少部分显效的患者仍有很少的可能达到自愈。但研究由于需住院治疗，所以入组研究的患者中，程度重的，难治的偏多。多种因素影响下，总的自愈率应为 30%～40%。

德国 2011 年指南中对预后的观点是：

·单独发生在低频或者中频区域的突聋，不管有没有眩晕和耳鸣，预后一般较好。

·听力损失的程度越重，预后越差。

·发病一开始就全聋，或者接近全聋的预后差。

·复发主要见于低频和中频，可以在对侧出现。

我国突发性聋多中心研究结果显示：低频下降型突聋预后最好，平坦型次之，高频下降型和全聋型效果较差。全聋型的痊愈率最低。

(余力生)

## ■参考文献


[1] 中华耳鼻咽喉头颈外科杂志编辑委员会,中华医学会耳鼻咽喉头颈外科学分会.突发性聋的诊断和治疗指南(2005 年,济南).中华耳鼻咽喉头颈外科杂志,2006,41 (5):325.

[2] American Academy of Otolaryngology-Head and Neck Surgery. Clinical Practice Guideline: Sudden Hearing Loss. Otolaryngology-Head and Neck Surgery,2012,146(1S):S1-S35.

[3] Teranishi M, Katayama N, Uchida Y, et al. Thirty-year trends in sudden deafness from four nationwide epidemiological surveys in Japan. Acm Otohryngol,2007(127):1259-1265.

[4] Ganzer U, Albegger KW, Arnold W, et al. Leitlinie" Hörsturz". Konsensusbericht im Auftrag des Präsidium der Deutschen Gesellschaft für Hals-nasen-Ohren-Heilkunde, Kopf-und Hals-Chirurgie. HNO Information, 2004, 4: 302-308.

[5] Michel O, Deutsche Gesellschaft für Hals-Nasen-Ohren-Heilkunde, Kopf- und Hals-Chirurgie. The revised version of the German guidelines "sudden idiopathic sensorineural hearing loss". Laryngorhinootologie, 2011, 90 (5): 290-293.

[6] 余力生,杨仕明.中国突发性聋分型治疗的多中心临床研究.中华耳鼻咽喉头颈外科杂志,2013,48 (5):355-361.

[7] Lamm K, Arnold W. How useful is corticosteroid treatment in cochlear disorders? Otorhinolaryngol Nova, 1999, 9:203-216.

[8] Plontke S. Therapy of Hearing Disorders: Conservative Procedures. In Beleites E, Gudziol H. Restoring Methods of fuctional defects in head and neck. Current topics in Otorhinolaryngology Head and neck Surgery, Vol. IV, Scientias Ltd,2005:3-65.

[9] Gilgun-Sherki Y, Rosenbaum Z, Melamed E, Offen D. Antioxidant therapy in acute central nervous system injury: current state 17. Pharmacol Rev, 2002,54(2):271-284.

[10] 杨晓琦,余力生,马鑫.耳后注射复方倍他米松治疗顽固性低频下降型感音神经性聋.中华耳鼻咽喉头颈外科杂志,2007,42(11):814-816.

[11] Suzuki F, et al. Defibrinogenation therapy for idiopathic sudden sensorineural hearing loss in comparison with high-dose steroid therapy. Acta Otolaryngol,2003, 123:46-50.

[12] Mattox DE, Simmons FB. Natural history of sudden hesring loss. Ann Otol, 1977, 86:463-480.

[13] Wilson WR, Byl FM, Laird N. The efficacy of steroids in the treatment of idiopathic sudden hearing loss. A double-blind clinical study. Arch Otolaryngol, 1980, 106(12):772-776.

[14] Chen CY, Halpin C, Rauch SD. Oral steroid treatment of sudden sensorineural hearing loss: a ten year retrospective analysis. Otol Neurotol, 2003,24(5):728-733.

[15] 余力生,杨仕明.突发性聋诊疗进展.中华耳鼻咽喉头颈外科杂志,2013,48(5):432-435.

# 第13章

# 听神经病

【定义】

听神经病(auditory neuropathy,AN)是一种表现为听性脑干反应(ABR)缺失或严重异常,而耳声发射和(或)耳蜗微音电位(CM)正常的特殊听力障碍,患者言语感知与听力下降不成比例,噪声下言语理解较差,与一般的感音神经性聋有明显差异。近年来听神经病逐渐为人们所认识,一般认为其由听神经纤维、内毛细胞或听神经与内毛细胞之间的突触病变所导致,外毛细胞功能表现正常。

【病名】

1996年,听神经病首先由Starr等提出,他们报道了一组特殊表现的听力障碍患者,即听性脑干反应(auditory brainstem response,ABR)不能引出或严重异常,而耳蜗微音电位和耳声发射能引出,言语识别率相对听力不成比例下降。随后,医学界对听神经病有了较多的认识,1997年,Deltenre等发现3例新生儿表现出听神经病的特征,并认为此类疾病的病变起源于蜗神经之前。1998年,Hood则认为不能确定其具体的病变部位是否在听神经,建议改名为听神经病症候群(auditory neuropathies)。2003年Berlin等依据OAE正常而反映听神经同步性的ABR异常,将其定义为听觉同步不良(auditory dys-synchrony,AD)。2008年6月在意大利科莫召开的国际新生儿听力筛查会议上,专家们一致认为,表现为ABR缺失或严重异常而CM/OAE正常的听力障碍并不能确定其病变部位在听神经,进而将听神经病更名为听神经病谱系障碍(auditory neuropathy spectrum disorder,ANSD)。ANSD这一新的名称将听力学检查表现为OAE/CM引出而ABR未引出或严重异常,但是内耳MRI显示蜗神经发育不良的这类特殊疾病包括在内。鉴于有听神经病表现的患者而其病变位置的不确定性,ANSD也渐渐为大家所接受和应用。

【流行病学】

1996年Starr等提出听神经病这一名称之前,已有不少学者发现了这种特殊的听力障碍,他们都可测得纯音听阈,但引不出听性脑干反应。此后,又有学者报道相似病例,有学者开始注意到这类患者的言语识别率不成比例地低于纯音听阈,后来进一步发现这类患者耳蜗微音电位和诱发性耳声发射多正常。Kaga等报道了2例女性患者,以ABR缺失、增宽的耳蜗电图的复合动作电位以及几乎正常的OAE,诊断为听觉神经疾病。随后,在新生儿中也发现听神经病病例,并提出听神经病有别于一般感音神经性听力损失。国内学者顾瑞等于1992年报道了16例中枢性低频感音神经性听力减退,根据听觉电生理检查结果,应有部分患者符合听神经病的诊断;1999年梁凤和等报道了17例符合听神经病诊断的病例,女性居多,青春期前后起病。

据文献报道,听神经病患者多为散发病例,虽然就诊时患者年龄跨度较大,但都是自婴幼儿或青少年期起病。1999年以前,一般以病例报道为主,多数学者认为听神经病的发病主要集中在3岁以前的婴幼儿和10—20岁的青少年。随着新生儿听力筛查的普及以及听力检测技术的提高,越来越多的听神经病婴幼儿被早期发现,低体重、早产等高危新生儿成活率的提高,使听神经病在婴幼儿中的患病率有所增加。表13-1汇总了各国具有代表性的关于听神经病患病的情况,由于文献所涉及的听力障碍人群和地区不同,其患病率的差异也较大。

**表 13-1　听神经病在听障人群中的发生率**

| 城市或国家 | 发表年份 | 作者 | 研究对象 | 发生率 |
|---|---|---|---|---|
| 澳大利亚墨尔本 | 1999 | Rance G. 等 | 具有听力损失高危因素的婴幼儿和青少年5199例，109例ABR异常，其中ABR缺失而OAE正常12例为听神经病 | 11.01% |
| 中国香港 | 2004 | Tang T.P. 等 | 聋校123例听障儿童，听神经病5例 | 2.44% |
| 土耳其(5个城市) | 2008 | Kirkim G. 等 | 新生儿听力筛查23 786例，听力损失(除外传导性聋)共65例，其中SNHL55例，听神经病10例 | 15.38% |
| 埃及 | 2009 | Sanyelbhaa Talaat H. 等 | 婴幼儿及儿童重度到极重度听力损失112例，听神经病15例 | 13.39% |
| 波兰 | 2012 | Bielecki I. 等 | 352例听障儿童(不含传导性)，听神经病18例 | 5.11% |
| 印度 | 2012 | Mittal R. 等 | 487例听障儿童，重度到极重度听力损失儿童183例，听神经病26例 | 5.34%(占重度到极重度听力损失儿童的14.21%) |
| 合计 | | | 86/1248 | 2.4%～15.4% |

【解剖学】

听神经病的病变部位尚未确定。根据听神经病患者ABR引不出反应推测病变可能发生于听神经的远端部分，包括内毛细胞、螺旋神经节细胞，两者之间的突触连接及耳蜗内的听神经纤维。实验建立的动物模型，表现为耳蜗内毛细胞而外毛细胞基本不受累的特性，发现ABR阈值不成比例地高于纯音阈值，这与听神经病患者纯音听阈与ABR反应阈值不相吻合类似，但该模型毕竟引出了ABR波形，与听神经病不符。尽管如此，说明仅仅有内毛细胞的损伤是不足以解释听神经病的所有表现。一般认为，听神经病的病变部位主要位于内毛细胞，螺旋神经节细胞、两者之间的突触连接、耳蜗内的听神经纤维及听神经的远端部分，但要确认听神经病的具体病变部位，目前仍是个难题。

【分子生物学】

遗传因素可能是ANSD很关键的致病因素。该病的遗传可以是非综合征性、综合征性和线粒体相关。遗传方式包括所有4种主要遗传途径，即常染色体显性、常染色体隐性、X-染色体、线粒体。研究发现，ANSD患者与多非综合征性遗传有关，其中常染色体显性遗传有AUNA1、PCDH9，常染色体隐性遗传：OTOF/DFNB9、Pejvakin/DFNB59，X-染色体有AUNX1。AUNA1突变患者，其听觉功能障碍的位置很可能在听神经远端，即树突、内毛细胞或突触，而不是近端(螺旋神经节细胞或轴突)。OTOF(otoferlin gene)的突变，则常导致耳蜗病变，尤其是内毛细胞，一定程度上还包括外毛细胞，研究预示该位置的病理变化将会导致OAE消失。因此有学者认为OTOF基因突变患者更适合人工耳蜗置入术而不是助听器。DFNB59基因产生prejvakin蛋白，表达于Corti器、螺旋神经节，以及传入听觉通路的耳蜗核神经细胞体、上橄榄复合体和下丘，DFNB59基因突变后不能产生Prejvakin蛋白，导致听觉通路神经信号受扰，而这些患者一般耳蜗功能完好。ANSD同样可以合并遗传性综合征，比如Charcot-Marie-Tooth(CMT)等。耳蜗尤其是血管纹对能量不足异常敏感，听力损失与线粒体疾病密切相关。有研究认为，AN与线粒体DNA(mDNA)非遗传性突变导致的缺陷有关，12S rRNA(ribosomal RNA)参与线粒体蛋白合成，该突变的患者可表现出ANSD特征。

研究显示，ANSD患者中，不同类型的基因突变可引起听觉系统不同的病理改变，这些结果显示了该疾病的异质性。基因突变信息如果能够帮助通过基因筛查早期发现这类疾病，通过遗传学咨询来避免和(或)降低发生率，并可以帮助选择最佳的治疗方案，如助听器、人工耳蜗置入以及听觉康复方案。如果能了解患者可能的病变部位，将会引导我们选择最佳的处理方法，而听力测试结果并不能完全提供准确的病变位置，不能区分听觉突触病理改变还是听神经自身的改变。因此，ANSD基因和分子水平的诊断对于确定合适的治疗方法是非常宝贵的。

【病因与病理】

听神经病是一个功能性诊断，迄今尚未确定其病因。由于听神经病多于婴幼儿和青少年期起病，故患者新生儿期及婴幼儿期曾出现的疾病引起人们的高度重视。目前认为可能的病因有：遗传性疾病如Charcot-Marie-Tooth综合征和费里德赖希共济失调(Friedreich's Ataxia，FRDA)；新生儿期高胆红素血症；新生儿期缺氧。这其中以新生儿高胆红素血症尤为引人注目，Rance等调查的12例听神经病患儿中，有6例曾出现新生儿高胆红素血症，血清胆红素浓度超过350 μmol/L。高胆红素血症患儿的ABR既可以表现为反应阈值的升高，也可以表现为Ⅰ～Ⅴ波潜伏期延长，提示胆红素可以同时影响外周和中枢听觉系统。

由于缺乏相应部位的病理活检，故对听神经病的病理改变知之甚少。目前认为听神经纤维发生不均匀脱髓鞘的可能性较大，其根据有：听神经纤维不均匀脱髓鞘可以解释ABR引不出，及言语测听不成比例地低于纯音测听；患者伴有外周神经病表现，且都以脱髓鞘为病变基础；某些以脱髓鞘为主要病理表现的外周神经病累及听神经可出现听神经病的表现。Starr等报道的10例成人病例中，有8例在听力损伤若干年后出现了不同程度的外周神经受累的表现，其中3例是Charcot-Marie-Tooth综合征，另5例仅有外周神经传导速度和腱反射异常。Charcot-Marie-Tooth综合征的病理变化以神经脱髓鞘为主要表现，神经传导速度下降及腱反射减弱也是神经脱髓鞘的表现。

Ⅰ型螺旋神经节细胞与内毛细胞连接的解剖结构特点有利于神经元同步化放电。另外，两者突触连接的病变，从理论上分析，同样可以产生听神经病的表现。另外，根据听神经病的临床表现存在明显个体差异的特点，不排除同时存在两处或两处以上病变的可能性。有些部位的病变为所有听神经病患者所共有，而另一些部位的病变则为不同的患者所特有。

【临床表现】

听神经病的主要临床表现为听力下降，可听到声音，但常常听不清语意。听力学检查的特点为：纯音测听为以低频为主的轻到中度的感音神经性听力下降，鼓室导抗图正常，镫骨肌反射消失，OAE多数正常，ABR消失或异常，言语识别与纯音听阈不符，颞骨CT或内耳MRI显示正常。ABR自Ⅰ波起缺失而DPOAE正常引出，言语分辨力差与纯音听阈不成比例，镫骨肌声反射及OAE交叉抑制异常，纯音听力图多呈上升型以低频损失为主，是听神经病听功能的重要特征。

1. *病史*　大多数患者主诉双耳听不清说话声，存在不同程度的言语交流困难，少数病例伴有耳鸣等，且多自幼年起病。均无耳毒性及噪声接触史，有的可有耳聋家族史。

2. *纯音测听*　听神经病患者的纯音听阈呈轻、中度感音神经性聋，并呈现明显的个体差异。听力图可以是以低频损失为主的上升型，也可以是以高频损失为主的下降型，还可以为平坦型曲线。听力损失多数表现为双侧，少数可为单侧。

3. *言语测听*　患者言语识别率常不成比例地低于纯音听阈，是听神经病的一个重要特点，尤其是噪声下言语识别率更差。多表现为听电话或听麦克风时不能分辨说话的内容。

4. *听性脑干反应ABR*　ABR引不出反应或者反应严重异常是听神经病最重要的特征之一。听神经病患者纯音测听显示有一定的听力，说明有一定的神经冲动可以传入；而ABR的记录基于神经同步化需达到一定程度才可以引出反应，而听神经同步化障碍则导致ABR不能引出反应。有髓神经纤维非同步化放电最常见的原因是脱髓鞘。一般认为，脱髓鞘可能是神经同步化障碍，ABR不能引出反应的最主要的原因。

5. *耳蜗微音电位CM*　听神经病患者均可记录到具有重复性的CM，耳蜗微音电位在婴幼儿及儿童听神经病的诊断中比较常用，与耳声发射相比，不易受到其他病理状态的影响，尤其中耳炎患者不易记录到耳声发射，部分听神经病婴幼儿及儿童未记录到耳声发射而可见CM。

6. *耳蜗电图ECochG*　从AN患者上可以发现两种主要的EcochG波形。

(1)一个明显的波形，显示的是延迟的总和电位(SP)，在多数病例中，其后有一个复合动作电位。

(2)一个明显的波形，显示的是正常潜伏期的SP，其后跟随一个增宽的负波(突触电位 dendritic potential，DP)。据研究证明在多数患者中有潜伏期延迟的SP而没有DP，正常形态EABR波形可以从所有电极通道记录到。另一方面，正常潜伏期SP和增宽的负向DP，显示EABR波形缺失或很差的Ⅴ波形态。由此，ECochG结果或许可以将AN

分为突触前和突触后病变。

7. *诱发性耳声发射及对侧抑制试验* 这里主要指瞬态声诱发耳声发射(transient evoked otoacoustic emission,TEOAE)和畸变产物耳声发射(distortion production otoacoustic emission,DPOAE),在听神经病患者中,即使纯音听阈表现为重度感音神经性聋,诱发性耳声发射仍然可正常或轻度改变,同时微音电位也多表现为正常,这是听神经病的另一个重要特点。正常人的诱发性耳声发射存在对侧抑制,在测试中给对侧耳加一定强度的白噪声,TEOAE 的振幅一般下降 2～4 dB,但在听神经病患者中这种对侧抑制现象消失。

8. *中、长潜伏期反应* 听神经病患者中、长潜伏期反应有明显的个体差异,有报道的成人病例中约半数可引出,这可能是由于中、长潜伏期反应的检测并不严格要求神经元的同步化放电。ABR 反应阈值一般不能直接用于听神经病患者的听力评估,当不能准确获得婴幼儿行为听阈时常常需要结合客观测听的结果,以便用于早期干预,例如选配助听器,可将皮层听觉诱发电位用于听力评估,结果相对可靠。当患者不能配合完成行为测听时,均可借用皮层听觉诱发电位的测试,以相对准确印证听力损失的情况。

9. *声导抗测试* 听神经病患者的鼓室导抗图多呈"A"型,提示中耳功能正常;镫骨肌反射引不出。与耳声发射对侧抑制相似,镫骨肌反射的引出并不依赖于听觉传入纤维的同步化排放。听神经病患者在有一定听觉传入信号的情况下仍引不出镫骨肌反射,提示听觉脑干通路存在病变。

【辅助检查】

1. *听力学检查*(表 13-2)

**表 13-2 听神经病患者各项检查结果**

| 检查项目 | 结果 |
|---|---|
| 耳声发射 (OAE) | 正常或消失(30%后来 OAE 消失) |
| 耳蜗微音电位 (CM) | 引出 (相反极性声刺激) |
| 听性脑干反应 (ABR) | 高强度声刺激未引出反应 (或严重异常) |
| 中耳肌声反射 (MEMR) | 高强度声刺激未引出反应 |
| 同侧与对侧 | (极少数出现,但阈值明显升高) |
| 纯音测听 | 正常到重度/极重度听力损失(低频下降居多或任何类型,可不对称) |
| 安静条件下言语识别 | 低于预期,轻度到重度下降 |
| 噪声下言语识别 | 非常差 |
| 掩蔽极差 (MLD) | 无 |
| 耳声发射对侧声抑制 | 无 |

2. *影像学检查* 颞骨 CT 和内耳 MRI 一般表现为外中内耳形态正常。

【诊断及鉴别诊断】

凡双耳听力下降,特别是言语分辨能力差的患者,在常规的纯音听阈和声导抗测试中,如显示为感音神经性听力损失,引不出声反射,或仅有部分频率可引出镫骨肌反射而反射阈明显升高时,则应进一步进行 ABR、OAE 及对侧抑制试验。对于婴幼儿,不能获得准确纯音听阈时,ABR 检查阈值超过 80dBnHL 时,进一步检查 CM 和 OAE。结果提示为蜗后听力损失而又能排除包括脑部的各种其他疾病者,方可诊断为本病。若同时存在其他周围神经病,应视为全身性神经病的一部分。

本病尚应注意和药物中毒性、噪声性、感染性以及梅尼埃病、遗传性低频下降型等耳蜗性听力损失鉴别。

本病还应与占位性病变,如第Ⅷ对脑神经瘤、多发性硬化及脑外伤后遗症等颅脑疾病进行鉴别。第Ⅷ对脑神经瘤多为单侧受累,偶有双侧,一般通过影像学检查可以帮助诊断。多发性硬化除听力下降外,尚可有眩晕、其他脑神经及精神、皮层功能受损表现,且症状可有缓解期,脑部 MRI 可证实病变的存在。

本病还应与中枢性听力障碍鉴别,这类患者通常能够记录到 ABR。

【治疗】

由于听神经病的病变部位及病因不能确定,且临床表现差异较大,因此干预方式的选择依然是一个难题。听力障碍干预方式有很多,包括药物治疗、助听器、人工耳蜗等。听神经病由于其特殊的病因及个体差异较大,不能简单地以感音神经性聋患者的干预方式来处理。有学者报道给予葛根素和能量合剂,配以高压氧治疗2周,效果不佳;有给予皮质类固醇治疗,效果不明显。在了解听神经病病因的情况下,有的可以有针对性地进行药物治疗,但绝大多数患者病因不明,尤其婴幼儿,临床以助听器和人工耳蜗为主,以听觉言语康复训练为辅来帮助患儿获得言语。

1. 助听器　一般认为,听神经病患者早期可以使用助听器。基于听神经病变而耳蜗毛细胞正常的理论,多数学者认为助听器可能对听神经病患者有一定的帮助,而人工耳蜗效果不佳。Berlin等报道85例听神经病患者佩戴了助听器,言语识别率测试结果显示仅15%的患者有效。Rance等将佩戴助听器的听神经病患儿与一般感音神经性聋患儿对比,发现两组之间言语语言能力的提高没有统计学差异,认为助听器能够为听神经病患儿提供一定的帮助。国内也有关于听神经病患者佩戴助听器的报道,均提示仅有少部分患者言语识别率提高。根据多项研究认为,助听器并不能帮助听神经病患儿提高言语认知能力。综上所述,助听器可以增加外界声音和言语声的可听性,对听神经病患儿听力的提高有一定帮助,但在提高言语分辨率、言语获得等方面并不像其他听力障碍患儿那样有效。

2. 人工耳蜗　通常在助听器效果不好的情况下,建议考虑人工耳蜗手术。关于听神经病患儿人工耳蜗置入(cochlear implantation)手术的相关报道很多,多数学者研究均显示,人工耳蜗置入患者,自身手术前后对比听力言语测试得分有进步,认为电刺激下神经同步化改善。越来越多的研究均报道了听神经病患者接受人工耳蜗置入后的情况,言语得分有一定的提高,但相对其他感音神经性聋的患者得分较低。人工耳蜗对听神经病患儿的帮助没有达到一般感音神经性聋患儿的水平。也有研究显示听神经病患儿与同等条件的非听神经病患儿对比,两组患儿听觉言语、交流能力及受教育情况等指标植入前后均有较大进步,但两组之间差异没有差异,因此,认为人工耳蜗是神经病患儿听力言语康复的可选手段。当置入人工耳蜗时,听神经病患者非同步神经活动可能影响电刺激的时间编码,从而提高了神经的同步性。由此可见,虽然有些患儿言语语言能力的提高没有达到一般感音神经性聋患儿的水平,但大部分听神经病患儿人工耳蜗置入术后都有一定的效果。

关于助听器和人工耳蜗对听神经病的研究,多数是在患儿使用助听器效果不佳后置入人工耳蜗,术后都有一定的提高。患者在助听器帮助下不能获得听觉能力,接受人工耳蜗后,听觉感知能力达到其他患者的助听效果。由此可见对部分听神经病患儿而言,人工耳蜗较助听器效果好。

人工耳蜗置入对听神经病患儿的帮助个体差异较大,并不能使所有患儿都获益,但是大部分患儿术后听觉和言语能力都有一定程度的提高,尤其在言语识别率方面有不同程度的提高。大部分听神经病患儿都是在助听器效果不佳的情况下接受人工耳蜗植入,术中监测多数能记录到同步化的神经动作电位,听觉言语发育即使没有同等条件的其他人工耳蜗植入患儿效果好,但自身对比有进步依然是很好的结果。

3. 定位诊断与干预选择　听神经病患者干预效果个体差异较大,可能与病变部位不同有关。听神经病的病变部位包括内毛细胞、毛细胞与蜗神经之间的突触连接、听神经本身以及这三个部位的组合。理论上来说,如果病变部位仅限于突触前和(或)听神经纤维末梢,患儿人工耳蜗置入的效果往往较好,而整个听神经受牵连的患儿效果会较差。Otoferlin基因突变导致的听神经病比较常见,一般认为病变部位在内毛细胞或内毛细胞与听神经之间的突触上,属于突触前型听力损失。该类患儿听神经一般正常,有报道Otoferlin基因突变患者接受人工耳蜗置入手术,效果较好。其他学者研究也发现,Otoferlin基因突变的患儿人工耳蜗置入效果较好。如果临床上确诊为此基因突变导致的听神经病,可首选手术干预。由于听神经病患儿病变部位的诊断在干预的选择中占有重要地位,对康复效果的影响较大,因此,临床上应尽可能明确病因,查找病变部位,为早期干预方法的选择提供帮助。

由于暂时性听神经病的存在,对于婴幼儿,一般需要一段时间进行观察。2岁未见好转,助听器效果不佳时,才考虑人工耳蜗置入。

听神经病是一种特殊的听力障碍,对婴幼儿的言语发育影响较大,早期进行有效的干预至关重要。由于该病的病因病理不同,病变部位不同,干预效果可出现较大差异。一般听力下降比较明显的患儿在人工耳蜗置入之前建议佩戴助听器。另外,助听器试戴一段时间后,不论听力损失程度如何,言语理解能力进步差时建议行人工耳蜗置入。听力障碍患儿学会语言是干预的最终目的,听神经病患儿主要特征是言语能力差，不管采用何种干预手段，科学有效的听觉言语训练必不可少。总之，根据听神经病患儿听力损失程度、病因、病理及病变部位的不同，选择合适的干预方式，配合个性化的听觉言语康复训练，才能获得理想的干预效果。

【预后】

听神经病的表现具有明显的个体差异，这种个体差异的产生是由于病变不同还是由于同一病变而程度不同，目前尚无法确定。但需要提醒我们注意的是，在临床工作中，对于不同的听神经病患者应根据其各自独特的表现综合分析，并采取不同的处理方案。

（黄丽辉 张燕梅 莫玲燕）

## 参考文献


[1] Starr A, Picton TW, Sininger Y, et al. Auditory neuropathy. Brain, 1996, 119: 741-753.

[2] Deltenre P, Mansbach AL, Bozet C, et al. Auditory neuropathy: a report on three cases with early onsets and major neonatal illnesses. Electroencephalography and Clinical Neurophysiology/Evoked Potentials Section, 1997, 104(1): 17-22.

[3] Hood LJ. Auditory neuropathy: what is it and what can we do about it? The Hearing Journal, 1998, 51(8): 10-18.

[4] Berlin CI, Hood L, Morlet T, et al. Auditory neuropathy/dys - synchrony: Diagnosis and management. Mental retardation and developmental disabilities research reviews, 2003, 9(4): 225-231.

[5] 黄丽辉. 婴幼儿听神经病谱系障碍诊断及处理指南——婴幼儿听神经病诊断及处理指南研讨会制订（2008年，意大利，科莫）. 听力学及言语疾病杂志, 2012, 20(1): 64-69.

[6] Kaga K, Nakamura M, Shinogami M, et al. Auditory nerve disease of both ears revealed by auditory brainstem responses, electrocochleography and otoacoustic emissions. Scandinavian Audiology, 1996, 25(4): 233-238.

[7] 顾瑞，于黎明. 中枢性低频感音神经性听力减退. 中华耳鼻咽喉科杂志, 1992, 27(1): 27-29.

[8] 梁凤和，刘铤，刘博. 听觉神经病. 中华耳鼻咽喉科杂志, 1999, 34(6): 350-352.

[9] Manchaiah VKC, Zhao F, Danesh AA, et al. The genetic basis of auditory neuropathy spectrum disorder (ANSD). International Journal of Pediatric Otorhinolaryngology, 2011, 75(2): 151-158.

[10] Rance G, Beer DE, Cone-Wesson B, et al. Clinical findings for a group of infants and young children with auditory neuropathy. Ear and hearing, 1999, 20(3): 238.

[11] Berlin CI, Hood LJ, Morlet T, et al. Multi-site diagnosis and management of 260 patients with Auditory Neuropathy/Dys-synchrony (Auditory Neuropathy Spectrum Disorder *). International Journal of Audiology, 2010, 49(1): 30-43.

[12] Rance G, Barker EJ, Sarant JZ, et al. Receptive language and speech production in children with auditory neuropathy/dyssynchrony type hearing loss. Ear and hearing, 2007, 28(5): 694-702.

[13] Rance G, Barker EJ. Speech perception in children with auditory neuropathy/dyssynchrony managed with either hearing aids or cochlear implants. Otology & Neurotology, 2008, 29(2): 179-182.

[14] Rodríguez Ballesteros M, Del Castillo FJ, Martin Y, et al. Auditory neuropathy in patients carrying mutations in the otoferlin gene (OTOF). Human mutation, 2003, 22(6): 451-456.

[15] Rodríguez Ballesteros M, Reynoso R, Olarte M, et al. A multicenter study on the prevalence and spectrum of mutations in the otoferlin gene (OTOF) in subjects with nonsyndromic hearing impairment and auditory neuropathy. Human mutation, 2008, 29(6): 823-831.

# 第14章

# 良性阵发性位置性眩晕

良性阵发性位置性眩晕(benign positional paroxysmal vertigo,BPPV)是头部运动到某一特定位置时诱发的短暂的眩晕,是一种具有自限性的周围性前庭疾病。可为原发性,也可为继发性。并非所有的头动都可引出症状,必须与重力垂直线之间的角度发生变化的头位运动才能出现症状。

【流行病学】

BPPV在人群中的发病率较高,Mvon Brevern等的报道约为8%。女性发病率较高,多数病人的发病年龄在50—70岁。

【病因】

BPPV的病因尚不完全明确,但临床上常根据其是否伴发于其他疾病而分为原发性BPPV及继发性BPPV。50%~70%为原发性BPPV。继发性BPPV的常见原因有:头部外伤、前庭神经炎、梅尼埃病、偏头痛和手术等,均系某种因素损伤了椭圆囊,造成耳石脱离进入内淋巴液从而出现BPPV。

【发病机制】

BPPV有两个主要的学说,Schuknecht提出的嵴顶结石症学说和Hall提出的管结石症学说。

1. *嵴顶结石学说* 该学说认为自椭圆囊脱落的耳石碎片黏附于壶腹嵴顶上,引起内淋巴与壶腹嵴顶密度不同从而使比重发生差异,导致壶腹嵴对重力作用的异常感知,引起眩晕。该学说最初用来阐述PC-BPPV的发病机制,但该学说更适合解释水平半规管BPPV的发病机制。根据耳石黏附在壶腹嵴顶的位置不同而将水平半规管BPPV分为:半规管侧水平半规管BPPV和椭圆囊侧水平半规管BPPV。

2. *管结石学说* 此学说认为自椭圆囊脱落的耳石碎片脱落并自由漂浮在半规管的内淋巴液中,当头位移至激发位时,管石受到重力作用移动而形成内淋巴液流动,使嵴顶产生移位而引起眩晕及眼震。这是BPPV最多见的机制。

【临床类型】

1. 后半规管BPPV。
2. 水平半规管BPPV。
3. 上半规管BPPV。
4. 混合型BPPV。

以上四种类型可单侧发病,也可双侧发病,双侧同时发病罕见。后半规管BPPV最常见,其次为水平半规管BPPV,而上半规管BPPV和混合型BPPV临床上少见。

【诊断试验】

1. Dix-Hallpike *试验* 是确定后或上半规管BPPV最常用的方法(图14-1)。在每个位置都要观察有无眼震,并记录眼震的方向。

2. *滚转试验*(roll maneuver) 是确定水平半规管最常用的方法(图14-2)。

3. *BPPV变位检查的眼震特点*

(1)后半规管BPPV的眼震特点:患者头向一侧转45°后快速卧倒,使头悬至床下,与床平面成30°夹角,患耳向地时出现以眼球上极为标志的垂直扭转性眼震(垂直成分向眼球上极,扭转成分向地);回到坐位时眼震方向逆转。管结石症眼震持续时间<1 min;嵴帽结石症眼震持续时间≥1 min。

(2)前半规管BPPV的眼震特点:患者头向一侧转45°后快速卧倒,使头悬至床下,与床平面成30°夹角,患耳向下时出现以眼球上极为标志的垂直扭转性眼震(垂直成分向眼球下极,扭转成分向地);回到坐位时眼震方向逆转。管结石症眼震持续时间<1min;嵴帽结石症眼震持续时间≥1 min。

(3)水平半规管BPPV的眼震特点:管结石症在双侧变位检查中均可诱发向地性或背地性水平眼震,眼震持续时间<1min;嵴帽结石症在双侧变

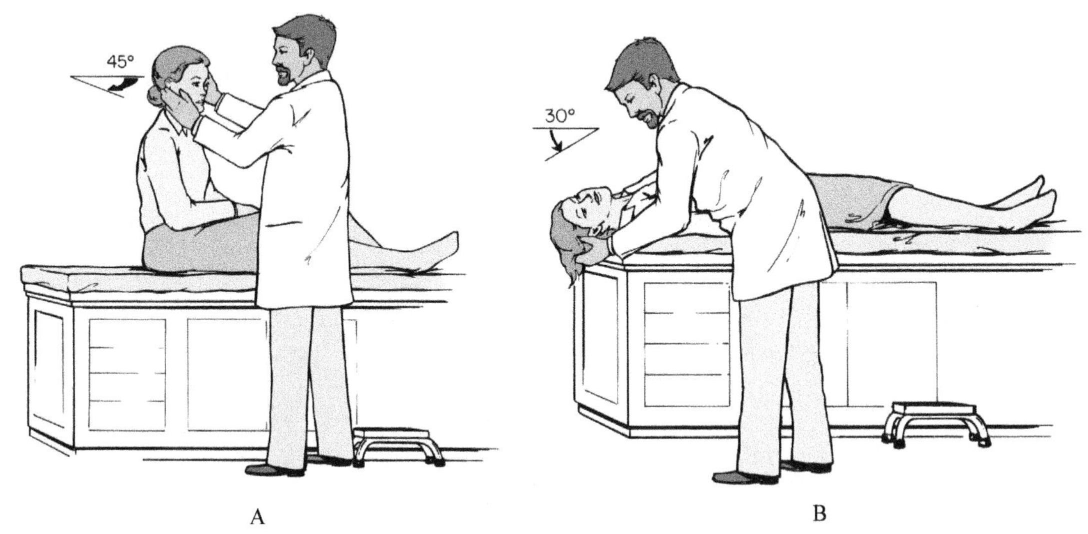


图 14-1　Dix-Hallpike 试验

阳性：一般是向左侧或右侧出现眼震，眼震为垂直扭转性；阴性：向双侧均没有眼震

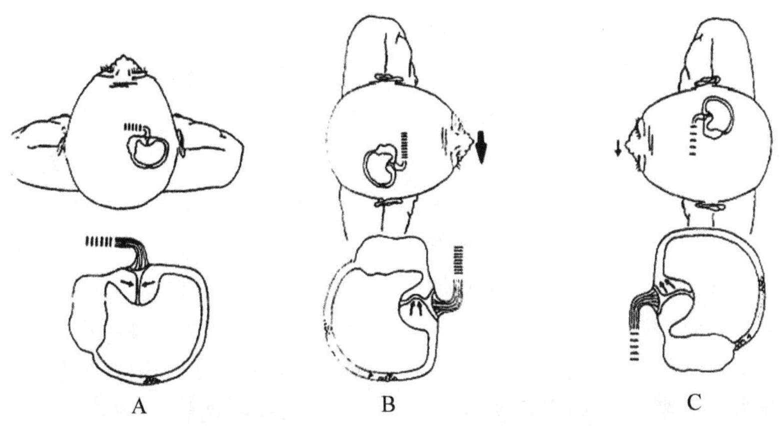


图 14-2　A、B、C 分别为滚转试验的三个位置。A 是第一个位置，可以根据患者的病情或检查者的习惯，首先向左侧翻转还是向右侧翻转。每个位置均要注意有无眼震，并记录眼震的方向。本图显示的是右侧水平半规管结石，向双侧翻转均出现眼震，但以向右翻转眼震和眩晕明显

阳性：向双侧均出现水平眼震，一般是一侧强、一侧弱；阴性：向双侧翻转均无眼震

位检查可诱发背地性水平眼震，眼震持续时间≥1min。

【诊断依据】

1. 头部运动到某一特定位置出现短暂眩晕的病史。

2. 变位性眼震试验显示上述眼震特点，且具有短潜伏期(<30s)和疲劳性。

【鉴别诊断】

BPPV 与中枢性阵发性位置性眩晕的鉴别见表 14-1。

【治疗】

BPPV 的治疗原则：耳石复位；必要的药物干预。

BPPV 的主要治疗手段是手法复位。症状严重、发作频繁时可以使用一些药物缓解症状及预防性治疗。若手法复位和药物治疗均无法治愈，且疾病的发作已经严重影响了患者的生活质量时可行手术治疗。

**(一)药物治疗**

常用的药物有前庭抑制药，可控制眩晕症状。BPPV 患者可适量应用扩血管、改善微循环的药物，以增加内耳的血供，有利于预防。

**(二)手法复位治疗**

1. 后半规管主要采用 Epley 复位法。

表 14-1 BPPV 与中枢性阵发位置性眩晕鉴别

| 特征 | BPPV | 中枢性 PPV |
|---|---|---|
| 潜伏期 | 1～15s(水平型更短) | 0～5s |
| 持续时间 | 5～60s(水平型可更长) | 5～60s,或更长 |
| 眼震的方向 | 与刺激的半规管有关 | 与刺激半规管无关,纯水平或垂直眼震 |
| 疲劳性 | 典型(水平型疲劳型不明显) | 可能有或无 |
| 眼震的变化过程 | 渐增-渐减型(水平型少见) | 可能为减增-渐减型 |
| 眩晕 | 典型 | 典型 |
| 恶心、呕吐 | 一次检查少见 | 一次常见,与眼震强度不成比例 |
| 自然病程 | 几周内自然恢复率 70%～80% | 几周内也可自然恢复 |

2. 前半规管采用深悬头位。

3. 水平半规管方法。

(1) 翻滚复位法(Barbecuerotation manoeuvre):具体步骤:①患者由坐位变成平卧位,头向健侧转 90°;②躯体由平卧变成俯卧,头继续向健侧转 90°;③头部继续向健侧转 90°;④坐起。每 1 个步骤眩晕消失后再维持 1min。

(2)Gufoni 法:①病人双腿下垂端坐于检查桌上;②身体朝一侧快速倾倒——向地性眼震患者倾向健侧,背地性眼震患者倾向患侧;③2～3min 后头朝下转 45°,至少保持 30s;④回到初始体位。

(3)强迫侧卧位法(forced prolonged position, FPP)主要针对管结石性水平半规管 BPPV,要求病人向健侧侧卧不动至少 12h,以便保持患侧水平半规管椭圆囊的开口始终朝下,72h 后检查判别疗效。

(4)改良 Barbecue 翻滚复位法:①病人平卧于床,头迅速地朝健侧转 90°;②保持头部姿势回到坐位,再将头缓慢地转回自然位置;③回到平卧位。治疗时需要重复上述步骤。

(5)视频眼震镜监测下逐步复位法[step-by-step rehabilitation under videonystagmoscopic (VNS) control]:该法的原理是在各种手法复位过程中通过视频眼震镜观察所诱发的眼震方向,据此判断半规管内的管结石碎片是否离开壶腹运动,并根据结果调整复位方法。

**(三)手术治疗**

BPPV 作为一种良性、自限性疾病,一般不需要手术治疗。仅当患者经过手法复位治疗及必要的药物治疗后症状仍然反复发作时可考虑手术。手术治疗的目的是阻止耳石漂移或阻断耳石诱发的神经冲动。根据原理可以将 BPPV 的手术治疗分为流体动力学和神经阻断两类,前者包括半规管阻塞术,后者为单孔神经或前庭神经切断术。

1. 后半规管 BPPV 可采用 Epley 法(图 14-3)或 Semont 法(图 14-4)。

2. 前半规管 BPPV(图 14-5)

3. 水平半规管 BPPV (图 14-6～图 14-8)

**(四)疗效评估**

1. 疗效评价 短期:1 周;长期:3 个月。

2. 痊愈 眩晕或位置性眼震完全消失。

3. 有效 眩晕或位置性眼震减轻,但未消失。

4. 无效 眩晕和位置性眼震无变化,加剧或转为其他类型的 BPPV。

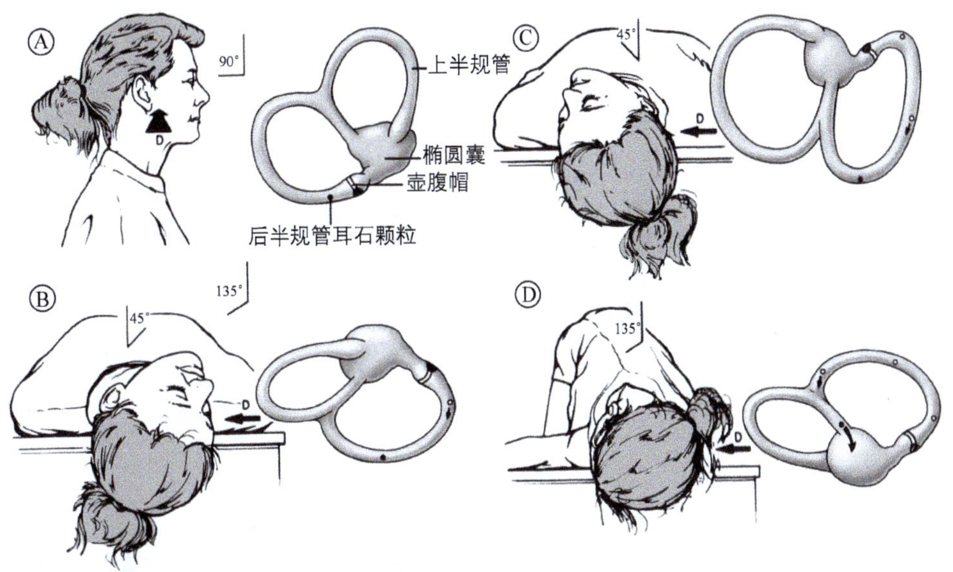


**图 14-3　Epley 法后半规管复位步骤(右后 BPPV)**

A. 患者坐于检查床，头右转 45°；B. 快速后仰，使头与水平面呈 10°～30°；C. 将患者头左转 90°；D. 头再向左转 90°；待眩晕消失后坐起

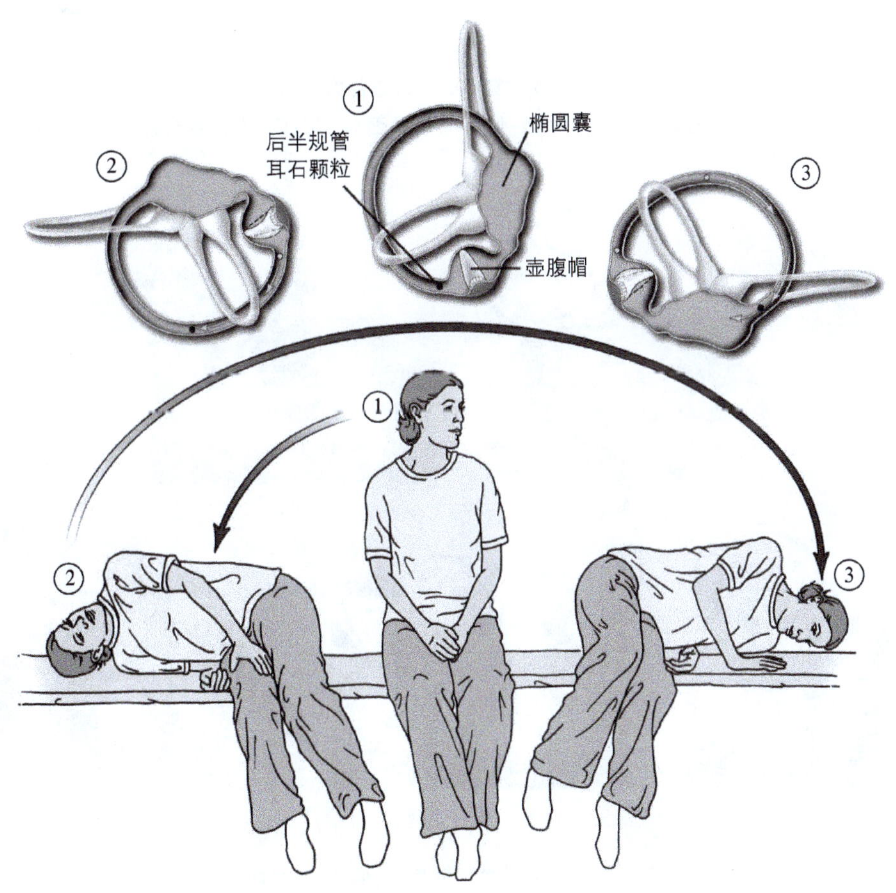


**图 14-4　Semont 后半规管复位步骤(右后 BPPV)**

①患者坐位，头左转 45°；②快速向右倒下，出现眩晕后保持改体位至眩晕消失；③直接快速起身，经过坐位再倒向左侧，眩晕消失后再回到坐位

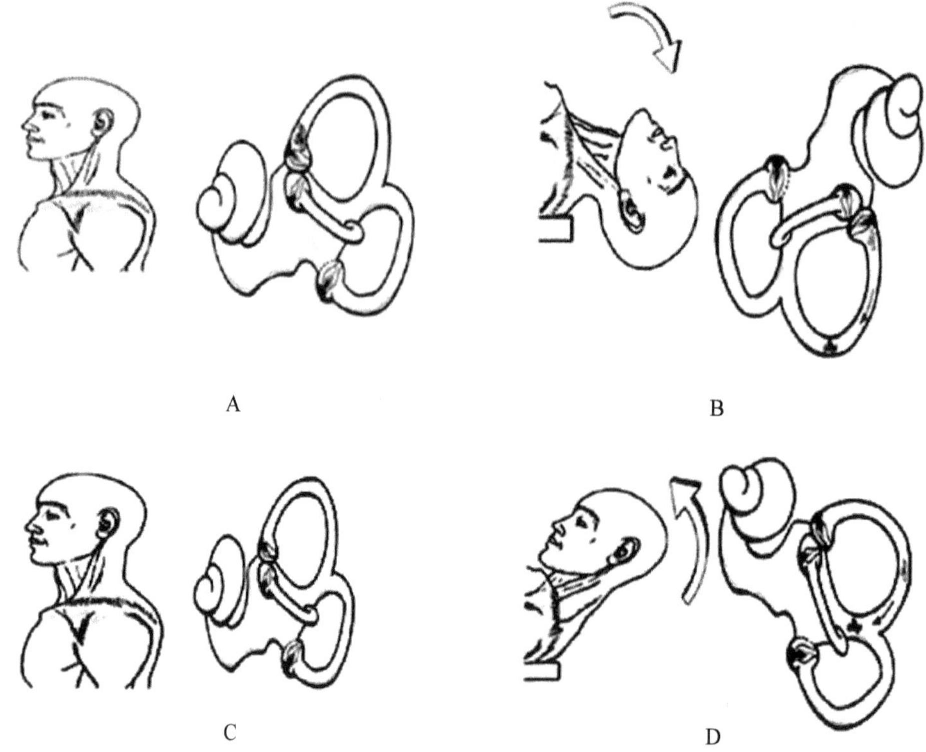


图 14-5　前半规管的复位方法

A. 患者坐于检查床;B. 快速后仰,使头与水平面呈 45°;C. 将患者头部抬起;D. 待眩晕消失后坐起

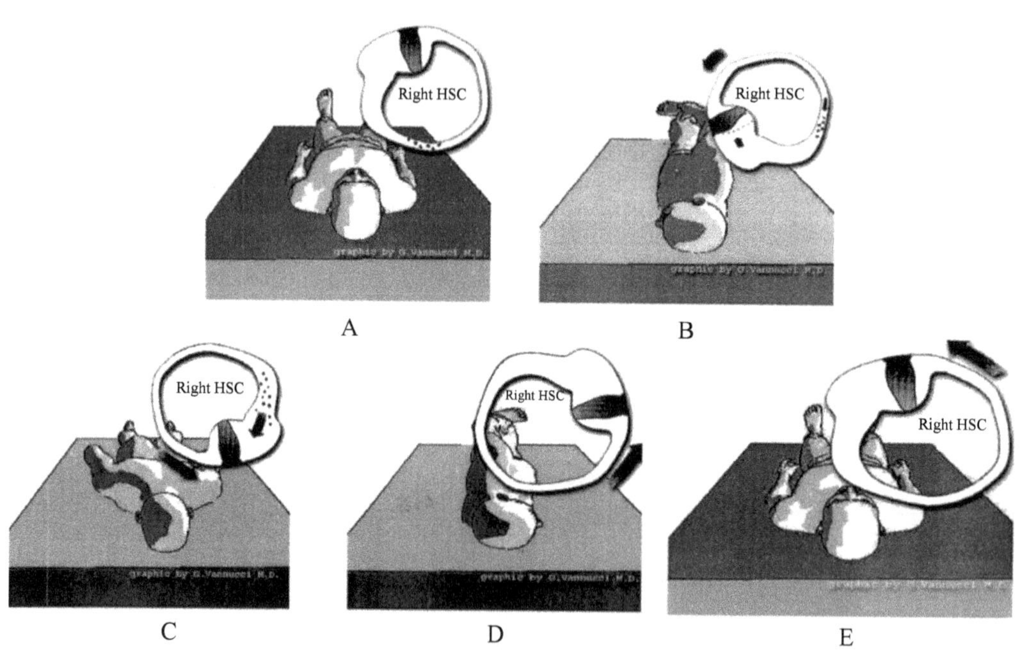


图 14-6　向地性眼震的复位(右侧水平 BPPV)

A. 平卧;B. 向左翻转 90°;C. 眩晕消失后向左转 90°;D. 眩晕消失后向左转 90°;E. 眩晕消失后向左转 90°。眩晕消失后坐起

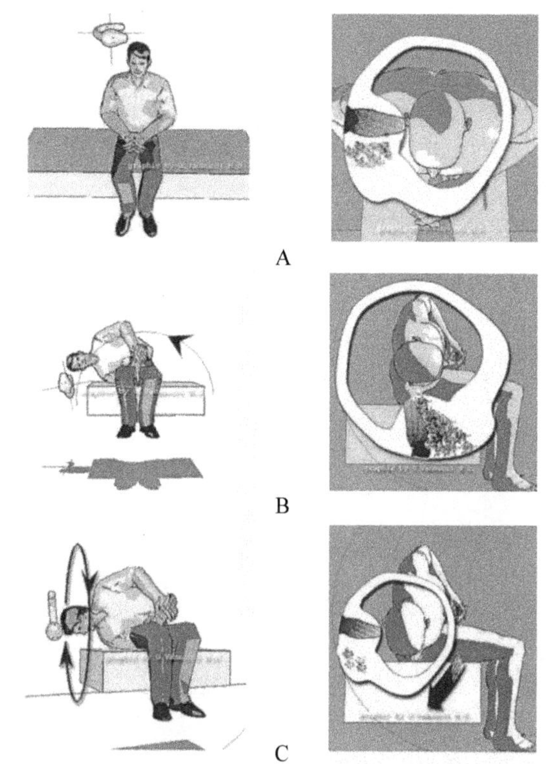

图 14-7　背地性眼震(耳石在前庭侧)的复位(右侧水平 BPPV)
A. 坐位；B. 向右侧卧；C. 眩晕消失后向右转 90°。眩晕消失后坐起

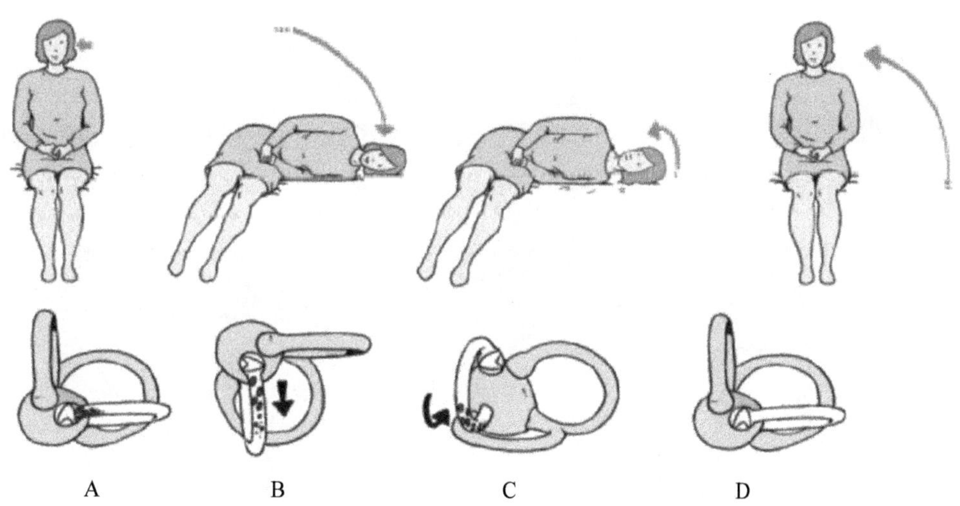

图 14-8　背地性眼震(耳石在半规管侧)的复位(左侧水平 BPPV)
A. 坐位；B. 向左侧卧；C. 眩晕消失后向右转 45°；D. 眩晕消失后坐起

（吴子明）

## ■参考文献


[1] Epley JM. The canalith repositioning procedure for treatment of benign paroxysmal positional vertigo. Otolaryngol Head Neck surg, 1992, 107: 399-404.

[2] Semont A, Freyss G, Vitte E. Curing the BPPV with a liberatory maneuver. Adv Otorhinolaryngol, 1988, 42: 290-293.

[3] Lempert T, Tiel-Wilck K. A positional maneuver for treatment of horizontal-canal benign positional vertigo. Lay-

rngoscope,1996, 106:476-478.

[4] Herdman SJ, Tusa RJ. Diagnosis and treatment of benign paroxysmal positional vertigo. Miami, Florida, ICS Medical Corporation,1999:1-24.

[5] Panes LS,Agrawal SK,Atlas J. Diagnosis and management of Benign paroxysmal positional vertigo (BPPV). CMAJ,2003, 169:681-693.

[6] 吴子明,张素珍,刘兴健,等. 良性阵发性位置性眩晕管结石复位中耳石的移位. 中华耳鼻咽喉头颈外科杂志,2009,44:623-626.

[7] 吴子明,张素珍,刘兴健,等. 内耳病变并发良性阵发性位置性眩晕. 中华耳鼻咽喉头颈外科杂志,2007,42:821-825.

[8] 吴子明,张素珍,周娜,等. 良性阵发性位置性眩晕的听-前庭功能研究. 中华耳鼻咽喉头颈外科杂志,2006,41:669-672.

# 第 15 章

# 大前庭水管综合征

大前庭水管综合征(large vestibular aqueduct syndrome,LVAS)是一种以渐进性、波动性听力减退为主的先天性内耳畸形,可同时伴有反复发作的耳鸣或眩晕等一系列临床症候群;听力检查通常表现为感音神经性听力损失,也有少部分患者表现为混合性听力损失。20 世纪 70 年代末随着 CT 技术问世而被发现的一种内耳畸形疾病,1978 年被正式命名为 LVAS。此病多发生在儿童期,通常患儿出生时的听力接近正常,多数在 2—4 岁出现波动性听力减退。在儿童和青少年期的感音神经性听力损失中,先天性前庭水管综合征约占 1.5%,占先天性内耳畸形的 31.5%。感冒和外伤常是发病诱因,即使轻微的头部外伤也可引起突发的重度感音神经性听力损失和眩晕。事实上,这些诱因通常也是诊断大前庭水管综合征的参考依据。

长期以来许多学者致力于此病的病因学和发病机制的研究,但因前庭水管解剖结构细小,位置深藏,普通 X 线技术无法显示其形态和结构,直到高分辨率的 CT 扫描影像技术问世后,对内耳细微结构的检查才有了突破性的进展。影像学的研究发现:在 CT 和 MRI 中可见到扩大的内淋巴管和内淋巴囊,而其他的内耳结构可能正常。有学者曾认为大前庭水管综合征是 Mondini 畸形的变异,它可伴随 Pendred 综合征发生,也可作为一个独立的临床症状表现。

虽然大前庭水管综合征目前被认为是导致儿童耳聋的主要原因之一,但却由于该病起病隐匿,加之患儿存在不同程度的残余听力和可能存在的传导性聋成分,因此易被许多临床医师所忽视和误诊,进而耽误疾病的早期诊断并错过最佳的有效治疗时机,最终导致严重的不可恢复的感音神经性聋。

【前庭水管胚胎发育与解剖生理特点】

1. *前庭水管的胚胎发育*　大约在胚胎第 4 周时,来源于外胚层的听泡在中胚层间充质内向背腹侧发展,形成 3 个皱襞。其中两支发育成耳蜗和半规管,另一支发育成内淋巴囊系统。

前庭水管的发生与内淋巴管息息相关。当 3 个皱襞的尖端互相接近时,听泡腔即成“Y”字形管道,两臂分化为椭圆囊和球囊,内淋巴管则组成其基底部。在第 1 皱襞不断深陷的同时,内淋巴管继续向上伸延,以后穿越胚胎期的软骨迷路达颅后窝,周围的软骨骨化形成前庭水管。胚胎早期的内淋巴管短直宽大,随着胚胎发育逐渐变成狭长状,此管呈倒“J”字形。

除前庭水管外,内耳迷路在胚胎 20 周时已基本发育完成,因此在胚胎 20 周前出现影响内耳发育的外界因素将不可避免地涉及耳蜗、前庭诸结构,这时出现的前庭水管扩大多同时伴有其他内耳畸形,如 Mondini 畸形;反之,如果异常因素在 20 周之后出现,则主要威胁前庭水管的生长发育,导致临床常见的单纯前庭水管扩大畸形。对此,Pyle 曾采用连续病理切片计算机扫描技术分析了不同胎龄的颞骨前庭水管标本,发现整个胚胎发育时期前庭水管呈持续非线性生长,在妊娠后期乃至出生后一段时期内,前庭水管仍继续保持生长发育状态,这不同于内耳的其他部位。因此有学者指出:胚胎后期甚至出生后的外界因素对前庭水管的发育影响更大。

2. *前庭水管解剖生理特点*　正常前庭水管长约 10.0mm,呈倒“J”字形小管,主要分为两部分:近段和远段。近段即狭部,相当于“J”的短肢,长度约为 1.5mm,直径 0.3mm。其内口起始于前庭内侧壁,逐渐向后上方延伸,大部分位于骨迷路的内上方略偏后,此部分平行于总脚。远段相当于“J”的长肢,呈三角形,尖部与狭部相连,基底部为外口,从上到下逐渐增宽。此段横切面呈卵圆形，最大径或横径 0.52～5.0mm，短径 0.52～1.0mm。远段较长，末端开口于岩骨后内侧面，成喇叭形，粗糙锯齿状表面有利于内淋巴囊嵌合。近段和远段连接处为最狭窄部分，两者构成 90°～135°夹角。成人颞骨组织病理结构的研究显示，前庭水管的平均宽度为 0.42～1.0mm。

Kodama 等在三维重建时发现：出生后第一年，前庭水管和内淋巴囊皱纹部较小，生长缓慢。3－4岁时，两者形态发生显著性变化，迅速达到成人水平。此后前庭水管结构相对稳定，但个体间变异较大，根据其形态和周围区域的发育状况可将其分为三种不同类型。面积不足 $8mm^2$ 者为发育不全型，8～$18mm^2$ 者为正常型，超过 $18mm^2$ 者为增生型。发育不全型又可分为长管形和短漏斗形两种亚型。

研究还发现前庭水管和内耳道是颞骨内相对而行的骨性管道，在二者发育相关性的研究中发现，前庭水管的内耳道及其周围气房是在出生后同步生长的。当前庭水管扩大、内耳道延长和两者外口距离增加时，管周气房的气化程度增高。若颞骨放射学显示其气化不良，则可能伴有前庭水管狭窄。由于内耳道与前庭水管的发育高度相关，因此在进行桥小脑角区手术前，通过测量内耳道长度，推测内耳道口与前庭水管外口之距离，可以帮助外科医师在切除听神经瘤时，更好地保护内淋巴囊。

综上所述，胎儿时期的前庭水管短直且粗大；出生以后，前庭水管可继续发育变化，至 3－4 岁时，达到成人形状。由于前庭水管是内耳最后发育成熟的结构，因此在胚胎和婴儿发育时期均很容易受到损害，不过目前人们普遍认为胚胎期的外界因素很容易影响听泡的正常发育，使内淋巴管滞留在早期的宽大状态，导致出生后前庭水管保持在扩大畸形的状态。

【前庭水管扩大的发病机制与基因研究】

有关前庭水管扩大的起源学说很多，比较常见的有：胚胎期前庭迷路的发育畸变遏止学说、内淋巴囊发育障碍学说、妊娠期母体病毒感染学说及遗传因素等，上述内容均被认为是诱发前庭水管扩大的原因。2003 年雷雳等利用颞骨组织病理切片结合计算机图像分析，研究了人胚胎 6～38 周前庭水管的胚胎发育结构，为寻找前庭水管扩大的起源提供了有价值的解剖数据资料。

1. 前庭水管扩大的发病学说　引起发病的可能原因主要有两种学说。一种学说认为：该病为胚胎发育性疾病，其发生与胚胎早期内淋巴管的发育障碍有关，若胚胎期内淋巴管发育障碍，则前庭水管可保持在扩大的状态，出生后形成前庭水管扩大畸形。另一种学说认为，此现象的发生与遗传因素有关，潜在的基因缺陷是其发病的遗传学基础。

对前庭水管扩大引起听力下降的发病机制比较一致的观点是：正常内耳环境的维持是依赖于前庭水管和耳蜗水管的协同作用，帮助内耳来缓冲迅速改变的颅内压力。一旦前庭水管扩大而耳蜗水管正常时，头部的任何创伤均可造成脑脊液的压力波动，脑脊液压力的快速波动经明显扩大的前庭水管传到内耳，造成耳蜗内部瞬间压力的不平衡，并由此损伤膜迷路或引起耳蜗瘘管。另一个重要的致病原因是，当前庭水管扩大时，可能存在于内淋巴囊内的液体反流导致耳蜗受损的问题。虽然目前人们还不完全清楚内淋巴囊的作用，但有研究发现它可能是激活并与脑脊液进行离子交换的部位；另外由于内淋巴囊具有对水的吸收功能，因此还可能作为内淋巴的蓄水池，起到调节压力的作用。当内淋巴囊扩大时，特别是当脑脊液压力突然波动时，如头部外伤，压迫了淋巴囊周围的硬脑膜，有可能使淋巴循环从高渗的内淋巴囊循环，经联合管流入耳蜗，引起耳蜗损伤。

2. 前庭水管扩大的基因研究　早在 1995 年 Baldwin 等在研究非综合征型耳聋家系时就将 DFNB4 定位于人类染色体 7q31，进一步的研究结果表明 DFNB4 基因与 Pendred 综合征（Pendred syndrome，PDS）致病基因发生连锁；在前庭水管扩大综合征患者中检测到了 PDS 基因突变位点。表明 PDS 基因在甲状腺呈高水平表达，说明其与甲状腺功能有关，因此，它的突变或缺失将引起 Pendred 综合征的临床表现。

前庭水管扩大是内耳常见的一种畸形，目前已知其基因标记在 D7S501 和 D7S2425 的间隔内，而该部位与导致 Pendred 综合征的 SLC26A4 基因重叠。因此 PDS 基因的发现，使人们对先天性大前庭水管综合征及伴随的 Mondini 畸形有了新的认识。一系列的研究表明：不同的 PDS 基因突变可能引起一系列相关问题，从伴有前庭水管扩大的非综合征型耳聋到进行性听力下降，以及严重的 Mondini 畸形和 Pendred 综合征。另外也有一种理论认为，导致大前庭水管综合征的基因是由一个单独的基因控制，此基因与 Pendred 基因位点很近，而 Pendred 综合征是两个基因同时突变导致的结果，若只有其中之一发生突变可能导致耳聋并伴发一系列耳蜗畸形的现象。

【流行病学】

据保守估计，至少有1%～1.5%的感音神经性听力损失患者为大前庭水管综合征。也有报道表明，5%～7%不明原因的感音神经性听力损失患者可能与此综合征有关。另有报道指出，只有9.1%～11.8%的前庭水管扩大个体会出现症状，但也有不同的数据表明这种畸形的发病情况可能会高达60%。

【临床表现】

(1)主要症状

①通常患者在出生后一两年内听力正常，大多在婴幼儿期出现渐进性和波动性的听力下降。也有直到十几岁时才出现听力下降的病例，少数出现在青春期甚至成年以后。

②可呈突发性听力损失，也可呈缓慢的波动性感音神经性听力下降。曾有报道，有大前庭水管综合征的33耳中有31耳有感音神经性聋的成分，8耳还存在传导性听力损失的成分。随着时间的推移，有65%耳出现渐进性的听力下降。

③听力损失多为双侧性，变化范围很大，可以是从轻度到极重度；严重者可有言语障碍。有报道指出，如果只患大前庭水管综合征而无其他耳蜗畸形，听力损失会比较严重。而且高频损失比低频重。但据北京同仁医院的临床观察发现，畸形程度与听力损失间无相关性。

④大龄儿童或成年人会主诉有耳鸣。多为高调，也可为低调或不定调的耳鸣；其强度不定，但与耳聋程度多无相关性。

⑤约有1/3患者有前庭症状，可反复发作眩晕，也可有平衡失调的症状。

⑥部分患者有明确的头部碰撞后诱发听力损失加重的病史。

(2)体征：一般无特殊的体征表现，如无伴发其他畸形，则形体与外、中耳的发育均表现为正常。

【辅助检查】

1. 听力学检查

(1)纯音测听：一般为感音神经性听力下降或主要在低频范围出现的混合性听力下降。

(2)声导抗：有助于判断中耳有无异常。

(3)听觉诱发反应：对不合作的婴幼儿可在服用镇静药条件下进行听觉脑干诱发反应检查和多频稳态诱发电位检查以及40Hz听觉稳态诱发电位反应检查。

(4)前庭功能检查：眼震电图或视频眼动图显示对冷热试验反应低下或无反应。但此项检查不适用于年龄较小的儿童。

有观点认为：如果有前庭水管扩大，则只出现听力下降；但如果伴随有Mondini综合征等畸形，则可能伴有逐渐加重的听力损失。对评估听力的预后有一定参考价值。

2. 影像学检查

(1)颞骨CT检查与影像学诊断标准：目前颞骨CT一直是诊断前庭水管扩大综合征的金标准。通常颞骨横断面扫描基本能满足显示前庭水管外口的要求，最常见的影像学特点是远段外口与总脚或狭部后方中点的直径大于1.5mm即可判断为前庭水管扩大。但是，由于存在解剖上的个体变化，前庭水管的放射学正常值范围还有待统一。

(2)颞骨核磁诊断技术的应用：近年快速自旋回波(FSE)的广泛应用，MRI的空间分辨率和信噪比明显提高，尤其是3D $FSET_2WI$具有层厚薄和三维重建的特点，可充分显示患者的内淋巴管峡部以及内淋巴囊在骨内和骨外的部分。Hamsberger等于1995年提出来根据MRI结果作为前庭水管扩大的诊断标准。约有25%正常人MRI不显示内淋巴管和内淋巴囊，可看到内淋巴管和内淋巴囊的，其横断面直径应小于1.5mm。

1997年，Dahlen等在总结既往的资料后提出，不论是CT显示的前庭水管扩大，还是MRI显示的内淋巴囊扩大，只要与临床症状相符都应该诊断为前庭水管扩大综合征。

(3)三维重建与颞骨矢状面CT检查：有学者用计算机三维重建系统对前庭水管的宽度、长度和面积进行了显像后测量，重建结果显示，前庭水管宽度与面积有关。刘中林等率先在国内报道了关于直接矢状面CT扫描的研究结果，发现理想的扫描线应完全平行于其平面，由于前庭导管的几何平面接近或平行于人体矢状面，因此斜矢状面最能反映其全长，此种扫描位置能比较准确地显示前庭水管复杂的解剖结构。但由于前庭水管扩大综合征患者多为婴幼儿发病，直接进行矢状面扫描比较困难，因此限制了该投射面检查的推广应用，故目前临床上仍多选择颞骨横断面＋冠状面的高分辨扫描。

【诊断与治疗原则】

大前庭水管综合征可出现一系列临床问题，包括听力下降、眩晕和言语发育迟缓等。听力下降可以发生在出生时，也可以发生于出生以后的任何年龄段，但多数在儿童期发生，然而由于该病起病隐匿、听力可以有自愈和波动发展的现象，因此患者的听力下降问题常常被家长忽视而延误诊断。

1. 大前庭水管综合征的诊断与鉴别诊断

(1)发病时间：大前庭水管综合征导致的听力损失多在出生以后发生。

(2)听力下降：一般听力下降通常会有两种表现形式：一种是隐匿的、渐进性听力下降并伴随着听力波动；另一种是突然出现听力下降，同时也可随头部外伤和脑脊液的变化而波动。主要表现为双耳感音神经性听力损失，占全部病例的 80%～90%，然而由于畸形的存在，耳聋也可能包括有传导的成分。

下列因素常是诱发听力下降的诱因：

①当头部受到碰撞或剧烈运动以后，会突然发生听力下降，甚至多次发生。

②听力下降也可能是由不严重的疾病引起，如感冒，过度紧张和突然的大气压改变。

③骨、气导差可存在于此综合征的患者中，可能会误诊断为耳硬化症。

④常有医师把大前庭水管综合征导致的听力下降与梅尼埃病混淆，此病多呈现平坦或高频下降型听力损失，而梅尼埃病以低频听力损失为主。

(3)部分患者会有明显的耳鸣和眩晕主诉，应注意与梅尼埃病鉴别。以突发性听力损失为首发表现的应注意与特发性突聋鉴别。

(4)可靠的 CT 和 MRI 检查是此病诊断的关键。Valvassori 等对前庭水管扩大的影像学诊断标准是：前庭水管外口与总脚或峡部后方中点的直径大于 1.5mm。

一旦确诊为大前庭水管综合征就应及时告知家长，患儿的听力可能会因某种原因突然恶化。要对他们提早做出现实的教育和治疗的决定，更重要的是要让家长采取积极的预防措施，避免听力进一步下降。

2. 大前庭水管综合征的治疗原则　由于大前庭水管综合征所导致的听力损失多发生在出生以后，并呈波动性或渐进性听力下降，因此早期积极治疗多有效。

(1)药物治疗：听力急剧下降时可采取积极而保守的治疗，尽可能地恢复听力，争取患儿有一个较长时间维持听力较好阶段，这样对言语发育非常有益。

一般多采取综合治疗，主要是改善内耳循环代谢和细胞膜通透性，可用银杏叶提取物或葛根制剂等，配以多种维生素，亦可适量使用泼尼松或地塞米松；此外也有意识采用配伍能量合剂的方法，包括细胞色素 C、ATP 和辅酶 A 等，疗程一般在 3～4 周。

(2)手术治疗：曾有人尝试过手术治疗，如内淋巴囊减压、内淋巴囊分流手术等，目的是防止听力下降，但得到的结果并不理想。目前临床上已不倾向采用这类手术。

(3)佩戴助听器或应用人工耳蜗手术：对于应用药物治疗效果不佳者，可在系统治疗的基础上观察 3 个月，如果听力无好转迹象即可选配助听器，而如果助听器无助于听力的改善，则应建议患者咨询人工耳蜗手术等事项。

据北京同仁医院报道，人工耳蜗植入对因大前庭水管综合征导致的重度听力损失患者很有帮助，术后效果比较理想。此手术虽然不能治好患者本身的缺陷，但可以有效地补偿听力，使患儿能保持一个较好的听力水平学习语言，真正做到聋而不哑。

(4)加强听觉言语功能训练：根据患儿的实际情况，应当酌情加强听力和言语康复。

由于大前庭水管综合征引起的听力损失是逐渐加重的。因此早期发现，早期诊断，早期采取积极有效的防范措施，可明显地延缓病情进展。虽然患儿出生后听力接近正常，但要引起重视的是，患儿还是处于疾病的亚临床期，但细心的父母可能会发现这种患儿说话较晚，口齿不清，上感或头部外伤后听力下降明显，但有时也可成可逆性的。如能及时去医院耳科就诊，进行听力和平衡功能检查非常有助于此病的早期诊断。

3. 大前庭水管综合征的随访和预防　基于该病的特点，早期诊断固然非常重要，但是诊断后的听力保护和预防也同样重要，其中一些预防措施非常关键。医师应嘱咐家长并让他们牢记：患儿的残余听力可能会因为某些因素而发生突然变化，家长应提早采取预防措施，避免听力的进一步下降。

最后，针对此并提出几点建议：

(1)突然出现听力下降时，应积极选用合理的药物配伍进行治疗。

(2)治疗无效时应选配合适的助听器，对患者的听力情况进行定期的综合评估，必要时考虑人工耳蜗植入。

(3)在言语形成关键期,尽量保护残余听力,用治疗的手段干预,帮助患者学好言语。

(4)尽量避免对抗性的体育活动,保护头部,避免外伤。

小结:保护 LVAS 患儿在成长过程中避免不良因素干扰是临床医师和家长的责任。早期诊断是保护残余听力的最好措施。出现波动性听力下降时要积极治疗,有效干预。此外,遗传咨询和产前诊断将有利于降低该病的发病率。

(刘　博)

## 参考文献


[1] Valvassori GE, Clemis JD. The large vestibular aqueduct syndrome. Laryngoscope, 1978, 78: 723-728.

[2] Kodama S, Sando I. Postnatal development of the vestibular aqueduct and endolymphatic sac. Ann oto rhinol laryngol, 1982, 91(Suppl 96): 3-12.

[3] Zalzal GH, Tomaski SM, Vezina LG, et al. Enlarged vestibular aqueduct and sensorineural hearing loss in childhood. Arch Otolaryngol Head Neck Surg, 1995, 121: 23-28.

[4] 廉能静,诸小侬,兰宝森,等. 大前庭水管综合征 55 例报告. 临床耳鼻咽喉科杂志, 1995, 9: 293-294.

[5] Bauman NM, Kirby-Keyser LJ, Dolan KD, et al. Mondini dysplasia and congenital cytomegalovirus in fection. The Journal of Pediatrics, 1994, 24: 71-78.

[6] Fujita S, Sando I. Postnatal development of the vestibular aqueduct in relation to tho internal auditory canal computer aided three dimensional reconstruction and measurement study. Ann oto rhinol laryngol, 1994, 103: 719-722.

[7] 雷雳,韩德民,于振坤,等. 人胚胎期前庭水管生长发育模式分析. 中华耳鼻咽喉科杂志, 2003, 38: 275-478.

[8] 雷雳,韩德民. 耳蜗基因治疗的实验研究. 听力学及言语疾病杂志, 2003: 299-302.

[9] 雷雳,韩德民. PDS 基因突变与前庭水管扩大综合征. 国外医学·耳鼻咽喉科学分册, 2003, 27: 198-201.

[10] Baldwin CT, Weiss S, Farrer LA, et al. Linkage of congenital, recessive deafness (DFNB4) to chromosome 7q31 and evidence for genetic heterogeneity in the Middle Eastern Druze population. Hum Mol Genet, 1995: 1637-1642.

[11] Coucke P, Camp GV, Demirhan O, et al. The gene for Pendred syndrome is located between D7S501 and D7S692 and a 1.7-cM region on chromosome 7q. Genomics, 1997, 40: 48-54.

[12] Abe S, Usami SI, Hoover DM, et al. Fluctuating sensorineural hearing loss associated with enlarged vestibular aqueduct maps to 7q31, the region containing the pendred gene. Am med genet, 1999, 82: 322-328.

[13] Lai CC, Shiao AS. Chronological changes of hearing in pediatric patients with large vestibular aqueduct syndrome. Laryngoscope, 2004, 114(5): 832-838.

[14] Ramirez-Camacho R, Ramon Garcia Berrocal J, Arellano B, et al. Familial isolated unilateral large vestibular aqueduct syndrome. ORL J Otorhinolaryngol Relat Spec, 2003, 65 (1): 45-48.

[15] Can IH, Gocmen H, Kurt A, Samim E. Sudden hearing loss due to large vestibular aqueduct syndrome in a child: should exploratory tympanotomy be performed? Int J Pediatr Otorhinolaryngol, 2004, 68 (6): 841-844.

[16] 刘中林,兰宝森,廉能静,等. 前庭水管扩大的 CT 研究. 中华放射学杂志, 1998, 32(4): 268-270.

[17] Valvassori GE, Clemis JD. The large vestibular aqueduct syndrome. Laryngoscope, 1978, 78: 723-728.

[18] Hamsberger HR, Dahlen RT, Shelton C, et al. Advanceds techniques in magnetic resonance imaging in the evaluation of the large endolymphatic duct and sac syndrome. Laryngoscope, 1995, 105: 1037-1042.

[19] 刘博,刘铤. 儿童波动性听力下降及眩晕与大前庭水管综合征. 中国耳鼻喉科头颈外科杂志, 1994, 1(2): 2-4.

[20] Miyamoto RT, Bichey BG, Wynne MK, et al. Cochlear implantation with large vestibular aqueduct syndrome. Laryngoscope, 2002, 112: 1178-1182.

[21] 杨伟炎,张素珍,赵承军,等. 95 例大前庭水管综合征临床分析. 中华耳鼻咽喉科杂志, 2003, 38(3): 191-194.

[22] Griffth AJ, Arts A, Downs C, et al. Familial large vestibular aqueduct syndrome. Laryngoscope, 1996, 106: 960-965.

[23] Usami SI, Abe S, Weston MD, et al. Non-syndromic hearing loss associated with enlarged vestibular aqueduct is caused by PDS mutations. Hum Genet, 1999, 104: 188-192.

[24] 陈雪清,王靓,孔颖,等. 用有意义听觉整合量表评估儿童人工耳蜗植入后听觉能力. 中华耳鼻咽喉头颈外科杂志, 2006, 41(2): 112-115.

[25] Chun YL, Szu LL, Chun CK, et al. The remediation of hearing deterioration in children with large vestibular aqueduct syndrome. Auris Nasus Larynx, 2005, 32(2): 99-105.

[26] Griffith AJ, Arts A, Downs C, et al. Familial large vestibular aqueduct syndrome. Laryngoscope, 1996, 106(8): 960-965.

[27] 赵亚丽,王秋菊,李庆忠,等. 95 例前庭水管扩大核心家族系 SLC26A4 基因特异突变图谱. 听力学及言语疾病杂志, 2008, 16(3): 171-177.

[28] 刘博,刘中林,廉能静,等. 大前庭导水管综合征的临床特点. 中国耳鼻咽喉头颈外科, 2004, 11(4): 213-215.

[29] Wu CM, Sun YS, Liu TC. Long-term speech perception of cochlear implantation in children with large vestibular aqueduct syndrome: how we do it.

Clinical Otolaryngology, 2008, 33 (5):472-475.

[30] Miyamoto RT, Bichey GB, Wynne MK, et al. Cochlear implantation with large vestibular aqueduct syndrome. Laryngoscope, 2002, 112(7):1178-1182.

[31] 刘博,董瑞娟,陈雪清,等.大前庭水管综合征人工耳蜗植入者的听力特点与效果分析.首都医科大学学报,2009,30(6):752-756.

[32] 刘博.重视大前庭水管综合征的早期诊断和听力保护.中国听力与言语疾病康复科学,2011,4:6-9.

[33] WANG Q-J, Zhao Y-L, Rao S-Q, et al. A distinct spectrum of SLC26A4 mutations in patients with enlarged vestibular aqueduct in China. Clin Genet, 2007, 72:245-254.

# 第16章

# 耳　　鸣

耳鸣是人们在没有外界刺激条件下所产生的异常声音的感觉，通常理解为主观上感觉耳内或头部有声音，但外界并无相应声源存在。学术界普遍认为耳鸣是听觉系统中一种异常(过度)的神经自发电活动，其结果被感觉(错误地编译)为一种声音。

耳鸣是耳鼻咽喉科极常见病症，且一直困惑着我们。调查结果表明，耳鸣发病率约占总人口的17%，要求治疗者占7%，因耳鸣影响日常生活者约占3.5%，尤其是65岁以上老年人发病率则达33%。成年人患有严重的慢性耳鸣为0.5%～3%，影响了正常生活也带来了一定的心理障碍，如焦虑、沮丧、睡眠障碍等，曾有极为严重者出现自杀的报道。对这部分患者与其说耳鸣是症状，倒不如说耳鸣是一种严重的疾病。随着社会发展的快节奏、高强度的工作负荷和面临的社会人际关系等观念的衍变，越来越容易出现某些心理障碍，如果再加上耳鸣症状的出现，耳鸣和心理障碍就会叠加在一起会形成联动放大效应，对患者的不良影响会急剧上升。由于迄今为止耳鸣的发病机制仍然不清楚，尤其是缺乏行之有效客观评定的方法，其影响因素尤为复杂致使临床医生对其不甚了解，定性诊断和治疗均出现困难，已成为临床上迫切需要解决并难以解决的顽症之一。

【分类】

耳鸣多数是仅患者自身的主观感觉(常称主观性耳鸣)，但在极少数情况下观察者也能听到耳鸣(称他觉性耳鸣或客观性耳鸣)，因此，临床常有将耳鸣分为主观性和客观性耳鸣，如没有特别指明，通常所指为主观性耳鸣。客观性耳鸣极少见，多由于肌肉的活动和血流的变化所产生，是因杂音源，机械性的成因所致(常有血管性耳鸣、肌源性耳鸣和耳咽管开放性耳鸣等)。

耳鸣的分类方法较多，但目前尚无一种分类法可满意地对各种耳鸣进行归类。较实用的方法是根据耳鸣发生的可能部位进行分类，分为耳源性耳鸣和非耳源性耳鸣。耳源性耳鸣指产生耳鸣的病变部位位于听觉系统内，大多指感音神经性耳鸣或主观性耳鸣。按其发病部位，有可分为外耳病变、中耳病变、耳蜗病变、蜗后病变(包括内耳道和小脑脑桥角病变)，如听神经瘤、脑膜瘤、胆脂瘤、炎症或血管异常等。该部位的任何病变压迫听神经所造成的机械性刺激，可产生异常的神经冲动而导致耳和中枢听觉径路病变(中枢听觉径路病变包括脑干至听觉皮层的病变，俗称为中枢性耳鸣)。非耳源性耳鸣泛指一切与听觉器官无关的疾病所引起的耳鸣，如常见的疾病有心血管疾病、代谢性疾病及神经性疾病等。

【病理生理机制】

耳鸣的机制尚未完全阐明，早期因临床上多观察到耳蜗病变者常发生耳鸣，传统的耳鸣机制主要关注耳蜗功能。近十余年来许多实验研究和临床观察发现耳鸣和中枢功能密切相关，尤其是中枢神经可塑性的研究进展，是研究者坚信耳鸣和中枢神经可塑性相关，甚至，有学者提出耳鸣的“中枢化概念”。

有关耳鸣产生机制的假设(外周和中枢性)概括有：毛细胞静纤毛与盖膜之间的去耦联；Ⅰ型和Ⅱ型听神经纤维活动的失衡(包括：①外毛细胞和内毛细胞系统功能紊乱的不一致性；②传出神经系统；③听神经的损伤)；突触传递；“边缘”效应；“门控”理论以及听觉神经系统的中枢可塑性等。这些假设均难以较全面解释耳鸣临床病症表现，因为临床耳鸣的发病可以是多部位、多影响因素的综合结果。耳鸣产生机制绝非仅仅局限于耳蜗，而可能是最实质性的药理学和病理学作用部位始于耳蜗，而形成于中枢。较为合理而全面的解释必须包括听觉中枢神经系统在外周去传入损伤后发生的可塑性变化及功能重组，包括听觉通路各级中枢的解剖学、神经生理学以及生物化学等方面的改变。

因此，Jastreboff在总结前人研究的基础上提出了一个目前为多数学者公认的耳鸣发生的神经生理模式：认为听觉系统内最常见的疾病为耳蜗损害，源于耳蜗的异常信号在听通路上是以异常时间构型的方式被辨认，经过皮层下中枢的加强（听觉中枢可塑性和功能重组等方式）。即：外周器官的损害触发（启动）耳鸣。外周和（或）中枢神经元产生过度自发性活动或同步性改变，作为输入听觉中枢的刺激活动，然后由于刺激活动持续存在于中枢听觉通路中，这些变化大多数可能导致在大脑和皮层区域音频部位排列的重组而产生神经可塑性（neuroplastic）以及中枢可塑性过程，最后形成耳鸣的感觉（包括心理成分）。为此，我们在2009年从耳鸣临床研究治疗中曾提出过耳鸣的中枢化的概念，认为耳鸣的中枢化应该是源于外周听觉系统损伤，导致耳蜗异常活动上传输入被感受为耳鸣，这种源于外周听觉系统损伤后的耳鸣，由于中枢接受外周听觉系统损伤后的刺激（包括耳鸣的刺激）产生适应不良所引起的听觉中枢神经系统结构的改变和功能重组，从而产生了的听觉中枢可塑性变化（如听皮层突触结构的改变等），这种可塑性变化使耳鸣持续存在，从而导致耳鸣的中枢（化）性。

【检查及诊断】

耳鸣是许多全身性疾病及局部疾病的一种症状，且激发和影响因素极多，与病人的心理状态又有密切关联，诊断极为困难。尽管如此，但耳鸣诊断目的仍应达到：①病变部位诊断；②病因诊断；③严重程度诊断。以求能确定治疗方法及便于病情变化过程中的观察。目前用于耳鸣的治疗方法有很多，也正因为多，本身就反映耳鸣治疗的困难性现状，其困难的原因就在于耳鸣相应的发生机制还不十分明了，如每个病例耳鸣是如何引起、为什么会产生耳鸣等？此外明确其病变情况并非容易，医生采用的治疗方法，尤其是用药为了改善什么？有时就更难明确。因此，为了能针对性选择治疗方法，包括合理用药以缓解患者的症状和痛苦，更为重要的是对临床耳鸣治疗进行深入系统的研究，就要求对耳鸣的诊断及治疗制定相应的方案和流程，建议包括以下几方面。

1. 病史采集　病史采集是耳鸣诊断及治疗的关键，在采集耳鸣病史时，除了记录主诉、现病史、既往史及家族史等常规书写格式以外，有关耳鸣的特殊病史，医生应注意收集，主要包括以下内容。

（1）主诉：主要症状是否伴有其他症状出现，如听力下降、眩晕等。

（2）现病史：何时开始出现，如何发展变化，诊断治疗过程，目前表现等。

（3）耳鸣症状描述：①耳鸣的特征，如耳鸣声呈持续性或间断性，有无波动；音调性质是单音还是多音，是低音调、还是高音调等，以及有无改变。鸣声是否和心跳或脉搏同步，是否与呼吸以及体位有关等。②耳鸣的响度，见问诊表。③耳鼻咽喉科尤其耳科的既往史，如颅外伤史、爆震史、噪声接触史、耳毒性药物史、心脑血管疾病史、变态反应疾病史以及精神刺激，忧虑过度等。④耳鸣的程度，使病人感到烦恼的程度，如是否影响睡眠，正常学习与工作、情绪等。⑤加重或缓解耳鸣的因素。

（4）耳鸣治疗史，治疗效果如何？

（5）全身性疾病史。

（6）家族史：特别是与耳鸣有关疾病史，如听力障碍等。

最后，有条件的单位可将上述主要内容归纳制成一张耳鸣问诊表，以供病人填写。这些资料可为耳鸣诊疗前后及随后的耳鸣随访保健等方案提供参考，且有利于临床资料分析及工作研究总结。

2. 临床检查　为了准确而完整地诊断耳鸣，除详细的病史采集外，还要做一些医疗常规检查，包括以下几项。

（1）耳鼻咽喉常规检查：由于听觉系统通路上任何部位病变均可能引起耳鸣（如外耳、中耳、内耳、听中枢病变等），因此，耳科临床常规检查对于耳鸣的诊断与鉴别诊断是很有必要的，耳科检查时首先应观察耳郭情况，注意耳郭有无畸形、充血、肿胀、牵扯痛及耳屏压痛等。耳郭周围有无瘘管和瘢痕，乳突部有无红肿、压痛、瘘管和瘢痕等，接下来是仔细检查外耳道以及鼓膜是否附着耵聍等。此外，因为鼻部、鼻咽部、口咽部和喉咽部的占位性病变或炎性病变均可波及咽鼓管的通气功能，从而累及中耳鼓室，造成中耳鼓室负压状态和中耳鼓室的积液，最终可能致耳鸣。因此，鼻咽等部位的检查不可忽视。

此外，除常规检查外，应作颈部检查和颞颌关节功能检查，以排除客观性耳鸣。

（2）听功能检查：通常应包括纯音听阈测试、声导抗测试和听性脑干反应测试，必要时还需耳声发射和扩展高频纯音听阈测试等检查。

(3)前庭功能检查：前庭功能检查应包括平衡功能、协调试验和眼动检查。

(4)耳鸣测试：包括耳鸣的音调和响度匹配试验，耳鸣掩蔽曲线图(最小掩蔽级曲线)和残留抑制试验等。

(5)其他辅助和实验室检查。

耳鸣的发病有时与局部和全身因素有关，因此对某些患者不仅要检查听觉器官，而且必要时要检查全身有无疾患。即需进行其他必要的辅助检查和实验室检查。如怀疑听神经瘤，则应做耳蜗电图、听性脑干反应(ABR)测试以及头部X线照片、CT扫描、颅后窝造影，甚至磁共振成像等影像学检查。对梅尼埃病的诊断，应当配合甘油试验及眼震电图等检查。对于疑及颈静脉体瘤、鼓室球体瘤及颞骨乳突导静脉畸形者，必要时应进行血管造影，同位素伽马射线显影或多普勒超声检查等。这些辅助检查不仅能明确诊断，而且可指导设计手术方案。实验室检查包括血压测定、尿检查、血液检查等。甲状腺疾患和糖尿病引起的耳鸣可做甲状腺功能的实验室测定、血糖与尿糖的检查等。

3. *临床诊断与鉴别诊断* 将耳鸣进行临床分类，注意与其他疾病的鉴别诊断。疑有外科病变时，应进行相关的特殊检查，明确有无耳外科疾病情况，以考虑进行必要的手术治疗。

(1)心理学评价及耳鸣主观评估：耳鸣可使患者出现一系列的心理障碍，这些心理障碍又可加重耳鸣，互为因果，可形成恶性循环，给患者带来苦恼，也影响治疗效果。因此有必要对患者作出心理学的评价，以及对耳鸣患者的性格、心理障碍进行了解分级，有利于选择针对性的治疗方法。同时治疗前后及过程应进行耳鸣的主观评估。

(2)医学评价与诊断：耳鸣的临床诊断必须在进行了耳鼻咽喉科常规检查、耳鸣测试、系统的听力学检查以及某些必要的神经系统功能、全身性疾病等检查之后，根据病史及主诉才能做出耳鸣的相应医学评价和诊断，为此至少应包括以下几项。

①听力评估(如正常听力、高频听力损失，以及听力损失导致听觉交流障碍程度等)。

②病损部位与性质诊断(如分泌性中耳炎、蜗性病变及蜗后病变等)。

③病因诊断或诱因诊断(如噪声性、耳毒性药物、特发性聋以及颅脑外伤后遗症等)。

④心理素质诊断(如性格特征、心理承受能力及抑郁症、焦虑程度等)。

一般来说，耳鸣的正确诊断确实是比较难的事情，因此，在耳科门诊中“神经性耳鸣”这类含糊的症状诊断屡见不鲜。事实上，耳鸣的正确诊断在于查明耳鸣的性质、特点、病变发生可能的部位以及引起耳鸣的真正原因，从而帮助制定治疗方案。

【临床治疗】

耳鸣的发病机制尚未完全阐明，耳鸣的治疗目前仍然是个热点和难点问题。

治疗耳鸣有很多方法，但治疗方案对每个患者可能是不同的，目前一致认为治疗前及治疗过程中的详细耳鸣咨询环节极为重要。

药物治疗已不是首选方案，而注重于对可影响中枢可塑性环节的干预方法的探讨和使用在目前备受关注，如掩蔽疗法、习服疗法和耳鸣行为认知疗法、耳鸣能动性治疗(tinnitus activities treatment，TAT)等，这些都被认为是极有前景的治疗方法。

1. *常见的治疗方法有* 病因治疗、药物治疗、掩蔽治疗、习服疗法、认知行为疗法、耳鸣能动性治疗以及生物反馈疗法和电刺激疗法等。

(1)病因治疗：耳鸣治疗首要问题是要积极找出原发病因，若能找到耳鸣的原发病因，并采取相应的特殊治疗，则不论是主观性或是客观性耳鸣，均能获得较好的治疗效果。当然多数耳鸣的病因是无法确定的，如果病因无法确定，或是病因虽能确定但却无法进行病因治疗，则可采用本文介绍的方案进行治疗。

(2)掩蔽治疗：耳鸣掩蔽治疗是一种较早就已有的安全、易于实施、无副作用的治疗方法，由于声音合成技术、耳鸣测试技术的规范和在我国的推广，更重要的是治疗的理论模式的建立和理念上的更新，表明耳鸣掩蔽治疗也是个很有前途的治疗方法，我们曾提出咨询、耳鸣掩蔽和松弛结合的治疗模式可望获得较满意的治疗效果(黄治物等，2004)。

(3)耳鸣的习服疗法：习服疗法(tinnitus retraining therapy，TRT)是建立在Jastreboff等提出的耳鸣的神经生理模型基础上的治疗方法(Jastreboff，2007)，其机制是通过改变与耳鸣产生有关的中枢神经网络的可塑性，降低机体对耳鸣的异常反应，包括皮层中枢对耳鸣的察觉、自主神经系统对耳鸣的反应以及边缘系统(情绪相关)对耳鸣的反应，从而达到机体对耳鸣习服。其治疗为心理咨询和声治疗。主要通过咨询和声治疗达到让患者适应和习惯耳鸣目的。资料表明 80%的患者经过 18 个月的完整治疗，可以达到稳定的适应效果。

(4)耳鸣的认知行为疗法：认知行为疗法是形成于 20 世纪 70 年代新近发展起来的一种心理治疗方法。注重于个体内在的心理特点，尝试通过调节认知过程来达到个体行为的方法(Martinez-Devesa，2009)。也就是通过一定的矫正技术和手段改变患者不合理的认知观念，并时刻把认知矫正和行为矫正联系起来，努力在两者之间建立一种良性循环、取代原来存在的恶性循环，从而使原来不良症状减轻、消失，此疗法在疼痛治疗方面具有较好的治疗效果。认知行为治疗模式可大致分为三类：一是认知重组治疗；二是应对技巧治疗；三是问题解决治疗。认知行为疗法可能可以影响与疼痛和耳鸣产生有关的中枢神经系统和大脑皮层功能重组和可塑性。

(5)耳鸣能动性治疗：由 Tyler(2007)提出的耳鸣能动性治疗主要是提出以调动患者的主观能动性为目的的一种咨询模式，即考虑到耳鸣患者个体差异和需求的全面完整性的咨询。包括四方面内容：患者的想法和情绪(thoughts and emotions)，患者的听力和交流(hearing and communication)，患者的睡眠(sleep)，以及患者的专注力(concentration)。

(6)药物治疗：至今尚未发现可彻底治愈耳鸣的药物。但国内耳鸣患者就医时似乎医生给他开点药才觉得心里踏实，因此，初期不妨可以开些无副作用的药，甚至安慰剂。当然某些药物对耳鸣也有短期疗效，它们包括：改善耳蜗血供应用血管扩张药可改善内耳血液循环 、钙离子拮抗药(如氟桂利嗪和尼莫地平等)、改善内耳组织的能量代谢类(对早期耳蜗病变所致耳鸣可以选用)、利多卡因以及其他抗惊厥药等。

此外，要注意到抗焦虑、抗抑郁药均有不同程度的副作用，甚至有些药物可加重耳鸣，故用药时应该慎重，且不能过量，可选用药物如多塞平(Doxipinum)和艾司唑仑等。

2. 耳鸣咨询及诊断结果的解释　当病人受耳鸣之苦时，特别是令人心烦的持续性耳鸣，很多病人都陷于痛苦和茫然失措之中，尽管他们情绪反应千差万别，然而，有个共同疑团在困扰，即耳鸣究竟是怎么回事？是否预示着什么灾难性的后果？继之而来的则可能产生不安、忧虑、焦躁、易怒、抑郁甚或恐惧等一系列心理障碍，向患者解释以下几点尤其重要。

首先，在根据病人具体病情及检查结果对病人耳鸣作出相应的诊断之后，医生要耐心而扼要地向病人传授有关的耳鸣知识。有针对性解释耳鸣的病理生理机制、影响、诱发及缓解耳鸣的各种因素以及对患者耳鸣的个体化解释，让病人了解自身耳鸣是怎么回事，治愈的可能性及预后等情况。通常通过这一系列介绍可解除大部分病人的疑虑，起到相应的心理咨询及治疗作用，即使患者产生良性的心理效应，有助于消除由耳鸣引起的各种心理障碍，继而可缓解耳鸣或减轻因耳鸣而带来的痛苦，建立心理因素与耳鸣之间的良性循环。

其次，为其选择治疗方案，并解释为何选择此治疗方案及预后情况的解释保证等。

再次为与病人就其有关耳鸣情况进行交流，如耳鸣对病人的有无危害，危害表现在哪些方面，他对耳鸣是如何解释的？正确引导其对耳鸣的理解，纠正病人一些不健康的观点等，告知耳鸣治疗不单纯是医生的事，而是医患双方共同的事，让其体会到你在关心他，在为治他的病而努力，进而进行一些必要的指导，指导病人对治疗要有恒心和信心，使其对医生产生一种信任感。病人也乐意接受你的治疗方案，并会严格也遵照医嘱一步一步地去执行，从而为最终治疗的成功打下了良好的基础。

3. 确定首选治疗方案　治疗耳鸣有很多方法，因此，医生对每一种治疗方法要有透彻的了解，治疗方案对每个病人可能是不同的，因此，应根据病人耳鸣轻重等具体情况选择相应的治疗首选方案。目前各种治疗耳鸣的方法在原则上分为两大类：即保守治疗和手术治疗。除发现有外科病变，必须进行手术治疗外，主要采取保守治疗，它在耳鸣的治疗中起主导作用，包括心理治疗、掩蔽、药物、松弛、习服、生物反馈、中医以及电刺激疗法等，具体如下：

(1)由耳外科等疾病(如蜗后病变、血管畸形等)引起的耳鸣必须尽早选择手术治疗方案。

(2)由全身性疾病或临床综合征以及其他疾病等(如高血压、颈椎综合征、分泌性中耳炎、梅尼埃病等)引起，首选治疗方案应以控制这些疾病为原则。

(3)许多患者耳鸣症状很轻，且持续时间很短暂，常被忽略，患者并不感到受干扰或痛苦，要求治疗不迫切。此外有些耳鸣史较长，开始感觉耳鸣较强，随着时间的推移，自己感觉已经适应且耳鸣程度并未加重或已减轻，不影响日常工作、生活和睡眠，经过必要的检查，未发现器质性疾病。以上均可不采取治疗措施或仅进行一些安慰性治疗，但应嘱其进行耳鸣保健。

(4)耳鸣伴听力障碍者，佩戴助听器应为首选方案。

(5)对耳鸣已严重困扰了正常工作、生活或睡眠的病人，应制定相应的治疗方案。目的是安全有效地为耳鸣患者缓解耳鸣，且不伤及患者。首选方案如下。

①急性期耳鸣(发病在3个月内)或突发性耳鸣，排除上述(1)和(2)中提及的病变，一般建议按突发性聋方式治疗(如扩管药物和高压氧等)。

②声损伤、噪声性、耳毒性药物、突聋、抑郁症以及不明原因等引起的耳鸣，尤其是听力正常者，首选治疗方案应是给予一定的安慰剂并采用心理治疗、松弛、掩蔽、习服或生物反馈疗法。

③外伤性及手术后遗症的耳鸣，可选用药物、中医和电刺激等疗法。

4. *治疗效果评估及对治疗方案的修改* 病人在首选方案治疗过程中应定期对其治疗效果进行主观评估和治疗前及治疗不同时期比较，以定期了解其治疗效果，对治疗有效果者应坚持，如效果不明显或无效甚至加重者，应考虑对治疗方案进行修改。对治疗足够疗程后效果仍不明显或无效甚至加重者应考虑中止而采用联合治疗方法——即二种以上治疗方法同时进行，包括药物、掩蔽、松弛、习服疗法、生物反馈、中医中药等。具体应根据医生对各种治疗方法了解的程度和医疗条件等来确定。为了缩短治疗时程，目前认为采用联合治疗方法，效果可能会明显。

5. *耳鸣患者治疗注意的事项* 由于耳鸣的病因和发病机制，影响因素很复杂，目前认识有限，且耳鸣为一种主观症状，治疗效果的评价也只能依赖于病人主观判断，这些均使治疗显得很困难。尤其是由于治疗时程长，治疗效果的主观评估更是困难。实际上大多数耳鸣病例若能正确使用保守治疗及病人的有效配合均可取得一定的疗效。为此医生应向患者阐明在治疗过程中应注意的事项。

(1)要有乐观开朗的心态。一旦患有耳鸣，先要引起高度重视，但不要过度紧张，及时就诊接受医生的诊治。在诊治过程中，听从医生指导，积极配合治疗，对耳鸣采取接受和容忍的态度，并做好耳鸣有可能长期共存的思想准备，这对治疗将会引起积极的作用。此外，耳鸣病人可积极主动地用其他优势活动来淡化自己对耳鸣的关注，以取得缓解耳鸣的效果。这些优势活动包括平素喜欢的业余爱好和所热爱的本职工作等。此外，调整自己的生活节奏，多培养兴趣点。事实也的确如此，当人们聚精会神地从事某件事情时，就无暇理会其他事务，自然就淡漠了对耳鸣的关注。按照巴甫洛夫的理论，这或许是在有意识地建立另一个优势兴奋灶。这种优势兴奋灶经过强化训练，逐步取代了耳鸣的优势兴奋灶。

(2)避免在强噪声环境下长时间逗留或过多地接触噪声，避免或安全谨慎地使用耳毒性药物，少吸烟、少饮酒、生活作息有规律性，切忌贪床时间过长(中青年7～8h，老年人6h睡眠即可)。

(3)由于耳鸣起因、病程都非短期内发生，因此，患者在配合治疗过程中要有恒心，不要轻易中断。如耳鸣掩蔽疗法、松弛疗法等均要求至少完成为期1个月的疗程才可考虑评价治疗效果，正所谓“病去如抽丝”。有些病人缺乏恒心，没能坚持治疗是很可惜的。心理治疗是耳鸣治疗中的一个重要环节，众所周知，耳鸣可引起一系列的心理障碍，心理障碍又可加重耳鸣，若处理不妥即可能使耳鸣和心理障碍进入一种恶性循环，这是很可怕的事情。

【耳鸣预防及保健】

耳鸣患者经过一段时间积极配合治疗，无论对治疗有效者，还是治疗效果不明显或无效者，在医生的指导下进行保健指导均很重要。耳鸣是疾病症状的表现，它既是症状，也是疾病。医生给患者所采用的治疗方法是不能简单以耳鸣这一主观症状是否消失来衡量，因为治疗获得效果需要时间。此外，耳鸣也是征兆，可能预示某一疾病将要到来，因此，中止治疗后还应经常去医院复诊。患者对自身耳鸣性质的稳定与否也应提高警惕，一有变化即应去医院咨询。

随访期间视病情而定，中止治疗时应对患者的耳鸣检查(耳鸣频率、强度匹配)及伴有的耳聋(听力检查)、眩晕症状及体征详细记录、了解全身状况，如有无高血压、糖尿病、肝、肾等疾病。从而规定每季度或半年复查一次，如每次复查结果不变，病情稳定，则可以延长复诊时期，减少检查项目，但每年至少应去医院复查一次。若耳鸣恶化或听力下降，伴眩晕等新症状出现应立即去医院复诊。此外，单侧性耳鸣比双侧性耳鸣更应长期随诊，一次或多次检查没问题就认为“正常”，很可能延误像听神经瘤这样严重的疾病。

（黄治物）

## ■参考文献


[1] Lockwood AH, Salvi RJ, Burkard RF. Tinnitus. N Engl J Med, 2002, 19, 347(12): 904-910.

[2] Langguth B, Kreuzer PM, Kleinjung T, De Ridder D. Tinnitus: causes and clinical management. Lancet Neurol, 2013, 12(9): 920-930.

[3] Baguley D, McFerran D, Hall D. Tinnitus. Lancet. 2013 Jul 1. doi: pii: S0140-6736(13)60142-7. 10.1016/S0140-6736(13)60142-7.

[4] Dobie RA. Depression and tinnitus. Otolaryngol Clin North Am, 2003, 36: 383-388.

[5] Eggermont JJ. Pathophysiology of tinnitus. Prog Brain Res, 2007, 166: 19-35.

[6] Jastreboff PJ, Gray WC, Gold SL. Neurophysiological approach to tinnitus patients. Am J otol, 1996, 17: 236-240.

[7] Jastreboff PJ. Tinnitus retraining therapy. Prog Brain Res, 2007, 166: 415-423.

[8] Lockwood AH. Tinnitus. Neurologic Clinics, 2005, 23: 893-900.

[9] Martinez-Devesa P, Waddell A, Perera R, et al. Cognitive behavioural therapy for tinnitus(Review). The Cochrane library, 2009: 1.

[10] Saunders JC. The Role of Central Nervous System36. Plasticity in Tinnitus. J Commun Disord, 2007, 40: 313-334.

[11] Tyler RS, Gogel SA, Gehringer AK. Tinnitus activities treatment. Prog Brain Res, 2007, 166: 425-444.

[12] 黄治物. 耳鸣产生机制新进展和临床诊断治疗//韩德民. 2009 年耳鼻咽喉头颈外科新进展. 北京：人民卫生出版社，2009：47-64.

[13] 胡岢. 耳鸣. 北京：北京医科大学、中国协和医科大学联合出版社，1993：194-198.

[14] 黄治物. 耳鸣诊断和治疗现状及思考. 中国医学文摘耳鼻咽喉科学，2007，22：92-93.

[15] 石勇兵. 耳鸣的心理学咨询与治疗//王洪田. 耳鸣诊治新进展. 北京：人民卫生出版社，2004：210-222.

[16] 黄治物. 耳鸣的诊治及干预策略. 听力学及言语疾病杂志，2007，15：337-339.

[17] 王亚鹏，董奇. 脑的可塑性研究：现状与进展. 北京师范大学学报(社会科学版)，2007，3：39-45.

[18] 黄治物，常伟，李骏. 临床耳鸣治疗中咨询问题和模式的建立. 中华耳科学杂志，2007，5：233-235.

[19] 黄治物，常伟，陈桂芳. 耳鸣掩蔽疗法. 听力学及言语疾病杂志，2004，12：376-378.

[20] 徐若兰. 认知行为疗法的理论研究及应用. 成都理工大学学报(社会科学版)，2006，14：63-64.

[21] 黄治物，王陈荣，李蕴，等. 耳鸣的认知行为疗法. 听力学及言语疾病杂志，2010，18(4)：309-311.

# 第三篇 鼻 科 学

# 第 17 章

## 变应性鼻炎

变应性鼻炎(allergic rhinitis,AR),是指特应性个体接触变应原后主要由 IgE 介导的介质(主要是组胺)释放,并有多种免疫活性细胞和细胞因子等参与的鼻黏膜非感染性炎性疾病。其发生有三个必要条件:①特应性个体,即过敏体质;②变应原,又称特异性抗原,引起机体免疫反应的物质;③特异性抗原与特应性个体相遇产生 IgE 介导的Ⅰ型变态反应。变应性鼻炎是一个全球性的健康问题,全球患病率为 10%~25%,我国中心城市的自报患病率为 11.1%,且有逐渐升高趋势。变应性鼻炎可严重影响生活质量,并可造成经济上的沉重负担,如发生哮喘则可危及患者生命安全。

变应性鼻炎和哮喘常常同时存在。大约 40%的变应性鼻炎患者可发展成哮喘,大约 80%的哮喘患者伴有变应性鼻炎。哮喘与变应性鼻炎属于"同一气道,同一疾病"。如何阻止变应性鼻炎发展成哮喘是 WHO 关于变应性鼻炎及其对哮喘的影响(allergy rhinitis and its impact on asthma,ARIA)工作组的最重要任务。因此,应该重视变应性鼻炎的预防、诊断和治疗。

【病因】

变应性鼻炎是一种由环境与基因相互作用而发生的多因素疾病。变应性鼻炎的危险因素存在于所有年龄段。变应性鼻炎有遗传倾向或遗传易感性,是一种多基因遗传病,患者的特应性体质通常显示出家族聚集性。人类基因多个位点(如 5q31-33、11q13、3q21.3 等)上的基因多态性与变应性鼻炎的易感性有关。双亲皆有变应性疾病史的患者变应性鼻炎患病率高达 75%,单亲有变应性疾病史的患者变应性鼻炎患病率可达 50%,母亲对后代子女的影响大于父亲。

变应性鼻炎的变应原主要分为吸入性变应原和食物性变应原,吸入性变应原最常见。变应原多来源于动物、植物、昆虫、真菌或职业性物质。其成分是蛋白质或糖蛋白,极少数是多聚糖。

1. 螨 最主要的螨为屋尘螨和粉尘螨。屋尘螨主要孳生于卧室内的枕头、被褥、地毯、软垫、家具及绒毛玩具中,粉尘螨主要在图书馆、面粉厂、棉纺厂、食品仓库、中药仓库等的地面大量滋生。尘螨是一种啮食性的自生螨,以粉末性物质为食,如动物和人类皮屑、面粉、棉籽饼和真菌等。螨虫在热(20℃以上)且潮湿(相对湿度>80%)的环境中繁殖最快。屋尘螨变应原包含在其排泄物颗粒中,当沾染的织物被碰动后,这些颗粒便暴露于空气中并能够很快再次沉积下来。空气中的螨变应原浓度与变应性鼻炎的发病密切相关。屋尘螨与粉尘螨的抗原性大部分相同。

2. *花粉* 颗粒小质量轻的花粉,可以随风传播。气传花粉由于飘散量巨大且能远距离传输,因而可影响远离花粉源数百公里的人群。虫媒花粉只有直接接触才会致敏,如农艺师和花店店员。花粉的致敏能力随季节、地理位置、温度和植物种类而变化。春季花粉主要来自树木,秋季花粉主要来自豚草和艾蒿。大多数花粉致敏者伴有结膜炎。

3. *动物皮屑* 动物的皮屑及分泌物携带致敏原。猫、狗变应原在室内尘土、家具、室内装饰中可广泛存在。

4. *真菌变应原* 真菌向室内、外环境中释放变应原性孢子，湿热环境生长迅速。

5. *蟑螂变应原* 变应原见于蟑螂粪便及甲壳中，颗粒较大，不在空气中播散，直接接触致敏。

6. *食物变应原* 食物引起的变应性鼻炎十分少见，但在其他器官如胃肠道、支气管、皮肤等，食物变态反应却很常见。食物可引起哮喘、皮疹、胃肠道变态反应等。对婴儿来说，多数是由牛奶、大豆、鸡蛋等引起的；对成人来说常见食物变应原包括花生、坚果、鱼、鸡蛋、牛奶、大豆等。

【发病机制】

变应性鼻炎是IgE介导的Ⅰ型变态反应。变应原进入鼻黏膜后，经抗原递呈细胞传递抗原肽信号，引起T细胞反应之间的平衡出现Th1耐受而Th2高敏感(即Th2反应的优先)。Th2类淋巴细胞释放IL-3、IL-4和IL-5、粒细胞巨噬细胞集落刺激因子(GM-CSF)等细胞因子，其中IL-4促进B细胞分化为浆细胞从而在IgE的调节中起重要作用；而GM-CSF、IL-5在嗜酸性粒细胞祖细胞的产生、嗜酸性粒细胞的活化、募集、成熟及存活中起重要作用。在整个变应性炎症过程中，对变应原特异的血清IgE和嗜酸性粒细胞是两个重要的环节。B细胞产生的特异性IgE与肥大细胞和嗜碱粒细胞表面的受体结合，当同一变应原再次进入体内，通过与肥大细胞表面的IgE结合，激活肥大细胞和嗜碱性粒细胞，使其脱颗粒，释放炎症介质(组胺、激肽类、白三烯等)和细胞因子，作用于鼻黏膜的血管和神经产生相应的临床症状。这些介质和细胞因子也可作用于嗜酸性粒细胞，使鼻黏膜上皮及黏膜下嗜酸性粒细胞浸润、增多、活化，并释放嗜酸性粒细胞阳离子蛋白(ECP)和碱性蛋白(MBP)等介质。总之，变应性鼻炎的特征是发生在鼻黏膜组织中不同细胞产生的炎症反应，包括①细胞的趋化、选择性“募集”和跨内皮迁移；②细胞因子和趋化因子的释放；③不同类型细胞如嗜酸粒细胞、T细胞、肥大细胞和上皮细胞的激活和分化；④以上细胞的存活延长；⑤以上细胞激活后释放介质，其中主要是组胺和半胱氨酰白三烯；⑥与免疫系统和骨髓相互联系。

Strachan于1989年提出了变应性鼻炎的卫生(hygiene)假说。主要内容是，卫生条件的进步(清洁生活环境、小结构家庭、单个子女等)和抗生素的应用减少了儿童罹患感染性疾病(如细菌、寄生虫、病毒感染等)的机会，而感染机会降低可能与变应性疾病的增加有关。这个假说的核心是机体免疫系统内抗感染免疫反应和变态反应之间存在一定的拮抗关系。

【病理生理】

鼻黏膜的基本病理变化为毛细血管扩张、通透性增加、腺体分泌增加、嗜酸粒细胞浸润。上述病理改变缓解期可恢复正常，反复发作，可引起黏膜上皮层增殖性改变，导致黏膜肥厚及息肉样变。如合并感染，可表现为黏脓涕或脓涕。

【临床表现】

变应性鼻炎的典型症状是阵发性喷嚏、清水样鼻涕、鼻塞和鼻痒。部分伴有嗅觉减退。

1. *喷嚏* 每天数次阵发性发作，每次多于3个，多在晨起或者夜晚或接触过敏原后立刻发作。

2. *清涕* 大量清水样鼻涕，有时可不自觉从鼻孔流出。

3. *鼻塞* 间歇或持续，单侧或双侧，轻重程度不一。

4. *鼻痒* 大多数患者鼻内发痒，花粉症患者可伴眼痒、耳痒和咽痒。

5. *检查* 鼻黏膜苍白、双下甲水肿，总鼻道及鼻底可见清涕或黏涕。部分患者鼻黏膜干燥呈细颗粒状，或因长期用减充血剂而呈深红或暗红色。

【辅助检查】

1. *皮肤点刺试验*(skin prick test，SPT) 使用标准化变应原试剂，在前臂掌侧皮肤点刺，20min后观察结果。每次试验均应进行阳性和阴性对照，阳性对照采用组胺，阴性对照采用变应原溶媒。按相应的标准化变应原试剂说明书判定结果。皮肤点刺试验应在停用抗组胺药物至少7d后进行。

2. *血清特异性IgE检测* 抽患者静脉血，做免疫学检测，不受药物及皮肤状态的影响。

3. *鼻腔局部特异性IgE检测* 用标准化的变应原试剂检测鼻腔局部特异性IgE，如为阳性即为鼻腔局部变应性鼻炎(local allergic rhinitis)。

4. *鼻腔激发试验* 用标准化变应原试剂进行鼻腔激发试验，有一定风险，临床不作为常规方法。

确定变应性鼻炎的过敏原，需要综合考虑病史、临床表现、皮肤点刺试、血清特异性IgE检测等结果相一致。

【诊断】

临床症状连续喷嚏3个以上、清水样涕、鼻塞、鼻痒等症状出现2项以上(含2项)，每天症状持续或累计在1h以上。可伴有眼痒、结膜充血等眼部症状。体征常见鼻黏膜苍白、水肿、鼻腔水样分泌物。变应原皮肤点刺试验阳性和(或)血清特异性 IgE 阳性,必要时可行鼻腔局部特异性 IgE 检测和鼻腔激发试验。

【鉴别诊断】

变应性鼻炎需与急性鼻炎、脑脊液鼻漏、非变应性鼻炎(血管运动性鼻炎、嗜酸性粒细胞增多性非变应性鼻炎)等相鉴别。

1. 变应性鼻炎与急性鼻炎、脑脊液鼻漏的鉴别诊断　急性鼻炎最常见于急性上呼吸道感染或感冒时,变应性鼻炎在许多方面与急性鼻炎、脑脊液鼻漏不同,三者鉴别诊断要点见表 17-1。

表 17-1　变应性鼻炎与急性鼻炎、脑脊液鼻漏的区别

| 鉴别要点 | 变应性鼻炎 | 急性鼻炎 | 脑脊液鼻漏 |
|---|---|---|---|
| 病因 | Ⅰ型变态反应 | 病毒、细菌感染 | 颅底缺损或漏孔 |
| 发热 | 无 | 常有 | 无,合并颅内感染时高热 |
| 个人或家庭变态反应史 | 常有 | 无 | 无 |
| 喷嚏 | 经常连续、多个 | 有、较少 | 无 |
| 鼻痒 | 明显 | 初期有、不明显 | 无 |
| 鼻塞 | 重、时间长 | 重、时间短 | 无 |
| 鼻分泌物 | 多,水样或黏性 | 黏性转脓性 | 清水样 |
| 全身症状 | 一般无 | 较重,如发热,全身酸痛不适 | 无,合并颅内感染时可有 |
| 病程 | 1 个月至数月(>1 个月) | 1～2 周(7～10d) | 几天至数月 |
| 鼻黏膜 | 苍白水肿或灰蓝色 | 充血肿胀 | 正常 |
| 血清 IgE 水平 | 升高 | 不高 | 不高 |
| 外伤 | 无 | 无 | 常有 |

2. 变应性鼻炎与非变应性鼻炎的鉴别诊断　非变应性鼻炎(non-allergic rhinitis,NAR)是一类症状与变应性鼻炎症状相似但没有变应原的鼻炎。最常见的非变应性鼻炎有血管运动性鼻炎和嗜酸粒细胞增多性非变应性鼻炎,二者约占 NAR 的 60%以上,其他有药物性鼻炎、职业性鼻炎、妊娠期鼻炎、青春期鼻炎等。鉴别诊断的方法包括鼻腔分泌物涂片、鼻腔变应原激发试验、皮肤点刺试验和抽静脉血查血清特异性 IgE。鼻分泌物按改良 Eichner 法采集。如果皮肤点刺试验阴性,血清特异性 IgE 阴性,鼻腔分泌物嗜酸细胞不增多,则为血管运动性鼻炎。如果皮肤点刺试验阴性,血清特异性 IgE 阴性,鼻腔分泌物嗜酸细胞增多,则为嗜酸细胞增多性非变应性鼻炎。如果皮肤点刺试验阴性,血清特异性 IgE 阴性,鼻腔分泌物嗜酸细胞增多,鼻腔局部特异性 IgE 阳性,鼻腔变应原激发试验阳性,则为鼻腔局部变应性鼻炎。

根据变态反应进程(allergy march)理论,非变应性鼻炎和鼻腔局部变应性鼻炎可以发展到变应性鼻炎甚至哮喘。因此,对于具有鼻痒、喷嚏、鼻塞、清涕等症状和变应原阴性的患者,应该定期(1～3 年)复查皮肤点刺试验和血清特异性 IgE。

【分类与分度】

ARIA 根据症状持续时间将变应性鼻炎分为间歇性和持续性。间歇性:症状<4d/周,或<连续 4 周;持续性:症状≥4d/周,且连续≥4 周。

根据患者症状严重程度,以及是否影响生活质量(包括睡眠、日常生活、工作和学习),将变应性鼻炎分为轻度和中-重度。轻度:症状较轻,对生活质量尚未产生影响;中-重度:症状明显或严重,对生活质量产生影响。

变应性鼻炎严重程度的评估方法有症状评分、体征评分、视觉模拟量表(visual analogue scale, VAS)、鼻腔气流测定等。

症状评分:每次喷嚏连续 3～9 个、每日擤鼻次数≤4 次、偶有鼻塞、间断鼻痒计 1 分,每次喷嚏连续 10～14 个、每日擤鼻次数 5～9 次、鼻塞介于偶有与全天之间、鼻痒蚁行感但可忍受计 2 分。每次喷嚏连续≥15 个、每日擤鼻次数≥10 次、鼻塞几乎全天用口呼吸、鼻痒蚁行感难以忍受计 3 分。

体征评分:以下鼻甲大小或总鼻道宽度为积分依据。鼻甲轻度肿胀,鼻中隔、中鼻甲尚可见,计 1 分。下鼻甲与鼻中隔(或鼻底)紧靠,下鼻甲与鼻底(或鼻中隔)之间尚有小缝隙,计 2 分。下鼻甲与鼻底、鼻中隔紧靠,见不到中鼻甲,或中鼻甲黏膜息肉样变、息肉形成,计 3 分。

VAS评分：让患者用10cm的标尺标定症状，0最轻或最舒适，10最严重或最不舒适。分别对喷嚏、清涕、鼻塞、鼻痒进行评分。

鼻腔气流测定有专用的仪器。

【伴发疾病与合并症】

变应性鼻炎伴发疾病可分为相同的致病途径（如变态反应）或合并其他疾病（黏膜肿胀，黏液潴留引起的合并感染）。包括哮喘、结膜炎、慢性鼻-鼻窦炎、鼻息肉、腺样体肥大、分泌性中耳炎等。鼻和气管黏膜具有相似性，其中关于鼻肺相互作用最重要的概念之一是功能互补。变应性鼻炎的存在加重哮喘，大多数哮喘患者患有变应性鼻炎。室外变应原较室内变应原更易引起变应性结膜炎。

【治疗】

1. *避免接触变应原*　①室内的尘螨数量最好<20只/$m^2$，维持居住空间相对湿度至60%以下，但过低（如低于30%～40%）会造成干燥不适，经常清扫地毯，清洗床上用品、窗帘；螨变应原溶于水，水洗纺织品可清除其中的大部分变应原；使用有滤网的空气净化机、吸尘器等。②相应花粉致敏季节，规避致敏原。③对动物皮毛过敏的患者应回避动物。④食物过敏者应避免该食物。

2. *药物治疗*　ARIA推荐了阶梯治疗方案（图17-1），但应考虑疗效、安全性、费用/效果比等因素。常用鼻内和口服给药，疗效在不同患者之间可能有差异。停药后无长期持续疗效，因此对持续性变应性鼻炎需要维持治疗。延长治疗时间并不发生快速耐药性。鼻内给药具有许多优点，高浓度药物可直接作用于鼻部，避免或减少了全身副作用。但对于伴有其他过敏性疾病患者，药物需要作用于不同靶器官，除鼻内给药外，还应给予全身药物治疗。

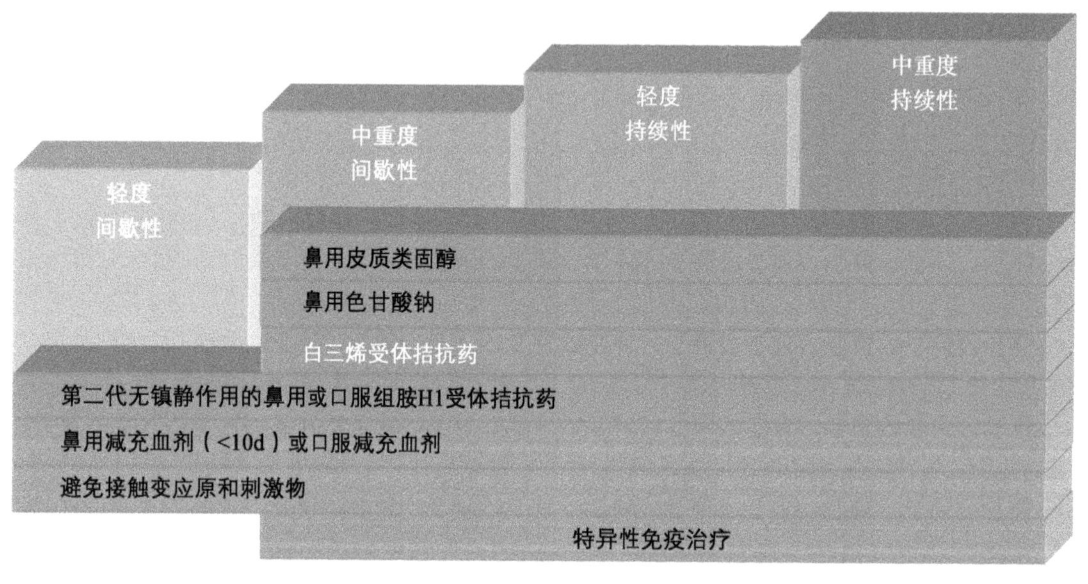


图17-1　ARIA阶梯治疗方案

（1）抗组胺药：鼻用和（或）口服第2代H1抗组胺药，可有效缓解鼻塞、鼻痒、喷嚏和流涕等症状，并能尽量减少全身副作用。适用于轻度间歇性和轻度持续性变应性鼻炎，可与鼻用糖皮质激素联用以治疗中-重度变应性鼻炎。

（2）糖皮质激素：鼻用糖皮质激素可有效缓解鼻塞、鼻痒、流涕和喷嚏等症状。对其他药物治疗无反应或不能耐受鼻用药物的重症患者，可采用短期口服糖皮质激素治疗。

（3）抗白三烯药：对变应性鼻炎和哮喘有效。

（4）色酮类药：对缓解鼻部症状有一定效果，滴眼液对缓解眼部症状有效。适用于轻度变应性鼻炎和婴幼儿患者。

（5）鼻内减充血剂：对鼻充血引起的鼻塞症状有缓解作用，疗程应控制在7d以内。

（6）鼻内抗胆碱能药物：可有效抑制流涕，适用于以大量清涕为主的变应性鼻炎患者。

（7）中药：部分中药对缓解症状有效。

（8）妊娠期患者应慎用各种药物。

（9）儿童和老年人的治疗原则与成人相同，但应特别注意避免药物的不良反应。

3. *特异性免疫治疗*　特异性免疫治疗又称脱

敏或疫苗治疗，是世界卫生组织推荐的、唯一可改变疾病自然进程的疗法。免疫治疗诱导了临床和免疫耐受，具有长期效果，可预防变应性疾病的发展。可在避免变应原和药物治疗的同时开始特异性免疫治疗，不应在常规药物治疗无效后才开始。变应原特异性免疫治疗常用皮下注射和舌下含服。疗程分为剂量累加阶段和剂量维持阶段，总疗程不少于 2 年，多数为 3 年。应采用标准化的变应原疫苗。疗效评定应在疗程结束后进行。理论上讲，变应原种类越少疫苗治疗效果越好，单一变应原的效果最好；变应原的反应越强疫苗治疗效果越好。目前，我国食品药品监督管理局仅仅批准了粉尘螨的标准化变应原疫苗的临床应用，其他变应原疫苗尚在审批中。

适应证：①变应原明确的变应性鼻炎患者；②皮肤点刺试验(＋＋)以上，血清特异性 IgE Ⅲ级以上；③长期应用常规药物(糖皮质激素、抗组胺药物等)不能有效控制症状的患者；④不愿长期应用常规药物(糖皮质激素、抗组胺药物等)治疗的患者；⑤年龄 5—65 岁。

禁忌证：①哮喘发作期、不能逆转的肺气肿，为绝对禁忌证。②使用肾上腺素急救有禁忌证者，如动脉瘤和假性动脉瘤患者、正在使用 β 受体阻断药或血管紧张素转化酶(ACE)阻滞药的患者，即使局部使用 β 受体阻滞药如滴眼液也可增加呼吸道不良反应的风险，并且影响使用肾上腺素抢救严重超敏反应的效果；使用 ACE 阻滞药可抑制机体肾素-血管紧张素系统的活化功能，导致超敏反应时易出现低血压性休克。③严重心血管疾病，增加紧急情况下使用肾上腺素抢救的风险。④合并其他严重免疫性疾病，包括自身免疫性疾病和免疫缺陷性疾病。⑤妊娠期妇女，不应在妊娠期开始特异性免疫治疗。⑥无法理解免疫治疗的风险性和局限性的患者。⑦严重心理障碍患者。

特异性免疫治疗疗程长，开始后就不应中断。一旦中断时间过长，则前功尽弃。如果仍需要特异性免疫治疗，则应从头开始。所以，开始特异性免疫治疗前还应充分考虑患者的主观和客观条件(意愿或接受程度、经济条件、治疗方便与否)、患者的依从性(特别是儿童患者)、药物依赖程度、避免变应原的预防效果、药物治疗的不良反应等。

遇到急性感染、发热或接种其他疫苗等情况，应延缓皮下注射或减量舌下含服。在皮下注射当日尽量减少饮酒和剧烈运动，以免促进过敏反应。

特异性免疫治疗期间应继续给予常规药物治疗，主要目的是缓解症状波动和减少不良反应，症状良好时可逐渐减少甚至停止口服药物，鼻用抗组胺药和鼻用激素可定期(每周或每月)交替使用，以避免副作用和耐药性。

不良反应临床分级：特异性变应原免疫治疗的不良反应可分为局部反应和全身反应，发生率取决于患者对变应原的敏感性、疫苗的剂量、注射的时机和方式、患者的病情以及疫苗是否应用延迟吸收载体等。局部不良反应常见而全身不良反应少见。致命性全身不良反应的发生率约为 1/250 万，尽管罕少，仍应引起高度重视。全身不良反应分为五级。

0 级：无症状或症状与免疫治疗无关。

Ⅰ级：轻度全身反应，局部荨麻疹、鼻炎或轻度哮喘(最大呼气流速较基线下降程度在 20%以内)。

Ⅱ级：中度全身反应，发生缓慢(＞15 min)，出现全身荨麻疹和(或)中度哮喘(最大呼气流速较基线下降程度在 40%以内)。

Ⅲ级：严重(非致命)全身反应，发生迅速(＜15min)，出现全身荨麻疹、血管性水肿或严重哮喘(最大呼气流速较基线下降程度超过 40%)。

Ⅳ级：过敏性休克，迅速出现瘙痒、潮红、红斑、全身性荨麻疹、喘鸣(血管性水肿)、哮喘发作、低血压等。

不良反应处理原则：应根据不同器官系统出现的病症，及时进行多学科会诊，尽早救治。

①大的局部不良反应(注射 30min 时超过 12cm)，口服抗组胺药物、留观至少 1h。

②变应性鼻炎发作，口服抗组胺药物、留观至少 1h、复查峰流速。

③轻度荨麻疹，口服抗组胺药物、留观至少 1h。

④哮喘，吸入 $\beta_2$ 受体激动药、静脉注射或应用 $\beta_2$ 受体激动药、皮质类固醇(静脉注射泼尼松龙 50 mg 或甲泼尼龙 40mg)、吸氧、可住院治疗。

⑤全身性不良反应，肾上腺素(1mg/ml)0.3～0.5mg 深部肌内注射。

⑥广泛的荨麻疹和血管神经性水肿，建立静脉通道(盐水)、监测血压脉搏、肌注抗组胺药物氯马斯汀(1mg/ml)1～2ml(1～2mg)、静脉注射皮质类固醇(泼尼松龙 50mg 或甲泼尼龙 40mg)、可住院治疗。

⑦过敏性休克，肾上腺素(1mg/ml)0.5～

0.8mg 深部肌内注射或稀释后(0.1mg/ml)0.3～0.5mg 缓慢静脉注射、10～20min 后可重复、建立静脉通道(盐水)、患者仰卧、吸氧(5～10L/min)、监测血压脉搏和氧饱和度、静脉注射抗组胺药物氯马斯汀(1 mg/ml)1～2ml(1～2mg)、静脉注射甲泼尼龙 80mg、住院治疗。

⑧儿童剂量,深部肌内注射肾上腺素(1mg/ml)0.01 mg/kg(0.01ml/kg),如需要可稀释静脉注射(0.1 mg/ml)。肌注抗组胺药物氯马斯汀(1mg/ml)0.0125～0.025mg/kg。静脉注射甲泼尼龙 2mg/kg。

4. *患者教育和管理* 患者教育和管理非常重要,值得医生和患者特别重视和关注。患者教育和管理的目的是增加依从性,提高疗效,减少耐药性和副作用。许多患者对变应性鼻炎最常用的鼻喷激素不了解,谈“激素”色变,唯恐出现激素的副作用。殊不知,鼻喷激素主要是局部作用,全身几乎不吸收,全身的生物利用度很低,几乎不会引起或很少引起全身不良反应。因此,鼻喷激素的全身生物利用度越低越好。鼻喷激素可以连续用 3 个月。左手持瓶喷右鼻腔,右手持瓶喷左鼻腔,避免喷在鼻中隔上造成鼻中隔穿孔。低头喷鼻,一旦流到咽部即吐出,不要咽下,避免咽下引起的全身吸收后的副作用。仅仅布地奈德鼻喷剂是美国 FDA 批准的孕期 B 类药物,在权衡利弊和无奈情况下,妊娠期和哺乳期妇女可考虑应用。但在目前医患关系紧张的时期,最好告知妊娠期和哺乳期妇女采用物理疗法,而不是药物。各种鼻喷激素适用于不同年龄的患者,如糠酸莫米松鼻喷剂适于 3 岁以上儿童,布地奈德鼻喷剂则适于 6 岁以上儿童。口服抗组胺药何时减量,何时停药,何时加量,脱敏药物怎样定期加减量,怎样提醒患者定时用药,这些知识都是患者教育和管理的重要内容。

5. *外科治疗* 外科治疗不作为常规治疗变应性鼻炎的方法,但在以下情况下可考虑手术治疗:①经药物或免疫治疗鼻塞症状无改善,有明显体征,影响生活质量;②鼻腔有明显的解剖学变异,伴有功能障碍;③合并慢性鼻-鼻窦炎,鼻息肉,药物治疗无效。

变应性鼻炎的外科治疗方法包括翼管神经切断术、筛前神经和筛后神经切断或阻滞术等。手术的短期疗效较好,长期疗效较差,而且可能伴发严重干眼等并发症。所以,目前对手术治疗变应性鼻炎仍持谨慎态度。此外,临床上发现,鼻丘和下鼻甲黏膜下消融术、鼻中隔矫正术等任何的鼻腔骚扰都能短期缓解变应性鼻炎的症状。

【儿童变应性鼻炎】

全身变态反应性疾病随年龄增加而变化的规律称为变态反应进程。皮肤变态反应如湿疹或特应性皮炎最早出现,时间大概在 1 岁左右。随后出现胃肠道的变态反应,以对牛奶、鸡蛋、豆类、鱼、虾等食物过敏为主要的临床表现。2－3 岁后皮肤和胃肠道变态反应逐渐缓解,但气道开始易感,5 岁左右出现支气管哮喘发作高峰,7－10 岁支气管哮喘的发生出现一个缓解趋势,变应性鼻炎的发生机会则逐渐上升。12 岁左右出现变应性鼻炎的高峰,30 岁左右又出现哮喘发作高峰。

ARIA 2010 版提出预防及治疗建议:对婴幼儿和学龄前儿童进行多方面的干预,以减少他们生命早期的屋尘螨暴露;无论婴儿有无特应性疾病家族史,建议所有婴儿至少在前 3 个月应完全使用母乳喂养;儿童和妊娠妇女应完全避免环境烟草烟雾;不建议婴幼儿和学龄前儿童避免接触家里的某些宠物,如猫、狗等。由于安全性不佳,肌内注射糖皮质激素仅在特殊情况下采用。

2010 年我国学者在重庆制定了第 1 版儿童变应性鼻炎诊断和治疗指南。我国 2－14 岁儿童的变应性鼻炎患病率大约为 10%,症状和体征的特殊之处是长期擦鼻而形成的“敬礼征”(salute sign),“鼻背皮肤横行皱褶”(nasal crease)以及因下眼睑肿胀而出现的下睑暗影“黑眼圈”(eyes shine)。与成年人的变应性鼻炎一样,变应原阳性才能诊断儿童变应性鼻炎。所以,必须查找变应原。口服抗组胺药剂量按年龄和体重计算,5 岁以上儿童可用片剂,5 岁以下儿童最好用糖浆,疗程不少于 2 周。鼻用减充血剂不大于 7d,推荐使用羟甲唑啉类、赛洛唑啉类儿童制剂,禁用含有萘甲唑啉的制剂。推荐用 1%～2%的高渗盐水冲洗鼻腔(成年人的变应性鼻炎没有推荐鼻腔冲洗)。推荐用 VAS 进行治疗前、后的总体症状和鼻部分类症状分别进行临床疗效评定,这与成年人相同。特异性免疫治疗的远期疗效评定应在 2～3 年疗程结束时进行。儿童变应性鼻炎容易引起支气管哮喘、鼻后滴漏、上气道咳嗽综合征、分泌性中耳炎和睡眠呼吸障碍,应给予足够的重视,诊断和治疗更应规范。

【变应性鼻炎诊断和治疗指南】

2001 年 WHO 组织起草了变应性鼻炎及其对哮喘的影响( allergic rhinitis and its impact on asthma，ARIA）指南，并于 2008 年、2010 年、2012 年进行了修订。美国科学家 2008 年制定了鼻炎诊治指南，英国科学家于 2008 年和 2010 年也制定了变应性鼻炎诊疗指南。

中华医学会耳鼻咽喉科学分会和中华耳鼻咽喉科杂志编辑委员会，1991 年制定了变应性鼻炎诊断和疗效评定标准，1997 年在海口修订了该标准，2004 年在兰州制定了变应性鼻炎诊治原则和推荐方案，2009 年在武夷山制定了变应性鼻炎诊断和治疗指南，2010 年在重庆制定了儿童变应性鼻炎诊断和治疗指南。

（王洪田　尤少华）

## ■参考文献


[1] Bousquet J, Van Cauwenberge P, Khaltaev N, et al. Allergic rhinitis and its impact on asthma. J Allergy Clin Immunol, 2001, 108(5 Suppl): 147-334.

[2] Kariyawasam HH, Rotiroti G. Allergic rhinitis, chronic rhinosinusitis and asthma: unravelling a complex relationship. Curr Opin Otolaryngol Head Neck Surg, 2013, 21(1): 79-86.

[3] Pawankar R, Bunnag C, Khaltaev N, Bousquet J. Allergic Rhinitis and Its Impact on Asthma in Asia Pacific and the ARIA Update 2008. World Allergy Organ J, 2012, 5(Suppl 3): S212-217.

[4] Strachan D. Hay fever, hygiene, and household size. BMJ, 1989, 299: 1259-1260.

[5] Jiang XD, Li GY, Dong Z, Zhu DD. Correlation analysis of two serum-specific immunoglobulin E test systems and skin-prick test in allergic rhinitis patients from northeast China. Am J Rhinol Allergy, 2011, 25(2): 116-119.

[6] Veskitkul J, Vichyanond P, Visitsunthorn N, et al. The development of allergic rhinitis in children previously diagnosed as nonallergic rhinitis. Am J Rhinol Allergy, 2013, 27(1): 43-47.

[7] Eichner H. Present possibilities for diagnosis in human nasal secretions. Rhinology, 1983, 21(3): 223-228.

[8] Rondón C, Campo P, Galindo L, et al. Prevalence and clinical relevance of local allergic rhinitis. Allergy, 2012, 67(10): 1282-1288.

[9] Asher MI, Montefort S, Bjorksten B, et al. Worldwide time trends in the prevalence of symptoms of asthma, allergic rhinoconjunctivitis, and eczema in childhood: ISAAC Phases One and Three repeat multicountry cross-sectional surveys. Lancet, 2006, 368: 733-743.

[10] Kong WJ, Chen JJ, Zheng ZY, et al. Prevalence of allergic rhinitis in 3-6-year-old children in Wnhan of China. Clin Exp Allergy, 2009, 39: 869-874.

[11] 韩德民，张罗，黄丹，等. 我国 11 个城市变应性鼻炎自报患病率调查. 中华耳鼻咽喉头颈外科杂志，2007，42：378-384.

[12] 中华耳鼻咽喉头颈外科杂志编辑委员会鼻科组，中华医学会耳鼻咽喉科学分会鼻科学组. 变应性鼻炎的诊断和治疗指南（2009，武夷山）. 中华耳鼻咽喉头颈外科杂志，2009，44：977-978.

[13] 张罗，韩德民. 解读 2008 年新版变应性鼻炎及其对哮喘的影响. 中华耳鼻咽喉头颈外科杂志，2008，43：552-557.

[14] 张罗，魏均民，韩德民. 变应性鼻炎诊疗现状调查. 中华耳鼻咽喉头颈外科杂志，2010，45：420-423.

[15] 王洪田，尤少华. 变应性鼻炎的规范诊断和治疗. 武警医学，2013，24(7)：553-556.

[16] 中华耳鼻咽喉头颈外科杂志编辑委员会鼻科组，中华医学会耳鼻咽喉头颈外科学分会鼻科学组. 变应性鼻炎特异性免疫治疗专家共识. 2011，46(12)：976-980.

[17] 中华耳鼻咽喉头颈外科杂志编辑委员会鼻科组，中华医学会耳鼻咽喉头颈外科学分会鼻科学组，小儿学组，中华儿科杂志编辑委员会. 儿童变应性鼻炎诊断和治疗指南（2010 年，重庆）. 中华耳鼻咽喉头颈外科杂志，2011，46(1)：7-8.

# 第18章

## 鼻中隔偏曲

正常人的鼻中隔常有轻度偏曲、嵴突和距状突，在不伴有症状时可以不进行处理。当鼻中隔向一侧或两侧偏曲，或者局部形成突起引起鼻腔功能障碍时，称为鼻中隔偏曲。偏曲的鼻中隔可以呈现各种形状如C形、S形偏曲，如呈尖锥样突起，则称棘突，如呈由前向后的条形山嵴样突起，则称嵴突。也可以呈多种复杂的混合形态。

【病因】

鼻中隔偏曲的原因有以下几种可能。

1. 鼻腔局部发育不平衡　鼻中隔的骨性或软骨性支架与鼻腔侧壁骨的发育速度不一致；儿童的腭弓过高，鼻顶和鼻底的距离较短，使鼻中隔在发育过程中不能伸展而弯曲。

2. 外伤　新生儿产道挤压伤、儿童和成年期的外伤都可导致鼻中隔偏曲。随着外伤轻重的不同，鼻中隔偏曲的程度也不一样。重者可发生鼻中隔骨折和脱位，形成嵴突。

3. 鼻腔、鼻窦占位病变的挤压等　也可导致鼻中隔偏曲。

【解剖与相关发育因素】

鼻中隔位于左右两侧固有鼻腔之间，构成了鼻腔的内侧壁，由前面的软骨部和后面的骨部两部分组成。软骨部为鼻中隔软骨和大翼软骨（下侧鼻软骨）内侧脚组成。骨部由筛骨垂直板和犁骨组成。软骨膜和骨膜外面覆盖有黏膜。由于软骨膜、骨膜与其表面的黏膜粘连紧密不易分离，分别称为黏软骨膜及黏骨膜。

鼻中隔由多块骨与软骨发育组合而成，其各部分的生长发育速度亦不相同。骨化顺序是从头侧到尾侧，下方的犁骨、上颌骨鼻嵴、腭突最先骨化，而后鼻中隔软骨后部逐渐向前骨化。当筛骨垂直板、犁骨、上颌骨腭突骨化固定后，软骨部分还在延伸生长。当此部分生长过度时，可在鼻中隔软骨的前、下和后方的三条线上形成产生张力的三个核心区域，形成突起，产生偏曲。第一条张力曲线位于鼻中隔软骨尾侧端与鼻小柱大翼软骨（下侧鼻软骨）内侧脚之间，形成前位偏曲；第二条张力曲线位于鼻中隔软骨与筛骨垂直板结合处，形成高位偏曲；第三条张力曲线位于鼻中隔软骨与犁骨、上颌骨腭突和腭骨鼻嵴交界处，形成后位偏曲以及形态各异的鼻嵴和距状突等。

【鼻中隔的血供】

鼻中隔血供丰富，分别来自于颈外动脉系统与颈内动脉系统。一旦损伤，容易出血。

1. 上颌动脉　在翼腭窝内分出蝶腭动脉，蝶腭动脉经蝶腭孔进入鼻腔，分成内侧支和外侧支。内侧支（鼻腭动脉 nasopalatine artery），经蝶窦开口的前下方分成鼻后中隔动脉（posterior nasal septal arteries），分布于鼻中隔后部和下部。

2. 眼动脉　自视神经管颅口前5mm从颈内动脉分出，走行在视神经管的下外方，入眶后，分出筛前动脉（anterior ethmoid artery）和筛后动脉（posterior ethmoidal artery），分别穿过相应的筛前孔和筛后孔进入筛窦，紧贴在筛窦顶壁的骨管内，在筛窦内侧进入颅前窝，并在鸡冠旁骨缝中进入鼻腔。筛前动脉供应鼻中隔的前上部，筛后动脉供应鼻中隔的后上部。

来自颈内动脉系统的筛前动脉、筛后动脉和来自颈外动脉系统的分支鼻腭动脉、上唇动脉和腭大动脉在鼻中隔前下部黏膜下相互吻合，形成动脉丛，称为利特尔动脉丛（Little plexus），是鼻出血的最常见部位。

鼻中隔前下部的静脉构成静脉丛，称为克氏静脉丛（Kiesselbach plexus），此处破裂亦为鼻部常见的出血原因。

鼻中隔最前下部的黏膜靠近前鼻孔，易受外界刺激，常发生上皮化生，并出现小血管扩张和表皮脱落，为鼻出血的好发部位，又称“易出血区”。

【鼻中隔的神经分布】

支配鼻中隔的神经包括三类，分别为嗅神经、感觉神经和自主神经。

1. 嗅神经　分布于鼻中隔上部、中鼻甲内侧面相对应的嗅区黏膜。嗅细胞为具有嗅毛的双极神经细胞，顶部的树突呈棒状伸向细胞表面，末端膨大呈球状(嗅泡)，并发出 10～30 根纤毛，感受嗅觉。基部伸出细长轴突，形成无髓鞘神经纤维(中枢突)，汇集成嗅丝，通过筛骨水平板的筛孔进入颅内，止于嗅球。

2. 感觉神经　为三叉神经之眼神经和上颌神经的分支。

(1)眼神经：眼神经分出鼻睫神经，分成筛前神经和筛后神经，与同名动脉伴行，进入鼻腔分布于鼻中隔的前、上部。

(2)上颌神经：穿过或绕过蝶腭神经节后分出蝶腭神经，经蝶腭孔进入鼻腔分成鼻后上外侧支和鼻后上内侧支，分布于鼻腔外侧壁后部、鼻腔顶部和鼻中隔。鼻后上内侧支有一较大的分支称为鼻腭神经，斜行分布于鼻中隔上部区域。

(3)自主神经：自主神经主管鼻黏膜血管的舒缩，有交感神经和副交感神经。交感神经来自颈内动脉交感神经丛组成的岩深神经，副交感神经来自面神经分出的岩浅大神经，其在翼管内组成翼管神经，经蝶腭神经节后进入鼻腔。交感神经主管鼻黏膜血管收缩；副交感神经主管鼻黏膜血管扩张和腺体分泌。

【临床症状】

1. 鼻塞　鼻塞程度与鼻中隔偏曲程度有关，多呈持续性，一般在鼻中隔凸出的一侧较重，但凹侧常常伴有下鼻甲肥大，亦会出现鼻塞。鼻塞严重者可伴嗅觉减退。

2. 鼻出血　鼻出血多发生在鼻中隔凸出的一面或嵴/棘处，因该处黏膜张力较大，且黏膜较薄，加之鼻中隔黏膜血供丰富，故较易出血。

3. 反射性头痛　如偏曲部位压迫下鼻甲或中鼻甲，可引起同侧反射性头痛。

4. 嗅觉减退　近年来有研究表明，严重的鼻中隔偏曲患者可出现嗅觉减退，尤其在鼻腔狭窄侧。

单纯鼻中隔偏曲者一般不流涕。若伴有变应性鼻炎或鼻窦炎者可出现流清涕或脓涕。鼻中隔偏曲影响鼻窦的通气引流时可作为鼻窦炎的发病因素之一。

【体征】

前鼻镜检查显示：鼻中隔弯向一侧，呈 C 形、S 形或不规则形偏曲，可伴有尖锥样棘突，或呈由前向后的条形嵴突，也可以呈多种复杂的混合形态。两侧鼻腔宽窄不等。鼻中隔凸面可见利特尔区充血、糜烂，对侧下鼻甲常出现代偿性肥大。鼻内镜检查可以更直观地观察鼻中隔与鼻甲、鼻道的解剖结构关系及对鼻腔鼻窦通气引流的影响。鼻中隔严重偏曲的患者常伴有外鼻畸形。

【辅助检查】

鼻腔鼻窦的 CT 检查，可以形象地显示鼻中隔偏曲形状及鼻腔鼻窦的结构情况，有助于判断鼻中隔偏曲对鼻腔通气面积及窦口鼻道复合体的影响，是最常用的辅助诊断方法。通常选用冠状位或冠状位加水平位鼻窦 CT 扫描。

【诊断】

根据症状及鼻镜检查情况，一般诊断不困难。鼻窦 CT 检查可协助判断偏曲的严重程度及其对鼻腔结构的影响情况。需指出的是，正常人有相当比例者伴有鼻中隔偏曲而不出现临床症状，且客观检查往往与病人的临床症状并不完全相符。

【鉴别诊断】

鼻中隔偏曲的诊断比较容易，临床上需注意与伴有鼻中隔偏曲的精神障碍患者进行鉴别，后者往往伴有睡眠障碍、焦虑、情绪反常等表现，需仔细甄别。当症状与体征不相符时须详细询问病史并全面检查，必要时请精神心理科医师协助诊治，以免因手术适应证掌握不当而造成不良后果。

【治疗】

鼻中隔偏曲诊断明确，且患者有明显的鼻塞、头痛或鼻出血症状时，应予治疗。关于鼻中隔偏曲的手术方式，近百年来不断发展与演变，主要有：鼻中隔次全切除术、鼻中隔黏膜下切除术、鼻中隔矫正术和鼻中隔成形术等。目前，鼻内镜下鼻中隔成形术已成为治疗鼻中隔偏曲的主流术式，方法多样灵活，更加注重保留鼻中隔主要支架的基本原则。对伴有下鼻甲肥大、中鼻甲气化等病变可以同期行鼻甲成形术，从而有效解决鼻塞问题。

三线减张鼻中隔成形术的特点：保留大部分鼻中隔软骨和正常骨性支架，只切除三条张力线区域部分软骨及骨质，解除导致鼻中隔偏曲的应力。需要切除的三个张力区分别为：①第一张力区域：鼻中隔软骨尾侧端的垂直软骨条，约2mm宽；②第二张力区：鼻中隔软骨与筛骨垂直板结合处、筛骨垂直板前缘的垂直骨条；③第三张力区：犁骨前下部、上颌骨腭突、腭骨鼻嵴及基底部水平软骨条（犁鼻软骨）。

鼻中隔成形术与传统术式的区别：①通过各种方法矫正偏曲的软骨与骨质，而不是简单地切除；②通过释放鼻中隔三个区域的张力，既保留了鼻中隔的基本支架，又保证了鼻中隔维持正中的基本形态，可避免因软骨与骨性支架切除过多导致的中隔摆动以及鞍鼻、鼻背过宽、尖上区塌陷等鼻锥变形情况的发生；③由于鼻中隔软骨及骨性结构去除不多，从而可减少鼻中隔穿孔的发生率；④由于鼻中隔成形术注重保留中隔的软骨与骨性支架，对儿童鼻部结构的发育干扰较小，因此，对于鼻中隔严重偏曲导致鼻塞影响了生活质量的儿童患者来说，也可以酌情选择，从而拓宽了手术适应证的年龄范围。

关于鼻中隔手术，无论是采用哪种术式，术中都要注意保护鼻中隔软骨在梨状孔缘与隔背板相交的部位，该区域又称为 Keystone 区，过分切除或撼动，可以导致鼻背塌陷畸形，需引起临床医师的高度注意。

（李　娜）

## 参考文献


[1] 孔维佳，周梁，许庚，王斌全. 耳鼻咽喉头颈外科学. 北京：人民卫生出版社，2005：82-84.

[2] 韩德民，周兵. 鼻内镜外科学. 北京：人民卫生出版社，2012：199-205.

[3] Altundag A, Salihoglu M, Tekeli H, et al. Lateralized Differences in Olfactory Function and Olfactory Bulb Volume Relate to Nasal Septum Deviation. J Craniofac Surg, 2014, 25 (2): 359-362.

[4] Gandomi B, Bayat A, Kazemei T. Outcomes of septoplasty in young adults: the Nasal Obstruction Septoplasty Effectiveness study. Am J Otolaryngol, 2010, 31(3): 189-192.

[5] Giles WC, Gross CW, Abram AC, et al. Endoscopic septoplasty, Laryngoscope, 1994, 104: 1507-1509.

[6] Behnoud F, Nasab MS, Alizamir A. Comparison of the frequency of old septal deviation in patients with and without traumatic nasal bone fracture. Acta Medica Iranica, 2010, 48 (5): 304-307.

[7] 韩德民，王丹，臧洪瑞. 三线减张鼻中隔矫正手术. 中国医学文摘耳鼻咽喉科学，2009，24(2)：103-105.

[8] 董翔，孔勇刚，陶泽璋，等. 内镜下鼻中隔黏膜下矫正术. 临床耳鼻咽喉头颈外科杂志，2007，21：1042-1043.

[9] 张兴友，武振华，朱鹏涛，等. 内镜下三线减张法矫正鼻中隔偏曲. 中华耳鼻咽喉头颈外科杂志，2010，45(2)：154-155.

# 第19章

# 鼻 息 肉

尽管目前的研究显示不伴鼻息肉的慢性鼻-鼻窦炎(chronic rhinosinusitis without nasal polyps, CRSsNP)和鼻息肉在发病机制、病理学特征以及临床表现方面存在明显差异,但两者均为鼻腔和鼻窦黏膜的慢性炎症性疾病。因此,中华耳鼻咽喉头颈外科杂志编辑委员会鼻科组以及中华医学会耳鼻咽喉头颈外科分会鼻科学组制定的“慢性鼻-鼻窦炎诊断和治疗指南(2012,昆明)”以及“欧洲鼻-鼻窦炎和鼻息肉意见书(EPOS,2012)”仍将鼻息肉置于慢性鼻-鼻窦炎(chronic rhinosinusitis,CRS)的概念范畴之内,称之为伴有鼻息肉的慢性鼻-鼻窦炎(chronic rhinosinusitis with nasal polyps, CRSwNP);同时CRS被定义为鼻腔和鼻窦黏膜的慢性炎症性疾病,鼻部症状持续超过12周。CRSwNP和CRSsNP的临床诊断标准相似,但中鼻道和嗅裂若见息肉,则诊断为CRSwNP。需要指出的是真菌性鼻-鼻窦炎也可以伴有息肉的形成,但由于其相对独立的临床特征,并不包括在我们通常所说的CRS概念中。

【流行病学】

CRSwNP的准确诊断需结合症状和鼻内镜下检查可见息肉,因此,以问卷调查为主导方式的大样本流行病学调查通常很难准确估计CRSwNP在人群中的发病率。2011年一项涉及5万多人的欧洲多中心调查显示CRS发病率为10.9%,但CRSsNP和CRSwNP各自的发病率并不清楚。经鼻内镜检查确认,瑞典及韩国CRSwNP人群中的发病率分别为2.7%和0.5%。芬兰的一项研究问卷调查显示4.3%的成人有通过检查发现鼻息肉的就诊经历。欧洲的多项研究显示CRSwNP的发病率随年龄的增长呈上升趋势,平均患病年龄为42岁,20岁以下患病不常见;男性患病率高于女性。CRSwNP和哮喘的发病有显著的关联,国外报道大约26%的CRSwNP患者合并哮喘,而对照仅有6%合并哮喘。国内学者报道有3%~20%的CRSwNP患者合并哮喘。另一方面,有国外研究显示7%的哮喘患者合并CRSwNP。有效治疗CRSwNP可以缓解哮喘的症状;而阿司匹林哮喘患者息肉的生长速度是普通患者的4~6倍,提示哮喘和CRSwNP在发病机制上有一定内在联系。

【病因】

目前CRSwNP的病因和发病机制并不清楚,研究显示CRSwNP的发病可能和下列因素有关。

1. *变态反应* CRSwNP患者变应原皮点刺试验的阳性率与健康人大致相同;而变应性鼻炎患者中CRSwNP的发病率也和普通人群相当。因此,以皮肤点刺试验阳性为标志的系统性变态反应可能在CRSwNP的发病中不占重要地位。但近期有学者认为局部IgE反应可能在CRSwNP中起作用,如针对葡萄球菌超抗原的IgE在CRSwNP组织中的含量明显增高。

2. *微生物*

(1)细菌及相关因素

①细菌感染:从CRSwNP患者鼻腔、鼻窦中分离出的细菌谱和正常对照相比并没有显著差异,传统意义上的细菌感染与CRSwNP可能无明显关系。

②对金黄色葡萄球菌超抗原的免疫反应:金黄色葡萄球菌超抗原不经抗原提呈细胞处理,可以通过非特异性方式激活大量带有特异性Vβ区的T细胞。目前发现的与呼吸道炎症有关的细菌超抗原主要为金黄色葡萄球菌肠毒素。50%左右白种人CRSwNP患者鼻黏膜局部存在针对葡萄球菌肠毒素的特异性IgE,而CRSsNP和正常对照却少有。但金黄色葡萄球菌超抗原在国人CRSwNP发病中的作用尚待明确。

③细菌生物膜：有研究显示在 CRSwNP 存在较高比率的细菌生物膜形成。金黄色葡萄球菌生物膜的形成，可能使得金黄色葡萄球菌能够持久地通过超抗原激发黏膜局部免疫和炎症反应，促进炎症的慢性化。

(2)真菌：目前的研究总体不支持真菌在 CRS 发病中起重要作用，但近期有学者报道真菌在 CRS 亦可以形成生物膜，其作用有待进一步研究。

(3)骨炎：不少 CRS 患者的 CT 检查可见到明显的骨质增生。病理学研究发现，这些鼻窦骨质发生类似于慢性骨髓炎的病理改变。骨炎的形成可能和细菌有关，并可能是某些难治性 CRS 的成因之一。

3. 遗传因素　研究发现部分 CRSwNP 患者(14%～52%)有家族史；多个促炎因子、抗炎因子和趋化因子的基因多态性和 CRSwNP 相关。

4. 局部因素　包括局部解剖异常等，可能在部分 CRSwNP 的发病中起作用。

5. 全身因素　某些 CRSwNP 的发病和免疫缺陷、先天性黏膜纤毛功能障碍、囊性纤维以及阿司匹林耐受不良有一定关系。

【病理与病理生理学】

多数鼻息肉组织固有层呈高度水肿改变，表面被覆假复层纤毛柱状上皮，有显著的杯状细胞增生、基底膜增厚及部分鳞状上皮化生。也有部分鼻息肉组织表现为腺体型、纤维型或不典型的组织结构特点。鼻息肉组织中有大量炎性细胞浸润，如：$CD4^+$ 及 $CD8^+$ T 细胞、中性粒细胞、肥大细胞、B 细胞、浆细胞、嗜酸性粒细胞及树突状细胞等。大多数白种人(65%～90%)鼻息肉组织存在显著的嗜酸粒细胞浸润，嗜酸粒细胞浸润因此被认为是鼻息肉的关键病理学特征；但国人的鼻息肉组织嗜酸粒细胞浸润程度较白种人明显减轻，仅约 50% 的 CRSwNP 表现出显著嗜酸粒细胞性炎症。鼻息肉组织的上皮细胞及炎性细胞释放大量的炎性介质，包括：白细胞介素、肿瘤坏死因子、趋化因子等，在 CRSwNP 的炎症放大和持续中起重要作用。但 CRSwNP 发病的起始原因以及发病的具体病理生理机制有待进一步阐明。

【临床表现】

1. 症状

(1)全身症状：CRSwNP 会对患者的生活质量造成显著影响；患者可有头晕、易倦、记忆力下降、睡眠质量差、注意力不集中、工作效率低、精神萎靡不振、心情抑郁等。

(2)局部症状

①鼻塞：渐进性、持续性，多为双侧。

②流涕：分泌物呈黏性或黏脓性；可表现为涕倒流(鼻后漏)。

③嗅觉障碍：系息肉堵塞鼻腔和(或)嗅区黏膜慢性炎症所致。

④头面部胀痛：鼻背、额部及面颊部胀痛不适。

⑤咳嗽：由于涕倒流儿童患者常出现咳嗽，可呈慢性表现或反复发作。

⑥其他：息肉堵塞咽鼓管咽口，即可出现耳闷、听力下降等症状；咽喉因鼻后漏分泌物的刺激，可引起咽喉疼痛、发声困难、咳嗽等。

2. 体征　前鼻镜或内镜检查可见：中鼻道和(或)嗅裂一个或多个表面光滑，呈灰白色、淡黄或淡红色，半透明的新生物，如新鲜荔枝；带蒂或广基，触之柔软，可移动，不易出血，无触痛感。息肉较小者，可能需充分收缩鼻腔或鼻内镜检查方可见；息肉大而多者可充满鼻腔甚或向前突至前鼻孔，也可向后发展突至鼻咽；复发性鼻息肉多基底广、多发，周围结构呈术后改变。鼻息肉前端因受外界刺激，表面可出现溃疡、痂皮及轻度出血。大量的鼻息肉充满鼻腔可致鼻背变宽，形成“蛙鼻”。中鼻道、嗅裂、总鼻道内可见到黏性或黏脓性分泌物，鼻腔外侧壁黏膜可见水肿、充血。

【辅助检查】

1. 鼻纤维镜、鼻内镜检查　如鼻腔狭窄可使用血管收缩剂后进行检查，可见如上所述体征改变。

2. 鼻窦 X 线、CT 及 MRI 检查　目前以 CT 检查为主，可见鼻腔、窦口鼻道复合体、鼻窦内软组织阴影，界限清楚，周围骨质一般无明显破坏，可伴有骨质增生；复发性患者窦腔结构呈术后改变，部分解剖标志可能缺如。鉴别诊断时可行 MRI 检查以对软组织的边界有更清晰地显示。对于儿童患者要严格掌握 CT 检查的指征。

3. 其他检查　变态反应检查、鼻阻力、鼻声反射检查、纤毛运动功能及嗅觉功能检查等。

【诊断及鉴别诊断】

依靠病史、鼻镜检查和影像学检查，通常不难诊断。

1. 诊断　依据“慢性鼻-鼻窦炎诊断和治疗指南(2012，昆明)”以及 EPOS，CRSwNP 的诊断标准如下。

(1)患者要具备 2 个或 2 个以上的症状，其中主要症状鼻塞及鼻分泌物（前、后鼻漏）必具其一，其他症状包括头面部胀痛、嗅觉障碍（成人多见）、咳嗽（儿童多见）；症状持续时间要超过12周。

（2）体检可见鼻腔息肉，多为双侧。

2. 鉴别诊断

（1）上颌窦后鼻孔息肉：原发于上颌窦，具有细长蒂，脱垂于鼻腔后段或突入后鼻孔、鼻咽部的息肉。它通常单侧发生，多见于青少年，是一类有别于一般双侧发生的鼻息肉的相对独特的疾病；其发病机制不明。鼻镜检查可于鼻腔后段、后鼻孔、鼻咽部见半透明的息肉样物，蒂常位于中鼻道。

（2）出血性坏死性息肉：平时多有鼻出血史，体检可见发生于一侧鼻腔的暗红色坏死组织，触之易出血，有时在后鼻孔及鼻咽部可见到暗红色或出血性组织。CT扫描见上颌窦及筛窦多有“占位性病变”，周围骨质没有明显破坏。病理诊断有助于确诊。

（3）鼻咽纤维血管瘤：纤维血管瘤由致密结缔组织、大量弹性纤维和血管组成，好发于10－25岁男性青年。症状常见一侧或双侧鼻塞、反复涕血、鼻出血或口腔出血。当瘤体较大时可压迫咽鼓管咽口，致耳闷、耳鸣、听力下降；当破坏颅底及压迫脑神经则出现头痛及脑神经麻痹，并可出现颅内并发症；侵入眼眶出现复视、流泪、视力减退等。体检可见鼻腔后部和（或）鼻咽部圆形或分叶状红色肿块表面光滑而富有血管，瘤体较大时可引起外鼻畸形或软腭下塌。影像学检查可清晰显示瘤体位置大小形态，血管造影可了解肿瘤的血供。高度怀疑鼻咽纤维血管瘤时，一般术前不做活检；若诊断有疑问，可在做好充分准备下行活检。

（4）内翻性乳头状瘤：内翻性乳头状瘤是鼻腔鼻窦常见的良性肿瘤之一，易复发可恶变。内翻性乳头状瘤好发于中年男性（50－70岁），男女比例在（3～5）∶1。大多数为单侧病变，双侧罕见。内翻性乳头状瘤的瘤体多来自鼻腔外侧壁多见、上颌窦和筛窦，累及蝶窦、额窦和鼻中隔的较少。患者常表现为单侧持续性鼻塞，可伴有流涕，有时带血，也可有头面部疼痛；随着肿瘤扩大和累及部位不同，可出现相应的眶内及颅内症状。体检见肿瘤外观呈乳头样，表面颗粒状不光滑，色粉红，质较硬，触之易出血。影像学检查可帮助判断肿物累及范围；活检有助于确诊。

（5）脊索瘤：胚胎3～4个月时，脊索发展成节段，后逐渐被吸收。如偶有残余，则出生后沿脊柱形成小块细胞积聚而发展成脊索瘤。因此脊索瘤是由胚胎残留的脊索组织发展而成，是一种先天性肿瘤。脊索瘤多发生于男性，以40－60岁的中、老年人多见，偶见于儿童和青年。发生于颅底的脊索瘤占脊索瘤患者的35％。发生于鼻窦的比较罕见。颅内脊索瘤自枕蝶部经鼻咽顶而达鼻腔，在鼻咽部形成肿块可堵塞鼻腔出现鼻阻塞、疼痛、脓性或血性分泌物，因肿瘤生长缓慢，大多数患者有长期持续钝性头痛史。肿瘤增大出现脑神经受压症状，当破坏垂体时可有垂体功能障碍。影像学检查显示肿瘤以溶骨性破坏为主，瘤内有钙化。大量空泡细胞和黏液形成是本病的病理形态特点。

（6）脑膜膨出或脑膜脑膨出：筛板有先天性缺损时，脑膜或连同脑组织向鼻腔下坠，酷似息肉，需小心谨慎；尤其婴幼儿鼻塞，有时伴有水样分泌物，鼻腔检查发现单侧类息肉样组织时，须行前颅底CT薄层扫描，若见有前颅底骨质缺损，鼻腔软组织和颅内组织相连，要高度怀疑脑膜脑膨出。

（7）其他鼻腔良、恶性肿瘤：浆细胞瘤、腺样囊性癌、嗅神经母细胞瘤、鳞状细胞癌等，结合临床症状、检查，术后需行病理检查以明确检查。

【病情评估】

依据“慢性鼻-鼻窦炎诊断和治疗指南（2012，昆明）”以及EPOS，CRS，包括CRSwNP，治疗前后的病情严重程度可采用以下方法评估。

1. *主观病情评估*　对患者的主观症状及主观整体感受可采用视觉类比法（visual analog scale，VAS）评估，即患者在0～10分的标尺上，根据主观感受标出严重程度的评分；轻度0～3分，中度4～7分，重度8～10分。

2. *鼻内镜检查量化评估*　采用Lund-Kennedy评估表，对水肿（0＝无，1＝轻度，2＝严重）、鼻漏（0＝无，1＝清凉、稀薄，2＝黏稠、脓性）、息肉（0＝无，1＝仅在中鼻道，2＝超出中鼻道）以及瘢痕和结痂（0＝无，1＝轻度，2＝严重）情况进行评估，瘢痕和结痂仅适用于术后患者的评估；左右侧分开评分。

3. *CT检查量化评估*　采用Lund-Mackay评估表，对上颌窦、前组筛窦、后组筛窦、蝶窦、额窦和窦口鼻道复合体进行评分。其中鼻窦：0＝无异常，1＝部分浑浊，2＝全部浑浊；窦口鼻道复合体：0＝无阻塞，2＝阻塞；左右侧分开评分。

【治疗】

1. *一般治疗*　消除可能的诱因，加强体育锻炼，注意休息，戒烟，预防感冒。

2. 药物治疗

(1)抗生素：短期的常规抗生素治疗主要用于CRSwNP的急性发作和鼻内镜术后感染，一般不超过2周。14元环大环内酯类药物具有抗炎和免疫调节作用，其对CRS的临床治疗效果尚需进一步评估，目前推荐大环内酯类药物可有限用于其他治疗方式失败，外周血IgE水平没有增高的患者；采用小剂量(常规剂量的1/2)口服，疗程不少于12周。

(2)局部糖皮质激素：糖皮质激素具有强大的抗炎作用，对多种炎性和免疫细胞的功能有显著的抑制作用；鼻用糖皮质激素可以有效地缓解CRSwNP患者的主观症状、缩小息肉体积，术后使用可防止息肉复发。目前，临床上常用的鼻用糖皮质激素有：曲安奈德、倍氯米松、布地奈德、丙酸氟替卡松、糠酸氟替卡松、糠酸莫米他松和环索奈德，它们的相对受体结合率分别为233、1345、855、1775、2989、2244和1212，生物利用度分别为48%、47%、35%、2%、0.1%、<0.1%和<0.1%。鼻用糖皮质激素的治疗一般不少于12周；成人的常用剂量为曲安奈德(110 μg/一侧鼻腔 qd)、二丙酸倍氯米松(42～84 μg/一侧鼻腔 bid)、布地奈德(128 μg/一侧鼻腔 qd)、丙酸氟替卡松(100 μg/一侧鼻腔 qd)、糠酸氟替卡松(55 μg/一侧鼻腔 qd)、糠酸莫米他松(100 μg/一侧鼻腔 qd)和环索奈德(100 μg/一侧鼻腔 qd)，治疗剂量可根据患者的情况调整到常用剂量的1～4倍，儿童剂量通常减半。生物利用度低的鼻用糖皮激素(丙酸氟替卡松、糠酸氟替卡松和糠酸莫米他松等)一般是比较安全的，但对于长期用药的儿童患者，或合并使用其他激素的儿童患者(如下气道吸入性激素、皮肤外用激素等)仍需监测身高情况。

(3)口服激素治疗：其用量一般不超过等同于泼尼松1mg/kg的剂量，逐渐减量，疗程一般在1个月内；可配合使用鼻用糖皮质激素类药物。

(4)其他治疗：鼻腔冲洗、抗组胺类药物(用于合并变应性鼻炎患者)、黏液促排剂、减充血剂(用于短期缓解鼻塞)和中药等。

3. 手术治疗　经药物治疗无效的患者或存在明显解剖异常影响通气引流的患者可行鼻内镜鼻窦手术。术后药物治疗原则同术前药物治疗，术后需定期随访清理术腔。

4. 治疗策略　根据EPOS的建议，轻度和中度CRSwNP(主观症状VAS评分小于/等于7分)可先行鼻用糖皮质激素治疗3个月，治疗有效则维持治疗，每半年复诊；若失败则采用和重度CRSwNP相同的治疗策略。重度CRSwNP(主观症状VAS评分大于7分)采用口服激素联合鼻用糖皮质激素治疗1个月，治疗若有效则采用鼻用糖皮质激素继续维持，每半年复诊；若失败行手术治疗。手术后要坚持随访，并给予鼻用糖皮质激素联合鼻腔冲洗，视情况加用口服激素、大环内酯类药物。

【疗效的评定】

“慢性鼻-鼻窦炎诊断和治疗指南(2012，昆明)”和EPOS对CRS疗效评定有不同的侧重，EPOS更侧重于对主观症状的评估，而“慢性鼻-鼻窦炎诊断和治疗指南(2012，昆明)”同时强调鼻-鼻窦黏膜状态和主观症状的评估；这里主要介绍“慢性鼻-鼻窦炎诊断和治疗指南(2012，昆明)”的评估方法。

近期疗效评定不少于3个月，远期疗效评定不少于1年。

1. 病情完全控制　症状完全消退，VAS总评分为0分，Lund-Mackay和(或)Lund-Kennedy总评分不超过1分。手术后内镜检查窦口开放良好，窦腔黏膜水肿消失，无黏性或黏脓性分泌物，上皮化良好。

2. 病情部分控制　症状明显改善但未完全消退，术后VAS总评分减少3分或以上、Lund-Mackay鼻窦病变评分术后较术前均减少1分或以上，和(或)Lund-Kennedy总评分超过1分。手术后内镜检查表现为窦腔黏膜部分区域水肿、肥厚或肉芽组织形成，有少量黏性或黏脓性分泌物。

3. 病情未控制　症状无改善或无明显改善，各项评分与治疗前无显著差异，Lund-Mackay与Lund-Kennedy总评分均无明显减少。手术后内镜检查表现为窦腔黏膜充血水肿，息肉组织形成或结缔组织增生，较广泛粘连，窦口狭窄或闭锁，有黏性或黏脓性分泌物。

【预后】

CRSwNP内镜手术5年后的复发率为20%左右，对于经过充分药物和规范的手术治疗后，仍不能有效控制症状的CRS，可称为难治性CRS。

(刘　争)

## 参考文献


[1] Fokkens WJ, Lund VJ, Mullol J, et al. EPOS 2012: European position paper on rhinosinusitis and nasal polyps 2012. Rhinology, Suppl, 2012, 23: 1-298.

[2] 中华耳鼻咽喉头颈外科杂志编委会，中华医学会耳鼻咽喉头颈外科学分会鼻科组. 慢性鼻-鼻窦炎诊断和治疗指南. 中华耳鼻咽喉头颈外科杂志,2009,44:6-7.

[3] 韩德民. 注重慢性鼻-鼻窦炎的规范化治疗. 中华耳鼻咽喉头颈外科杂志,2009,44:1-2.

[4] Meltzer EO, Hamilos DL, Hadley JA, et al. Rhinosinusitis: establishing definitions for clinical research and patient care. J Allergy Clin Immunol, 2004, 114:155-212.

[5] Lanza DC, Kennedy DW. Adult rhinosinusitis defined. Otolaryngol Head Neck Surg, 1997, 117:S1-7.

[6] 韩德民，周兵. 鼻内镜外科学. 2 版. 北京:人民卫生出版社,2011.

[7] 于睿莉，董震. 细菌生物膜在慢性鼻-鼻窦炎发病机制的作用. 中华耳鼻咽喉头颈外科杂志,2006, 41:228-231.

[8] Cao PP, LI HB, Wang BF, et al. Distinct immunopathologic characteristics of various types of chronic rhinosinusitis in adult Chinese. J Allergy Clin Immunol, 2009, 124:478-484.

[9] 刘争，崔永华. 嗜酸粒细胞性和非嗜酸粒细胞性鼻息肉. 临床耳鼻咽喉头颈外科杂志,2013, 27:225-226.

# 第 20 章

# 慢性鼻窦炎

慢性鼻窦炎是指发生于鼻窦黏膜的慢性炎症，一般将持续时间超过 12 周作为区别急性和慢性的依据。慢性鼻窦炎在全球范围内的患病率为 5%～15%。由于鼻窦炎经常继发于鼻炎，因此用鼻-鼻窦炎(rhinosinusitis) 概念取代鼻窦炎(sinusitis)。

## 一、慢性鼻-鼻窦炎的分型和诊断

美国《Rhinosinusitis》指南指出急性鼻-鼻窦炎在本质上是感染，而慢性鼻-鼻窦炎可能是一系列过程的结果，将鼻-鼻窦炎分为急性(细菌性) 鼻-鼻窦炎、慢性鼻-鼻窦炎不伴鼻息肉(chronic rhinosinusitis without nasal polyps，CRSsNP)、CRS 伴鼻息肉(chronic rhinosinusitis with nasal polyps，CRSwNP)和变应性真菌性鼻-鼻窦炎(allergic fungal rhinosinusitis，AFRS)。表 20-1 列举了鼻-鼻窦炎的分型和诊断依据，其中 CRSsNP、CRSwNP 和 AFRS 在临床症状、体征上有不同特点可以鉴别。

欧洲《EPOS》指南对于 CRS 的分类与美国《Rhinosinusitis》指南类似，只是把 AFRS 作为病因明确的特殊类型的 CRS，EPOS 指南对于鼻-鼻窦炎(包括鼻息肉)的定义为：鼻和鼻窦的炎症有以下两个或更多的症状：鼻塞、前后鼻孔流涕、面部疼痛/压迫感、嗅觉减退或丧失；鼻内镜检查可见鼻息肉或者中鼻道脓性分泌物或者以中鼻道为主的水肿/黏膜阻塞；和(或)CT 改变：窦口鼻道复合体/鼻窦内的黏膜改变。《Rhinosinusitis》指南和欧洲 EPOS 指南对于 CRS 症状在 CRSsNP 和 CRSwNP 的区别之一是嗅觉减退，此外《EPOS》指南对于 CT 改变在 CRS 诊断中并非绝对必要，CT 检查应该结合症状和体征等临床特征。

《EPOS》指南对于以下情况需要进一步分析：

- 通过口服、支气管和鼻激发结果阳性或者明显的病史证明阿司匹林敏感。
- 通过症状、肺功能检查证明是哮喘/支气管高反应/慢性阻塞性肺疾病。
- 通过血清特异性 IgE 或者皮肤点刺试验证明是变态反应。
- 发现脓性分泌物。

以下情况需要从一般研究中排除：

- 通过发汗试验阳性或者等为基因分析确诊囊性纤维化。
- 严重的免疫缺陷(先天性或者获得性)。
- 先天性黏液纤毛疾患如原发性纤毛运动障碍。
- 非侵袭性真菌球和侵袭性真菌性鼻窦炎。
- 系统性的血管炎和肉芽肿性疾病。

细胞学和细菌学检查：细胞病理学检查一般不用于诊断鼻-鼻窦炎，只有在排除恶性病变或者血管炎时有一定应用价值。通过上颌窦穿刺或者内镜下中鼻道分泌物培养可以获得鼻窦的微生物培养结果。

为了方便后面的治疗，《EPOS》根据症状的视觉模拟评分(visual analogue scale，VAS)总的严重程度将鼻-鼻窦炎的按严重程度分为：轻度：VAS：0-4；和中/重度：VAS：5-10(图 20-1)。

问题：你的鼻-鼻窦炎症状令你烦恼的程度？(由患者在以下 0～10cm 的线段上标出，然后测量出结果。)

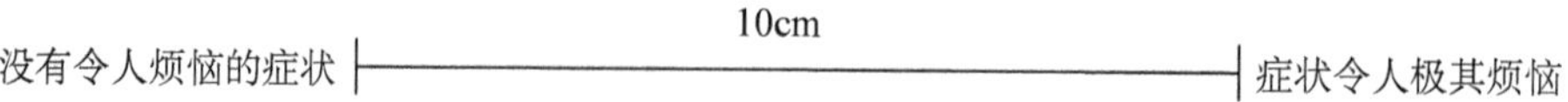


图 20-1　CRS 的严重程度 VAS 评分

表 20-1　鼻-鼻窦炎的分型及诊断

| | 鼻-鼻窦炎分型 | | | |
|---|---|---|---|---|
| | 急性(细菌性)鼻-鼻窦炎 | CRS 不伴鼻息肉 | CRS 伴鼻息肉 | AFRS |
| 诊断标准 | -症状持续最少 10d,最长至 28d | 症状持续≥12 周 | | |
| 症状特点 | -严重的疾病*(脓性分泌物持续 3～4d 伴有高热)<br>-疾病加重(症状起初缓解但是在最初的 10d 内加重) | | | |
| 诊断需要的症状 | 必要的:<br>-前和(或)后鼻脓性分泌物<br>-鼻塞<br>-面部疼痛/压迫感 | 需要≥2 条下述症状<br>-前和(或)后鼻黏脓性分泌物<br>-鼻塞<br>-面部疼痛/压迫感 | 需要≥2 条下述症状<br>-前和(或)后鼻黏脓性分泌物<br>-鼻塞<br>-嗅觉减退 | 需要≥1 条下述症状<br>-前和(或)后鼻黏性分泌物<br>-鼻塞<br>-面部疼痛/压迫感 |
| 客观证据 | 需要(有其一即可)<br>-鼻腔检查脓性分泌物:<br>1. 前鼻镜或内镜发现超过鼻前庭或<br>2. 鼻咽部引流,或<br>-急性鼻-鼻窦炎的放射学证据 | 都需要<br>-内镜检查以排除中鼻道有鼻息肉和炎症表现,如颜色异常的黏液或中鼻道或筛窦区域水肿,和<br>-CT 下鼻-鼻窦炎影像学表现 | 都需要<br>-内镜检查以证实双侧中鼻道息肉和<br>-CT 影像学证实双侧黏膜疾病 | 需要<br>-内镜检查以证实变应性黏蛋白(病理学证实真菌菌丝伴有嗜酸性粒细胞或胞脱颗粒)和炎症,如中鼻道筛窦区域水肿或息肉<br>-CT 或 MRI 鼻-鼻窦炎证据<br>-真菌特异性 IgE 的证据(皮肤试验或者体外血清学证据)<br>-没有侵袭性真菌疾病的组织学证据<br>AFRS 的其他可能性,但不是必须,检测方法如:真菌培养、血清总 IgE 水平、一项以上影像学检查(CT 或 MRI)高度提示 AFRS |

* 颅内侵犯、眶内蜂窝织炎或者需要住院,但是这些患者应该从没有并发症的急性(细菌性)鼻-鼻窦炎的临床试验中排除

## 二、鼻窦炎控制的概念

EPOS 指南(2012 版)在 CRS 的治疗效果的评价中引入了控制程度的概念,将 CRS 的控制程度分为控制、部分控制和未控制三个程度,表 20-2 列举了各个控制程度的临床特点。

在慢性鼻-鼻窦炎的治疗中,EPOS 指南给出了难治性鼻-鼻窦炎的概念:在过去 1 年经过充分的手术,鼻内使用糖皮质激素治疗以及 2 个短疗程的抗生素或全身激素治疗仍然无法达到可以接受的控制水平的慢性鼻窦炎患者可以称为难治性鼻-鼻窦炎。这个定义仍然是临床概念,目前尚不明确其发病机制和炎症特征。

表 20-2 慢性鼻-鼻窦炎控制水平

| 特征 | 慢性鼻-鼻窦炎近 1 个月的控制水平 | | |
|---|---|---|---|
| | 控制 | 部分控制 | 未控制 |
| 鼻塞 | 无或没有困扰 | 1 周内大部分天数存在 | 三个或更多的部分控制 CRS 的特征 |
| 流鼻涕/鼻后滴漏 | 几乎没有或者呈黏性 | 1 周内大部分天数呈黏脓性 | |
| 面部疼痛/头痛 | 无或没有困扰 | 存在 | |
| 嗅觉 | 正常或轻微受损 | 明显受损 | |
| 睡眠困扰或疲劳 | 不受影响 | 受影响 | |
| 鼻内镜检查（如果可以） | 黏膜正常或基本正常 | 黏膜不健康（鼻息肉、黏脓性分泌物、炎症改变的黏膜） | |
| 全身药物使用 | 不需要 | 在最近 3 个月内需要一定时间的抗生素或全身糖皮质激素 | 在最近 1 个月内需要较长时间的抗生素或全身糖皮质激素 |

## 三、慢性鼻窦炎的治疗

慢性鼻窦炎的治疗根据 CRSsNP、CRSwNP 分型有不同选择，根据不同研究报告的证据水平，可以选择不同的治疗手段和方案。主要包括药物治疗和手术治疗。药物治疗的选择主要包括鼻腔局部糖皮质激素、口服糖皮质激素、口服抗生素。手术治疗一般在药物治疗无效时选择。表 20-3～表 20-6 列出了 CRSsNP、CRSwNP 术前和术后的治疗方法的证据水平和推荐级别，图 20-2 和图 20-3 给出了 CRSsNP、CRSwNP 的治疗流程。

表 20-3 成人 CRSsNP 治疗方法的证据水平和推荐级别

| 治疗 | 研究证据水平 | 推荐级别 | 相关性 |
|---|---|---|---|
| 局部用糖皮质激素 | Ⅰa | A | 是 |
| 生理盐水鼻腔冲洗 | Ⅰa | A | 是 |
| 细菌溶菌产物 | Ⅰb | A | 不清楚 |
| 口服抗生素短期治疗<4 周 | Ⅱ | B | 在加重期 |
| 口服抗生素长期治疗≥12 周 | Ⅰb | C | 是，特别是 IgE 不升高 |
| 口服糖皮质激素 | Ⅳ | C | 不清楚 |
| 黏液溶解剂 | Ⅲ | C | 否 |
| 质子泵抑制剂 | Ⅲ | D | 否 |
| 口服/局部减充血剂 | 无单独使用数据 | D | 否 |
| 避免接触过敏原 | Ⅳ | D | 是 |
| 口服抗组胺药用于变态反应患者 | 没有数据 | D | 否 |
| 中草药加益生菌 | 没有数据 | D | 否 |
| 免疫治疗 | 没有数据 | D | 否 |
| 益生菌 | Ⅰb（－） | A(－) | 否 |
| 局部用抗真菌药 | Ⅰb（－） | A(－) | 否 |
| 全身用抗真菌药 | 没有数据 | A(－) | 否 |
| 局部用抗生素 | Ⅰb(－) | A(－) | 否 |

证据水平和推荐级别：

Ⅰa：多项随机对照试验的 meta 分析证据。Ⅰb：至少一项随机对照试验的证据。Ⅱa：至少一个设计良好的非随机对照研究证据。Ⅱb：至少一个设计良好的其他类型的准实验性研究证据。Ⅲ：非实验研究的描述证据，如比较研究、相关性研究或病例研究。Ⅳ：专家委员会的报告或观点或受尊敬的权威的临床经验或同时符合上述两点。

A 直接建立在Ⅰ类证据基础上；B 直接建立在Ⅱ类证据基础上或者是Ⅰ类证据的推理性推荐；C 直接建立在Ⅲ类证据基础上或者是Ⅰ、Ⅱ类证据的推理性推荐；D 直接建立在Ⅳ类证据基础上或者是Ⅰ、Ⅱ、Ⅲ类证据的推理性推荐。

Ⅰb（－）：Ⅰb 研究级别，阴性结果

A(－)：A 级推荐不使用

表 20-4 成人 CRSsNP 术后治疗方法的证据水平和推荐级别

| 治疗 | 研究证据水平 | 推荐级别 | 相关性 |
| --- | --- | --- | --- |
| 局部用糖皮质激素 | Ⅰa | A | 是 |
| 生理盐水鼻腔冲洗 | Ⅰa | A | 是 |
| 鼻腔生理盐水木糖醇冲洗 | Ⅰb | A | 是 |
| 口服抗生素短期治疗<4 周 | Ⅱ | B | 急性加重期 |
| 生理盐水配合次氯酸钠鼻腔冲洗 | Ⅱb | B | 是 |
| 口服抗生素长期治疗≥12 周 | Ⅰb | C | 是，特别是 IgE 不升高者 |
| 口服糖皮质激素 | Ⅳ | C | 不清楚 |
| 局部用抗生素 | Ⅰb (－)# | A(－) $ | 否 |

表 20-5 成人 CRSwNP 治疗方法的证据水平和推荐级别

| 治疗 | 研究证据水平 | 推荐级别 | 相关性 |
| --- | --- | --- | --- |
| 局部用糖皮质激素 | Ⅰa | A | 是 |
| 口服糖皮质激素 | Ⅰa | A | 是 |
| 口服抗生素短期治疗<4 周 | Ⅰb 和 Ⅰb(－)* | C | 否 |
| 口服抗生素长期治疗>12 周 | Ⅲ | C | 是，特别是 IgE 不升高，有一定效果 |
| 辣椒辣素 | Ⅱ | C | 否 |
| 质子泵抑制剂 | Ⅱ | C | 否 |
| 阿司匹林脱敏 | Ⅱ | C | 不清楚 |
| Furosemide(呋塞米，强效利尿药) | Ⅲ | D | 否 |
| 免疫抑制剂 | Ⅳ | D | 否 |
| 生理盐水鼻腔冲洗 | Ⅰb 无单独使用的数据 | D | 是，缓解症状 |
| 局部用抗生素 | 无数据 | D | 否 |
| 抗 IL-5 | 无数据 | D | 不清楚 |
| 植物药疗法 | 无数据 | D | 否 |
| 局部/口服减充血剂 | 无单独使用的数据 | D | 否 |
| 黏液溶解剂 | 无数据 | D | 否 |
| 口服抗组胺药用于变态反应患者 | 无数据 | D | 否 |
| 局部用抗真菌药 | Ⅰa (－)# | A(－) | 否 |
| 全身用抗真菌药 | Ⅰb (－)** | A(－) | 否 |
| 白三烯拮抗药 | Ⅰb (－) | A(－) | 否 |
| 抗 IgE | Ⅰb (－) | A(－) | 否 |

证据水平和推荐级别：

* 短疗程抗生素显示一项阳性和一项阴性研究，因此推荐级别是 C

** Ⅰb (－)：Ⅰb 研究级别，阴性结果

# Ⅰa (－)：Ⅰa 研究级别，没有效果

A(－)：A 级推荐不使用

表 20-6 成人 CRSwNP 术后治疗方法的证据水平和推荐级别

| 治疗 | 研究证据水平 | 推荐级别 | 相关性 |
| --- | --- | --- | --- |
| 局部用糖皮质激素 | Ⅰa | A | 是 |
| 口服糖皮质激素 | Ⅰa | A | 是 |
| 口服抗生素短期治疗<4 周 | Ⅰb | A | 是，效果轻微 |
| 抗 IL-5 | Ⅰb | A | 是 |
| 口服抗生素长期治疗>12 周 | Ⅰb | C** | 是，仅对 IgE 不升高者 |
| 口服抗组胺药用于变态反应患者 | Ⅰb | C | 不清楚 |
| Furosemide(呋塞米，强效利尿药) | Ⅲ | D | 否 |
| 生理盐水鼻腔冲洗 | 无数据 | D | 不清楚 |
| 白三烯拮抗药 | Ⅰb(－) | A(－) | 否 |
| 抗 IgE | Ⅰb(－) | C | 不清楚 |

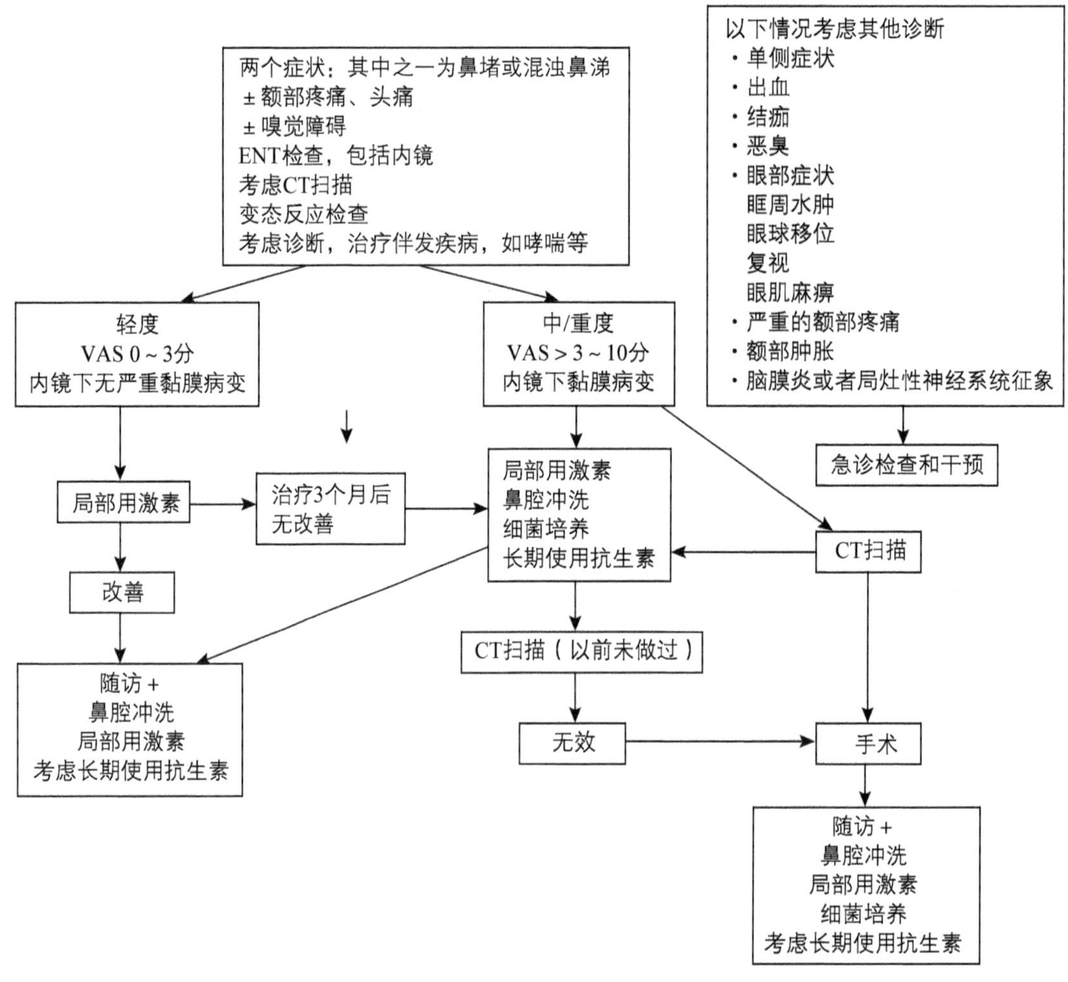


图 20-2 成人 CRSsNP 治疗流程

1. *鼻用糖皮质激素* 对于 CRSsNP 和 CRSwNP 都有效果，鼻用糖皮质激素有鼻喷剂型、滴剂和雾化吸入，目前大多数研究都是有关鼻喷剂型和滴剂。鼻用糖皮质激素(4～12 周)可以缩小鼻息肉体积，其副作用主要包括局部副作用如鼻出血、鼻刺激感、喷嚏和鼻干等。局部糖皮质激素长期使用由于剂量很小，对儿童生长、眼部症状以及下丘脑-垂体-肾上腺轴的抑制作用不明显。

2. *口服糖皮质激素* 主要用于 CRSwNP，针对较为严重的鼻息肉术前小剂量(泼尼松 25～30mg/d 或甲泼尼松龙 32mg/d，4～5d 后开始递减，每 2 天减 1 片)短期使用可以缩小鼻息肉，改善症状，但是全身使用糖皮质激素的禁忌证以及长时间使用的全身副作用如对内分泌的和代谢的影响需要重视。如骨代谢可以补充使用钙剂＋维生素 D 作为补偿。其他糖代谢、早期白内障形成以及下丘脑-垂体-肾上腺轴的抑制作用应该考虑。

3. *抗生素* 抗生素短期使用在 CRSsNP 可以用于急性加重期。有报道短期口服多西环素(doxycycline，第 1 天 200mg，此后 100mg，用 20d，随访 12 周)可以缩小鼻息肉体积，改善鼻后滴漏，抑制鼻分泌物中 ECP、MPO、IL-5 和 IgE。但是也有报道使用喹诺酮类、阿莫西林/克拉维酸钾或甲氧苄啶磺胺甲异噁唑合剂治疗鼻息肉 3 周，没有明显效果。大环内酯类抗生素等对于不合并变态反应者可以长期(≥12 周)使用，有报道使用罗红霉素(150mg/d，12 周)治疗 CRSsNP，可以显著改善症状，鼻内镜检查所见以及糖精试验时间，治愈率明显高于空白对照组，特别是对于 IgE 正常的患者，但是也有研究采用阿奇霉素(500mg/周，12 周)治疗 CRSsNP 无明显效果的报道。另有研究使用克拉霉素(400mg/d，3 个月)、罗红霉素(150mg 单独

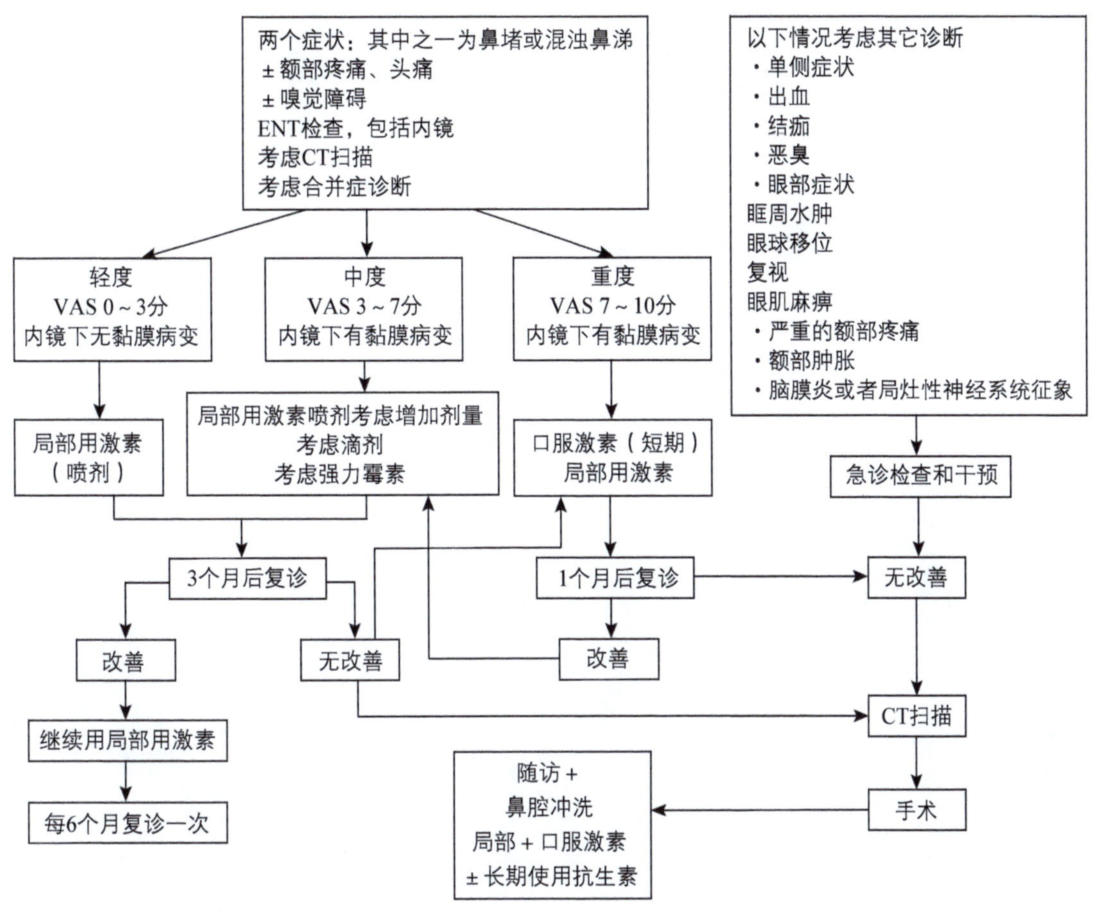


图 20-3　成人 CRSwNP 治疗流程

或者与抗组胺药物氮䓬斯汀合用，8 周）治疗 CRSwNP，可以缩小鼻息肉体积，抑制 IL-8。长期使用主要是发挥其抗炎作用，但是长期使用存在药物抵抗的风险。

4. *细菌溶解产物（裂解物）*　可以刺激 Th1 免疫，有个别研究提示细菌裂解产物 BronchoVaxom（OM-85BV）可以作为辅助手段用于 CRSsNP 的治疗。

5. *鼻腔冲洗*　对于改善 CRS 症状有一定效果，可以使用。

6. *细菌溶菌制剂*　对于某些患者因为免疫异常导致反复发作急性细菌性鼻-鼻窦炎者，应用细菌的溶菌制剂来调节患者的免疫状态，能够在一定程度上延缓急性鼻-鼻窦炎复发的时间，减少抗生素的使用周期。

7. *抗 IgE 治疗*　IgE 的单克隆抗体治疗目前尚未批准临床用于治疗 CRSwNP，有研究表明 IgE 的单克隆抗体 Omalizumab 可以特异性结合 IgE，降低外周血和组织中的 IgE 水平，缩小鼻息肉体积，改善症状，但是需要更多的证据证实。

8. *抗 IL-5 治疗*　IL-5 的单克隆抗体 Mepolizumab 和 reslizumab 对部分 CRSwNP 患者有治疗效果。

9. *白三烯受体拮抗剂孟鲁斯特治疗*　CRSwNP 的研究报告结论不一致，目前不推荐白三烯受体拮抗剂孟鲁斯特治疗 CRSwNP。

10. *抗真菌药物*　目前的研究不支持使用局部或者口服抗真菌药治疗 CRSsNP 和 CRSwNP。

11. *阿司匹林脱敏*　考虑到口服阿司匹林脱敏有诱发全身过敏反应的危险，目前不推荐用于治疗 CRSwNP。

手术治疗大样本的前瞻性研究或病例研究证实鼻内镜下鼻窦开放术对于药物治疗无效的 CRSsNP 患者是有效和安全的。同时研究分别使用口服泼尼松 2 周及鼻喷激素 12 个月治疗组与鼻内镜手术后使用鼻喷激素 12 个月治疗组相比，在 6 个月和 12 个月时，鼻部症状和鼻息肉评分都比治疗前明显改善。

（王向东）

## ■参考文献

[1] Meltzer EO, Hamilos DL, Hadley JA, et al. Rhinosinusitis: Establishing definitions forclinical research and patient care. J AllergyClinImmunol, 2004, 114:155-212.

[2] Fokkens WJ, Lund VJ, Mullol J, et al. European Position Paper on Rhinosinusitis and Nasal Polyps 2012. Rhinol Suppl, 2012, (23):3 preceding table of contents, 1-298.

[3] Potter PC, Pawankar R. Indications, efficacy, and safety of intranasal corticosteriods in rhinosinusitis. World Allergy Organ J, 2012, 5(Suppl 1):S14-17.

# 第21章

# 鼻腔鼻窦良恶性肿瘤

## 第一节　鼻腔鼻窦良性肿瘤

鼻腔鼻窦良性肿瘤(benign sinonasal tumors)种类繁多,虽然在病理学上属于是良性病变,但是由于鼻腔和鼻窦毗邻眼眶、颅底和大脑等重要解剖结构,以及肿瘤的膨胀性生长压迫或直接侵蚀毗邻结构,而使其具有侵袭性生物学特性和需要及早治疗。当肿瘤较小的可以没有任何症状,随着肿瘤逐渐长大,可以出现鼻塞、出血、流涕、头痛、面部胀痛等症状。由于这些症状不具有特征性,容易引起误诊。随着肿瘤逐渐长大,压迫眼眶、视神经、眶尖或海绵窦,可以导致眼球突出、复视。肿瘤压迫三叉神经可以出现面部麻木,压迫鼻泪管产生溢泪;肿瘤突入后鼻孔压迫咽鼓管可以导致听力下降。因此,早期诊断和治疗可以避免上述严重症状和并发症的发生。

虽然内镜检查和影像学检查可以帮助鉴别诊断,但大多数需要病理学检查明确诊断。鼻腔鼻窦良性肿瘤的治疗依据肿瘤的组织病理、部位、病变范围以及病人的全身状况不同而采取不同的治疗方式。外科手术是鼻腔鼻窦良性肿瘤主要和首选的治疗方法,一个世纪以来,除了较小和位于鼻腔前部的肿瘤经鼻内切除外,较大范围的肿瘤多采取不同程度和范围的鼻外颜面切开径路切除,例如:鼻侧切开术、面中部翻揭手术、上颌骨内侧切除术和颅面联合径路等。由于内镜鼻窦外科技术和相关学科的发展,经鼻内镜切除已经成为鼻腔鼻窦良性肿瘤首选的手术方式,具有微创、无面部畸形和住院时间短的优点,它可以单独应用或联合鼻外入路。

根据组织病理学起源,鼻腔鼻窦良性肿瘤分为:

(1)来源于上皮组织的肿瘤:①乳头状瘤;②腺瘤。

(2)来源于结缔组织的肿瘤:①纤维瘤;②黏液瘤;③脂肪瘤。

(3)来源于脉管组织的肿瘤:①血管瘤;②血管内皮瘤;③血管外皮瘤;④淋巴管瘤;⑤血管淋巴管瘤。

(4)来源于骨骼组织的肿瘤:①软骨瘤;②骨瘤;③巨细胞瘤;④骨纤维组织增生;⑤骨化纤维瘤;⑥动脉瘤样骨囊肿;⑦巨细胞肉芽肿。

(5)来源于肌组织的肿瘤:①平滑肌瘤;②横纹肌瘤。

(6)来源于神经组织的肿瘤:①神经鞘瘤;②神经纤维瘤;③嗅神经上皮瘤;④脑膜瘤;⑤鼻神经胶质瘤;⑥化学感受器瘤;⑦脊索瘤。

(7)来源于牙齿的肿瘤:①成釉细胞瘤;②牙骨质瘤。

(8)其他肿瘤:①混合瘤;②髓外浆细胞瘤;③淀粉样瘤;④黄色瘤;⑤胆脂瘤;⑥腺样囊性瘤。

临床较为常见的是血管瘤、骨瘤、骨化纤维瘤和内翻性乳头状瘤。

### 一、鼻腔鼻窦内翻性乳头状瘤

【概述】

内翻性乳头状瘤(inverted papilloma,IP)是来源于鼻腔鼻窦黏膜上皮的常见的良性肿瘤,任何年龄阶段均可发生,好发于中老年男性(男女比例为3∶1)。由于其病理学特点为表层上皮过度增生,向基质内呈乳头状生长,故名为内翻性乳头状瘤。鼻腔及鼻窦内翻性乳头状瘤在病理学上虽为良性肿瘤,但呈破坏性生长,病情进展迅速,手术后极易复发及恶变。

【病因】

病因不明,乳头多瘤空泡病毒(Papovavirus-DNA)、人乳头状瘤病毒(human papilloma virus,HPV)6型、11型和16型感染、慢性炎症和吸烟等环境因素可能和发病有关。

【病理】

IP来源于黏膜上皮组织,一般呈弥漫性生长,表面不平,呈乳头状,质红,常常有蒂部,局部侵袭性强。与一般的乳头状瘤向外生长不同,该病的病理学特点是上皮细胞(复层鳞状上皮或纤毛柱状上皮)高度增生,上皮向皮下基质内呈乳头状或指状内翻倒生,但基底膜完整,其上皮细胞类型呈多样化,多为移行上皮,也可为鳞状上皮、扁平上皮、复层纤毛柱状上皮,在同一标本的不同部位,有时可见不同种类的上皮。肿瘤间质为纤维性或水肿结构,其间有炎性细胞浸润。IP在生长过程中,可诱发鼻窦骨质增生和硬化。

【临床表现】

1. *症状和体征* 该病早期可无明显自觉症状,伴随着肿瘤的生长,较多患者出现涕中带血,进行性加重的鼻塞,且多为单侧。肿瘤造成鼻腔鼻窦引流不畅时,患者出现流脓涕、头痛等症状;侵犯眼眶、颅底及翼腭窝等部位时会出现眼球突出、视力下降、复视、面部麻木等相应症状和体征。

2. *鼻内镜检查* 肿瘤呈灰白色或粉红色新事物,表面不光滑,呈桑葚状,触之易出血,肿瘤较小时可见肿瘤蒂部,体积较大者则较难发现其原发部位。肿瘤外观与鼻息肉类似,应该注意鉴别,部分内翻性乳头状瘤患者因鼻腔鼻窦引流不畅,常常同时合并有鼻窦炎和鼻息肉。

3. *影像学检查* 影像学检查对IP诊断和手术方式的选择至关重要,常规进行CT和MRI检查,CT扫描即可清楚显示IP的范围和鼻窦壁骨质以及颅底、眼眶骨质的关系特别具有优势。但CT不能区分同时存在的黏膜炎症和因鼻窦阻塞而潴留的分泌物;MRI提供IP和黏膜炎症及潴留分泌物的差异,而当IP侵犯颅内、眶内和翼额窝时,MRI能区别肿瘤与周围软组织如眶内容、脑组织的关系,二者之间有互补作用。CT特征:表现为单侧鼻腔鼻窦内的结节状、条索状或不规则形软组织影,密度均匀或不均匀;软组织影内若含低密度气泡影——“气泡征”,则是IP的特征性表现;软组织影可能表现为含少许斑点状或条状钙化影;增强扫描呈轻度或中度不均匀强化,边界清楚;肿瘤破坏骨质可以表现为骨皮质变薄、侵蚀或增生骨化,增生骨化往往是肿瘤根部。MRI特征:IP在$T_1$WI表现为中等信号,在$T_2$WI也表现为中等或稍高信号,而黏膜炎症、潴留性分泌物或鼻息肉在$T_1$WI表现为低信号,在$T_2$WI则为高信号;增强扫描IP表现为轻度或中度不均匀强化,分泌物不增强。

4. *临床分级* 鼻腔鼻窦IP累及的部位和范围有较大差异,不同部位和范围的手术方式不同,且疗效也不同。目前临床上应用最广泛的是Krouse提出的4级临床分型,Ⅰ级:IP仅限于鼻腔;Ⅱ级:IP限于筛窦和上颌窦内侧上部;Ⅲ级:IP扩展到上颌窦的外侧部,或下部,或侵入额窦或蝶窦;Ⅳ级:IP侵犯鼻腔鼻窦外结构。Krouse分级清晰明了,简单易行,既反映了IP的生长范围,也提示手术部位、径路和难易程度,并预示了手术后效果。

【诊断及鉴别诊断】

鼻腔鼻窦内翻性乳头状瘤结合患者的病史及检查诊断并不困难,应注意与鼻息肉鉴别,对于鼻腔及鼻窦内有息肉状新事物的患者应常规行病理学检查,尤其是单侧发病者。最终诊断依据病理学检查。

【治疗】

鼻腔鼻窦IP的治疗首选是手术,手术方式经历了百余年的演变和发展。合理的手术方式既能充分暴露术野,又能彻底切除肿瘤。目前鼻腔鼻窦IP首选和主要的外科治疗方式是经鼻内镜鼻腔鼻窦切除术,其原则和传统术式是相同的,即根治性切除。手术的关键:一是彻底切除向外生长侵犯的肿瘤,及其累及的鼻腔鼻窦组织;二是彻底切除肿瘤基底部及其邻近的黏膜和骨质。因此,应根据肿瘤的主体部位和累及的范围选择不同的手术入路及术式。Krouse Ⅰ-Ⅱ级或Krouse Ⅲ级IP扩展到蝶窦内,为内镜手术最佳适应证。Krouse Ⅲ级IP扩展到上颌窦的外侧部或前部或下部,选择内镜下泪前隐窝入路或上颌窦内侧壁切除或联合Caldwell-Luc手术。Krouse Ⅲ级IP扩展到额窦内采用改良经鼻内镜Lothrop术式多能达到彻底切除的目的;若额窦较大而肿瘤侵犯其外侧、上部和前壁,或者已经破坏额窦后壁,需要眉弓内切口联合手术。Krouse Ⅳ级IP破坏上颌窦后壁扩展到翼腭窝、IP破坏前鼻颅底和眼眶者而肿瘤位于硬脑膜下和眶隔膜外，也可经鼻内镜手术完成切除。IP侵蚀脑膜或颅内侵犯，可以采取颅面联合或颅镜联合手术。放疗因有诱发鼻腔及鼻窦内翻性乳头状瘤癌变的可能，不宜选择。

## 二、鼻腔鼻窦其他良性肿瘤

1. *血管瘤*(angioma) 鼻腔鼻窦血管瘤主要是两种病理类型，即毛细血管瘤(capillary angioma)和海绵状血管瘤(cavenous angioma)。前者约占80%，后者约占20%，可发生于任何年龄段，多见于中青年。该病的病因目前尚不明确，可能与胚胎性残余、外伤及内分泌紊乱有关。毛细血管瘤多发生在鼻腔，常见于鼻中隔。海绵状血管瘤好发在鼻腔外侧壁，但也有发生在上颌窦、筛窦，常无包膜，呈出血性息肉状突出于中鼻道，肿瘤生长较大者，可以压迫窦壁，造成骨质破坏，并侵犯邻近器官。主要症状是反复间歇性鼻出血，其次是鼻塞，均为单侧。出血量可大可小。鼻塞则是鼻腔血管瘤的早期症状。发生于鼻窦的血管瘤若长大进入鼻腔，或将鼻窦壁压向鼻腔时，也引起鼻塞。此外，鼻窦内增大的瘤体可引起面颊、内眦隆起，眼球突出，复视及头痛等症状。鼻内镜检查见毛细血管瘤一般体积较小，圆形和类圆形，质软，红色或暗红色，表面光滑，有蒂可活动，易出血。海绵状血管瘤瘤体大小不一，多基底较广、质软、易出血，容易被压缩，压力去除后可立即恢复原状。内生性者表面鼻黏膜色泽可正常，外生性者呈暗红、紫色或淡蓝色。若发生于鼻窦较大者，可见中鼻道饱满，可有血性分泌物，鼻腔外侧壁内移，或可见突入鼻腔的、表面光滑的暗红色肿物。CT扫描表现为边界清晰的软组织密度肿块，部分内部见钙化。增强扫描强化，但不均匀(感染坏死)。MRI检查对较大的、并侵犯到软组织内者(如面部软组织、颅内和眼眶内)，有助于判断肿瘤与邻近软组织的边界。在$T_1$WI图像上呈低到高信号，$T_2$WI呈小到高信号。较大者，瘤体内血管在$T_1$WI和$T_2$WI均可见流空信号。瘤内陈旧出血者，$T_1$WI呈高信号，$T_2$WI反呈低信号。瘤内钙化者，表现为点状无信号区，较有鉴别意义。增强扫描时中度以上强化，但强化缓慢。较小的血管瘤以双极电凝处理即可，较大者应连同瘤体及蒂部黏膜一并切除再做创面电凝处理；位于鼻窦内的应行鼻内镜下完整切除肿瘤，术前不建议活组织病理学检查。

2. *骨化纤维瘤* 骨化纤维瘤可以发生于身体各个部位的骨组织，发病原因不明，多见于青少年，尤其是年轻女性患者。鼻腔及鼻窦骨化纤维瘤较常见于上颌骨，额骨、筛骨及蝶骨均可发病，瘤体可囊性变。

(1)临床表现：由于发病隐蔽，生长缓慢，早期无任何症状，在出现症状时已发展得较大，出现无痛性周围结构和器官受侵症状。发生在上颌骨出现面部隆起、牙齿移位及牙列咬合关系错乱；发生于额骨者，主要症状是额部隆起，眼球外下移位。发生在筛骨者，多向鼻腔、眼眶和颅内侵犯，出现鼻塞、内眦隆起、眼球外前突出、复视和头痛等，累及视神经者则视力下降。巨大的筛骨骨化纤维瘤占据双侧鼻腔，压迫双侧鼻骨，导致特有的颜面畸形，称为骨性狮面(leontiasis ossium)。此外尚有鼻塞、鼻出血及流涕等症状。

(2)鼻内镜检查：较大的骨化纤维瘤通常会改变鼻腔结构的位置，例如钩突、筛泡向前内下膨隆，致中鼻道饱满和中鼻甲消失，膨隆物较硬，且表面黏膜仍然光滑，呈淡红色、灰白色或棕褐色。骨化纤维瘤若囊性变，则可穿刺抽吸出褐色囊液。继发鼻窦炎时可见黏脓性分泌物甚至鼻息肉。

(3)CT检查：鼻窦CT检查可见鼻窦区域圆形或椭圆形的高密度影，局部区域有密度不均的表现，其周边或瘤体内可见钙化或骨化，边缘可见一清晰光滑厚度不均匀的“蛋壳”样结构，界限清晰。病理主要表现为致密的、呈螺旋状排列的纤维组织，可见大量纤维母细胞、不规则的骨样组织及骨小梁。

(4)治疗：以手术切除为主。病变较局限或者不超出鼻腔鼻窦范围，是经内镜手术切除的最佳适应证；若肿瘤范围超出鼻腔鼻窦范围，特别是肿瘤推挤颅底、眼眶、视神经管、颈内动脉等，术中很难判断上述结构的准确位置，建议影像导航支持下手术；否则，不苛求上述部位的彻底切除。肿瘤范围过于广泛，例如侵及上颌骨下部、翼腭窝、颞下窝者，需要联合鼻外径路。

3. *骨瘤* 骨瘤为鼻腔鼻窦常见良性肿瘤，发生于额窦者最为常见，其次为筛窦，上颌窦及蝶窦内较少发生。患者多为中青年男性，一些骨瘤在青春发育期后停止生长。骨瘤在病理学上有密质型(compact osteoma)、松质型(spongy osteoma)和混合型(mixed osteoma)三种。密质型质坚硬，难以切除；松质型较松脆，较易切除。

(1)临床表现：由于生长甚慢，早期肿瘤局限于鼻窦内可无明显症状，常常在行头颅CT或MRI检查时无意中发现。肿瘤继续生长增大，可以出现明显的局部压迫症状，额窦及筛窦骨瘤阻塞鼻额管，造成额窦引流不畅，则可发生额窦黏液囊肿；发生在筛窦者，主要症状是内眦部隆起，侵占眼眶出现眼球 外前移位和复视等；向颅内生长较大骨瘤可引起颅内组织受压，出现头痛、恶心、呕吐等症状。

(2)鼻内镜检查：额窦骨瘤和较小的筛窦骨瘤，鼻内镜下无阳性所见。在超出筛窦范围向鼻腔扩张时，表现中鼻道饱满，触之硬，表面仍是正常黏膜，中鼻甲前下推移。来自筛窦的中鼻甲骨瘤，表现为中鼻甲增大、坚硬、失去原有的活动度和弹性。

(3)CT检查：对于该疾病诊断有极高的价值，密质型骨瘤通常较小，呈致密增白影，内部不显示骨结构，圆形、卵圆形、乳头状或扁平状，边缘光滑。松质型骨瘤一般较大，呈不均匀的高密度影，类圆形或扁平状突起，边缘齐整，并与原发部位的骨皮质相延续。

(4)治疗：骨瘤较小尚未引起相应症状时可以密切观察，如肿瘤较大影响鼻腔鼻窦通气引流或症状明显时，应行手术切除。筛窦骨瘤可经鼻内镜手术切除；密质型骨瘤则需要用切削钻或金刚磨钻逐渐磨除；基底位于颅底、眼眶和重要血管神经处，特别是基底较广的骨瘤，建议金刚磨钻逐渐磨除或行保守性切除。基底位于额窦后壁邻近额隐窝，骨瘤主体位于额窦底或额隐窝，可行DrafⅡ型或者改良经鼻内镜Lothrop手术。骨瘤主体位于额窦，且基底较广者采取鼻外入路手术。

## 第二节　鼻腔鼻窦恶性肿瘤

鼻腔鼻窦恶性肿瘤(malignant sinonasal tumors)占全身恶性肿瘤的2%～4%。可发生于任何年龄，癌多发于40－60岁，肉瘤多见于年龄较轻者。男性发病率高于女性。鼻窦的发病率高于鼻腔，其中上颌窦的发病率最高，约占鼻腔鼻窦恶性肿瘤50%，其次是筛窦、额窦和蝶窦。

鼻腔鼻窦恶性肿瘤可来源于鼻腔鼻窦的绝大部分组织，故肿瘤的病理类型繁多，但来源于上皮组织的远多于来自间叶组织的，两者比为(3～10)∶1。上皮性恶性肿瘤来自鼻腔鼻窦黏膜的上皮细胞或腺上皮细胞，其中以鳞状上皮癌发生率最高，约占鼻腔鼻窦癌的50%，其次为腺癌、腺样囊性癌、淋巴上皮癌、未分化癌、乳头状瘤恶变和恶性黑色素瘤等。间叶组织恶性肿瘤来源于脉管系统、淋巴系统、骨、软骨、肌肉等组织，亦可来自黏膜、骨膜和软骨膜，例如淋巴肉瘤、网织细胞肉瘤、纤维肉瘤、血管肉瘤、浆细胞肉瘤、软骨肉瘤、肌成纤维细胞瘤、神经纤维肉瘤、骨肉瘤和脂肪肉瘤等。

鼻腔及鼻窦恶性肿瘤除早期者外，两者常合并出现，多数病人在就诊时肿瘤已从原发部位向邻近组织广泛扩展，甚难辨别何者为原发。而且两者无论在病因、病理类型以及临床治疗方面均有相似之处，故常将两者一并讨论。

鼻腔鼻窦恶性肿瘤具有以下临床特点：①多为原发肿瘤，很少是转移病灶；②不易早期发现，早期症状不具特异性所致；③在诊断时肿瘤已累及鼻腔和(或)多个鼻窦，难以判断原发部位；④晚期侵犯颅底、眼眶、翼腭窝、鼻咽、颜面和口腔等周围组织和结构，以致有时难以判断其原发部位，诊断治疗常感棘手，预后也远较外鼻恶性肿瘤为劣。

【病因】

未明，可能与下列诱因有关：

1. *长期慢性炎症刺激*　长期炎症刺激可使假复层柱状上皮发生化生，转化为鳞状上皮，从而成为鳞癌发生的基础。

2. *经常接触致癌物质*　实验性研究表明，长期吸入镍、砷、铬及其化合物，可能导致癌病。长期接触硬木屑及软木料粉尘的工人，有增加诱发鼻腔、鼻窦癌的危险。

3. *良性肿瘤恶变*　如内翻性乳头状瘤反复复发，多次手术，则有恶变之可能；其他如鼻硬结病、混合瘤、神经鞘膜瘤、纤维瘤等，亦可发生恶变。

4. *外伤*　肉瘤患者常有外伤史。

【症状】

1. *鼻塞*　为鼻腔恶性肿瘤的早期症状，在鼻窦恶性肿瘤，则属晚期症状。鼻塞的轻重与肿瘤在鼻腔中的部位、鼻腔各壁被推移的程度及有无继发感染等有关。鼻塞多为一侧，初为间歇性，后为持续性鼻塞。鼻中隔被推向对侧，则可能出现双侧鼻塞。

2. *涕中带血或少量鼻出血*　患者常常出现不

明原因的涕中带血或少量鼻出血，鼻腔有较重的异味。

3. *疼痛与麻木*　可为较早出现的症状之一，常有牙痛，面颊部、上唇及上列牙齿麻木感，晚期因肿瘤侵犯眶内或颅底而常有难以忍受的眶内、面颊、头痛，并可向耳内及颞部放射，多属神经痛。

4. *流泪与复视*　肿瘤压迫鼻泪管产生流泪；压迫眼球使之移位或出现眼肌瘫痪、眼球运动受限，可发生复视。

5. *张口困难*　当肿瘤侵犯翼腭窝、颞下窝和颞窝时，可使翼内、外肌、咬肌和颞肌受累，下颌关节运动受限而致张口困难。

6. *恶病质*　表现为衰竭、贫血、体重减轻等。

【检查】

1. *鼻腔恶性肿瘤*　多原发于鼻腔外侧壁，少数发生在鼻中隔、鼻前庭及鼻腔底部。前鼻孔镜和内镜检查见肿瘤外观常呈菜花状，色红，基底广泛，触之易出血，伴有溃烂及坏死。多原发于鼻腔外侧壁，少数发生在鼻中隔、鼻前庭及鼻腔底部。鼻腔恶性肿瘤常破坏鼻腔侧壁而侵入上颌窦或向上侵犯筛窦，亦可穿破硬腭而侵犯口腔。

2. *鼻窦恶性肿瘤*　早期前鼻孔镜或鼻内镜检查常无发现；中晚期，鼻腔检查所见与鼻腔恶性肿瘤相似。根据肿瘤病灶部位、大小和破坏周围结构不同。

(1)上颌窦恶性肿瘤：早期肿瘤较小，常局限于窦腔不易被发现；肿瘤长大破坏骨壁，可出现牙松动或脱落，牙龈肿胀、溃疡，硬腭及唇龈沟隆起，而颊部隆起变形、溃烂，眼球突出、运动受限及球结膜水肿，张口困难等。

(2)筛窦恶性肿瘤：早期局限于筛房，不易被发现；侵入鼻腔、眶内或颅底、颅内，出现中鼻道或嗅裂可见有血性液或血痂或肿瘤、突眼、眼球运动障碍、上睑下垂、视力减退甚至失明等。如侵及泪囊，则有流泪。

(3)额窦恶性肿瘤：额窦恶性肿瘤均较少见。早期无明显症状，随着肿瘤逐渐生长，鼻腔可见新生物，额部及眶上内缘隆起或破坏或溃破。上睑皮肤肿胀、眼球突出或活动受限。肿瘤侵犯颅内时可出现脑膜刺激和脑神经受损的表现。

(4)蝶窦恶性肿瘤：蝶窦恶性肿瘤罕见，早期可无症状，由于蝶窦周围多系重要结构，肿瘤进一步发展可侵犯这些组织，出现外展神经麻痹，滑车神经和动眼神经麻痹，眼球移位或发生运动障碍，失明。

鼻腔鼻窦恶性肿瘤可以发生颈部淋巴结转移。常在颌下或同侧颈上部。

【影像学检查】

对于鼻腔鼻窦恶性肿瘤常规实施增强CT扫描，可了解病变范围以及鼻腔、鼻窦眼眶及颅底等部位骨质破坏情况以及颈部转移情况。为了明确鼻窦内病变是肿瘤还是潴留性分泌物、肿瘤与眶内容、翼腭窝及颅内组织的关系，MRI检查是十分必要的。CTA或MRA可了解肿瘤与血管的关系。

【诊断】

根据患者的症状和体征综合分析，凡出现一侧进行性鼻塞、鼻出血或涕中带血，则要常规行鼻内镜检查，鼻腔中新生物常呈菜花状，基底广泛，表面常伴有溃疡及坏死组织，易出血。中、下鼻甲有无向内侧推移现象，中鼻甲或嗅裂中有无血迹、息肉或新生物。对疑有上颌窦、蝶窦或筛窦恶性肿瘤者，可开放鼻窦进行观察并取活组织检查。CT与MRI检查：CT扫描能更加全面、精确地显示肿瘤的范围，了解骨壁破坏的情况。最终确诊有待于活检，必要时须反复采取标本进行检查。对诊断特别困难而临床上又确属可疑病例者可行鼻窦探查术，术中结合冰冻切片检查有利于确诊。

【治疗】

治疗方法的选择，须根据肿瘤的性质、大小、侵犯范围和病人全身情况全面考虑。除外鼻腔鼻窦恶性淋巴瘤，一般认为以综合疗法为佳，外科手术是其首选和主要的治疗手段。综合疗法包括：①手术加放疗：手术切除的范围视肿瘤的大小及部位而定；放疗包括术前放疗或术后放疗。②化疗加手术：先采用动脉灌注化疗，然后再手术。③手术加放疗加化疗。④生物治疗。

传统的鼻腔鼻窦恶性肿瘤的手术方式有：鼻侧切开术、面中部揭翻术、上颌骨切除术、颅面联合进路切除术等。近十几年来，国内外相继报道采用鼻内镜手术技术切除鼻腔鼻窦恶性肿瘤，主要用于切除鳞状上皮癌、腺样囊性癌、乳头状瘤恶变，以及嗅神经母细胞瘤、软骨肉瘤和恶性黑色素瘤，初步获得与开放式手术同样的疗效。

### 附　鼻腔鼻窦恶性淋巴瘤

【概述】

鼻腔鼻窦淋巴瘤依免疫组化分型分为B细胞、

T细胞和NK/T细胞淋巴瘤。众所周知鼻腔鼻窦淋巴瘤具有明显的地域分布特征，西方白种人多见B细胞淋巴瘤，而亚洲和南美洲人多见T细胞和NK/T细胞淋巴瘤，且以NK/T细胞淋巴瘤居多。

【病因】

尚不完全清楚，病毒感染、自身免疫缺陷及遗传因素均可能与鼻腔鼻窦恶性淋巴瘤的发病有关。

【病理】

鼻腔鼻窦恶性淋巴瘤可根据免疫组化确定的细胞来源分为：①B细胞淋巴瘤，多位于鼻窦；②T细胞淋巴瘤以及NK细胞淋巴瘤，多发生于鼻腔。

【临床表现】

1. *前驱期*　持续4～6周，为上呼吸道感染或鼻窦炎的表现，有间歇性鼻塞伴水样或血性分泌物，亦可表现为鼻内干燥结痂。检查可见下鼻甲或鼻中隔肉芽肿性溃疡。

2. *活动期*　持续数周至数月，鼻塞加重，有脓涕及异味。患者全身情况尚可，但伴有发热，抗生素治疗无效。检查可见鼻腔黏膜肿胀溃疡或呈肉芽肿样增生，表面坏死。严重者外鼻隆起，鼻中隔穿孔或腭部穿孔。

3. *终末期*　全身衰竭、恶病质状态，中线部位及邻近组织的黏膜、软骨及骨组织广泛严重破坏，伴有持续性弛张型高热，最终死于大出血或全身衰竭。

【诊断】

1. 凡原发于鼻部、面中部的进行性肉芽肿性溃疡应首先怀疑本病。

2. 局部破坏严重，但全身状况尚好。

3. 颈部或下颌下淋巴结一般不肿大。

4. 实验室检查：血常规白细胞计数偏低，血沉加快，免疫球蛋白水平偏高，血清补体升高。

5. 病理学检查：呈慢性非特异性肉芽肿性病变，若出现异性网织细胞或核分裂象即可诊断本病。免疫组化染色CD56(+)和CD2(+)的淋巴细胞，EB病毒抗体检测亦呈阳性，则为鼻T/NK细胞淋巴瘤。

【治疗】

一般采用放疗并辅以化疗，化疗能提高患者的长期生存率。T细胞及B细胞来源对肿瘤的预后无明显影响，但T/NK细胞来源者预后可能不良。

（孙敬武　李万举）

## 参考文献


[1] 柳端今，宗士彪. 鼻及鼻窦良性肿瘤187例分析. 中华耳鼻咽喉科学杂志，1989，24(6)：334-336.

[2] 廖建春. 鼻及鼻窦良性肿瘤//王正敏，陆书昌. 现代耳鼻咽喉科学. 北京：人民军医出版社，2001：679-724.

[3] 谢民强，许庚，李源，等. 经鼻内镜切除鼻腔鼻窦良性肿瘤疗效的比较. 中华医学杂志，2002，82：1165-1167.

[4] 黄选兆，汪吉宝，孔维佳. 实用耳鼻咽喉头颈外科学. 2版. 北京：人民卫生出版社，2008：235-240，261.

[5] 魏永祥，韩德民. 鼻内镜微创手术治疗鼻颅底肿瘤36例临床分析. 中华耳鼻咽喉头颈外科杂志，2008，43：915-918.

[6] Sauter A, Matharu R, Hormann K, et al. Current advances for the basic research and clinical management of sinoasal inverted papilloma (review). OncolRep, 2007, 17(3): 495-504.

[7] Dubin MG, Sonnenburg RE, Melroy CT, et al. Staged endoscopic and combined open/endoscopic approach in the management of inverted papilloma of the frontal sinus. Am J Rhinol, 2005, 19(5): 442-445.

[8] Krouse JH. Development Ofastaging system forinvertedpapilloma. Laryngoscope, 2000, 110: 965-968.

[9] 许庚，李源，史剑波，等. 经鼻内镜鼻腔鼻窦内翻性乳头状瘤切除术. 中华耳鼻咽喉科杂志，1996，31(4)：237-239.

[10] 周兵，张罗，刘华超，等. 复发性额隐窝内翻性乳头状瘤经鼻内镜手术. 中国耳鼻咽喉头颈外科，2006，13(9)：590-595.

[11] 孙家强，孙敬武，胡燕明，等. 鼻内镜下切除鼻腔及鼻窦内翻性乳头状瘤. 中国耳鼻咽喉头颈外科，2006，13(1)：33-34.

[12] 张罗，韩德民，正成硕，等. 鼻内镜下切除累及额窦及其引流通道的内翻性乳头状瘤. 中华耳鼻咽喉头颈外科杂志，2008，43(1)：22-26.

[13] Tomenzoli D, Castelnuovo P, Pagella F, et al. Different endoscopic surgical stratedies in the management of inverted papilloma of the sinonasal tract: experience with 47 patients. Laryngoscope, 2004, 114: 193-200.

[14] Dammann F, Pereira P, Laniado M, et al. Inverted papilloma of the nasal cavity and the parana5al sinuses: using CT for primary diagnosis and follow-up. Am J Rhinol, 1999, 172(2): 543-548.

[15] Howard DJ, Lund VJ, Wei WI. Craniofacial resection for tumors of the nasal cavity and paranasal sinuses: a 25-year experience. Head Neck, 2006, 28(10): 867-873.

[16] Lund Vi, Howard DJ, Wei WI. Endoscopic resection of malignant tumors of the nose and sinuses. AmJ Rhinol, 2007, 21(1): 89-94.

[17] Goffart Y, Jorissen M, Daele J, et al. Minimally invasive endoscopic management of malignant sinonasal tumours. Acta Otorhinolar yngol Belg, 2000, 54(2): 221-232.

[18] Lund VJ, Howard DJ, Harding L, Wei WI. Management options and survival in malignant melanoma of the sinonasal mucosa. Laryngoscope, 1999, 109 (2 Pt 1): 208-211.

[19] Cantf J G, Bimbi G, Miceli R, et al. Lymph node metastases in malignant tumors of the paranasal sinuses: prognostic value and treatment. Arch Otolaryngol Head Neck Surg, 2008, 134 (2): 170-177.

[20] Lloyd GAS, Lund VJ, Howard DJ, Savy L. Optimum imaging for sinonasal malignancy. J Laryngol Otol, 2000, 114 (7): 557-562.

# 第22章

## 脑脊液鼻漏

公元2世纪，Galen首次记载了脊髓液体经鼻漏出，即脑脊液鼻漏(cerebro-spinal fluid rhinorrhea)，并提出脑脊液通过垂体和筛区定期向鼻内排出，这种存在鼻脑自由交通的概念持续了几个世纪。1655年，Schneider对此予以否定。17世纪Bidloo报道了第一例脑脊液鼻漏临床病例。1826年，Miller曾报道一例间歇性脑脊液鼻漏脑积水患儿。到19世纪后期，Thompson首次报道了一组自发性脑脊液鼻漏的病人，并命名鼻漏(rhinorrhea)，但无手术治疗记载。在这些早期报道中，均为非外伤性鼻漏。

【病因及分类】

第一次世界大战后才出现目前使用的脑脊液鼻漏分类。1937年，Cairns第一次脑脊液鼻漏进行分类，即急性、迟发性、外伤性、手术性及自发性脑脊液鼻漏。脑脊液鼻漏分类如下：

1. 外伤性脑脊液鼻漏　脑脊液鼻漏中，90%为外伤性，占全部头部外伤并发症的2%，30－50岁的男性最常见。主要原因有严重头部外伤，骨和硬脑膜缺损大，非经手术不能愈合，症状一般在48h内出现(80%)。95%在事故3个月内有症状。脑脊液漏入鼻内的途径有：额窦、筛板、蝶窦、蝶鞍，或颞骨中耳经咽鼓管至鼻腔。

外伤后迟发性脑脊液鼻漏现象的原因尚不清楚。有学说认为骨折不伴硬脑膜撕裂，最后，产生自发性脑脊液鼻漏，造成脑脊液鼻漏的延迟发生。另一理论认为脑脊液鼻漏的迟发与创伤处收缩、软组织或外伤骨缘缺血坏死以及外伤后水肿的吸收等有关。

外伤性脑脊液鼻漏当然包括手术造成的脑脊液鼻漏，如鼻外或鼻内鼻窦开放手术、乳突手术及肿瘤手术，包括垂体肿瘤手术、颅内手术等。

2. 自发性脑脊液鼻漏　自发性脑脊液鼻漏又分为常压和高压性鼻漏。女性多于男性(2∶1)，40岁是最常见。多在咳嗽、喷嚏或高度紧张后突然出现。脑膜炎的发生率有不同报告。高压性漏出起因于颅内压(ICP)长期持续增高，占自发性脑脊液漏的45%。病理生理为蛛网膜下腔压力增高，使脑脊液通过薄弱或潜在通路(一般是筛板或蝶窦外侧隐窝)漏出。其中84%由缓慢生长的肿瘤引起，最常见的是垂体瘤。颅骨X线平片上可有神经科征象和异常。高压性脑脊液鼻漏非颅底的直接损害所致。16%的高压性脑脊液漏与脑积水有关。其他与高压性脑脊液鼻漏有关的疾病有Crouzon病和Albers-Schonberg病。

常压性脑脊液鼻漏占自发性脑脊液鼻漏的55%，为继发由ICP正常波动引起颅底的缓慢侵蚀，导致局部侵蚀破坏和脑脊液鼻漏。但Wise等指出，传统认为脑脊液鼻漏的ICP正常，即常压性脑脊液鼻漏，现在已经证明多存在良性颅压升高，90%经先天性或潜在通路，如经遗留的颅咽管脑膜膨出或脑膜脑膨出。其他潜在通路包括嗅神经、垂体柄或发育不良的筛板、过度气化蝶窦外侧隐窝，以及鞍膈(空蝶鞍综合征)。10%为肿瘤或感染直接侵蚀颅底造成脑脊液鼻漏，如额－筛骨瘤、鼻咽癌，以及继发鼻窦炎、梅毒和黏液囊肿的骨质侵蚀破坏。

【病史和体征】

详细了解和询问病史，包括鼻漏的部位、体位及鼻漏增加的方式、外伤史、脑膜炎史、视力改变及失嗅等。反复发作的脑膜炎，尽管无脑脊液鼻漏，亦应考虑有硬脑膜破损或潜在的颅内外沟通。另外，颅腔积气可提示硬脑膜有缺损。临床与脑脊液鼻漏最常见的现象是脑膜炎和颅腔积气。10%～25%外伤性脑脊液鼻漏并发脑膜炎，常见致病菌为肺炎球菌。

【检查与诊断】

包括头颈部的全面检查，鼻溢液的生化学定性检查。脑脊液鼻漏诊断的关键点包括：①明确鼻溢液为脑脊液；②确定脑脊液漏入鼻腔的部位。

1. 鼻溢液性质的确定

(1)简便测试方法：如果外伤后鼻溢液滴在纱布上，中央为血色斑点，周围形成透明的“晕”，通常考虑为脑脊液，但与血混在一起的唾液或泪水也会形成该现象，造成假阳性，因此，这只是粗略却是经典的测试方法。

(2)实验室检查：糖定量可准确判定脑脊液。脑脊液的糖含量>30mg/100ml。许多患者讲述有甜味。一些作者提倡蛋白含量分析(脑脊液>45mg%)，且比糖含量更可信。

(3) $\beta_2$转铁蛋白(T转铁蛋白)：$\beta_2$转铁蛋白存在于脑脊液、眼球玻璃体和外淋巴液中，所以如果鼻腔分泌物中出现$\beta_2$转铁蛋白，是具有高度特异性的监测指标，即提示脑脊液经鼻漏出。该方法的优势在于仅需很少标本(0.7ml)，而且无需对标本进行特殊处理。标本可通过免疫色谱仪、气相色谱仪或银染等方法分析。

2. 脑脊液鼻漏的定位　X线平片，包括断层，已被证明在鼻漏部位的定位上没有什么价值。

(1)鞘内注射示踪剂：历史上，就有人用鞘内注射染料，再观察鼻内是否染色剂来定位诊断。

①靛胭脂和亚甲蓝：20世纪30～40年代曾使用，但因出现并发症及定位不确切而被禁止使用。

②荧光素钠：(1ml，鞘内注射10min后观察)亦被用于定位诊断，手术前椎管内注入后，术中借助蓝光在内镜下可良好地指示和辅助观察脑脊液漏出及骨折部位，目前文献中多报道使用荧光素钠椎管内注射示踪脑脊液漏出部位。但也有神经系统并发症的报道。

③CT脑池造影：碘苯酯(Pantopaque)非水溶性，不能流经小的裂孔。气脑造影术在鼻腔和鼻窦内没有对比效果，而且不舒服。

CT脑池造影(CT cisternography with Omnipaque dye，CTC)方法：术前做碘造影剂皮试。患者腰穿后，穿刺针流出脑脊液明确进入椎管内后，放出10ml脑脊液，然后向椎管内注入欧乃派克10ml，胸膝卧位15～20min。然后按照常规行轴位和冠状位CT扫描。

在CT扫描的同时，鞘内注射放射性同位素示踪剂，定位观察清楚，即便是很小的裂孔。另一优势是示踪剂为非离子性的和半衰期短。

放射性核素脑池造影有助于定位，$^{131}$I已广泛用于临床，但接触放射剂量较高，多有不良反应(24%)，使其应用受到一定限制。$^{111}$In半衰期短(2.8d)临床最为常用，放射线吸收较少。它的优点，也是缺点，是其高敏感性。由于非常敏感，常导致阳性表现过强。$^{99}$Tc标记的白蛋白鞘内注射在连续扫描中有助于定位，但半衰期短需要脑脊液漏出明显，以便观察。

④泛影葡胺：CT扫描时鞘内注射泛影葡胺利于活动性脑脊液鼻漏的解剖定位，采用头高位(head-up position)扫描，同时可做Valsava屏气动作，即便是小的裂孔也可显示。

Kirchner等介绍了鞘内荧光素注射，然后在手术中鼻内放置棉片辅助定位脑脊液鼻漏部位，并发症很少。鞘内注射示踪剂后，鼻内放置棉拭子辅助定位，放置拭子时应注意：避免拭子沾湿过度，和污染周围衬垫物；取拭子时避免污染周围；避免使用过大的拭子，使定位难以精确。

可以在鼻腔内放置三个拭子，一是在筛板和蝶窦口区，二是在中鼻甲额窦口下部，三是在咽鼓管咽口下方。

(2)MR：MR检查是有效和精确的脑脊液鼻漏定位方法，无侵袭性，可清晰显示解剖结构及不接触放射线。在$T_2$加权像可显示脑脊液漏出部位。亦可行MR脑池造影。

(3)MRC：磁共振脑池造影(MR Cisternography，MRC)是指重度$T_2$加权像($T_2$WI)，当回波时间(TE)大于150ms(常选择250ms)时，脑脊液、水呈很高信号，其他组织如脑组织、鼻黏膜等呈低信号。脑脊液鼻漏在MRC表现为颅内脑脊液高信号影与含脑脊液的鼻腔或鼻窦高信号影之间有线状高信号影相连，线状高信号影的直径即为漏口大小。

(4)鼻内镜检查：在充分收缩鼻腔黏膜后，使用鼻内镜依次检查鼻顶前后部、中鼻道、蝶筛隐窝及咽鼓管咽口等部位。检查时，可压迫颈内静脉，促使颅内压增高，脑脊液漏出增加。鼻内镜下可观察到清亮液体自上述某部位流出。但临床常见有清亮液体流至鼻腔，只能大致判断来源，却不能精确判定漏出部位，需要手术中开放鼻窦后仔细寻找。

【鉴别诊断】

1. 变应性鼻炎　变应性鼻炎的主要症状是鼻痒、流清涕和打喷嚏。流出的清水样鼻涕如果做生化学检查也会含有少量电解质和蛋白。但脑脊液鼻漏除了流清水样涕，并无喷嚏和鼻痒。本病人固定为一侧流清水样涕，并曾按照变应性鼻炎诊疗无效，可以清楚鉴别。

2. 流感　发病于流感流行期。流感起病初期，表现为鼻腔卡他症状，以流清涕为主，但多伴鼻塞、头痛及发热和乏力等症状，借此可以鉴别。

【治疗】

1. 脑脊液鼻漏定位诊断　脑脊液鼻漏的定位主要依靠影像学检查，包括高分辨鼻窦 CT 扫描和磁共振水成像(MRC)。

2. 手术　首选经鼻内镜下脑脊液鼻漏颅底修补手术。手术方式同普通内镜手术，结合影像学确定手术开放鼻窦的范围。术中探查时注意特征性脑脊液漏点。漏点局部黏膜往往呈丘状隆起，呈苍白色(炎性水肿或浸泡所致)；颅底缺损应考虑硬性修补(重建)，尤其是考虑伴有良性高颅压的自发性脑脊液漏。修补材料可以选择游离筋膜或鼻腔黏膜，也可以选择带蒂鼻中隔黏膜瓣；漏孔较大者，可以选择脂肪或肌肉填塞。黏膜或筋膜贴覆后，外压带有抗生素的明胶海绵即碘仿纱条。如果漏点很小，局部修补材料覆盖后，喷生物胶即可。

3. 围手术期处理

(1)一般处理：低盐低钠饮食，禁忌用力擤鼻，防止便秘；如果颅底缺损小于 10mm，且不存在高颅压，一般不需要绝对卧床。

(2)常规选择可以透过血脑屏障的抗生素 7～10d。

(3)针对伴有良性高颅压的病人，手术后应常规用甘露醇。甘露醇使用的量可以根据术前鼻漏的程度确定；如果有腰穿，则可以更准确地确定甘露醇的用量。术后是否合并高颅压，可以根据病人眼底检查视乳头和头痛的症状判断。

(4)填塞物的处理：鼻腔填塞的碘仿通常在术后 2 周取出；若伴有高颅压，则可以在手术后 3～4 周取出。

(周　兵)

## 参考文献

[1] Wise SK, Schlosser RJ. Evaluation of spontaneous nasal cerebrospinal fluid leaks. CurrOpinOtolaryngol Head Neck Surg, 2007, 15(1): 28-34.

# 第 23 章

# 鼻 出 血

鼻出血(epistaxis;nosebleed)又称鼻衄,是临床常见症状之一,并且是耳鼻咽喉头颈外科的急症,多因鼻腔、鼻窦疾病引起,也可因鼻腔鼻窦邻近部位如鼻咽部病变、海绵窦病变、颈内动脉破裂及其假性动脉瘤破裂等导致的出血经鼻腔流出,某些全身性疾病及服用抗凝类药物也可引发鼻出血。

【流行病学】

因为鼻出血是症状,目前国内外尚无相关发生率的流行病学资料。不同年龄均可发生,天气干燥地区其发生率较高。

【解剖学】

1. 动脉　主要来自颈内动脉的分支眼动脉和颈外动脉的分支上颌动脉(图 23-1)。

(1)颈内动脉→眼动脉
- 筛前动脉→前组筛窦、额窦、鼻腔外侧壁、鼻中隔前上部
- 筛后动脉→后组筛窦、鼻腔外侧壁、鼻中隔后上部

(2)颈外动脉→上颌动脉
- 蝶腭动脉
  - 内侧支(鼻腭动脉)→鼻后中隔动脉—鼻中后部下部
  - 外侧支→鼻后外侧动脉→上、中、下鼻甲支鼻腔外侧壁后部、下部和鼻底
- 眶下动脉 → 上颌窦
- 腭大动脉 → 鼻底、鼻中隔前下

(3)利特尔动脉丛→(Little plexus)
- 鼻腭动脉
- 筛前动脉
- 筛后动脉
- 上唇动脉
- 腭大动脉

**图 23-1　鼻动脉及其分支和走向**

其中鼻腔外侧壁和鼻中隔动脉见图 23-2、图 23-3。

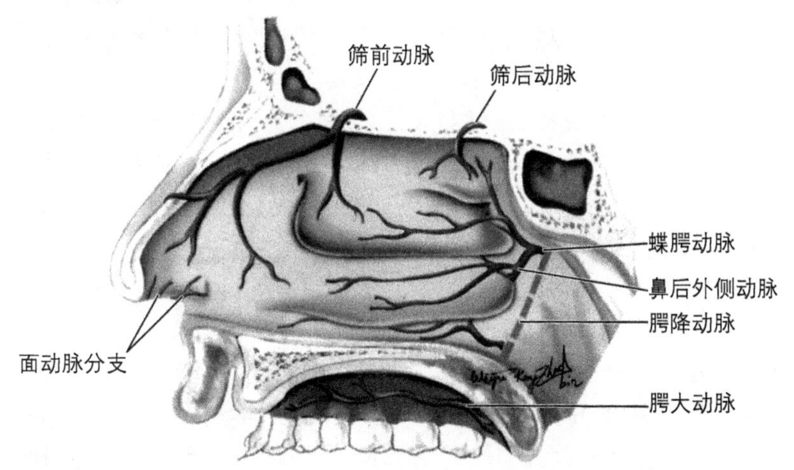


**图 23-2　鼻腔外侧壁动脉**

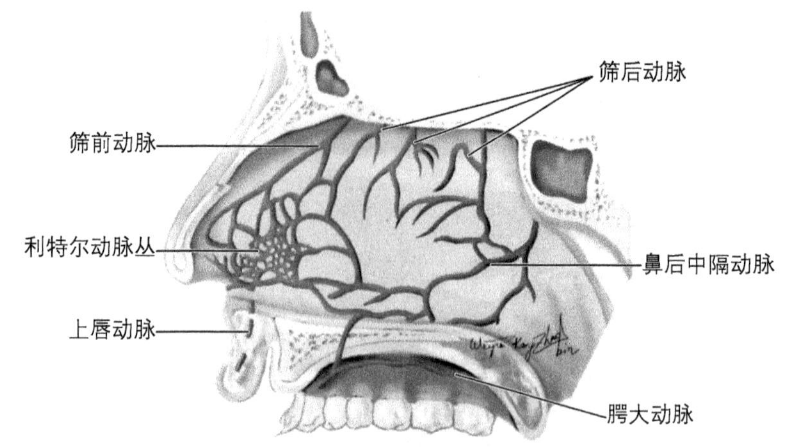


图 23-3 鼻中隔动脉

在鼻中隔前下部黏膜下相互吻合，是鼻出血的最常见部位。

2. 静脉 鼻腔前、后和下部的静脉汇入颈内、外静脉，鼻腔上部静脉经眼静脉汇入海绵窦。克氏静脉丛(Kiesselbach plexus)、鼻中隔前下部的静脉构成静脉丛，为鼻部常见出血原因。鼻咽静脉丛(Woodruff's plexus)在老年人下鼻道外侧壁后部近鼻咽部有扩张的鼻后侧静脉丛，是鼻腔后部出血的重要部位。

【病因】

分为局部因素和全身因素大两类，可以是单一病因，或多种病因并存。

1. 局部原因

(1)外伤：因各种原因的创伤致鼻骨、鼻中隔、鼻窦、颅前窝及颅中窝底骨折及黏膜损伤引起鼻出血，如果颈内动脉破裂或其假性动脉瘤破裂，可导致严重的鼻出血，甚至危及生命。阵发性喷嚏、剧烈咳嗽、擤鼻、挖鼻、经鼻腔插管及鼻-鼻窦内气压突然变化如高空飞行、登高山及潜水等也可引起鼻出血。

(2)炎症：①鼻腔鼻窦的非特异性炎症：急性鼻炎、急性鼻-鼻窦炎、干燥性鼻炎、萎缩性鼻炎等；②鼻腔鼻窦的特异性感染：结核、梅毒、HIV、鼻硬结症、麻风、白喉、真菌性鼻窦炎等，均可因黏膜病变致鼻出血。

(3)鼻中隔疾病：鼻中隔偏曲：多发生在嵴或距状突附近或偏曲的凸面，此处黏膜较薄，张力较大；鼻中隔溃疡：黏膜糜烂、结痂、溃烂；鼻中隔穿孔：穿孔缘干燥或结痂，这些病变常伴有鼻出血。

(4)肿瘤：发生于鼻腔、鼻窦的良性肿瘤(如血管瘤、乳头状瘤、纤维血管瘤等)及恶性肿瘤(如鳞癌、腺癌、肉瘤、淋巴瘤、恶性黑色素瘤等)；发生于鼻咽部的纤维血管瘤、鼻咽癌及颅底和眶内肿瘤突入鼻腔鼻窦等均可导致鼻出血。早期出血量一般不多，但可反复发生。晚期破坏大血管者，可引起致命性大出血。血管性肿瘤出血一般较剧。

(5)其他：各种鼻腔异物、鼻腔昆虫等，可引起反复鼻出血。

2. 全身原因

(1)心血管疾病：①动脉压升高：如高血压、动脉硬化症、心力衰竭等；②静脉压增高：如二尖瓣狭窄、肺水肿等。以动脉压升高或波动引发鼻出血多见，发生在易出血区可见搏动性出血，发生在鼻腔后外部，出血量较多，不易止血，老年者多见。

(2)血液疾病：①血小板质或量的异常：如再生障碍性贫血、血小板减少性紫癜、白血病等。②凝血机制的异常：如血友病、长期服用水杨酸类药物、大量应用抗凝血药物、溶栓降纤药物、异常蛋白血症等。鼻腔以反复渗血为主，双侧多见，常伴有身体其他部位的出血。

(3)急性发热性传染病：如出血热、流感、猩红热、麻疹、疟疾、伤寒及传染性肝炎等，多因高热，鼻黏膜充血、干燥，以致出血，出血部位多在易出血区。

(4)严重营养障碍及维生素缺乏：维生素 C、维生素 P 、维生素 K 及钙等缺乏时，引起血管脆性改变及影响凝血过程，易发生鼻出血。

(5)化学药品及药物中毒：汞、砷、苯、磷等中毒，可破坏造血系统的功能引起鼻衄。

(6)内分泌失调：主要为女性，代偿性月经、妊娠期及绝经期鼻出血，可能与激素水平及血管脆性有关。

(7)遗传性出血性毛细血管扩张症：有家族史，多见双侧鼻腔中隔黏膜下、舌体、口唇、手掌毛细血管扩张，双侧鼻出血较剧且反复发生。

(8)肝、肾慢性疾病及风湿热等：肝功能损害、凝血障碍及小血管损伤也可伴发鼻出血。

【临床表现】

鼻出血由于原因不同其表现各异，多数鼻出血为单侧，亦可为双侧；可间歇反复出血，亦可呈持续性出血。出血量多少不一，轻者涕中带血，数滴或数毫升，重者可达几十毫升甚至数百毫升以上，导致失血性休克。反复少量出血则可引发贫血。多数少量出血可自止或自行压迫后停止。出血部位多数发生于鼻中隔前下部的易出血区(Little 区)，有时可见喷射性或搏动性小动脉出血。少年儿童及青年人鼻出血80%以上发生于易出血区；中老年人的鼻出血，常与高血压和动脉硬化有关，出血部位多见于鼻腔后部，位于下鼻甲后端附近的吴氏鼻—鼻咽静脉丛(Woodruff naso-nasopharyngeal venous plexus)和相关的动脉及鼻中隔后部的动脉出血为鼻后部出血的较常见部位，此部位出血一般较为凶猛，不易止血，出血常迅速流入咽部，从口吐出。此外嗅裂处出血，较剧且隐蔽，止血困难。局部疾患引起的鼻出血，多限于一侧鼻腔，而全身疾病引起者，多为两侧鼻腔内交替或同时出血。

【诊断】

1. 详细询问病史、出血情况及伴发症状，确认出血源于鼻腔或相邻组织，排除咯血和呕血。对于出血凶猛、病情危急患者，应进行紧急救治，出血控制后再系统采集病史。

2. 确定出血部位，Little 氏区的出血点易发现，源于鼻腔后部的出血应使用内镜和吸引器检查，必要时用1%麻黄素棉片收缩鼻腔黏膜。

3. 根据具体情况进行全身检查(测量血压、血常规检查、凝血功能、毛细血管脆性试验等)，必要时辅以多种影像学检查。

4. 估计出血量，评估患者当前循环系统状况，如血压、脉搏、是否有出汗、面色苍白、头晕口渴等症状，判断有无出血性休克，必要时尚须与有关科室共同会诊。

5. 排查全身性疾患。

【治疗】

鼻出血属于急症，遵循“急治其标，缓治其本”的原则。

**(一)一般处理**

鼻出血病人常情绪紧张，安慰病人，必要时可注射镇静剂。在准备止血物品的同时，询问病史，利于了解出血情况，如出血量的多少、左或右侧鼻腔出血的先后，判明出血原因及全身状况，便于进一步给予有效治疗。

**(二)寻找出血点**

应用1%麻黄碱棉片、羟甲唑啉或0.1%肾上腺素棉片收缩鼻腔黏膜血管，可暂时止血，配合吸引器在前鼻镜，最好是内镜下寻找出血部位，实施止血治疗。

**(三)鼻腔止血法**

根据出血的轻重缓急、出血部位及病因，选择不同的止血方法。

1. *指压法* 嘱患者用手指捏紧双侧鼻翼或将出血侧鼻翼压向鼻中隔10～15min，取头低位，可同时冷敷前额和后颈。此法适用于出血量少且出血部位在易出血区的病人。

2. *烧灼法* 收缩并表麻鼻腔黏膜后，通过物理治疗封闭出血的血管。烧灼的方法有：①药物烧灼法：应用30%～50%硝酸银、30%三氯醋酸或高铁止血剂等烧灼出血处，直至出现白膜为止。②电灼、双级电凝、高频电刀、微波、射频、冷冻或激光凝固法(二氧化碳激光、Nd-YAG 或 He-Ne 激光)，应避免过深或同时在鼻中隔相对的两面烧灼，烧灼后可局部涂软膏或用复方薄荷油剂滴鼻以防局部干燥和鼻中隔穿孔。此法适用于反复少量出血并有明确出血点者，鼻内镜下烧灼效果更佳。

3. *填塞法* 是最有效和常用的鼻腔止血方法。适用于出血较剧烈、渗血面较大或出血部位不明者。此法是利用填塞物直接压迫鼻腔出血部位，使破裂的血管闭塞而达到止血目的。鼻腔的填塞材料：包括可吸收的和不可吸收的两大类。可吸收材料有明胶海绵、纤维蛋白棉、可吸收高分子止血棉等。不可吸收的材料包括纱条(凡士林油纱、紫草油纱、碘仿纱或抗生素油纱)、高分子膨胀止血棉、藻酸钙止血棉、止血气囊或水囊等。凡士林纱条作前鼻孔填塞是较为常用的。

(1)前鼻孔鼻腔填塞法(nasal packing)：①鼻出血量小、出血部位明确且范围较小者，应用可吸收的明胶海绵、止血纱布、止血绫、纳吸棉等或不可吸收高分子膨胀止血棉、藻酸钙止血棉等直接或蘸上云南白药等填塞鼻腔出血部位。其优点是对鼻腔黏膜损伤小。② 鼻出血量多、出血部位不明确且范围较大，应用上述方法无效者，将灭菌的凡士林纱条或紫草纱条制成约宽 2cm，长 5～8cm 的纱条段，也可一根长纱条折叠填塞可避免纱条坠入鼻咽部。填塞时，纱条远端固定，逐渐由后向前、由下而上或由上向下逐层填紧，此法对鼻腔前部出血效果较好(图 23-4)。

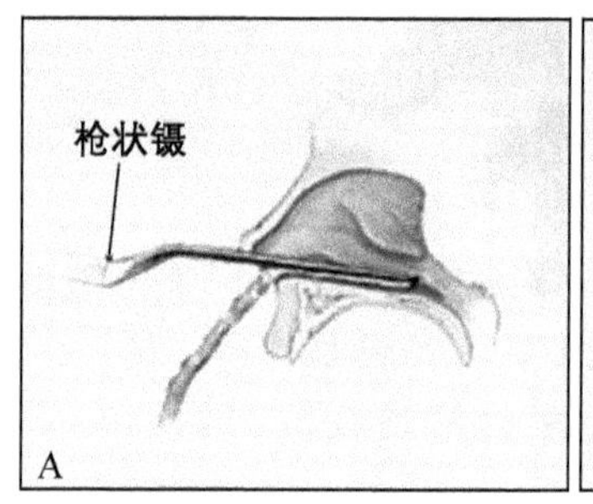

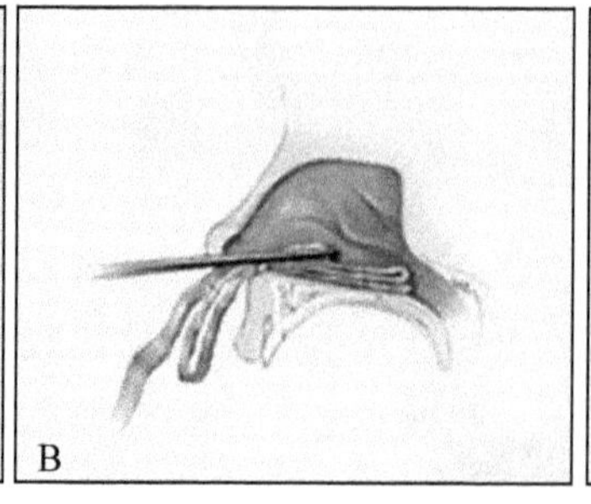

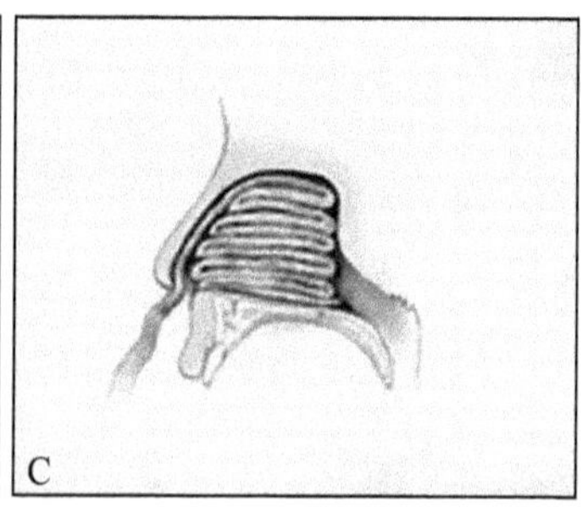


图 23-4　前鼻孔填塞

(2)后鼻孔填塞法(postnasal packing)：前鼻孔填塞后出血仍不止，且向后流入咽部涌出，疑为鼻腔后部、鼻咽部出血者使用后鼻孔填塞。先将灭菌的凡士林纱条或碘仿纱条卷叠成块形或圆锥形近似患者后鼻孔大小(相当于患者手拇指第一指节的粗细)，用粗线缝紧，尖端有约 25cm 长的双线，底部有 10cm 长的单线。填塞时，先用 1%～2%麻黄碱和 1%丁卡因，收缩和表麻患者鼻腔黏膜，咽部亦可喷表面麻醉药。用小号导尿管由出血侧前鼻孔沿鼻腔底部插入直达咽部，用止血钳将导管从口腔拉出，导尿管尾端则留于前鼻孔外，再将填塞物上的双线系于导尿管，此时将填塞物由口腔送入鼻咽部，填塞于后鼻孔，一般都需加行鼻腔填塞，最后在前鼻孔处用一个小纱布球，将双线系于其上，以作固定，口腔端的线头可剪短固定于口角旁，便于以后取出填塞物时作牵拉之用。还可用乳胶或硅橡胶气囊填入鼻腔，注入空气或水使气囊膨胀，进行压迫止血，优点是患者的痛苦轻于油纱填塞，缺点是部分出血部位不能完全有效地压紧(图 23-5)。

须注意鼻腔填塞物(前后鼻孔填塞)通常于填塞后 48～72h 取出，碘仿填塞于 7d 左右取出，全身应用抗生素以防引起鼻腔鼻窦及中耳感染等并发症。

4. *鼻内镜下止血*　目前随着鼻内镜手术技术在临床的广泛应用，为鼻出血的检查、诊断和治疗提供了一个先进和准确的技术手段。借助鼻内镜易于明确鼻腔各部位活动出血点，特别是鼻腔后部出血。同时在直视观察下通过鼻腔局域性填塞、激光、微波、高频电凝等手段完成止血治疗，损伤小，病人痛苦少，止血准确且迅速，效果良好。

5. *血管结扎法*　对于经反复前后鼻孔填塞及内科治疗无法止血者，外伤或手术损伤大血管出血凶猛者可考虑血管结扎。因鼻腔中鼻甲上部为筛前动脉和筛后动脉分布，中鼻甲平面以下为颈外系统供血。所以常用结扎方法有颈外动脉结扎和筛前动脉结扎。禁忌证为凝血机制障碍所致的鼻出血。目前较少选择此方法。

6. *血管栓塞法*　将动脉导管选择性地置于颈外动脉主干，行造影并行数字减影摄片。在数字减影下确定出血血管，栓塞靶动脉。此方法适用于顽固性鼻出血通过有效的反复前后鼻腔填塞，特别是应用鼻内镜并结合激光、电凝和微波及内科治疗无法止血者，外伤或手术损伤大血管出血凶猛者及假性动脉瘤破裂的诊断与治疗。本术式不能用来控制由筛前动脉或筛后动脉引起的鼻出血。造影剂过敏者；严重的动脉粥样硬化、肝及肾功能不全者；颌内动脉、眼动脉及椎动脉有吻合支者；凝血机制障碍所致的鼻出血禁用此法。血管栓塞可引起脑梗死、偏瘫和脑血管痉挛等并发症。鼻腔填塞物在栓塞术后 1～2d 分次松解、取出。此方法不作为常规。

7. *全身治疗*　①半坐位休息，注意营养，给予高热量易消化饮食。对老年或出血较多者，注意有无失血性贫血、休克、心脏损害等情况，并及时处理。失血严重者，需予输血、输液、抗休克，必要时请相关科室协助诊治。②寻找出血病因，进行病因治疗。③给予足够的维生素 C、维生素 K、维生素 P 等，并给予适量的镇静剂。④适当应用止血剂，如凝

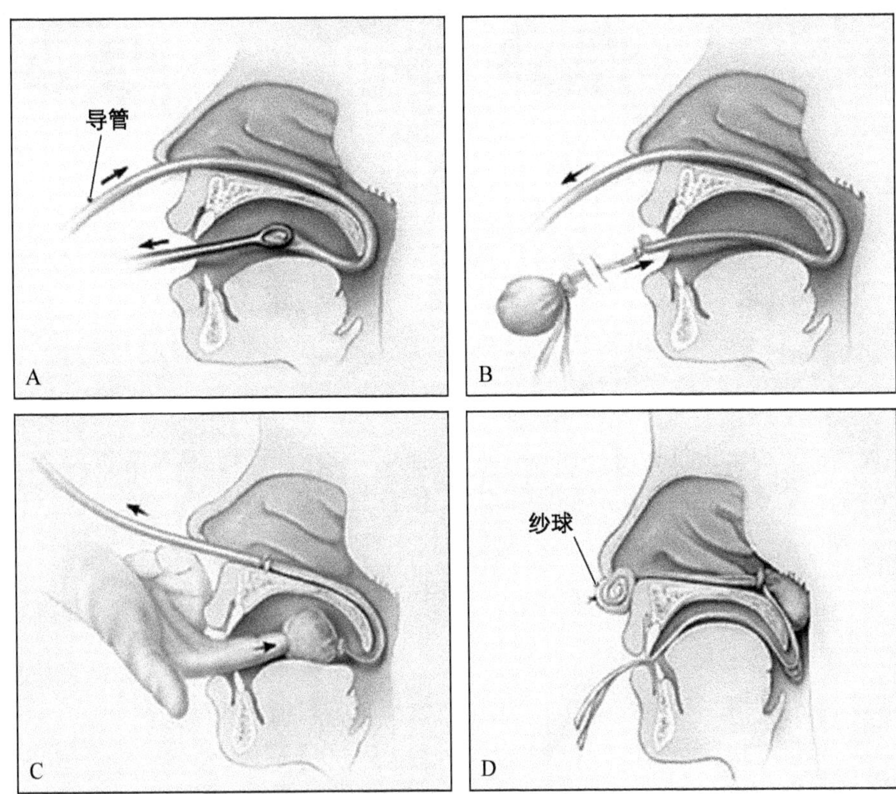


图 23-5 后鼻孔填塞

血酶、抗血纤溶芳酸、6-氨基己酸、酚磺乙胺、云南白药等。

8. 其他治疗 ①对鼻中隔前下方反复出血，可考虑局部注射硬化剂或鼻中隔黏膜下剥离术或划痕术，使该处形成瘢痕组织，闭塞血管而止血。②鼻中隔偏曲者可行鼻中隔偏曲矫正术。③遗传性出血性毛细血管扩张症者可行鼻中隔植皮成形术。④放射治疗：适用于对诸法治疗无效的反复发生鼻出血病人。⑤鼻腔鼻窦肿瘤或鼻咽部肿瘤引起的鼻出血，应根据病情或先止血，或手术，或结扎相关血管，或放射治疗，或血管栓塞。

（张 华）

## 参考文献

[1] 孔维佳. 耳鼻咽喉头颈外科学. 北京：人民卫生出版社，2010.

[2] 黄选兆，汪吉宝. 耳鼻咽喉科学. 北京：人民卫生出版社，1999.

[3] 刘丽英，逄新院. 鼻出血的止血材料学研究. 中国组织工程研究，2012，16(21)：3967-3974.

[4] Campanario JM, González L, Rodríguez C. Structure of the impact factor of academic journals in the field of Education and Educational Psychology: citations from editorial board members. Scientometrics, 2006, 69(1)：37-56.

[5] 杨大章，程靖宁，韩军，等. 难治性鼻出血的出血部位及治疗. 中华耳鼻咽喉头颈外科杂志，2005，40(5)：360-362.

[6] Shi S J Klotz U. Proton pump inhibitors：an update of their clinical use and pharmacokinetics. Eur J Clin Pharmacol，2008，64(10)：935-951.

# 第24章

# 鼻　外　伤

鼻部处于颜面部的中心突出位置，头面部外伤时很容易累及。本章将重点介绍常见的鼻外伤，包括外鼻软组织外伤、鼻骨骨折、鼻窦骨折、眼眶击出性和击入性骨折。

## 第一节　外鼻软组织外伤

【病因】

外鼻突出，容易受各种外力，如撞击、打击、锐器、硬物等引起挫伤、裂伤、切割伤。

【临床表现】

外鼻仅受挫伤时，一般皮肤完整，通常表现为外鼻局部肿胀，皮下淤血，皮肤青紫；裂伤和切割伤可见明确开放伤口，裂伤伤口不规则，切割伤伤口创缘整齐，两者均可伴有局部出血、肿胀。异物所致伤口可能出现对穿的两个伤口，即贯通伤，检查伤口时应注意伤口的位置、大小、深度、方向，有无异物残留，污染程度，有无合并骨折、眼部损伤、颅脑损伤。

【诊断】

根据鼻外伤病史、鼻部体格检查，结合鼻部X线片、CT扫描可明确诊断。

【治疗】

单纯鼻挫伤，肿胀程度较轻可不处理，重者早期可予冷敷以减轻肿胀发展，24h后改为热敷以促进肿胀消退。对于开放性伤口，应给予及时止血，伤口冲洗，消毒，清除异物，清创缝合处理，清创时要注意切除损伤组织和修复之间的平衡，既要将坏死、严重污染的组织清除干净，又要保证创面修复后不影响鼻部外观。特别要注意清创缝合的美观，如果不能一次修复，需要给二次整形留下较好的条件。术后使用抗生素预防感染，常规注射破伤风抗毒素。根据失血量进行相应的补液、输血处理。

## 第二节　鼻　骨　骨　折

鼻骨位于鼻根下方，鼻梁上部的两侧，突出于面部中央，易遭受外伤发生鼻骨骨折，在鼻外伤中最常见。鼻骨由于上部窄厚，下部宽薄，下方为鼻中隔和鼻腔，支撑薄弱，因而鼻骨骨折多发生于鼻骨下段，并向下方或者对侧塌陷。由于左右鼻骨在中线融合紧密，骨折时多同时受累。鼻骨骨折可单独发生，也可以是颌面部骨折的一部分。

儿童由于其外鼻或鼻骨细小，骨折时伴有局部淤血和肿胀，诊断较成人困难。儿童鼻骨支架大部分由软骨构成，外伤多造成不完全骨折，可不伴有明显移位，X线检查容易误诊和漏诊。

【病因】

鼻骨骨折是人体最常见的骨折，导致鼻骨骨折的常见原因为打击、撞击等直接暴力创伤。儿童跌倒时鼻、额部着地也可引起鼻骨骨折。

【临床表现】

1. 不同的损伤程度和部位可出现相应的临床症状，最常见是鼻出血；局部肿胀、疼痛；鼻中隔撕裂或脱位后可出现鼻中隔移位和血肿，从而出现一侧或双侧鼻塞；皮下出血可出现局部瘀斑和血肿。骨质移位后可出现鼻梁歪斜、鼻背塌陷和鼻外观畸形。气体经撕裂的鼻腔黏膜进入眼周和颊部皮下组织，可出现皮下气肿等。

2. 鼻部局部触痛，骨质移位时可感到鼻骨塌陷和骨摩擦感，皮下气肿时有捻发音。鼻部肿胀明显时鼻部畸形可被掩盖。鼻中隔血肿时，鼻中隔黏膜向一侧或两侧鼻腔膨隆。

【辅助检查】

1. X线　鼻骨侧位片可显示鼻骨骨折线、移位或游离碎骨片等（图24-1）；鼻颏位可显示鼻背有无塌陷等。

2. 鼻部CT　可明确显示骨折部位（图24-2），CT三维重建图像可清楚显示鼻骨骨折移位情况。对于怀疑合并眼眶和颅底骨折者可行薄层CT扫描，以明确骨折范围和程度，以及有无视神经损伤、颅底骨折、颅脑损伤等合并症。对于鼻血呈淡红色者，应注意除外脑脊液鼻漏。

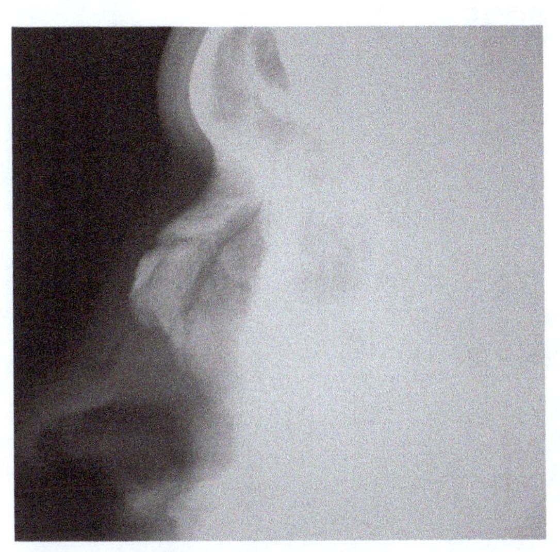

图24-1　X线片

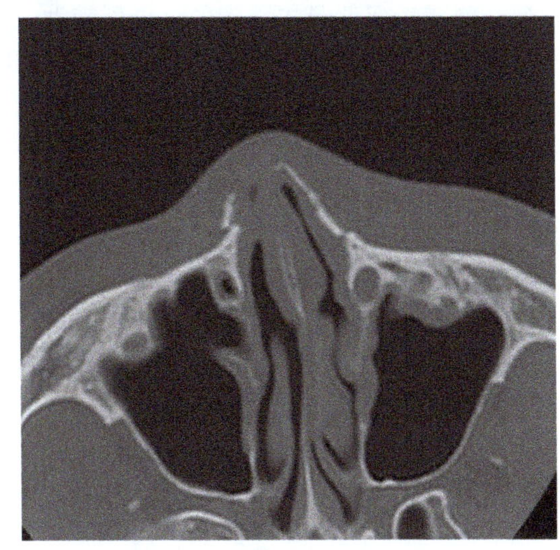

图24-2　CT影像

【诊断及鉴别诊断】

诊断主要依赖于鼻部外伤史、鼻部畸形、鼻部触诊、辅助检查等。如鼻部X线或CT显示骨折线可明确诊断。对于严重撞击所致鼻骨骨折，应注意排除合并的视神经损伤、颌面和颅底骨折、颅脑损伤。

【治疗】

1. 治疗原则　止血、矫正鼻部畸形和恢复鼻腔通气功能。

单纯鼻骨骨折无移位者：给予鼻腔止血处理即可。对于闭合性骨折伴有鼻畸形者，应在充分检查和评估后尽早进行鼻骨复位术。若鼻部肿胀明显，可于外伤后1周左右，待肿胀消退后行复位术，但一般不宜超过2周，因超过2周骨痂形成，增加复位难度。对于未及时整复后遗畸形者，需行开放式复位或鼻骨成形术矫正。

闭合复位方法：儿童需全麻，成人局麻或全麻下手术。单侧鼻骨骨折伴塌陷时，先在鼻外沿鼻侧用鼻骨整复钳测量出鼻翼至双内眦连线的长度，并予标示。然后将整复钳伸入骨折塌陷处的鼻骨下后方（勿超过两侧内眦连线高度），将其抬起复位，另一手的拇指和示指从鼻骨外侧控制上抬的鼻骨，轻轻施加向下的压力，以控制鼻骨的上抬位置和程度，鼻骨复位时常能感到骨擦音。双侧骨折时，用鼻骨复位钳伸入两侧鼻腔至骨折部位的下后方，向前上轻轻用力抬起鼻骨，用另一只手在鼻外协助复位（图24-3）。复位后仔细观察和触摸，确保鼻骨完全复位。最后用凡士林纱条填塞鼻腔，48h后拔除。

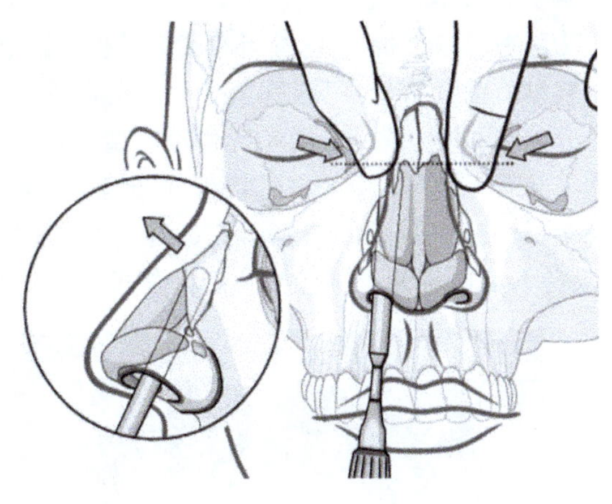

图24-3　鼻骨骨折复位术

2. 鼻中隔血肿和脓肿手术　怀疑鼻中隔血肿时，需要在鼻腔充分收缩状态下进行鼻内镜检查，可发现一侧或者双侧鼻中隔膨隆。也可辅助大号针头穿刺进行确诊，但有时候血液凝固难以抽出，确诊后宜尽早手术清除，以免发生血肿机化、软骨坏死和继发感染，血肿切口要足够大，切开后放入吸引管仔细清除全部血块，如果有活动性出血，最好给予双极电凝止血。一般不需要放置引流条引流，双侧鼻腔凡士林纱条填塞以防血肿再次形成。脓肿切开引流后则无需填塞，切口内放置引流条充分引流，应用足量敏感抗生素控制感染，以免发生软骨坏死、鞍鼻畸形等并发症。

3. 开放鼻骨骨折复位术和鼻中隔手术　外伤后数周或更长，鼻骨骨折端骨痂形成，鼻内复位困难，此时应行开放鼻骨复位和整形术。对于鼻中隔脱位、伴有明显鼻中隔偏曲，影响鼻腔通气者，可行鼻中隔矫正术。

鼻骨骨折处理流程如下(图 24-4)：

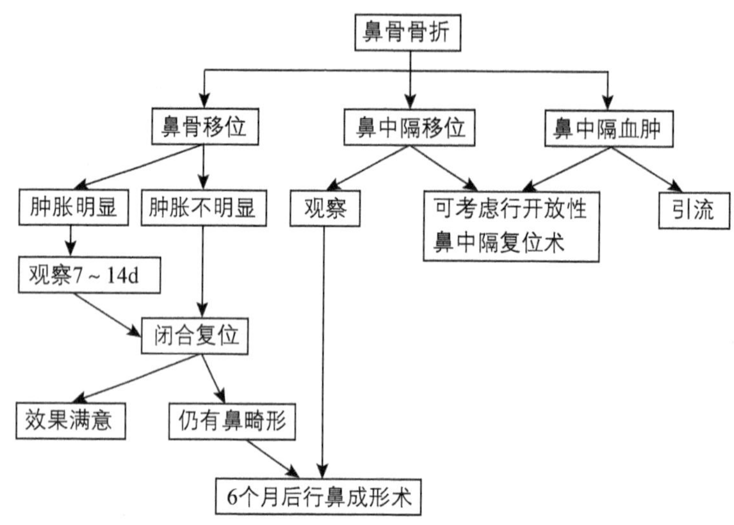


图 24-4　鼻骨骨折处理流程

# 第三节　鼻窦骨折

## 一、额窦骨折

额窦骨折多由直接暴力所致，根据其骨折部位可分为额窦前壁骨折、后壁骨折和底部骨折(鼻额管骨折)，以前壁骨折较多见，后壁少见。根据骨折类型可分为线型骨折、凹陷型骨折和粉碎型骨折。而根据皮肤有无裂开可分为单纯性骨折(无裂开)和复杂性骨折。额窦骨折常与眶、筛、鼻骨骨折同时发生，又称为额眶筛复合体骨折。后壁骨折常伴有硬脑膜撕裂，可发生脑脊液鼻漏、颅内血肿、颅内气肿。

【临床表现】

前壁线型骨折，症状较轻，可仅表现为鼻出血、软组织肿胀和压痛、皮下淤血。凹陷型骨折急性期额部肿胀，肿胀消退后则显现前额凹陷(图 24-5)。粉碎型骨折可有眶上区肿胀、皮下积气、眶上缘后移、眼球向下移位。后壁骨折伴硬脑膜撕裂可出现脑脊液鼻漏、颅内出血，前颅窝气肿，可继发严重颅内感染。

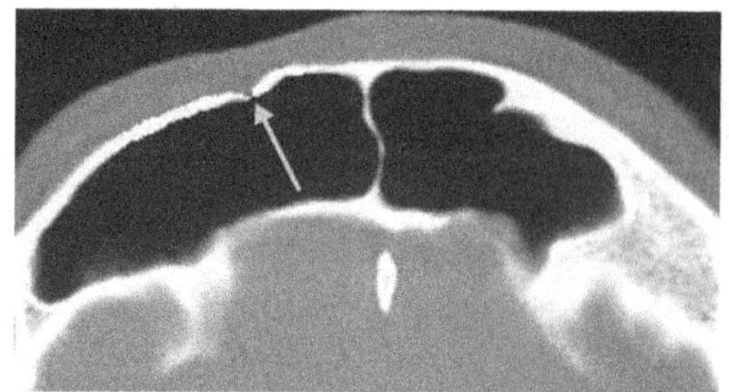
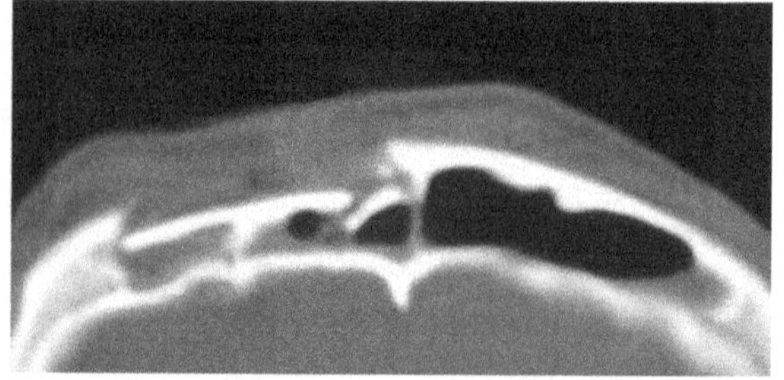

图 24-5　额窦骨折(前壁线型和凹陷型骨折)

【诊断】

根据颅面部外伤史和临床表现，结合鼻额部和侧位X线片，可明确诊断额窦骨折。前壁的凹陷型骨折有时显示不明显，易被忽略。CT扫描可明确骨折部位和范围，也可显示前颅底和眶内积气、血肿等。

【治疗】

额窦骨折的治疗原则为整复骨折、恢复外形和功能，避免和处理并发症。

1. 前壁线型骨折通常无需特殊处理，以预防感染，保持鼻腔、鼻窦引流通畅即可自愈。

2. 前壁凹陷型或粉碎型骨折如果伴有外观畸形，应尽早手术。局部软组织有开放性伤口，应该常规清创处理，清除异物和碎骨片、血块，充分止血。无开放性伤口者，自眉弓切口，直达骨壁，用剥离子或弯止血钳深入额窦，挑起塌陷的骨折片使其复位。此方法适用于整块骨折片的复位。若复位困难，可自额窦底部钻孔或凿开，伸入器械进行复位，必要时用微型钛板内固定。术后使用抗生素预防骨髓炎。

3. 后壁骨折应明确有无脑膜撕裂、脑脊液鼻漏、颅内血肿或脑组织挫伤。密切观察病情变化，若出现颅内并发症，及时请神经外科协助处理。脑脊液鼻漏根据额窦后壁损伤的位置，采用直接经鼻内镜进行修补，如果窦口不够大，可以采用DrafⅡ-a、DrafⅡ-b、DrafⅢ型额窦开放术，以充分暴露额窦后壁漏口。如果经过上述处理还不足以充分暴露漏口，需要采用联合入路的方法，如额部冠状切口，肌浆、帽状腱膜修补（图24-6）。如合并颅内并发症，需经额开颅修复，同时处理颅内病变。

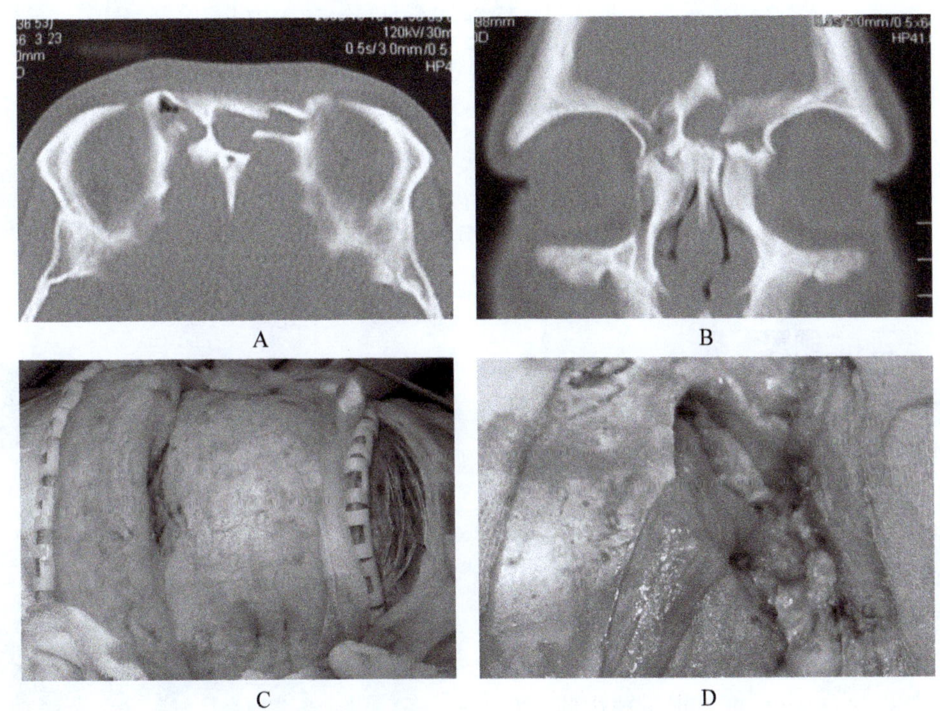


**图24-6　额部冠状切口**

4. 额窦、额隐窝、鼻额管的处理　流程如图24-7所示。若额窦黏膜大部分完好，额窦引流通畅，额窦可不予处理。轻度鼻额管狭窄，可放置T形扩张管，若额窦底部骨折、额隐窝、鼻额管严重受损，则需要手术开放额窦口，保持额窦引流通畅引流。或者需刮除额窦全部黏膜，使用自体脂肪行额窦填塞术。

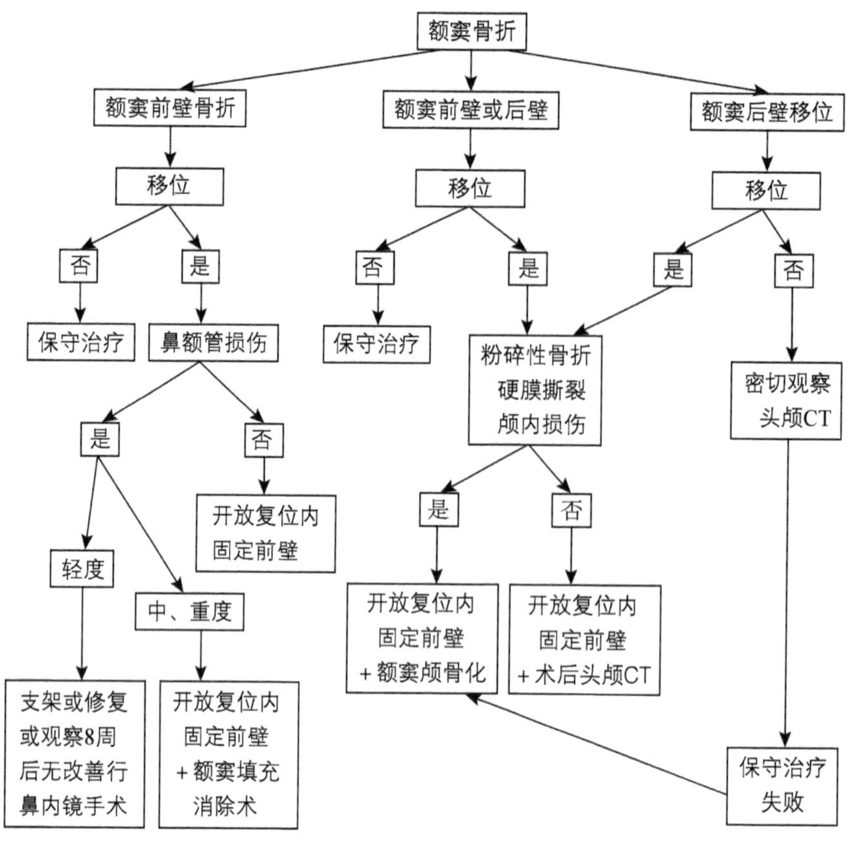


图 24-7　额窦骨折处理流程

## 二、上颌窦骨折

上颌窦骨折多由直接外力撞击所致，以发生于前壁的凹陷型骨折多见，其次为顶壁和上牙槽突等处。上颌窦骨折常为颌面复合骨折的一部分，可有复合骨折的特点。

【临床表现】

根据上颌窦骨折部位的不同，可表现为局部肿胀、塌陷畸形、左右两侧颌面部不对称（图 24-8）。若为颌面复合骨折的一部分，可出现眼球内陷、复视、视力下降、咬合错位、面部畸形等。

【诊断】

根据外伤史、颌面部出现畸形、左右不对称、触诊可及凹陷、颌面部 X 线片和 CT 可明确骨折部位。

【治疗】

前壁凹陷型骨折可经唇龈切口进行骨折复位。上颌窦前壁的骨折移位，可在复位后用微型钛板行内固定。伴有颌面部复合伤者，应请颌面外科协助处理。位于上颌窦后壁的骨折，如果没有严重并发症，可以不予处理。

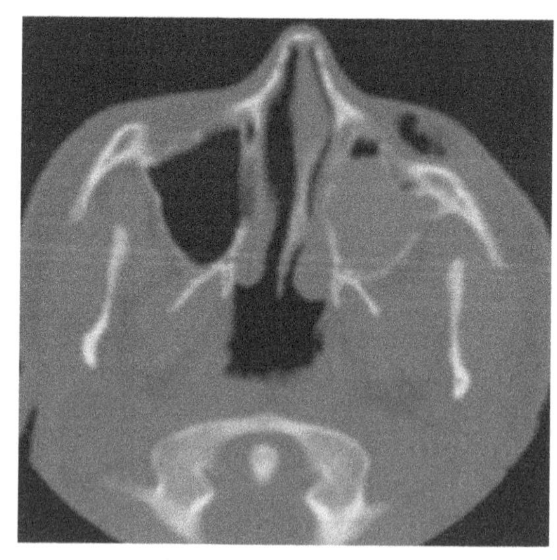

图 24-8　上颌窦骨折

## 三、筛窦骨折

筛窦位于筛骨内，上方的筛板和筛顶构成前颅窝底，筛骨隔板菲薄，结构脆弱易骨折。筛窦外侧以纸样板为界，与眼眶毗邻。筛窦骨折可累及前颅底，出现脑脊液鼻漏，或累及紧贴筛顶行走的筛前动脉，出现严重的鼻出血和眶内血肿，累及眼眶和眶尖，出现眶周青紫、眼球突出、眼球移位、视力障碍甚至眶尖综合征等。单纯筛窦骨折少见，常与面部中段骨折、颅底骨折伴发。

【临床表现】

单纯筛骨骨折可仅表现为鼻出血，伤及筛板时可出现嗅觉下降或丧失，合并硬脑膜撕裂时可出现脑脊液鼻漏，颅内积气，合并有眶、鼻骨、额窦骨折可鼻根部塌陷、内眦增宽、视力下降或失明。如患者出现潜隐性瞳孔散大、直接对光反射消失，间接对光反射存在(Marcus-Gunn 瞳孔)，则提示存在外伤性视神经损伤的可能。

【诊断】

常规鼻窦 CT 检查，对出现视力障碍者行视神经管位薄层扫描，可显示筛窦气房内密度增高阴影、筛窦间隔骨折、纸样板骨折、眶脂肪突出于筛窦内和视神经管骨折。

【治疗】

单纯筛窦骨折一般无需处理。严重鼻出血，如果确认是筛前动脉损伤，鼻腔填塞无效，可行鼻外或者鼻内筛前动脉结扎或者电凝术。合并有其他部位骨折则进行相应治疗。对于伤后迅速出现的视力严重下降，确诊为外伤性视神经损伤，应尽早施行视神经减压术，以提高视力恢复的可能。存在严重眶内血肿可采用下列步骤处理：

1. 冷敷(早期)。

2. 脱水剂，如 20%甘露醇，125ml，每日 2 次。

3. 大剂量皮质类固醇激素，250～500mg 甲强龙静滴。

4. 经鼻内镜开放筛窦、纸样板切除和眶减压，减轻眶内压力。

5. 眶外眦切开减压术。

如同时伴有脑脊液鼻漏，经 1 个月以上的保守治疗无效，可选择经鼻内镜脑脊液鼻漏修补术。

### 四、蝶骨骨折

蝶窦位于颅底中央的蝶骨体内，上承垂体窝，外侧与视神经管、颈内动脉关系密切。蝶窦骨折很少单独发生，常为颅底骨折的一部分。蝶窦骨折累及视神经管或颈内动脉可出现视力下降、失明或致死性大出血(图 24-9)。若为颞骨骨折的一部分，可出现脑脊液耳漏或脑脊液鼻漏。单纯蝶窦骨折无合并症，无需治疗。若颈内动脉被碎骨片刺穿导致大出血，应在病情许可情况下给予行 DSA 介入治疗。

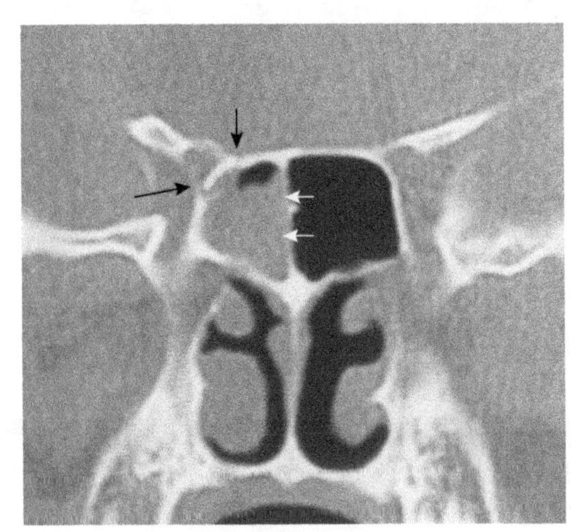

图 24-9 蝶窦骨折

## 第四节 眼眶击出性骨折和击入性骨折

### 一、眼眶击出性骨折

眼部受直接暴力(如拳击、球击)时，眶内压力剧增，致使眶下壁或内壁薄弱处发生爆裂性骨折。骨折片和眶内容物如脂肪、肌肉陷入上颌窦和筛窦内。由于外力主要作用于眶内而非眶缘，通常不伴有眶缘骨折。眶击出性骨折多发生于眶下壁，部分同时发生于眶下壁和眶内壁。发生于眶顶壁的较少见。

【临床表现】

轻度眼眶击出性骨折表现为眼睑皮下淤血、气肿。重者出现眶内容物嵌顿或疝出。可出现复视、眼球活动受限(不能向上转动)、眼球内陷，伴有视神经损伤可引起视力下降或失明。由于眶下神经自紧贴眶下缘的眶下神经管穿出，损伤可出现支配区域的麻木感。嵌顿软组织纤维变性，瘢痕形成，可出现眼球塌陷、假性眼睑下垂、眼球活动受限等。眶内如有血肿，眼球也可由内陷变为突出。

【诊断】

根据临床表现、鼻颏位X线片和鼻部CT扫描（图24-10），可明确击出性骨折移位和眶内容物嵌入上颌窦和筛窦的程度。

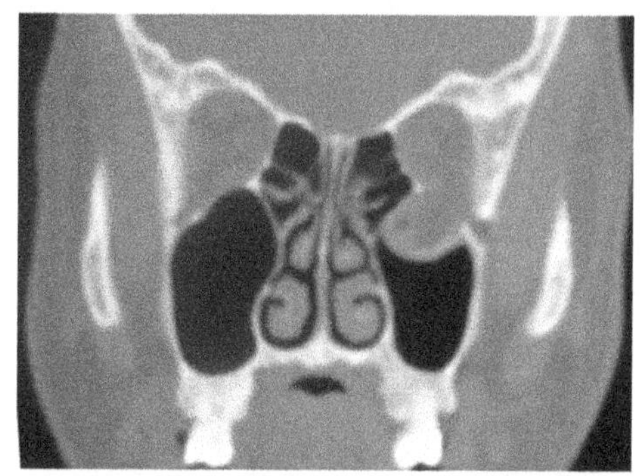

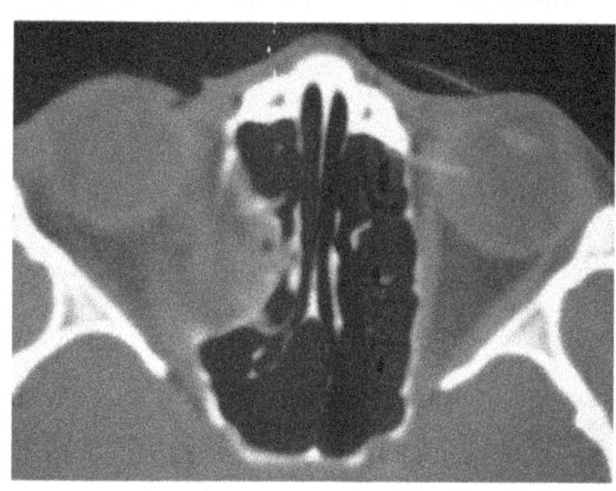

图 24-10　击出性骨折

【治疗】

如怀疑或已确定有击出性骨折，应禁止擤鼻，鼻腔的细菌或分泌物可经外伤的裂隙进入眶内，导致眶内感染或脓肿形成。如果没有明确的复视、眼球活动障碍、眼球内陷、视力下降，可暂时不予处理。如出现上述症状，应尽早将陷入上颌窦或筛窦的眶内容物回纳到眶内，眶壁骨折片复位固定。若眶内容物疝出，复位手术可在1周左右进行，如为眼内肌嵌顿，则应尽早手术，否则有可能发生不可逆的缺血损伤。手术时机过晚，则可由于骨折部位错位愈合，骨痂形成，疝入或嵌顿眶内容物纤维化，瘢痕形成，或与眶骨膜粘连造成复位困难或失败。手术进路可经下睑上颌窦、经鼻内镜上颌窦顶壁复位等。眶内容物回纳后的骨性缺损处可植入钛板或予以支撑，防止眶内容物再度疝出。

## 二、眼眶击入性骨折

眼眶击入性骨折暴力来自眼眶外侧，常伴有上颌骨骨折及颧骨骨折，眶壁、眶缘皆被累及。

【临床表现】

眼睑及颧部软组织肿胀，有压痛，眶周围皮下淤血，眼球突出，外眦向外下方移位。但患者视力、瞳孔反射、眼球运动、张口和咀嚼功能基本正常。

【诊断】

根据外伤史、临床表现、眶下壁局部触痛有阶梯样感，X线拍片、CT扫描可明确诊断。

【治疗】

全身麻醉下行眉外侧切口和下睑缘切口，用剥离子深入颧骨弓下方，用力将下陷的上颌骨向前外方挑起，达到满意位置并用微型钛板固定。

（史剑波　孙悦奇）

## 参考文献


[1] Cummings CW. Cummings otolaryngology head & neck surgery. 4th ed. Philadelphia, Pa: Elsevier Mosby, 2005:4.

[2] Kucik CJ, Clenney T, Phelan J. Management of acute nasal fractures. Am Fam Physician, 2004, 70(7): 1315-1320.

[3] Doonquah L, Brown P, Mullings W. Management of frontal sinus fractures. Oral MaxillofacSurgClin North Am, 2012, 24(2): 265-274.

[4] Mondin V, Rinaldo A, Ferlito A. Management of nasal bone fractures. Am J Otolaryngol, 2005, 26(3): 181-185.

[5] Ziccardi V B, Braidy H. Management of nasal fractures. Oral MaxillofacSurgClin North Am, 2009, 21(2): 203-208.

[6] 韩德民. 耳鼻咽喉头颈外科学. 武汉：华中科技大学出版社，2008：172.

[7] 孔维佳. 耳鼻咽喉头颈外科学（八年制）. 北京：人民卫生出版社，2010：680.

[8] 黄选兆，等. 实用耳鼻咽喉头颈外科学. 2版. 北京：人民卫生出版社，2011：1328.

# 第25章

# 鼻咽纤维血管瘤

鼻咽纤维血管瘤(juvenile nasopharyngeal angiofibroma,JNA)是一种组织学良性,富血供的肿瘤,几乎只发生于青少年男性。来自丹麦的一项调查显示,鼻咽纤维血管瘤的发病率为0.4/100万,男性(10－24岁)的发病率为3.7/100万。一般认为,鼻咽纤维血管瘤占头颈肿瘤的0.05%～0.5%,同时也是鼻咽部最常见的良性肿瘤。

【病因及发病机制】

发病原因不明。目前有性激素依赖学说、可勃起生殖组织异位学说和第一鳃弓动脉残留学说等,目前有认为是先天性血管畸形导致。

【病理】

肿瘤由胶原纤维、成纤维细胞和各种口径的血管组成的网状基质,缺乏肌层、弹性纤维和感觉神经。Liang等研究认为肿瘤中央部分纤维成分较多,血管成分较少,组织活动性弱,肿瘤周围部纤维成分较少,血管成分多,窦状隙增殖过盛,组织活动性强,这表明肿瘤的成熟过程是从中央到外周,随着肿瘤的生长,组织逐渐成熟,纤维成分增多,血管构造减少。

【临床表现】

1. 症状与体征　主要是鼻出血、鼻塞;肿瘤侵入翼腭窝或颞下窝可引起面颊部隆起及张口受限;压迫咽鼓管咽口引起耳鸣、耳闭、听力下降;三叉神经受压,则出现剧烈的三叉神经痛和耳内放射性疼痛;肿瘤侵入眼眶,则发生眼球移位,运动受限。视神经受压,则出现视力障碍,甚至引起视神经萎缩;侵入颅内,常有剧烈头痛及脑神经受压症状,或发生颅内并发症;向下发展,可使软腭膨隆,在口咽部可见肿瘤。

2. 鼻内镜检查　肿瘤位于鼻腔后部,可至鼻咽部,色淡红,表面光滑,可有明显的血管纹,触之质韧。部分鼻咽纤维血管瘤患者因鼻腔鼻窦引流不畅,可见周围脓性分泌物附着。

3. 影像学检查　术前影像学检查对于诊断和手术方式选择至关重要,常规检查包括CT、MRI及DSA。CT扫描可清楚显示瘤体的范围和周围颅底骨质受压吸收及破坏情况。MRI有较好的组织分辨率,能显示肿瘤对硬脑膜、脑实质、海绵窦及颈内动脉侵及情况,与CT检查二者之间有互补作用。CT特征:单侧鼻腔后部圆形或哑铃形肿物,密度均匀或不均匀,边界清楚。翼腭窝扩大显著。MRI特征:$T_1$WI与肌肉等信号,$T_2$WI轻度高信号,其内见散在小点状无信号区,周边与正常组织分界清楚,增强后明显强化。鼻咽纤维血管瘤具有丰富的肿瘤血管,供血主要来源于上颌动脉,肿瘤增大时还可由面动脉腭升支、咽升动脉等供血;侵入颅内后,颈内动脉系统的细小分支也可参与供血。DSA检查应行双侧颈内外动脉及椎动脉造影,以全面显示肿瘤供血情况,为临床手术及下步动脉栓塞做好准备。动脉栓塞剂多为明胶海绵,以直径150～250μm的细小颗粒进行栓塞,如小于100μm,易通过颈内、外动脉间的危险吻合,造成颈内动脉栓塞,引起脑神经受损;太大则达不到肿瘤中心的血管床,止血效果不佳。明胶海绵可以吸收,5～7d内还可再通,因此栓塞后以1～4d手术为宜。

4. 临床分期　针对鼻咽纤维血管瘤,学者提出多种不同的分期系统,包括Sessions分期、Chandler分期、Andrews分期、Radkowski分期、Onerci分期、Carrillo分期。其中1996年Radkowski提出的分期系统应用相对较广,a期:肿瘤局限在鼻咽腔及鼻腔;Ⅰb期:累及1个或1个以上的鼻窦;Ⅱa期:肿瘤累及翼腭窝;Ⅱb期:翼腭窝肿瘤很大,伴或不伴眼眶骨壁破坏;Ⅱc期:肿瘤累及颞下窝及翼板破坏;Ⅲa期:肿瘤侵犯颅底,未侵入颅内;Ⅲb

期：肿瘤侵入颅内，伴或不伴海绵窦受累。随着技术的进步，内镜手术的适应证不断扩大，相应的分期系统也在变化，如何能使分期系统更好地指导手术入路的选择及复发率的预测，还是未能得到统一的问题。

【诊断及鉴别诊断】

鼻咽纤维血管瘤结合患者的性别年龄及检查诊断并不困难，活检虽可确诊，但易引起严重出血，列为禁忌。如非活检不能确诊，需充分做好填塞等止血准备。注意与腺样体肥大、后鼻孔息肉、神经鞘瘤、鼻咽部恶性肿瘤等鉴别。最终诊断依据病理学检查。

【治疗】

鼻咽纤维血管瘤首选治疗为手术，随着鼻内镜手术技术的发展，大部分肿瘤可在鼻内镜下完整切除。术中可应用控制性低血压技术以减少出血。对于 Radkowski 分期Ⅰa 到Ⅱb 期的肿瘤，为鼻内镜手术最佳适应证，Radkowski 分期Ⅱc 期肿瘤，鼻内镜术后复发率显著升高，主要原因在于肿瘤侵犯翼突根后方，因此术中需注意磨除被破坏的翼突根骨质。对于Ⅲ期肿瘤，一般考虑颅鼻联合或颅面联合手术。此外，还有经硬腭进路、经上颌窦进路、经鼻侧切进路、经颞下窝进路和 LeFort Ⅰ型截骨术等。对于多次手术后反复复发，且存在颅内海绵窦侵犯等病例，手术风险较大，也可考虑放疗。

（周　兵　蔡　葶）

## 参考文献

[1] Glad H, Vainer B, Buchwald C, et al. Juvenile nasopharyngeal angiofibromas in Denmark 1981-2003: diagnosis, incidence, and treatment. Acta oto-laryngologica, 2007, 127: 292-299.

[2] Batsakis JG. Tumors of the head and neck: clinical and pathological considerations. Williams & Wilkins Baltimore, 1979.

[3] Dane WH. Juvenile nasopharyngeal fibroma in state of regression. The Annals of otology, rhinology, and laryngology, 1954, 63:997.

[4] Maurice M, Milad M. Pathogenesis of juvenile nasopharyngeal fibroma. J Laryngol Otol, 1981, 95:1121-1126.

[5] Schick B, Plinkert P, Prescher A. Aetiology of Angiofibromas: Reflection on their Specific Vascular Component. Laryngo-rhino-otologie, 2002, 81: 280-284.

[6] Liang J, Yi Z, Lianq P. The nature of juvenile nasopharyngeal angiofibroma. Otolaryngology – Head and Neck Surgery, 2000, 123:475-481.

[7] 王振常，张燕明，梁熙虹，等. 鼻咽纤维血管瘤的影像学表现及术前栓塞. 中华放射学杂志，1998，32：348-349.

[8] Sessions RB, Bryan RN, Naclerio RM, Alford BR. Radiographic staging of juvenile angiofibroma. Head & neck surgery, 1981, 3:279-283.

[9] Chandler JR, Goulding R, Moskowitz L, Quencer R. Nasopharyngeal angiofibromas: staging and management. The Annals of otology, rhinology, and laryngology, 1984, 93:322.

[10] Andrews JC, Fisch U, Aeppli U, Valavanis A, Makek MS. The surgical management of extensive nasopharyngeal angiofibromas with the infratemporal fossa approach. The Laryngoscope, 1989, 99:429-437.

[11] Radkowski D, McGill T, Healy GB, Ohlms L, Jones DT. Angiofibroma: changes in staging and treatment. Archives of otolaryngology, head & neck surgery, 1996, 122:122-129.

[12] Onerci M, Ogretmenoglu O, Yucel T. Juvenile nasopharyngeal angiofibroma: a revised staging system. Rhinology, 2006, 44:39.

[13] Carrillo J, Maldonado F, Albores O, Ramírez - Ortega M, Oñate - Ocaña L. Juvenile nasopharyngeal angiofibroma: clinical factors associated with recurrence, and proposal of a staging system. Journal of surgical oncology, 2008, 98:75-80.

[14] 韩德民，陈学军，王景礼，等. 鼻内窥镜引导下鼻咽血管纤维瘤切除术. 中华耳鼻咽喉科杂志，1998：6.

[15] 蔡葶，周兵，黄谦，等. 鼻内镜下鼻咽纤维血管瘤切除术预后因素分析. 临床耳鼻咽喉头颈外科杂志，2010：1035-1039.

# 第 26 章

## 垂体腺瘤

【定义】

垂体腺瘤(pituitary adenoma)是一组由垂体前叶或后叶细胞发生的良性肿瘤,起源于前叶者占多数,来自后叶者较少。肿瘤虽具有包膜,但逐渐长大常引起鞍底骨质压迫和吸收,表现为蝶鞍扩大、鞍底下陷甚或破坏,向两侧生长可侵犯海绵窦,向上生长常突破鞍膈侵犯鞍上。

【流行病学】

垂体腺瘤是鞍区最常见的肿瘤,占颅内肿瘤的8%~15%,居第 3 位,肿瘤人群发生率为 1/10 万,尸检中发现率为 10%~25%。近年来,由于内分泌检查和显微神经外科的发展,特别是影像诊断学水平的提高,多能早期确诊,因而发病率逐渐增多趋势。患者多为成年人,男女性别无明显差异。

【解剖学】

鞍区的主要结构是垂体窝的结构。垂体窝位于鞍底之上,由鞍结节和前床突、鞍背和后床突,以及四周的海绵窦构成,上方覆盖鞍膈,垂体坐于窝内(图 26-1)。垂体窝形态及大小个体差异较大。横径为 7.0~16.0mm(平均 11.7mm),前后径为 9.0~13.0mm(平均 8.4mm)。

1. 鞍区(图 26-2)

(1)鞍底(diaphragmabase):为蝶窦顶壁之中央部,前方是鞍结节,后方是鞍背,两侧前外是前床

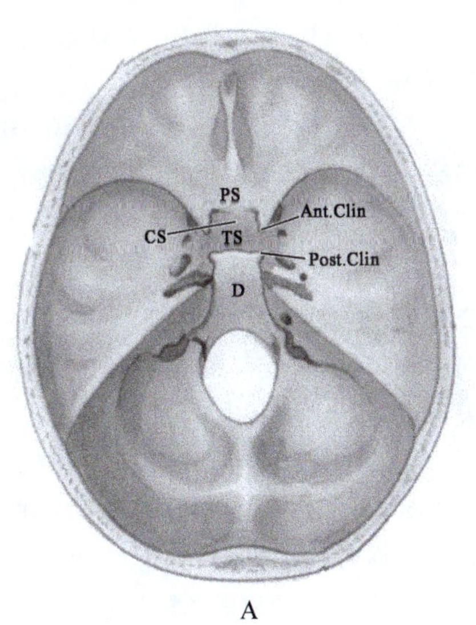


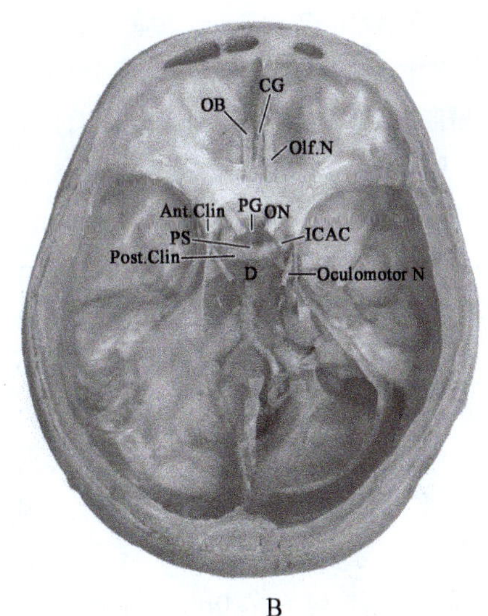


**图 26-1 鞍区主要结构(A. 示意图,B. 实物图)**

PS. 蝶骨平台(planum sphenoid);Ant. Clin. 前床突(anterior clinoid process);CS. 视交叉沟(chiasm sulcus);TS. 蝶鞍(turcicasellae);D. 鞍背(dorsum);Post. Clin. 后床突(posterior clinoid process);ICAC. 颈内动脉管隆起(internal carotid artery convexity);Oculomotor N. 动眼神经(oculomotor nerve);CG. 鸡冠(crista galli);OB. 嗅球(olfactory bulb);Olf. N. 嗅神经(olfactory nerve)

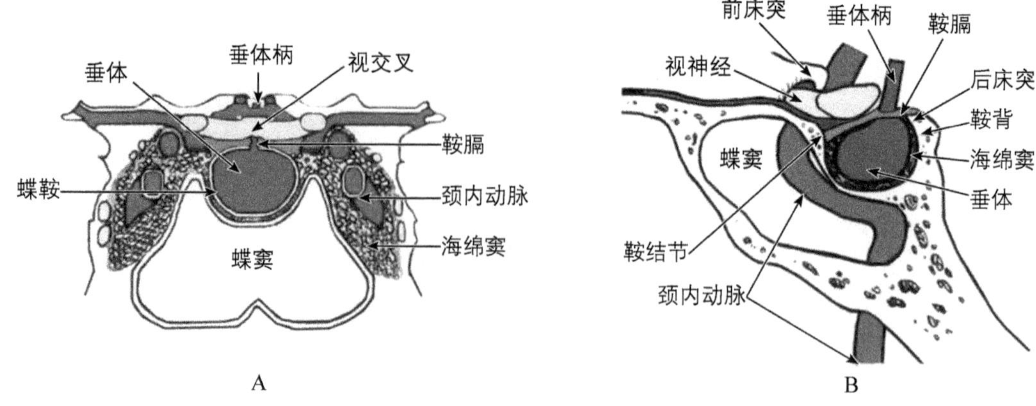


**图 26-2　鞍区结构**

A. 经垂体冠状面；B. 经垂体的矢状面

突(是鞍结节两侧的延伸)，后外是后床突(是鞍背向两侧的延伸)。蝶窦不同的气化程度影响着蝶窦腔和鞍底的毗邻关系。同样，鞍底骨质厚度也视蝶窦发育状态而异，蝶窦发育越佳者，鞍底骨质越薄，反之，则较厚，80%左右个体的鞍底骨质厚度≤1mm。鞍底形态多为向下的凹陷形，仅 20%为平坦形。

(2)垂体(pituitarium)：为圆形或横椭圆形，直径为 12～15mm，有坚韧的包膜。纳于垂体窝内，后方紧贴鞍背，后叶的高度几乎与鞍背平齐，与鞍底之间的蛛网膜下腔很窄，仅 0.3mm。垂体分前、后两叶，前叶为腺垂体，浅黄色，质较硬，有分泌生长激素、促甲状腺激素、促肾上腺皮质激素和促性腺激素功能；后叶则是神经垂体，灰色，胶状，其分泌物能使血压升高、尿量减少和子宫肌收缩。

(3)鞍膈(diaphragm sellae)：是连接鞍背和后床突间、覆盖披覆在垂体窝上方的硬脑膜皱襞。呈四方形，左右宽 6～15mm(平均 11mm)，前后长 5～13mm(平均 8mm)。鞍膈上方有视神经与视交叉、大脑动脉环(Willis 动脉环)、灰结节、漏斗、垂体柄等丘脑下部的重要结构。鞍膈中央有一孔，称鞍膈孔，垂体柄穿此孔与鞍膈上方的丘脑下部连接。鞍膈孔圆形者孔径平均为 7.0mm，椭圆形者前后径平均为 7.2mm，左右径 9.5mm，95%的鞍膈孔孔径>5mm。此外，鞍膈孔部位的鞍膈向下凹陷形成漏斗状者约 54%，此解剖特点造成了上方的蛛网膜(鞍上池)很容易通过鞍膈孔坠入垂体窝，垂体腺瘤也极易通过鞍膈孔向鞍上发展。同理，垂体瘤手术时，若鞍膈孔较大，鞍膈的屏障作用就较差，一旦蛛网膜坠落鞍膈之下，手术极易损伤而引起脑脊液漏。此外，使用刮匙或钳取瘤组织时若有不当，可有损伤。

(4)垂体柄(pituitarystalk)：向上经鞍膈孔穿出，恰贴视交叉之后缘，连接于丘脑下部。

(5)鞍上池(suprasellarcisterns)：是鞍膈上方扩大的蛛网膜下腔。鞍膈孔正常大小时，鞍上池的蛛网膜囊在鞍膈孔处围绕垂体柄形成盲囊，或经鞍膈孔轻微突向垂体窝，后者约有 50%。因此在正常情况下，鞍内或垂体周围无硬脑膜及蛛网膜下腔。但若鞍膈孔直径>5mm，或先天鞍膈缺损时，鞍上池蛛网膜囊可突入鞍内，形成鞍内蛛网膜囊肿，即空蝶鞍。

(6)视交叉(opticchiasm)：位于鞍膈之上，并构成第三脑室隐窝的底。虽其位置可有变异，但 75%～80%位于鞍膈中央部上方，介于前方的鞍结节和后方的垂体柄之间。垂体瘤向上生长可压迫视交叉，典型症状为双颞侧视野缺损。但垂体瘤可偏向生长，压迫视交叉的不同区域、视神经颅内段或视束近端，因而可出现不同类型、不同象限的视野改变，常被误诊。此外，切开或者损伤鞍膈，暴露上方鞍上区，首先显露的即是位于中线的视交叉前端及向两侧展开的视神经，其下方(即后方)是垂体柄，并可见营养视交叉和垂体柄的垂体上动脉及分支。

2. *鞍旁*　主要结构是海绵窦，海绵窦包围垂体窝，两侧的海绵窦之间经前、后海绵间窦连接。海绵窦上端高出垂体 2.5mm，部分覆盖在垂体上面。前海绵间窦在鞍膈之前方，介于鞍结节和垂体之间，后海绵间窦则位于鞍膈之后方，也可位于垂体底面，下海绵间窦位于垂体前、后叶交界处与鞍底之间。在鞍背之后可能存在基底海绵窦(图 26-3 A)。大约有10%的个体，前和下海绵间窦融合为

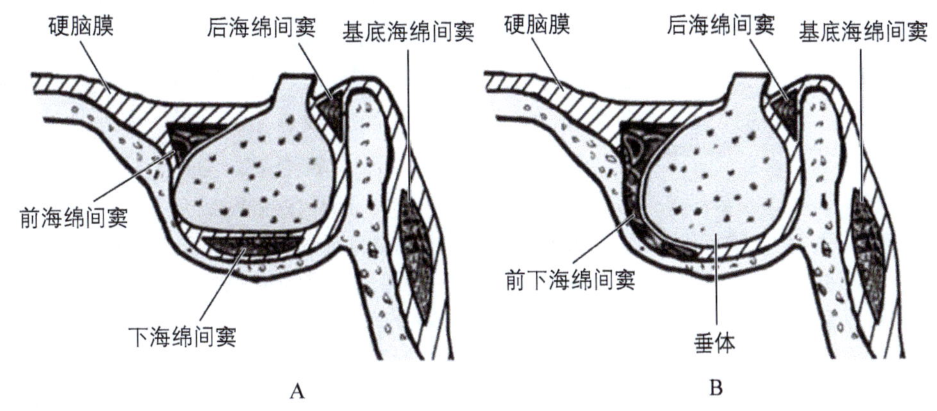


**图 26-3 垂体与海绵窦和海绵间窦的解剖关系**

A. 正常情况下，前和下海绵间窦不融合成片；B. 变异情况下，前和下海绵间窦融合成片，覆盖于垂体的下表面

片状，覆盖于垂体的下表面(图 26-3B)，给经蝶窦垂体瘤手术造成困难。

颈内动脉在海绵窦内穿行，被静脉丛包绕，其水平段恰在垂体两侧稍下方，距垂体 3.5mm。在垂体窝外缘与前床突尖之间的骨桥构成的颈内动脉床突孔中穿出海绵窦，与垂体的间隙仅为 0.5～9.0mm，大约有 5%的个体甚至没有间隙。此处，两侧颈内动脉距离最近，平均距离为 13.9mm(10～17mm)，由此继续向前上(蝶鞍前壁水平)，或向后(斜坡水平)两侧颈内动脉距离均逐渐变宽，分别为 20mm(13～26.5mm)和 17.4mm(10.5～26.5mm)。

颈内动脉外侧是展神经。在海绵窦外侧壁与硬脑膜之间自上而下依次是动眼神经、滑车神经和三叉神经第一分支(眼神经)。

鞍区位于颅底中线，且从前鼻孔至中鼻颅底途中也没有复杂和重要结构，因此也是经鼻内镜颅底手术相对较易抵达的部位。正常垂体完全位于鞍内，为椭圆或圆形。位于前中后颅底的交汇处，部位深在，且毗邻视神经、海绵窦、颈内动脉和多条脑神经等重要结构，因此鞍区手术的“可视”和“可控”要求相对较高。垂体瘤多位于蝶鞍内，也可向鞍上、鞍旁、海绵窦和蝶窦内发展。

【临床分类】

临床上，垂体腺瘤的分类常用的有三种：①按照其体积大小分为微腺瘤(＜10mm)、大腺瘤(10～30mm)和巨大腺瘤(＞30mm)；②按其组织特异性分为嫌色细胞瘤、嗜酸性细胞瘤和嗜碱性细胞瘤；③按其功能活性分为有分泌活性垂体腺瘤和无分泌活性垂体腺瘤，有分泌活性垂体腺瘤如催乳素腺瘤、促生长激素腺瘤、促皮质激素腺瘤、促甲状腺激素腺瘤、卵泡刺激素腺瘤，以及上述各种细胞混合的肿瘤。

【临床表现】

1. 内分泌紊乱

(1)催乳素腺瘤：女性致闭经、溢乳、不育。血中催乳素增高和卵泡刺激素减少。

(2)促生长激素腺瘤：在青春期前或骨骺尚未融合前起病者，表现为巨人症；待成人或骨骺融合后起病者，则表现为肢端肥大症。

(3)促皮质激素腺瘤：由于肿瘤持续分泌过多的促肾上腺皮质激素(ACTH)，促使肾上腺皮质增生和皮质醇过度分泌，导致一系列物质代谢紊乱和病理变化，从而发生相应的临床症状和体征，即皮质醇增多症(Cushing syndrome，库欣综合征)。

(4)促甲状腺激素细胞腺瘤：罕见。促甲状腺激素(thyroid-stimulatinghormone，TSH)分泌过多，导致二碘甲状腺原氨酸(triiodothyronine，T3)和甲状腺素(thyroxine，T4)增高，临床表现为甲状腺功能低下或亢进。

(5)卵泡刺激素腺瘤：罕见。促卵泡成熟激素(follicle-stimulatinghormone，FSH)和促黄体生成激素(luteinizinghormone，LH)分泌过多，早期可无症状，晚期出现性功能减低、闭经、不育、阳萎、睾丸萎缩、精子数目减少等。

(6)无分泌功能肿瘤：即嫌色细胞腺瘤，多见中年男性和绝经后女性。一般无血浆激素水平的异常，且瘤体较小时并无明显临床症状。只在肿瘤增大时出现压迫症状，例如鞍内压增高致头疼，压迫视交叉时，则出现视功能障碍，压迫垂体则引起垂体功能低下。垂体功能低下多先出现性腺功能低下，然后是甲状腺和肾上腺功能低下，或者是混合出现。

2. *头痛*　约2/3患者偶有早期头痛，是鞍内压增高所致。头痛部位主要位于眶后、前额和双颞部，通常程度较轻并呈间歇性。若肿瘤突破鞍膈致鞍内压降低，疼痛可减轻或消失。晚期头痛多因肿瘤向鞍旁发展，侵及颅底硬脑膜和血管，并压迫三叉神经而引起。巨大腺瘤向鞍上发展突入第Ⅲ脑室，梗阻室间孔或导水管致颅内压增高时，头痛较剧。若肿瘤坏死和出血致瘤内压力剧增甚或瘤壁破裂，以及垂体卒中（蛛网膜下腔出血）等，则突发剧烈头痛，并伴其他神经系统症状。

3. *视功能障碍*　瘤体较小尚未压迫视神经视交叉时，多无视功能障碍。随着肿瘤的增大，60%～80%病例压迫视交叉的不同部位，从而导致不同表现的视功能障碍，主要是视力下降和视野缺损。典型者多为双颞侧偏盲，先出现颞上象限受累，初呈束状缺损，后连成片，先影响红视野，后影响白视野。随着肿瘤增大，依次出现颞下、鼻下、鼻上象限受累，直至全盲。若肿瘤偏向一侧，则出现单眼偏盲或全盲。若视交叉前移，或瘤向鞍后上方发展，则多不会压迫到视交叉，故不出现视功能障碍症状。视力障碍严重者提示晚期肿瘤和视神经萎缩。

4. *其他神经和脑损害*　若肿瘤向后上发展，压迫垂体柄和下丘脑，可出现尿崩症和下丘脑功能障碍。若累及第Ⅲ脑室、室间孔、导水管，可致颅内压增高。若向前方伸展至额叶，可引起精神症状、癫痫、嗅觉障碍。若向侧方侵入海绵窦，可发生Ⅲ、Ⅳ、Ⅴ、Ⅵ脑神经麻痹。若突向中颅窝，可引起颞叶癫痫。若向后长入脚间池、斜坡压迫脑干，可出现交叉性麻痹、昏迷等。若向下突入蝶窦、鼻腔和鼻咽部，可出现鼻出血、脑脊液漏、并发颅内感染等。

【辅助检查】

1. *影像学检查*

（1）CT：冠状位CT图像较轴位和矢状位图像提供较多的信息。在冠状位，垂体腺瘤多表现为等密度或稍高密度的圆形或类圆形肿块，边缘清楚（图26-4A）。其他特征如垂体高度增高、上缘膨隆、垂体柄偏移、垂体密度改变及血管丛征等。增强早期扫描肿瘤呈轻至中度均匀强化（图26-4B）和增强延迟扫描呈高密度均匀强化（图26-5A、B），有一定诊断价值。若肿瘤呈“束腰征”，提示肿瘤侵犯鞍上，是垂体腺瘤特征性影像学表现（图26-5A、B）。垂体瘤坏死或囊性变较少见，但较大肿瘤则可发生。

（2）MRI：由于鞍区周围骨质较多，骨质产生的伪影可能影响CT图像的清晰度，从而降低病变诊断的准确性。MRI由于无骨质伪影和较高的软组织分辨力，能精确地显示病变与周围结构的关系，诊断准确率较高。此优点适用于任何鞍区疾病。

在平扫冠状位图像，垂体腺瘤的典型表现是：圆形或类圆形肿块，边缘光滑锐利。垂体增大，高度大于9mm，信号不均，$T_1$WI可为等或低信号，若合并出血或囊变，可为稍高信号，$T_2$WI呈略高信号（图26-6A），若突破鞍膈向上生长，则呈“哑铃”型表现（图26-6B），与CT表现的“束腰征”是一个道理。

但应注意，较大的肿瘤，内部可显示出血、坏死、囊性变等改变。亚急性出血者，$T_1$WI和$T_2$WI均为高信号。囊性变者，由于囊内液成分不一，表

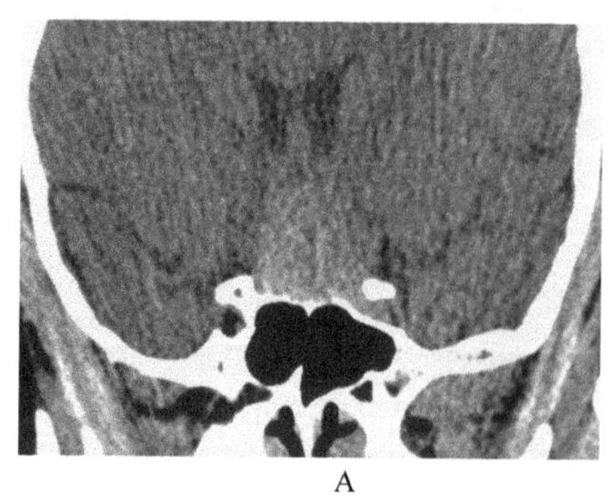

A

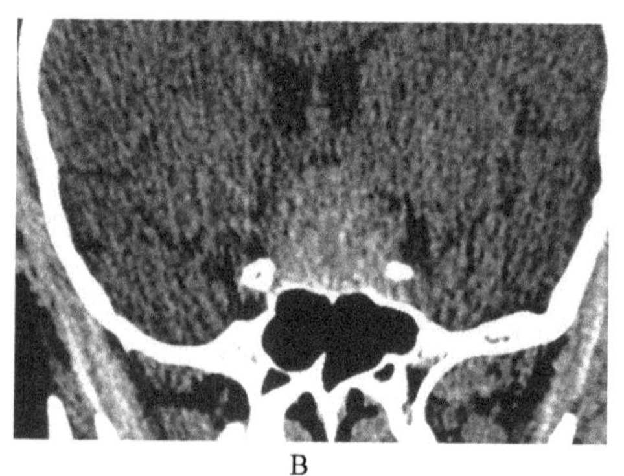

B

**图26-4　垂体腺瘤CT**

A. 平扫呈等密度或稍高密度的圆形或类圆形肿块；B. 增强早期扫描呈轻至中度均匀强化

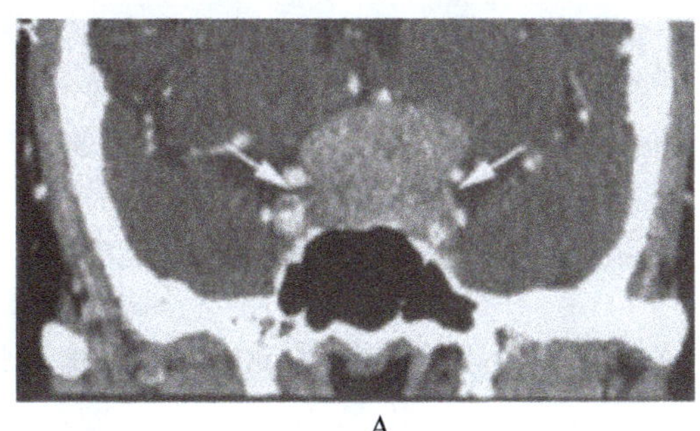
A

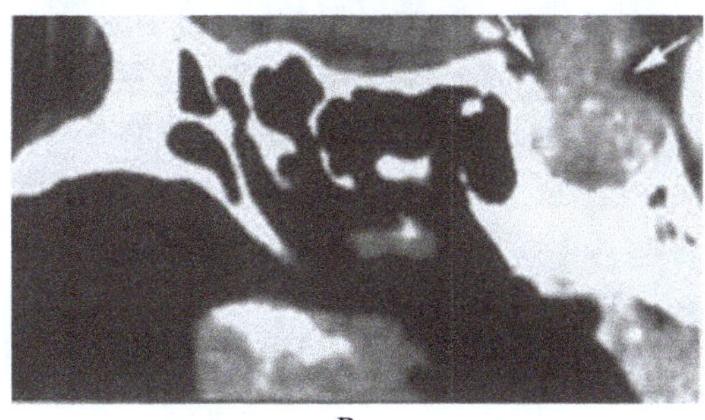
B

图 26-5　垂体腺瘤 CT

增强延迟扫描呈高密度均匀强化(A. 冠状位;B. 矢状位),并表现典型“束腰征”

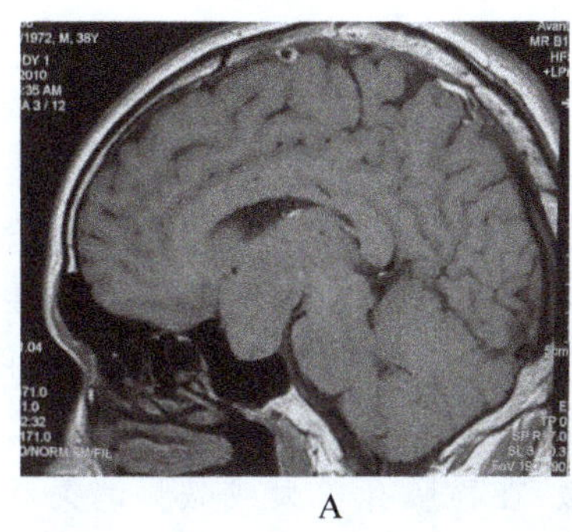
A

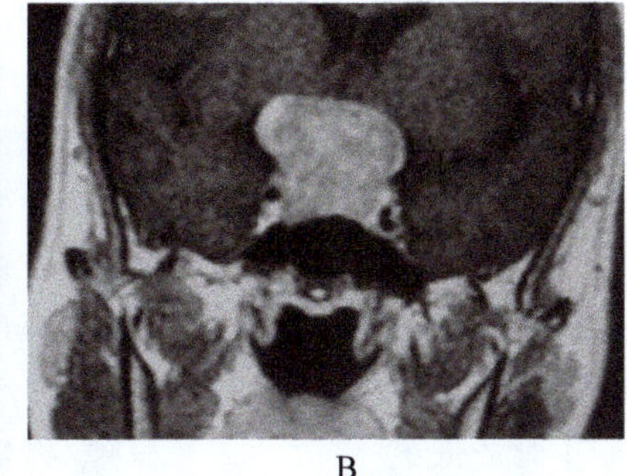
B

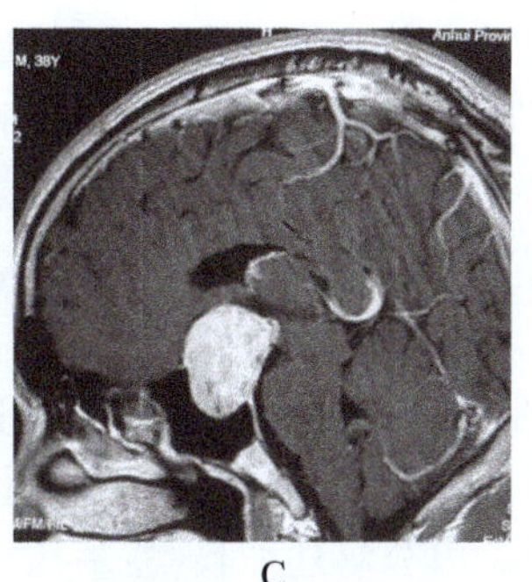
C

图 26-6　垂体腺瘤 MRI

A. $T_2$WI 呈圆形或类圆形肿块,边缘光滑;B 和 C. 增强扫描不均匀强化

现为两种信号强度形成的界面。

MRI 不仅能清楚确定垂体腺瘤的大小、形态和范围,且在肿瘤外周生长的情况下,能显示其与邻近组织和结构之间的各种影像学特征。若较大肿瘤向上生长,突入第Ⅲ脑室前部,则显示梗阻性脑积水征象。向前上生长压迫视交叉时可以清楚显示压迫的部位及范围。

2. *视力视野检查*　虽然先进的影像学诊断技术已经替代了视野检查在诊断肿瘤是否压迫视交叉的作用。然而,视野检查对监测治疗过程以及比较治疗前后结果仍然是有意义的。此外,由于视野检查重复性好和敏感性较高,常被用于肿瘤筛选和术后随访。

3. *内分泌功能检查*　测定垂体和下丘脑多种内分泌激素,了解垂体及靶腺体功能状态,对垂体腺瘤的早期诊断,以及掌握治疗前后垂体和下丘脑的功能状态变化、评价疗效、判断预后和随访观察等均有重大价值。

(1)生长激素(growthhormone,GH)增高提示垂体生长素腺瘤。

(2)泌乳素(prolactin,PRL)增高提示垂体泌乳素腺瘤。

(3)甲状腺刺激素(TSH)增高可见于垂体 TSH 腺瘤、下丘脑性甲亢、原发性甲低、甲状腺炎和甲状腺肿瘤等疾病。

(4)促肾上腺皮质激素(ACTH)增高提示垂体促肾上腺皮质激素腺瘤。

(5)促性腺激素(FSH/LH)是垂体前叶 FSH 和 LH 细胞分泌,FSH/LH 增高,提示垂体 FSH/LH 腺瘤;FSH/LH 降低,表明垂体功能低下。

(6)黑色素刺激素即促黑色素细胞激素(melanocyte-stimulatinghormone,MSH)增高见于垂体功能减低和增生型皮质醇增多症。

【诊断及鉴别诊断】

1. *诊断*　诊断主要依据临床表现、视功能障碍,以及其他脑神经障碍和脑损害。通过影像学检查和内分泌检查,不难作出诊断。但早期的微腺瘤,临床症状不明显,神经症状轻微,内分泌学检查不典型,又可能无影像学发现,则诊断不易。对垂体腺瘤的诊断最好应明确其分类,此点对确定手术方案(选择何种手术入路,采取何种技术)和术前准备十分重要。例如有些垂体腺瘤较硬、较易出血,例如促肾上腺皮质激素腺瘤,经鼻内镜手术对出血控制有一定难度。

2. 鉴别诊断　垂体瘤应与鞍区占位性病变鉴别诊断。

(1)颅咽管瘤:是来源于先天组织的良性肿瘤,是仅次于垂体腺瘤的鞍区第二常见肿瘤。主要见于儿童,是儿童鞍区最常见的肿瘤。颅咽管瘤是由上皮细胞交织而成的条带构成,多部分或完全囊性变,囊内含有高胆固醇棕色液体,且约50%存在钙化。颅咽管瘤典型部位多在鞍上,直接压迫视神经、视交叉和视束,70%~80%出现视力和视野障碍。CT:平扫肿瘤呈现为囊实性肿物,囊壁及实性成分显示不同程度的环状或斑块状钙化,囊性变者钙化率最高(图26-7A)。少数实性或囊实性者,易误诊为垂体腺瘤或脑膜瘤。MRI:表现为位于鞍上区的圆形、类圆形或不规则形的完全囊性或囊实性肿块。$T_2$WI则呈高信号,钙化形态多样(图26-7B,C)。内分泌功能检查:垂体功能正常或低下。

(2)鞍区脑膜瘤:常起源于前床突、鞍结节、鞍膈、鞍背或海绵窦处的硬脑膜,肿瘤位于鞍上或鞍旁。早期即出现视力减退、视野缺损、原发性视神经萎缩和垂体功能下降等临床症状。MRI:平扫大多为类圆形或不规则肿块,$T_1$WI呈等或低信号(图26-8A),$T_2$WI信号不定(图26-8B)。增强后呈显著均匀强化,有时可见肿瘤周围脑膜增厚强化,为"脑膜尾"征(图26-8C)。鞍区脑膜瘤对邻近组织结构多有侵犯,此是脑膜瘤区别于其他鞍区肿瘤的鉴别要点。

(3)脊索瘤:在脊索退化过程中,若有正常或异位的脊索组织残留,即可在出生后增殖发展而成为脊索瘤。鞍内型则出现垂体功能低下和视神经受压等症状。CT:平扫肿瘤呈等密度或高密度,伴有小斑块或碎屑状钙化。增强扫描肿瘤呈不同程度强化,由于脊索瘤缺乏血管,故强化程度一般较轻微。此外,受脊索瘤的压迫,骨质可呈侵蚀性破坏(图26-9)。MRI:在$T_1$WI,肿瘤多呈低信号(图26-10A),$T_2$WI约80%呈高信号(图26-10B)。

(4)空蝶鞍:在鞍膈孔扩大或鞍膈消失和垂体

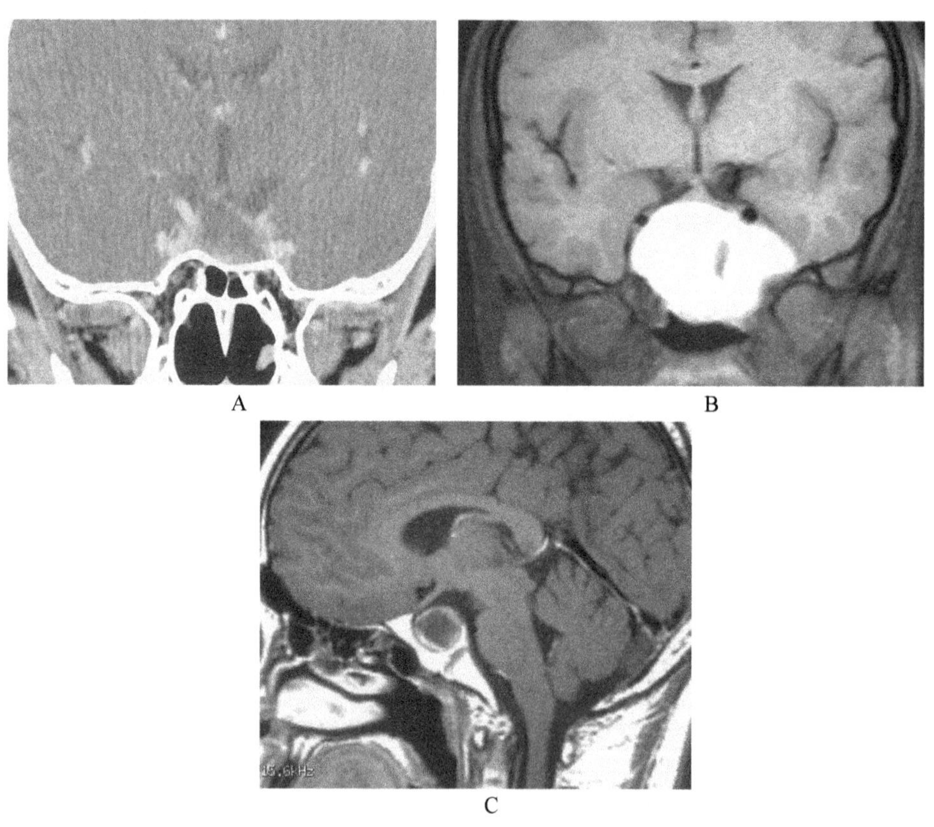

图26-7　A. 颅咽管瘤CT:鞍上区椭圆形肿块,中央低密度,周边环形钙化;B、C. 颅咽管瘤MRI:$T_2$WI示肿块中央高信号,周边钙化呈低信号(B);$T_1$WI呈等或稍低信号(C)

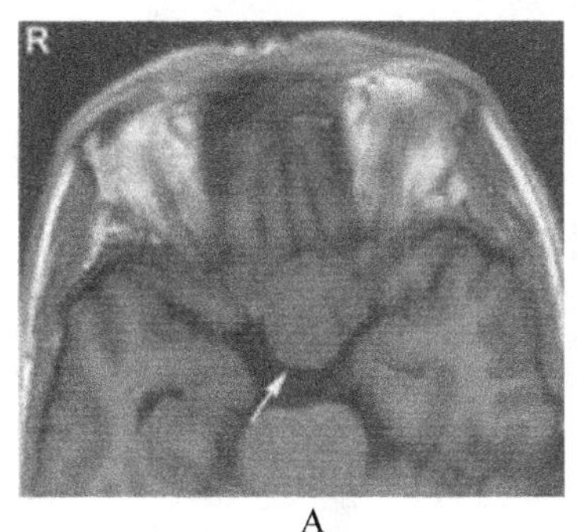
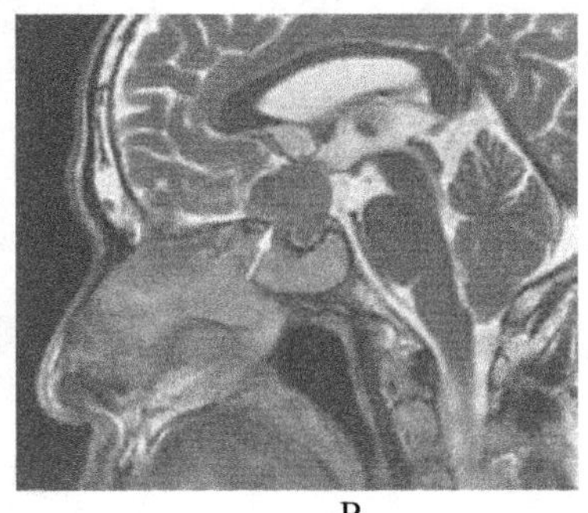
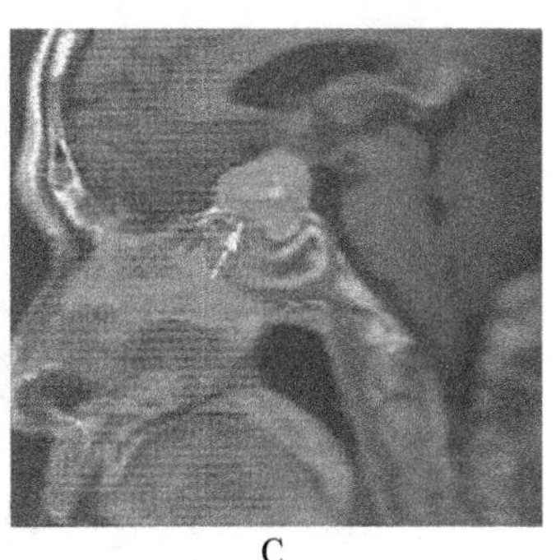

A　　B　　C

图 26-8　脑膜瘤 MRI
A. $T_1$WI 呈等或稍低信号(↑);B. $T_2$WI 呈等信号(↑);C. 增强扫描呈均匀强化(↑)

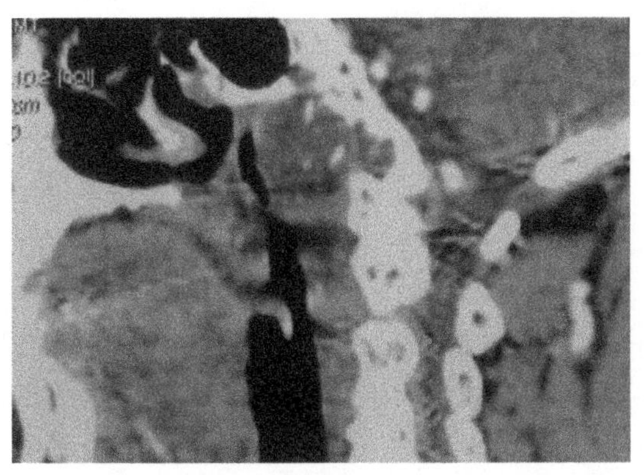

图 26-9　斜坡脊索瘤 CT 示侵蚀骨质

腺萎缩时,蝶鞍内填充的是含脑脊液的蛛网膜下腔,称之为空蝶鞍。好发于中年女性,多为肥胖者。表现为头痛、视力和视野障碍、视神经萎缩,无或仅轻微垂体内分泌功能障碍。MRI 示鞍内部分或全部为脑脊液充填,故 $T_1$WI 呈低信号,$T_2$WI 呈高信号(图 26-11)。

【治疗】

垂体瘤的治疗主要包括:手术治疗、放射治疗和药物治疗。放射治疗虽然有一定的疗效,但由于放疗副作用大,不作为首选治疗。药物治疗目前仅作为手术及放疗的辅助疗法。手术是治疗垂体瘤的首选方案。

1. *垂体瘤的手术途径*　大体上分为经额开颅和经蝶窦入路。开颅手术由于创伤大,术后并发症多,患者多有恐惧心理。目前绝大多数采用经鼻中隔蝶窦入路。应用显微外科技术经鞍下进路切除垂体瘤被公认是一种较好的手术方法,它适合于绝大多数病例。然而,通过显微镜对蝶窦和蝶鞍内的观察不可能是全方位的。近年来,随着内镜鼻窦外科技术向颅底手术的扩展,证实了该方法是安全且有价值的。随着科技的发展、外科技术的进步和外科观念的转变,垂体瘤手术向低创伤高精度"既能彻底切除肿瘤,又能保存垂体功能"方向发展。

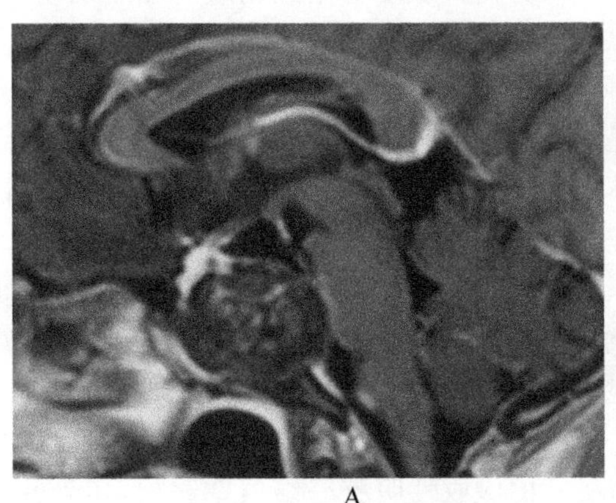
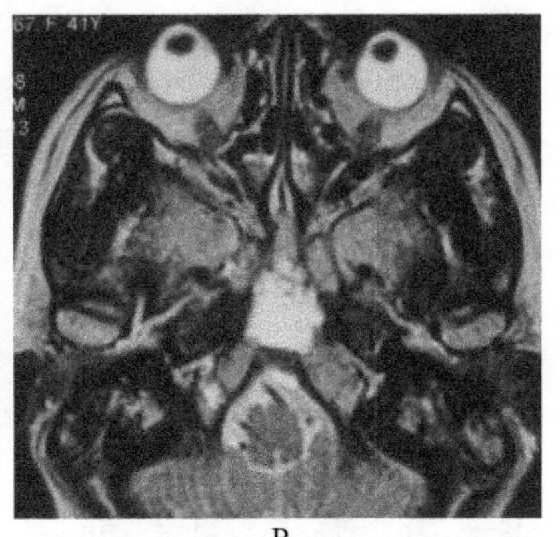

A　　B

图 26-10　脊索瘤 MRI
A. $T_1$WI 呈低信号,信号不均匀;B. $T_2$WI 呈高信号

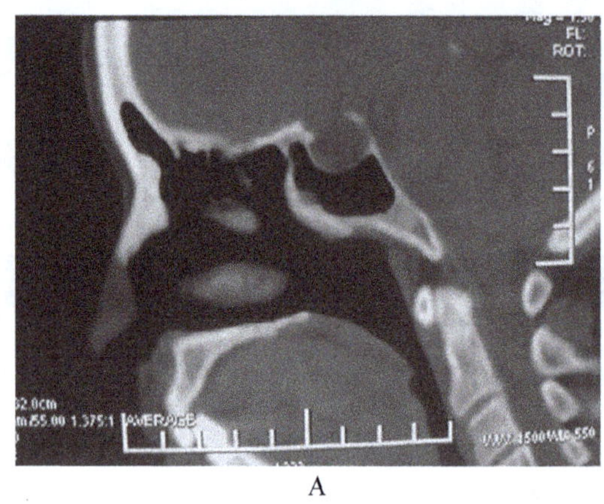

A

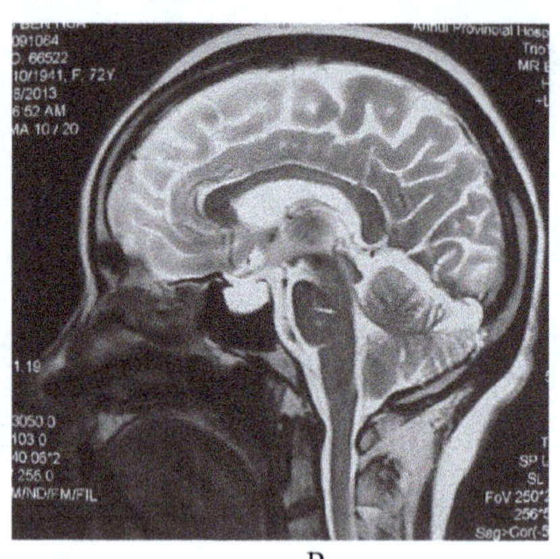

B

图 26-11 空蝶鞍 CT:鞍内低密度(A);空蝶鞍 MRI:$T_2$WI 脑脊液呈高信号(B)

解剖学分期根据术前影像学分析和术中所见，我们将垂体瘤分为 5 个分期：

Ⅰ期肿瘤直径在 10mm 以下，且限于鞍内。蝶鞍可以有扩大，但结构完整未见破坏。

Ⅱ期肿瘤直径为 10mm 或 10mm 以上，蝶鞍扩大，但鞍底无骨质破坏。

Ⅲ期肿瘤局限性穿破硬脑膜和鞍底，少部分瘤组织侵入蝶窦。

Ⅳ期肿瘤弥漫性破坏鞍底及蝶窦结构。

Ⅴ期为侵犯鞍上或鞍旁结构及生长入第三脑室的侵袭性腺瘤。

基于肿瘤侵及蝶鞍以外的范围制定的 Wilson 分级：

0 期：没有侵及鞍上

A 期：仅侵及鞍上池

B 期：侵及第三脑室前隐窝

C 期：闭塞第三脑室前隐窝且使第三脑室底部变形

D 期：硬膜内侵及前、中、后颅窝

E 期：硬膜外侵及海绵窦

2. 鼻内镜下经蝶窦垂体瘤切除术　切除术是利用现代鼻内镜外科技术，直接显露蝶窦暴露垂体瘤，术中可清楚显示肿瘤和正常腺体，可将肿瘤完全切除，达到根治的效果。手术操作精确、创伤小、术后恢复快。近年来，鼻内额镜下操作和影像导航技术相结合，使手术的安全性大大提高，是鼻内镜外科技术在鼻颅底外科应用延伸的成果之一。

(2)相对禁忌证：①未满成年或蝶窦气化不良；②蝶窦气化过度，视神经管、颈动脉管明显暴露在蝶窦黏膜下的患者；③肿瘤在鞍上与蝶窦内肿块呈哑铃状，影像学检查示鞍膈口较小，鞍上瘤块不易在颅内加压时降至鞍内；④广泛的肿瘤(C、D 期)。后两者可以考虑分期手术。

(3)术前准备：①垂体多种内分泌激素的测定，如 GH、PRL、ACTH、TSH 等。②影像学检查：蝶鞍薄层 CT 及 MRI 扫描，选择适应证。③药物准备：有明显垂体功能低下者，术前应给予适量替代治疗，一般给予地塞米松或泼尼松 2～3d。④术前数日反复进行鼻腔冲洗，前一天剪除鼻毛、冲洗鼻腔后滴入抗生素溶液。

(4)手术操作：患者取仰卧位，头抬高 40°。经口气管插管，全身麻醉。1% 丁卡因 20ml(或生理盐水)加 1∶1000 肾上腺素 3.0 ml 浸湿的棉片做鼻腔黏膜表面收缩麻醉。结合影像学检查结果选择肿瘤主要部位和蝶窦发育好的一侧进入。使用 0°镜辨认清楚后鼻孔、中鼻甲后端和蝶窦前壁，沿鼻中隔后端行弧形切口，用剥离子将黏膜向后外翻，使鼻中隔后端及蝶窦前壁骨质暴露，用骨凿沿中线旁凿开蝶窦前壁或用咬骨钳自蝶窦开口咬除部分前壁，可见鞍底下沉。换 30°镜观察蝶窦内各壁，认清并注意保护颈内动脉管及视神经管，切开窦黏膜并向外侧分离，使用吸引器管试探着触破鞍底或凿开鞍底，再用咬骨钳扩大至 1.5cm。常规消毒硬脑膜和试穿后，用小镰状刀十字形或“□”切开硬脑膜，可见瘤组织溢出。于 30°镜直视下用取瘤钳、小刮匙和吸引器小心谨慎地清除肿瘤，暴露鞍膈。干棉球或含少许肾上腺素棉球压迫止血后，查鞍内无瘤样组织残留，用抗生素冲洗术腔，再用含抗生素的吸收性明胶海绵填塞鞍内，用骨片封闭鞍底，恢复蝶窦黏膜及切口黏膜，或将备用的中鼻甲黏膜修剪后与生物胶填塞于蝶窦腔，鼻腔填塞碘仿纱条，术毕。如遇鞍膈破裂发生脑脊液漏时则可即刻用捣碎的肌肉及筋膜封堵鞍底。

(5)术中注意事项:①注意保护蝶窦黏膜,否则影响术腔上皮化;②鞍底硬脑膜暴露,要根据术前影像学检查,并非越大越好,有利于手术操作和肿瘤切除,以免术后并发症发生;③切开硬脑膜前,先用双极电凝凝固脑膜,减少切开过程的出血;④垂体瘤与周围组织无明显边界,对于较大肿瘤,可先予瘤内切除减压,再对边缘的肿瘤组织进行分离,减小操作的盲目性;可以采用角度镜,观察处理死角残留的肿瘤;⑤对于鞍上难以处理的部分瘤体,可与麻醉师配合采用过度通气或颈内静脉压迫等方法增加脑脊液压力,促进瘤体下移再进行手术,或采用分期手术。

(6)术后处理:①半卧位,低盐饮食;②给予较大剂量的抗生素治疗,持续2周左右;③术后1周内给予适当的激素治疗;④鼻腔填塞物根据术中情况7～10d取出;⑤术后记24h尿量,出现暂时性尿崩者可不给予特殊处理,对于持续性尿崩症者,需给予垂体后叶抗利尿激素治疗;⑥肿瘤较大的患者,后应适当给予镇静剂预防可能出现的癫痫。

(7)并发症:①脑脊液漏;②脑膜炎;③尿崩症;④海绵窦、颈内动脉与颅神经损伤;⑤视神经、视交叉损伤。

(8)鼻内镜下经蝶窦垂体瘤切除术的优势:①可经鼻中隔后端直接进入蝶窦,方法简便,切除中隔后端,可形成左右鼻孔双径路,操作方便;②使用0°和30°内镜变换视野灵活,可清楚识别颈内动脉和视神经管等重要解剖标志及骨壁缺损;③可于30°镜引导的直视下完整切除肿瘤并可观察术腔是否有瘤样组织残留;④关闭进路的方法简单。

【预后】

疗效判断上,除视力、视野外,更重要的是内分泌恢复情况。标准:①优良:术后内分泌水平正常,临床症状消失,月经来潮,泌乳停止或妊娠;②有效:术后激素水平下降50%以上,临床症状改善;③无效:术后激素水平不足下降50%,临床症状改善不明显。综合各家报道:微腺瘤或小型腺瘤全部切除后,疗效优良或有效达到70%～90%;大腺瘤切除彻底,疗效优良或有效达30%～70%。更大或侵袭性腺瘤很难全部切除,手术只能挽救视力或改善内分泌症状,术后配合放疗、药物等辅助治疗。

(孙敬武　郭　涛)

## 参考文献


[1] Kabil MS, Eby JB, Shanihan HK. Fully endoscopic endonasal vs. transseptal-transsphenoidal pituitary surgery. Minim Invasive Neurourg, 2005, 48: 348-354.

[2] Zanation AM, Snyderman CH, Carrau RL, et al. Minimally invasive endoscopic PericraninalFlap: A New Method for endonasalskull base reconstruction. Laryngoscope, 2009, 119: 13-18.

[3] 薛亚军,楼美清,赵耀东,等.导航辅助内镜下经鼻蝶窦垂体瘤切除术.中华神经外科杂志,2013,29(5):456-460.

[4] 韩德民,周兵.鼻内镜外科学.北京:人民卫生出版社,2012:304-310.

[5] 吕海丽,张秋航,严波,孔锋.内镜下扩大经鼻入路切除侵犯斜坡的垂体瘤.中国微侵袭神经外科杂志,2010,15(9):380-385.

[6] Min JY, Chung SK, Kim HY, et al. Clinical implications of rhinosinusitis detected by preoperative computed tomography for endoscopic endonasaltranssphenoidal pituitary surgery. ActaOtolaryngol,2012, 6(132)Suppl 1:32-36.

[7] Sand MS, Gendeh BS, Husain S. Endonasal endoscopic transsphenoidal pituitary surgery for pituitary adenoma, a retrospective analysis of surgical outcome. Med J Malaysia, 2011, 66(5):443-446.

[8] Fatemi N, Dusick JR, de PaivaNeto MA, Kelly DF. The endonasal microscopic approach for pituitary adenomas and other parasellar tumors: a 10-year experience. Neurosurgery, 2008,63(4)Suppl 2:244-256.

# 第四篇　咽喉科学

# 第 27 章

## 睡眠呼吸暂停低通气综合征

睡眠呼吸暂停低通气综合征(sleep apnea hypopnea syndrome,SAHS)是以睡眠过程中呼吸紊乱为主要表现的一系列疾病,包括阻塞性睡眠呼吸暂停低通气综合征(obstructive sleep apnea/hypopnea syndrome,OSAHS)、中枢性睡眠呼吸暂停综合征、混合性睡眠呼吸暂停低通气综合征。其中,以阻塞性睡眠呼吸暂停低通气综合征最为常见,本病不仅严重影响患者的生活质量和工作效率,而且易并发心脑血管疾病,具有潜在的危险性。其作为多种心、脑血管疾病、内分泌系统疾病及咽喉部疾病的源头性疾病,已日益受到重视。

【定义】

阻塞性睡眠呼吸暂停低通气综合征(obstructive sleep apnea hypopnea syndrome,OSAHS)是指睡眠时上气道反复发生塌陷、阻塞引起的睡眠时呼吸暂停和通气不足,伴有打鼾、睡眠结构紊乱,频繁发生血氧饱和度下降、白天嗜睡等症状。

呼吸暂停(apnea)是指睡眠过程中呼吸气流消失≥10s。呼吸暂停又可分为中枢性、阻塞性和混合性呼吸暂停。中枢性呼吸暂停是指无呼吸驱动的呼吸停止,呼吸暂停发生时口鼻无气流,同时中枢呼吸驱动消失,胸腹呼吸运动停止;阻塞性呼吸暂停是指呼吸暂停发生口鼻气流消失,但胸腹的呼吸运动仍然存在;混合性呼吸暂停是指一次呼吸暂停过程中开始时表现为中枢性呼吸暂停,继而表现为阻塞性呼吸暂停。

低通气(hypopnea)也称为通气不足,是指睡眠过程中呼吸气流未完全消失,呼吸气流幅度较基础水平降低≥30%,并伴有动脉血氧饱和度下降≥3%或微觉醒。

微觉醒(arousal)是指睡眠中的暂短觉醒,患者无主观觉醒体验,仅脑电频率出现急剧变化,并持续 3s 以上,其频繁的发生可干扰正常的睡眠结构。

【流行病学】

OSAHS 发病率在西方国家报道为 2%～5%,我国目前尚无大样本的流行病学调查资料,根据部分城市的流行病学研究结果,我国成人患病率为 3.5%～4.6%。OSAHS 可发生在任何年龄阶段,但以中年肥胖男性发病率最高。

【病因】

OSAHS 的确切病因目前尚不十分清楚,但是任何可导致上气道解剖性狭窄和局部软组织塌陷性增强的因素均可成为其发病原因,目前研究表明本病成因主要为下述三方面因素。

1. 上气道解剖结构异常导致气道不同程度的狭窄

(1)鼻腔及鼻咽部狭窄:包括所有能导致鼻腔和鼻咽部狭窄的因素,如鼻中隔偏曲、鼻息肉、鼻甲肥大、腺样体肥大等。鼻腔狭窄、鼻腔鼻咽腔阻力增加在儿童患者尤其重要,因为儿童处于生长发育阶段,鼻腔阻力增加会影响其颅面结构的发育,若不及时纠正,可因颅面部发育异常而使病情加重。另外,成人 OSAHS 患者中有时也存在腺样体肥大的情况。

(2)口咽腔狭窄:腭扁桃体肥大、软腭肥厚、咽侧壁肥厚、舌根肥厚等,均可引起该部位的狭窄。由于口咽腔左、右、前三面无骨性支架,因此口咽腔狭窄在 OSAHS 发病中占有重要的地位。在咽部阻塞过程中，咽侧壁的作用十分重要，有研究表明，两侧咽侧壁组织向中间位置的塌陷在咽部阻塞形成中起重要作用。

(3)喉咽腔狭窄：如会厌组织的塌陷等，喉咽腔狭窄也可以是 OSAHS 的重要病因，但较为少见。

(4)上、下颌骨发育不良、畸形等也是 OSAHS 的常见及重要病因。

2. 上气道扩张肌肌张力异常　主要表现为颏舌肌、咽侧壁肌肉及软腭肌肉的张力异常，夜间上气道扩张肌肌张力降低是 OSAHS 患者气道反复塌陷阻塞的重要原因。咽部肌肉的张力随着年龄的增长可有不同程度的下降，反复间歇性低氧及打鼾时气道软组织振动被认为是 OSAHS 患者上气道扩张肌功能异常的重要原因，但造成 OSAHS 患者上气道扩张肌肌张力异常的确切机制目前还不十分清楚。

3. 呼吸中枢调节功能异常　主要表现为睡眠过程中呼吸驱动力降低及对高 $CO_2$、高 $H^+$ 及低 $O_2$ 的反应阈值提高，此功能的异常可以为原发，也可继发于长期睡眠呼吸暂停和(或)低通气而导致的睡眠低氧血症。

某些全身因素及疾病也可通过影响上述三种因素而诱发或加重本病，如：肥胖、妊娠期、绝经和围绝经期、甲状腺功能低下、垂体功能异常等。另外，遗传因素可使 OSAHS 的发生概率增加 2～4 倍，饮酒、安眠药等因素可加重 OSAHS 患者的病情。

对于某一患者个体而言，常为多种病因共同作用的结果，但各因素所占的比例不同。上气道结构异常常为患病基础；肌张力异常常在结构异常的基础上发生作用；呼吸中枢调节功能异常常继发于长时期的睡眠低氧血症，故病史越长，病情越重，此因素所占比例越大。

【病理生理】

OSAHS 患者由于睡眠时反复发生上气道塌陷阻塞而引起呼吸暂停和(或)低通气，从而引发一系列的病理生理改变：

1. 低氧及二氧化碳潴留　当呼吸暂停发生后，血中氧分压逐渐下降，二氧化碳分压逐渐上升。不同患者发生呼吸暂停后其缺氧的严重程度不同，这取决于呼吸暂停持续时间的长短、机体耗氧量的大小、呼吸暂停发生前的血氧饱和度水平、患者肺容量的高低、基础疾病等情况。低氧可导致儿茶酚胺分泌增高，导致高血压的形成。低氧还可以导致心律失常、促红细胞生成素升高、红细胞升高、血小板活性升高、纤溶活性下降，从而诱发冠心病和脑血栓等。低氧还可以导致肾小球滤过率增加，使夜尿增加，并且能使排尿反射弧受到影响，在儿童患者表现为遗尿，少数的成人 OSAHS 患者也偶有遗尿现象。总之，低氧对机体的影响几乎是全身性的，OSAHS 所引起的病理生理改变也几乎是全身性的。

2. 睡眠结构紊乱　由于睡眠过程中反复发生呼吸暂停和低通气，引起睡眠过程中反复出现微觉醒，造成睡眠结构紊乱，Ⅲ、Ⅳ期睡眠和 REM 期睡眠明显减少，使患者的睡眠效率下降，从而导致白天嗜睡、乏力、注意力不集中、记忆力减退，长期影响可使患者发生抑郁、烦躁、易怒等性格改变。机体内的许多内分泌激素，如：生长激素、雄性激素、儿茶酚胺、心房利钠肽、胰岛素等的分泌都与睡眠有关，OSAHS 患者由于睡眠结构紊乱，不可避免地影响这些激素的分泌。生长激素的分泌与Ⅲ、Ⅳ期睡眠密切相关，Ⅲ、Ⅳ期睡眠减少，生长激素分泌就减少，严重影响儿童的生长发育；在成人患者，生长激素分泌过少也可引起机体的代谢紊乱，使脂肪过度增加，肥胖加重，进一步加重睡眠呼吸暂停的发生，形成恶性循环。OSAHS 患者睾酮分泌减少，加之 REM 期睡眠减少等因素造成的性器官末梢神经损害，可引起性欲减退、阳萎等性功能障碍。

3. 胸腔压力的变化　发生睡眠呼吸暂停时，吸气时胸腔内负压明显增加，由于心脏及许多大血管均在胸腔内，因而胸腔内压的剧烈波动会对心血管系统产生巨大的影响，如心脏扩大和血管摆动等，同时由于胸腔高负压的抽吸作用，使胃内容物易反流至食管和(或)咽喉部，引起反流性食管炎、咽喉炎。在儿童患者，长期的胸腔高负压还可引起胸廓发育的畸形。

另外，OSAHS 患者往往有很高的血清瘦素水平，瘦素水平升高是一种代偿性反应，而高的瘦素水平可能直接影响到呼吸中枢功能，引起呼吸暂停。OSAHS 患者长期缺氧和睡眠质量下降还可造成机体免疫功能下降。

【临床表现】

1. 症状

(1)睡眠打鼾，这往往是患者就诊的主要原因，随着年龄和体重的增加，打鼾症状可逐渐增加，并呈间歇性，出现反复的呼吸短暂停止现象，严重者可有夜间憋醒现象，呼吸暂停现象一般在仰卧位时加重，所以某些严重的患者不能仰卧位睡眠。

(2)白天嗜睡，是患者另一主要的临床症状，程度不一，轻者表现为轻度困倦、乏力，对工作生活无明显的影响；重者可有不可抑制嗜睡，在驾驶甚至谈话过程中出现入睡现象。患者入睡很快，睡眠时间延长，但睡后精神体力无明显恢复。

(3)患者可有记忆力减退，注意力不集中，反应迟钝。

(4)患者晨起后口干，常有异物感。

(5)部分患者可有晨起后头疼，血压升高。

(6)部分重症患者可出现性功能障碍，夜尿次数增加甚至遗尿，病程较长的患者可出现烦躁、易怒或抑郁等性格改变。

(7)合并并发症者可出现相应的症状，如夜间心绞痛、心律失常等。

(8)儿童患者还有遗尿、注意力不集中、学习成绩下降、生长发育迟缓、胸廓发育畸形等表现。

2. 体征

(1)一般征象：成年患者多数比较肥胖或明显肥胖，颈部短粗，重症患者有较明显的嗜睡，常在就诊过程中出现瞌睡，部分患者有明显的上下颌骨发育不良。儿童患者一般发育较同龄人差，可有颅面发育异常，还可见胸廓发育畸形。

(2)上气道征象：咽腔尤其是口咽腔狭窄，扁桃体肥大，软腭肥厚松弛，悬雍垂肥厚过长；部分患者还可见鼻中隔偏曲、鼻息肉、腺样体肥大、舌根肥厚、舌根淋巴组织增生、咽侧索肥厚等。

【辅助检查】

1. 多导睡眠监测　多导睡眠监测(polysomnography，PSG)目前是诊断 OSAHS 的金标准，其监测指标主要包括以下项目。

(1)脑电图：是 PSG 的重要指标，用于判定患者的睡眠状态、睡眠时相，以了解患者的睡眠结构并计算患者的睡眠有效率和呼吸暂停低通气指数。

(2)口鼻气流：监测睡眠过程中呼吸状态的指标，以了解有无呼吸暂停和低通气。

(3)血氧饱和度($SaO_2$)：监测睡眠过程中的血氧变化，以了解患者夜间的血氧水平和变化，目前主要应用经皮脉搏血氧饱和度来进行监测。

(4)胸腹呼吸运动：监测呼吸暂停发生时有无呼吸运动的存在，据此判断呼吸暂停的性质，以区分阻塞性、中枢性和混合性呼吸暂停。

(5)眼电图和下颌肌电图：辅助判定睡眠状态、睡眠时相，对区分 REM 期和 NREM 期有重要的作用。

(6)体位：测定患者睡眠过程中的体位，用于了解体位与呼吸暂停低通气发生的关系，一般情况下，患者在仰卧位时呼吸暂停低通气发生的频率和程度较重。

(7)胫前肌肌电：主要用于鉴别不宁腿综合征，该综合征患者夜间睡眠过程中发生反复规律性腿动，引起睡眠的反复觉醒，睡眠结构紊乱，导致白天嗜睡。

2. 定位诊断及相关检查　目前可应用下述手段评估 OSAHS 的上气道阻塞部位，分析可能的病因。

(1)纤维鼻咽喉镜辅以 Müller 检查法：可观察上气道各部位的截面积及引起狭窄的结构。Müller 检查法即嘱病人捏鼻闭口，用力吸气，用以模拟上气道阻塞状态下咽腔塌陷的情况。两者结合检查是目前评估上气道阻塞部位常用的方法。

(2)上气道持续压力测定：是目前最为准确的定位诊断方法，该方法是将含有微型压力传感器的导管自鼻腔经咽腔一直放入到食道内，该导管表面的压力传感器分别位于上气道的不同部位，正常吸气时导管上的全部传感器均显示一致的负压变化，当上气道某一处发生阻塞时，阻塞平面以上的压力传感器将不显示压力变化，据此可判定上气道的阻塞部位。

(3)头颅 X 线定位测量：该方法主要用于评价骨性气道的形态特点。

(4)上气道 CT、MRI：可以对上气道进行两维和三维的观察、测量，更好地了解上气道的形态结构特点。

【诊断及鉴别诊断】

依据中华医学会耳鼻咽喉头颈外科分会和中华耳鼻咽喉头颈外科杂志编委会于 2009 年共同修订的阻塞性睡眠呼吸暂停低通气综合征诊断和疗效评定依据暨外科治疗原则指南的规定，OSAHS 诊断的确立需同时满足临床症状与 PSG 检查两项内容。

1. OSAHS 诊断依据　患者睡眠时打鼾、反复呼吸暂停，通常伴有白天嗜睡、注意力不集中、情绪障碍等症状，或合并高血压、缺血性心脏病或脑卒中、2 型糖尿病等。

多道睡眠监测(polysomnography，PSG)检查 AHI≥5 次/h，呼吸暂停和低通气以阻塞性为主。如有条件以 RDI 为标准。

2. *OSAHS 病情程度和低氧血症严重程度判断依据*　见表 27-1、表 27-2。

表 27-1　OSAHS 病情程度判断依据

| 程度 | AHI(次/h) |
|---|---|
| 轻度 | 5～15 |
| 中度 | >15～30 |
| 重度 | >30 |

表 27-2　低氧血症程度判断依据

| 程度 | 最低 $SaO_2$ |
|---|---|
| 轻度 | ≥0.85～0.9 |
| 中度 | 0.65～<0.85 |
| 重度 | <0.65 |

注：以 AHI 为标准对 OSAHS 病情程度进行评判，注明低氧血症情况。例如：AHI 为 25 次/h，最低 $SaO_2$ 为 0.88，则报告为"中度 OSAHS 合并轻度低氧血症"。即使 AHI 判断病情程度较轻，如合并高血压、缺血性心脏病、脑卒中、2 型糖尿病等相关疾病，应按重度积极治疗

3. *鉴别诊断*　OSAHS 需与下列疾病鉴别：中枢性睡眠呼吸暂停综合征、上气道阻力综合征；其他伴有 OSAHS 症状的疾病，如甲状腺功能低下、肢端肥大症等。

【治疗】

OSAHS 的治疗应根据患者的不同病因、病情，选择不同的治疗方法，提倡个体化综合治疗。

1. *一般治疗*　减肥、戒烟、戒酒、加强体育锻炼、建立侧卧睡眠习惯等。

2. *持续正压通气治疗*　持续正压通气(continuous positive airway pressure，CPAP)治疗是目前应用最为广泛且有效的方法。其原理是通过一定压力的机械通气，使患者的上气道保持开放状态，保证睡眠过程中呼吸通畅，其工作压力范围一般为 4～20cm$H_2O$，对接受 CPAP 治疗的患者需测定其最低有效治疗压力并设定之，如果压力过低则达不到治疗目的，并且可引起危险，压力过高时患者则不易耐受。

3. *手术治疗*　手术治疗是目前治疗 OSAHS 的重要手段之一，针对 OSAHS 患者狭窄阻塞部位的不同，有各种不同的术式，主要包括：鼻腔、鼻咽手术，如鼻中隔偏曲矫正术、下鼻甲减容术、腺样体切除术等；口咽腔手术，如悬雍垂腭咽成形术(UPPP)、硬腭截短软腭前移术、软腭射频消融术等；喉咽部手术，如舌根部分切除术、颏前移术、舌骨悬吊术等，口腔颌面外科手术，如双颌前徙术等。其中以 UPPP 术开展最为广泛。

UPPP 手术自 1980 年 Fugita 首次报道以来，在临床上得到了广泛的应用，但手术的有效率仅为 50%左右，而且传统的 UPPP 手术容易造成鼻咽部瘢痕狭窄、闭锁、鼻腔反流、开放性鼻音等并发症。所以许多学者对传统的 UPPP 手术进行了各种改良，韩德民教授自 1998 年起通过对软腭、悬雍垂及其周围解剖结构深入研究后，首次提出了腭帆间隙的概念，并采用保留悬雍垂，保护软腭功能性肌肉和较完整保留黏膜组织的改良 UPPP 手术(H-UPPP)治疗以口咽部狭窄为主的 OSAHS，有效地提高了手术疗效，避免了上述并发症的发生。

手术适应证的选择是保证手术疗效的关键，要根据患者的不同阻塞部位选择不同的手术方式，各种手术方式单独或联合应用，对于不适合手术的患者应采取非手术治疗。

4. *口腔矫治器治疗*　即睡眠时佩戴特定的口内装置，将下颌向前牵拉，以扩大舌根后气道，主要适用于舌根后气道狭窄的病人，长期配戴有引起颞下颌关节损害的风险。

5. *药物治疗*　尽管有较多药物治疗的尝试，但目前未发现明确有效的药物。

（叶京英）

## 参考文献


[1] Berry RBt, Brooks R, Gamaldo CE, et al. for the American Academy of Sleep Medicine. The AASM Manual forthe Scoring of Sleep and Associated Events: Rules, Tenninology and Technical Specifications, Version 2.0. www.aasmnet.org, Darien, Illinois: American Academy of Sleep Medicine, 2012.

[2] 中华耳鼻咽喉头颈外科杂志编辑委员会，中华医学会耳鼻咽喉头颈外科学分会咽喉学组. 阻塞性睡眠呼吸暂停低通气综合征诊断和外科治疗指南. 中华耳鼻咽喉头颈外科杂志，2009，44(2)：95-96.

[3] 韩德民. 睡眠呼吸障碍外科学. 北京：人民卫生出版社.

[4] White DP. The pathogenesis of obstructive sleep apnea: advances in the past 100 years. Am J Respir Cell Mol Biol, 2006, 34: 1-6.

[5] Patil SP, Schneider H, Marx JJ, Gladmon E, Schwartz AR, Smith PL. Neuromechanical control of upper airway

patency during sleep. J Appl Physiol, 2007, 102:547-556.

[6] Young T, Palta M, Dempsey J, et al. The occurrence of sleep-disordered breathing among middle-aged adults. N Engl J Med, 1993, 328:1230-1235.

[7] Redline S, Young T. Epidemiology and natural history of obstructive sleep apnea. Ear Nose Throat J, 1993a, 72:24-26.

[8] Ye J, Han D, Wang J, et al. Computer-AssistedFiberoptic Pharyngoscopy in Obstructive Sleep Apnea Syndrome. ORL J Otorhinolaryngol Relat Spec. 2007, 69:153-158.

[9] Redline S, Tishler PV, Tosteson TD, et al. The familial aggregation of obstructive sleep apnea. Am J Respir Crit Care Med, 1995, 151:682-687.

[10] Demin Han, Jingying Ye, Jun Wang, et al. Revised Uvulopalatopharyngoplasty with Uvula Preservation and Its Clinical Study. Journal for Oto-rhino-laryngology, 2005, 67 (4):213-219.

[11] Yin GP, Ye JY, Han DM, et al. Evaluation of neuromuscular activity in patients with obstructive sleep apnea using chin surface electromyography of polysomnography. Chin Med J (Engl), 2013, 126(1):16-21.

[12] Zhang XF, Wang YH, Li Q, et al. Changes in genioglossus and their association with serum adiponectin levels in rats subjected to chronic intermittent hypoxia. Chin Med J, 2010, 123:2249-2253.

# 第 28 章

# 闭合性喉外伤

喉处于呼吸道的最窄部位，具有呼吸、发音和吞咽保护等功能。闭合性喉外伤是危及生命的严重创伤，如不能正确认识并适当处理，可导致窒息死亡或遗留严重的后遗症。喉创伤常与颅脑、胸腹等重要脏器损伤并存，是多部位复合伤的一部分。

【病因】

喉上有下颌骨，下有胸骨保护，侧有胸锁乳突肌，后有椎骨，它的可移动性提供了进一步的保护。因此，单独发生喉外伤的机会较小，但在外力打击情况下容易将喉挤压于颈椎骨前发生闭合性损伤。比如车祸，方向盘撞击喉部导致喉软骨粉碎性骨折(方向盘综合征)；骑摩托车撞在颈部平面的固定物体上，或被绳索勒住颈部(晾衣绳伤)；运动时被球类击伤；工伤事故(围巾被机器卷入勒伤)；自缢；扼颈等。

【病理】

喉气管受到暴力挤压后，造成软骨和周围软组织损伤，出现颈部肿胀，皮下淤血，喉水肿，血肿，黏膜撕裂造成皮下气肿。软骨出现骨折、移位。中老年人软骨钙化，易发生骨折。

【临床表现】

1. 颈部及喉部疼痛，吞咽时加重。

2. 声嘶：因声带水肿、淤血或损伤、麻痹所致。

3. 呼吸困难：以吸气性呼吸困难为主，伴喘鸣。如果损伤较轻，当时可无呼吸困难，数天后逐渐出现呼吸困难，严重时可发生急性喉梗阻，甚至窒息。

4. 咯血：一般出血量不多，可自行停止。

5. 颈部皮下气肿：颈部气肿可扩展至颌下、面颊、胸腹等部位。若进入纵隔可致纵隔气肿，引起呼吸困难。

6. 颈部肿胀和出现瘀斑，擦痕，触痛，甲状软骨和环状软骨弓的体表标志消失，有骨摩擦音，皮下气肿时可触及捻发音。

【检查】

1. **物理检查** 颈部有皮肤擦伤、挫伤、喉触痛，喉解剖结构改变，如喉结消失。

2. **纤维鼻咽喉镜检查** 喉黏膜撕裂和血肿，声带固定或不在同一平面上。喉内软组织变形或移位，喉框架软骨暴露和突出，或黏膜下变形。

3. **CT 检查** 影像学能显示内镜不能发现的深层次损伤，如喉软骨骨折或脱位，喉狭窄的范围，是否合并有颈椎骨折等。

【分类】

喉创伤可根据 Schaefer-Fuhrman 法分类(表 28-1)。

**表 28-1 Schaeter-Fuhrman 法分类**

| 分类 |
|---|
| 1 类轻度喉内血肿或撕裂伤 |
| 2 类水肿，血肿，轻度黏膜撕裂，没有暴露软骨，没有移位的骨折，不同程度的气道损伤 |
| 3 类大范围水肿，大面积黏膜撕裂，软骨暴露有移位的骨折，声带固定 |
| 4 类与 3 类相同但更严重：黏膜破坏，前联合破坏不稳定的骨折，2 条或更多的骨折线 |
| 5 类喉气管完全分离 |

【诊断】

根据病史、临床表现、喉镜及放射影像学检查，可作出诊断。

【治疗】

1. **呼吸道处理** 处理喉创伤首先要评估和保证气道安全，同时保护颈椎，固定头部，避免颈部过多运动。有颅脑等重要器官损伤时应先行救治。呼吸困难且有喘鸣的患者应立即局麻下行低位气管切开。不主张气管内插管,因为这可能使喉创伤恶化,加速气道完全梗阻,导致无法插入气管插管和窒息。在有颌面复合伤及颈部不能活动的患者,气管插管也会十分困难。如果已经气管插管,应早期换成气管切开,以防止喉狭窄形成。

2. *保守治疗*　喉内镜检查喉内正常或轻微血肿,喉框架无损伤,无呼吸困难,CT 检查气道宽畅,可以保守治疗。如果 24h 内出现喉水肿应静脉给予糖皮质激素治疗。头抬高防止喉水肿进一步发展。如果有喉黏膜破裂,应给予预防性广谱抗菌药物。

3. *外科治疗*　有显著损伤的患者应给予外科治疗。一般应在伤后 12h 内修复喉损伤。治疗延误可导致肉芽和瘢痕组织形成,发展成喉狭窄。

(1)内镜下治疗:需手术的患者应在气管切开后做喉镜和气管镜检查,有时还需做直达喉镜和食管镜检查。一部分患者可在内镜下做喉内治疗,如血肿引流,修复撕裂的黏膜和声带,环杓关节复位。如果有广泛的双侧喉黏膜损伤,应使用支撑器以防止粘连。

(2)开放式手术修复:主要适应证是不稳定或粉碎性喉骨折,环气管分离,前联合分离,广泛的黏膜破裂。一般在环状软骨平面做横行颈部切口,颈阔肌下翻起皮瓣。中线分离带状肌并向两侧牵拉。前联合或严重的喉内损伤可做垂直切口喉裂开修复。吸除血肿,撕裂的黏膜用 5-0 可吸收线缝合。黏膜缺失可用局部黏膜瓣重建,特别是后联合的损伤可以用梨状窝或声门上黏膜瓣来修复,以防止喉狭窄。将声带的前缘缝合固定于甲状软骨前界或其外软骨膜上,尽量使声带在同一高度,以获得最佳发音效果。甲状软骨骨折可用小的钛板或可吸收材料修复。环状软骨弓可单独用缝合材料修复。

(3)喉内支撑:放置支撑器的主要适应证是喉框架粉碎性骨折。在双侧声带表面损伤的患者,支撑器可用于防止前联合蹼的形成。喉支撑器可用 T 形硅胶管。软的硅胶支撑器可以减少支撑器本身引起的黏膜损伤。2～4 周后拔除支撑器。

(4)声带麻痹的治疗:环杓关节脱位引起的声带麻痹可经内镜操作复位。严重创伤时喉返神经会受到挤压甚至断裂。仅在明确是完全麻痹的情况下才考虑探查神经。断裂的神经应当在无张力下修复。如果缺损较大,应考虑耳大神经或腓肠神经移植修复。神经修复不能完全恢复喉的运动功能,但可能提高喉肌的肌张力从而改善发音。

(5)环气管分离的处理:严重喉创伤可导致第一气管环与环状软骨间断裂。手术时颈前正中垂直切口,找到气管后,将气管切开口下移至正常气管环。将断裂的气管修剪平整后与环状软骨吻合。吻合时从后壁开始,交替使用 3-0 可吸收和不可吸收线,逐步缝向前壁。结均打在腔外。缝线穿过黏膜下平面。如果同时有气管挤压伤,需要放置支撑器一段时间。

(6)部分或全喉切除:如果有大面积喉组织缺失,部分或全喉切除可能是适应证,尽管这种情况在非战争情况下很少见。

4. *术后护理*　任何声带修复术后均应严格禁声 2～3d。鼻饲饮食至伤口拆线。有黏膜撕裂伤的患者可使用抗反流药和抗菌药物。患者头高位以减轻水肿。鼓励早期下床活动。定期喉内镜检查,除去肉芽组织,防止瘢痕形成。环气管分离的患者,术后保持颈部前屈位 7d,防止吻合口牵拉。术后前几天可在颌下皮肤与前胸皮肤之间用丝线悬吊缝合,防止头后仰。

5. *后遗症*　所有喉创伤患者均应定期随访观察至少 1 年。远期后遗症主要是喉狭窄,失声和误吸。有声带麻痹者应仔细观察声带是否恢复运动。发音结构正常而单侧声带麻痹者,需经 9～12 个月观察,若无恢复则试行声带内移术。如果有双侧声带麻痹导致喉梗阻,应保留气管套管,以方便早期做杓状软骨切除术。后联合或气管肉芽导致的喉狭窄应及时在损伤部位注射类固醇激素,以减少肉芽形成。不应让肉芽组织成熟至瘢痕,因为后者很难处理。

6. *结果*　结果依赖于创伤的性质和严重程度,是否及时诊断和适当处理。术后发音效果与原发创伤的严重程度相关。12h 内干预结果较好,延误治疗可导致喉气管狭窄。

(崔鹏程)

## ■参考文献

[1] Schaefer SD. The acute management of external laryngeal trauma: a 27-year experience. Arch Otolaryngol Head Neck Surg, 1992, 118:598-604.

[2] Fuhrman GM, Stieg FH, Buerk CA. Blunt laryngeal trauma: classification and management protocol. J Trauma, 1990, 30:87-92.

[3] Danic D, Prgomet D, Sekeli A, et al. External laryngotracheal trauma. Eur Arch Otorhinolaryngol, 2006, 263: 228-232.

[4] Jewett BS, Shockley WW, Rutledge R. External laryngeal trauma analysis of 392 patients. Arch Otolaryngol Head Neck Surg, 1999, 125:877-880.

# 第 29 章

# 喉狭窄

【定义】

喉狭窄是指各种原因导致喉部瘢痕组织形成，使喉腔变窄或闭锁，出现呼吸困难或发音障碍的一种疾病。

【病因】

1. 喉外伤　喉外伤是喉狭窄的主要原因之一，包括切割伤、钝器击伤、颈部勒伤、车祸时颈部撞击在方向盘上等，这些损伤可伤及喉软骨和黏膜，导致喉软骨框架破坏，黏膜撕裂，喉内血肿形成，愈合过程中瘢痕逐渐形成，使喉腔变窄。

2. 长期喉气管插管　长期经口喉气管插管辅助正压通气也是喉狭窄的常见原因。多见于颅脑外伤或重症疾病需呼吸机治疗患者。插管气囊压力过大、时间过长或型号过大均可导致软骨膜炎和软骨炎，继之软骨吸收、黏膜下纤维结缔组织增生、瘢痕收缩。这类损伤主要在声门下和声门后部。糖尿病、心衰、中风和营养不良患者更易发生喉狭窄。

3. 喉癌喉部分切除术后　易发生于垂直部分喉切除术后患者，术中用颈前带状肌修复声带及术后放疗者多见。

4. 喉部特异性感染　如结核、梅毒、狼疮等，常后遗喉狭窄。

5. 特发性　原因不明，可能与自身免疫性疾病有关。绝大部分为女性，常发生于声门下区，进展缓慢，病程数年，表现为活动后气短，易误诊为“哮喘”。许多患者出现明显呼吸困难后经喉镜检查方能确诊。

6. 化学损伤　误吸、误吞强酸、强碱性液体引起。

【狭窄部位和严重程度】

狭窄部位按喉的解剖分区可分为声门上、声门和声门下。其中以声门下和声门区常见。严重程度的分度尚无统一标准，目前国际上应用最多的是1994 年 Myer-Cotton 提出的Ⅳ度分度法。它基于阻塞平面狭窄面积占正常管腔面积的百分比来计算。Ⅰ度，狭窄面积小于 50%；Ⅱ度，狭窄面积为51%～70%；Ⅲ度，狭窄面积为 71%～99%；Ⅳ度为完全阻塞。

【临床表现】

1. 呼吸困难　喉狭窄患者就诊的主要原因是呼吸困难。病因和严重程度不同，呼吸困难出现的时间和程度也不同。轻度喉狭窄表现为活动后气短，如上楼、体力劳动等。重度喉狭窄可出现平静时呼吸困难，吸气时锁骨上窝、胸骨上窝和肋间凹陷，甚至窒息。喉外伤引起的狭窄可即刻出现呼吸困难，而特异性感染和特发性喉狭窄则可能在数月或数年后出现。喉气管插管引起者，视插管留置时间长短和损伤程度，可能在拔管后立即出现呼吸困难或数周至 2 个月内逐渐出现。对于呼吸困难已做气管切开患者，临床表现为堵气管切开管困难和不能拔管。

2. 声嘶或无声　出现声嘶表明声带或附近结构受损，喉腔完全闭锁则失音。

3. 喉鸣　未做气管切开的患者常因喉腔狭窄出现喉鸣。

4. 咳嗽　喉腔分泌物不易排出可刺激产生阵发性咳嗽。

【检查】

1. 病史和物理查体　详细的病史采集对我们判断喉狭窄的病因有重要帮助。需询问有无外伤史，麻醉插管史，有无呼吸道手术病史，气管切开时的年龄等。婴幼儿需要了解是否足月顺产，出生时体重、哭声或发音质量。除系统全身查体外，还应特别注意颈前和胸部的听诊，以寻找可能的上气道狭窄平面。其他可能影响治疗效果的头颈疾病亦应考虑到，如颅面畸形、小颌畸形、巨舌症、后鼻孔闭锁、喉软化、声带麻痹等。

2. 放射影像学检查　对喉狭窄和颈段气管狭窄，最常用的是喉气管侧位X线片。数字X光机拍出的侧位片可清晰显示会厌、甲状软骨、喉室、声门下区域、环状软骨、气管腔等结构，对判断狭窄部位及测量狭窄长度很有帮助。轴位CT可显示正常管腔和狭窄部位管腔的横截面大小，并可判断环状软骨或气管软骨的缺失程度。对于不能耐受内镜检查的儿童患者，螺旋CT虚拟成像有助于了解狭窄程度和性质。有进食呛咳史的患者，可选择性做食管碘油造影或食管镜检查，以排除气管食管瘘并判断狭窄部位与食管的关系，防止手术中瘢痕去除过多致误伤食管。

3. 内镜检查　内镜包括软镜和硬镜。软镜指的是电子或纤维鼻咽喉镜，硬镜常用硬支气管镜或Hopkins内镜，是喉狭窄患者必做的检查之一。检查应当在清醒状态下进行，观察双侧鼻孔、下咽、声门上及声门情况，应特别注意声带运动情况，有无一侧或双侧声带固定。儿童患者检查时常常哭闹，声门下不易观察清楚，应在全麻下用硬镜做进一步检查。通常先用直达喉镜对声门区做基本观察，然后用硬镜通过声门对声门下及气管进行观察，判断有无狭窄、狭窄部位及长度、严重程度、连续还是间断、瘢痕还是肉芽。当内镜伸至气管切开口上方时应仔细检查有无软骨塌陷、肉芽或瘢痕。在保证通气安全的情况下，可短暂拔出麻醉插管以观察瘘口下方有无肉芽或瘢痕形成。

【诊断】

根据病史、临床表现、喉镜及放射影像学检查，可作出诊断。

【治疗】

1. 手术治疗　原则上以手术治疗为主，目标是建立一个通畅的气道并拔除气管套管，同时尽量减少对喉功能的损害，保留发音和吞咽保护功能。对狭窄的部位、严重程度、声带运动情况等作出详细评估，以便选择合适的手术方式。手术时机应选择患者全身情况稳定，能耐受全麻手术为宜。对于炎症或自身免疫性疾病引起者，应待炎症消退后再行手术。

2. 内镜下修复　适用于Myer-Cotton Ⅰ度和Ⅱ度非环周性狭窄。对声门下环周性狭窄，其瘢痕厚度不能超过1cm。在支撑喉镜或内镜辅助下，用喉显微器械、吸切器或$CO_2$激光去除瘢痕。尽量保留正常黏膜。对环周状瘢痕可做放射状切开。术后应用抗菌药物1～3周。可选择性使用抗胃反流药物。6周后作喉镜检查，评估伤口愈合及手术效果。内镜下治疗的优点是损伤小、患者恢复快，但适应证有限，疗效不稳定，有时需多次治疗才能达到满意效果。多次手术失败者应选择开放性手术修复。

3. 开放性手术　开放性手术是Ⅲ、Ⅳ度狭窄治疗的主要方法。治疗的关键是重建一个宽畅的喉框架。由于Ⅲ、Ⅳ度狭窄多数都伴有喉软骨缺损，因此需要使用移植材料来加宽喉腔。常用的移植物有肋软骨、甲状软骨、鼻中隔黏膜软骨、舌骨、胸骨舌骨肌皮瓣等。按狭窄部位不同选择合适的手术方式。

(1)声门前部狭窄：喉外伤可使甲状软骨骨折，喉内黏膜撕裂，愈合后声门前部形成瘢痕样喉蹼。喉蹼超过3mm可产生声嘶，而厚的喉蹼则可引起呼吸困难。瘢痕较薄时可在内镜下用显微器械或$CO_2$激光切除。此时两侧声带对应面有创面，需要放置喉模3周左右，待创面完全愈合后拔除喉模，否则可能再次形成瘢痕导致狭窄。若瘢痕较厚，超过声门下5mm，应采用喉裂开方法去除瘢痕。创面较大时，可取口腔黏膜覆盖，以防肉芽组织过度增生。

(2)声门后部狭窄：声门后部狭窄常由气管插管引起。较轻的声门后部狭窄仅在杓间有蹼形成，可在内镜下切除并通过气管切开口放置碘仿纱条充填的指套2周。严重的声门后部狭窄常合并杓状软骨固定，需要喉裂开修复。切除瘢痕后如果一侧杓状软骨可活动，则固定的另一侧杓状软骨可以不切除。当双侧杓状软骨固定时，需切除一侧杓状软骨以取得足够宽的声门区。裸露的创面需要用周围黏膜瓣、口腔黏膜或皮片移植。喉模或指套放置2～3周。

(3)声门完全狭窄：声门完全狭窄常合并声门下狭窄。由于狭窄范围较广，很少用内镜下治疗。喉裂开进路是主要手术方式。正中裂开甲状软骨及瘢痕组织，从中间向两边逐渐切除瘢痕组织，尽量保留黏膜。如果有广泛的黏膜缺损，需移植口腔黏膜、鼻中隔黏膜或刃厚皮片。需放置喉支撑器4～8周。

另一种重建方法是用会厌瓣。这种术式适用于下列情况：严重声门狭窄，声门前后经减少50%以上。声门合并声门下狭窄，或声门合并声门上狭窄且有完整的会厌。甲状软骨正中裂开入路，在中线切除厚的瘢痕。辨认会厌根部，切断中间的甲状会厌韧带。会厌下拉到环状软骨弓前方，会厌瓣两侧缝合于甲状软骨前外侧缘，根部向下缝合于环状软骨弓。这一术式形成一个上皮化、宽敞的前联合。可以部分切开会厌茎部软骨，使会厌茎部能合拢形成较尖锐的前联合。

(4)声门下狭窄：大部分声门下狭窄患者需要开放式手术重建声门下气道。大致可分为2类手术，一类是在原有病变基础上加宽气道的修复重建手术，另一类是切除病灶的环气管部分切除端端吻合术。

①修复重建术：适用Ⅱ、Ⅲ度狭窄。

正中裂开环状软骨弓，切除声门下瘢痕，创面用口腔黏膜或刃厚皮片覆盖。放置T形硅胶支撑器。当管腔狭窄较严重时，需要用移植物加宽环状软骨前壁。常用的移植物有胸骨舌骨肌皮瓣、带肌蒂的舌骨及各种游离软骨。

胸骨舌骨肌皮瓣的制作方法是游离一侧的胸骨舌骨肌，保留上下端肌蒂，根据狭窄的长度切取相应长度皮肤并保留在肌肉上，左右方向翻转肌皮瓣180°，皮肤面向管腔并与管腔游离缘缝合，使皮肤成为声门下管腔的一部。利用上下肌蒂对肌皮瓣的牵张力使皮瓣不至于塌陷入管腔。需放置T形硅胶管3个月左右。

带肌蒂舌骨的制作方法是保留舌骨下方的胸骨舌骨肌蒂，切取一段舌骨体，垂直放在狭窄中间，周围缝合固定。由于有肌蒂附着，骨的成活率较高。

各种游离软骨移植物已用于管腔加宽。这些移植物有不同程度的吸收，需延长支撑器放置时间，以便吸收的移植物被坚硬成熟的瘢痕替代。肋软骨具有软骨量大、易雕刻的优点。鼻中隔黏膜软骨已成功用于喉和上段气管狭窄的患者，可修复长度达3cm的狭窄。理论上其自身带有的呼吸道黏膜上皮是其优势，因为它可以立即提供与狭窄区相似的呼吸道黏膜上皮。甲状软骨厚度与环状软骨相当，处于同一手术野，取材方便，创伤小，也是很好的软骨移植材料。其他自体移植物，包括耳郭软骨、锁骨、游离舌骨也在使用，但未被广泛接受。

当有严重声门下狭窄联合声门后部狭窄，或声门和声门下完全闭锁时应考虑环状软骨板后部裂开移植物加宽。从前面环气管裂开入路，避免破坏前联合。中线切开后面的环状软骨板至后部的黏膜下平面。不必切除瘢痕组织，杓间肌如有瘢痕需分离。中间放置带软骨膜的软骨移植物用于加宽。需放支撑器至少3个月。

②环气管部分切除甲状气管吻合术：适用于Ⅳ度狭窄。

严重声门下狭窄或其他方法失败时可考虑环状软骨部分切除甲状气管吻合术。声门下瘢痕距声带应有至少3mm的正常管腔。这一术式主要风险是喉返神经损伤和吻合口裂开致再狭窄。

手术包括暴露狭窄段喉气管。由于有广泛的瘢痕，辨认并解剖喉返神经常常是危险的。分离气管应在气管软骨膜平面以下。狭窄下方的切除线在正常气管环的上缘，将气管前壁切成斜角。狭窄上方可切到环状软骨板后面，刚好在环甲关节以下。吻合口用3-0线间断黏膜下缝合并置于管腔之外。当吻合张力大时应采取降喉措施，即切断舌骨上肌群，将喉下拉以减少吻合口张力。术后头保持前倾弯曲位7～10d。如果未做气管切开，患者需保留麻醉插管3～4d。

（崔鹏程）

## 参考文献


[1] Myer CM, O'Connor, Cotton RT. Proposed grading system for subglottic stenosis based on endotracheal tube sizes. Ann OtolRhinolLaryngol, 1994, 103:319-323.

[2] Whigham AS, Howell R, Choi S, et al. Outcomes of balloon dilation in pediatric subglottic stenosis. Ann OtolRhinol Laryngol, 2012, 121(7):442-448.

[3] Gustafson LM, Hartley BE, Liu JH, et al. Single-stage laryngotrachealreonstruction in children: a review of 200 cases. Otolaryngol Head Neck Surg, 2000, 123:430-434.

[4] Monnier P, Lang F, Savary M. Partial cricotracheal resection for pediatric subglottic stenosis: a single institution's experience in 60 cases. Eur Arch Otorhinolaryngol, 2003, 260:295-297.

[5] Tsang V, Murday A, Gillbe C, et al. Slide tracheoplasty for congenital funnel-shaped tracheal stenosis. Ann ThoracSurg, 1989, 48(5):632-635.

# 第 30 章

# 急慢性扁桃体炎

【流行病学】

扁桃体常俗定为腭扁桃体。急、慢性扁桃体炎是按发病的时间及迁延时间来定，急性(腭)扁桃体炎为腭扁桃体炎的急性非特异性炎症，通常简称急性扁桃体炎(acute tonsillitis)，往往伴有轻重程度不等的急性咽炎。是一种极常见的咽部疾病。多见于 10－30 岁的青少年，50 以上、3－4 岁以下患者较少见。春、秋两季气温变化时最多见。慢性扁桃体炎(chronic tonsillitis)则是反复发作的急性扁桃体炎迁延导致的，间歇期也有异物感、刺激性咳嗽、口臭等轻微症状。在儿童多表现为腭扁桃体的增生肥大，在成人多表现为扁桃体局部炎性改变。呼吸系统疾病。在国内一份 10 506 例的急性发热调查中，呼吸道疾病占 9129 例次，占本组患者的 86.89%。病因诊断依次为上呼吸道感染、急性气管、支气管炎、急性咽喉炎、扁桃体炎、肺炎、肺部感染、尿路感染、胆囊、胆管炎、胆囊胆管结石。

【解剖学】

扁桃体是咽部重要的淋巴器官，是咽淋巴环内环的一部分。该环淋巴组织是身体的第一道防线，抵御病原体侵入，并参与免疫反应且分泌 B 淋巴细胞和 T 淋巴细胞。

腭扁桃体是咽部最大的淋巴组织，位于扁桃体窝内，由淋巴滤泡、结缔组织网架和滤泡间的间质组织三部分构成。扁桃体包膜的结缔组织伸入扁桃体组织内，形成小梁，在小梁之间为淋巴滤泡。滤泡分皮层和生发中心两部分，滤泡间组织为发育期的淋巴滤泡。扁桃体可分为内侧面(游离面)、外侧面(深面)、上极和下极。内侧面覆盖复层鳞状上皮，上皮向扁桃体实质内陷入形成 6～20 个隐窝，为扁桃体隐窝，其中最高、最大者为扁桃体上隐窝。外侧面为结缔组织包膜，与咽上缩肌相邻，附着不紧密，易于剥离。上端有半月襞，位于舌腭弓和咽腭弓相交处。下端为三角襞，位于舌腭弓延伸覆盖扁桃体前下部。

咽及扁桃体的血液供应主要是来自颈外动脉及其分支。颈外动脉由颈总动脉分叉处分出，位于颈内动脉的内侧，继而转向其外侧，向上经二腹肌后腹和茎突舌骨肌深面上行至下颌颈平面，发出咽升动脉、舌动脉、颌外动脉、颌内动脉、颞浅动脉等供应口腔、咽及 Waldeyer 环的血液。咽升动脉由颈外动脉后面发出，分布于咽、腭及扁桃体等；舌动脉和面动脉由颈外动脉的前面发出，舌动脉为舌及口底供血。面动脉有很多分支，其中包括：腭升动脉、扁桃体分支、颌下腺分支、颏下动脉和咀嚼肌的分支，颌外动脉为腭、扁桃体、颌下腺、颏下间隙和咀嚼肌供血。颌内动脉和颞浅动脉是颈外动脉的两个终末支，位于腮腺体内也分出小的分支提供咽和扁桃体血供。由于头颈部血管供应丰富，如一支或几支血管受损或手术结扎，头颈部许多血管的侧支循环就会建立。

扁桃体的血液供应主要来自咽升动脉、颌外动脉的扁桃体支、舌背动脉的扁桃体支和颌内动脉分支的腭降动脉、舌背动脉的扁桃体支、颌外动脉的腭升动脉支及颌外动脉扁桃体支，供应扁桃体下极，而上极的血供主要来自咽升动脉和降腭动脉。口腔、咽及 Waldeyer 环区域的静脉回流是通过多个小的静脉回流至颈内静脉和颈外静脉。

## 第一节　急性扁桃体炎

【病因】

乙型溶血性链球菌为本病的主要致病菌。非溶血性链球菌、葡萄球菌、肺炎链球菌、流感杆菌及一些病毒(包括腺病毒、流感病毒、副流感病毒、EB病毒、巨细胞病毒、HIV病毒、甲型肝炎病毒、风疹病毒等)也可引起本病。细菌和病毒混合感染者亦较多见。近年来,还发现有厌氧菌感染病例。在一份1998年及1999年夏季两次急性扁桃体炎咽炎暴发流行调查中,分别有82.5%及85.3%培养出A组β溶血性链球菌。

【病理】

常伴有轻重程度不等的咽黏膜及咽淋巴环的急性炎症。一般分为3类:

1. 急性卡他性扁桃体炎(acute catarrhal tonsillitis)　多为病毒(腺病毒、流感或副流感病毒等)引起。扁桃体表面黏膜充血,为急性炎症表现,黏膜完整,无明显渗出物。病变较轻。

2. 急性滤泡性扁桃体炎(acute follicular tonsillitis)　扁桃体充血、肿胀。其黏膜下出现较多大小一致的圆形黄白色点状化脓滤泡。而有的淋巴滤泡内只有增多的白细胞。这些化脓的淋巴滤泡一般不隆起于扁桃体表面,但可透过黏膜表层窥见。这些散在黏膜下脓疱均分布于各个隐窝开口之间。

3. 急性隐窝性扁桃体炎(acute lacunar tonsillitis)　扁桃体充血、肿胀,隐窝内有由脱落上皮细胞、纤维蛋白、白细胞及细菌等组成的豆渣样物,且可逐渐增多,可从隐窝开口溢出,有时互相连成一片形似假膜,易于拭去。

也有将急性腭扁桃体炎分为2类者,即急性卡他性扁桃体炎和急性化脓性扁桃体炎。而后者从病理上看已包括了急性滤泡性扁桃体炎及急性隐窝性扁桃体炎2种类型。

【临床表现】

3型扁桃体炎的基本症状大致相似,只是急性卡他性扁桃体炎的全身症状及局部症状均较轻。

1. 全身症状　急性滤泡性扁桃体炎及急性隐窝性扁桃体炎较重。表现为急性起病,可伴畏寒、高热,体温最高可达39～40℃,可持续3～5d。幼儿可呕吐、因高热而抽搐、昏睡等。部分患者可有头痛、食欲降低、全身乏力、便秘、腰背及四肢疼痛等症状。其全身症状的表现无特异性。

2. 局部症状　①咽痛,为急性扁桃体炎的主要症状。初起多为一侧咽痛,继而发展至对侧。吞咽或咳嗽时咽痛加重。疼痛较剧者可致吞咽困难。也可引起耳部放射痛,此乃经迷走神经耳支或舌咽神经鼓室支反射所致;②可表现为言语含糊不清,为软腭运动障碍引起;③若炎症向鼻咽部发展,波及咽鼓管,则可出现耳闷、耳鸣及耳痛症状,有时还可引起听力下降;④葡萄球菌感染者,扁桃体肿大较显著,在幼儿还可引起呼吸困难,一般不重。常发生于儿童,因儿童气道较成人狭窄,故显著肿大的扁桃体可堵塞气道,影响儿童睡眠,可表现为睡眠打鼾或睡时憋醒等。

【检查】

患者呈急性病容,面色潮红,高热,不愿说话或畏痛而惧怕做吞咽动作。口臭,伸舌时见有舌苔。咽部黏膜呈弥漫性充血,以扁桃体及两腭弓最严重。

腭扁桃体肿大,在其表面可见黄白色点状滤泡(脓疱),或在隐窝口处有黄白色或灰白色点状豆渣样渗出物,可连成一片形似假膜,不超出扁桃体范围,易拭去,不易出血。

下颌角淋巴结肿大,且有明显压痛。有时因疼痛而感到转头不便。

血液学检查:细菌感染时可见白细胞总数显著增加,中性粒细胞分类明显增高。病毒感染初期未合并细菌感染时可见白细胞总数增加,淋巴细胞分类增高明显。EB病毒感染引起传染性单核细胞增多症表现为急性扁桃体炎症时可见白细胞总数、淋巴细胞分类显著增高,血涂片中可见异型淋巴细胞。血沉可加快。

上述症状及检查所见轻重程度因人而异,一般说来,成人症状较轻,儿童症状较重。

【诊断及鉴别诊断】

根据病史、典型症状及检查所见,诊断较易。对于急性隐窝性扁桃体炎来说,须与某些全身性疾病所引起的咽峡炎相鉴别(表30-1)。以免漏诊较严重的全身性疾病,如白血病、粒细胞缺乏症、猩红热、白喉等。

表 30-1　急性隐窝性扁桃体炎、樊尚咽峡炎与全身疾病引起的咽部病变的鉴别诊断

| | 急性隐窝性扁桃体炎 | 咽白喉 | 猩红热 | 樊尚咽峡炎 | 单核细胞增多症 | 粒细胞缺乏症 | 白血病 |
|---|---|---|---|---|---|---|---|
| 发病 | 突发 | 亚急性发作 | 突发 | 亚急性发作 | 急发，小儿多见 | 急发，小儿少见 | 亚急性发作，多见于青年 |
| 咽部症状 | 咽痛较重 | 咽痛较轻 | 咽痛 | 咽痛偏一侧多 | 咽痛 | 咽剧痛 | 咽痛 |
| 病变侵犯部位 | 双侧扁桃体 | 扁桃体及周围 | 全咽 | 一侧扁桃体 | 多为一侧 | 扁桃体及周围 | 咽淋巴环，主要在腭扁桃体 |
| 局部所见 | 隐窝栓塞，表面白色假膜，易拭去，不出血 | 灰白色假膜，不易拭去，创面易出血 | 灰色假膜咽黏膜广泛深红色，散在红点 | 扁桃体上黄色或灰色假膜，腐肉状，臭味，易拭去，下为溃疡 | 扁桃体溃疡上有灰白渗出物 | 扁桃体溃疡坏死，恶臭，不限于扁桃体 | 扁桃体上深溃疡，周围肿胀明显 |
| 颈淋巴结 | 下颌角淋巴结肿大，压痛 | 有时肿大明显，“牛颈状” | 全身淋巴结可能肿大 | 常患侧肿大 | 全身淋巴结肿大 | 无肿大 | 全身淋巴结肿大 |
| 症状 | 畏寒，高热症状与热度成正比 | 热度与症状不成比，虚脱明显 | 热后 12～36h 出疹，杨梅舌 | 一般全身症状不明显 | 除全身症状外，注意有无肝脾肿大 | 脓毒性高热伴严重衰竭 | 全身症状重肝脾肿大黏膜下出血 |
| 诊断 | 白细胞高可检出链球菌 | 可检出白喉菌，流行发作 | 流行性发作，特点是皮疹及杨梅舌 | 检出梭形杆菌及樊尚螺旋体一侧病变 | 白细胞早期减少，以后增高，单核增至 40%～80%血清嗜异性凝集试验（+） | 白细胞减少，血小板减少，血沉快 | 幼稚白细胞明显增多，骨髓检查异常 |

【治疗】

1. *一般疗法*　患者应充分休息，清淡饮食、进流食、多饮水、加强营养及疏通大便。禁食辛辣、烧烤、油腻食物，戒烟戒酒。对于高热及吞咽困难者，咽痛较剧或高热时，可口服退热药及镇痛药，适当补充液体及电解质，保持体内水盐平衡。因该病具有一定传染性，故最好能隔离患者或嘱患者戴口罩。

2. *抗生素应用*　为主要治疗方法。青霉素以前列为首选，但根据近年的致病菌的药敏分析，多数对青霉素耐药。因此，条件时，及时做咽拭子培养。对于病情轻者口服阿莫西林胶囊、头孢类抗生素。如病情较重或口服药物后不缓解，可给予对革兰阳性球菌较为敏感的第二代头孢抗生素治疗，根据轻重程度选择口服或静脉给药。若已发生局部并发症如扁周脓肿，为防止脓肿扩大引起严重后果，可静脉给予第三代头孢抗生素同时合用甲硝唑或单独使用喹诺酮类抗生素治疗。根据病情的轻重，决定给药途径(静脉或肌肉)。一般用 5～7d。若治疗 2～3d 后病情无好转，须分析其原因，及时复查血常规，最好根据细菌培养、药敏结果用药。激素可酌情使用。

3. *局部治疗*　可用复方硼砂溶液、醋柳酸水或 1∶5000 呋喃西林液含漱。儿童可用温热糖水漱口。碱性含漱剂有溶化黏稠分泌物的作用，醋柳酸水漱咽部有止痛功效。喉片含服，也有消炎止痛的作用，能缓解症状，可选用碘喉片、度灭芬喉片、华素含片、泰乐奇含片、健民咽喉片、西瓜霜含片及达芬拉露喷雾剂等。

【并发症】

急性扁桃体炎引起的并发症，特别全身并发症有时比扁桃体炎本身的危害重。

1. *局部并发症* 较容易引起，为急性炎症直接侵犯邻近组织所致，如颈深部感染：最常见者为扁桃体周脓肿，也可引起咽后脓肿及咽旁脓肿等。

急性扁桃体炎向上蔓延可引起急性中耳炎、急性鼻炎及鼻窦炎；向下可引起急性喉气管炎、急性支气管炎，甚至可引起肺炎、颈内静脉血栓性静脉炎等。

2. *全身并发症* 目前一般认为，全身并发症的发生与各个靶器官对链球菌所产生的Ⅲ型变态反应有关。

急性关节炎：常侵犯肩、肘及膝关节，小关节受累较少。受累关节运动时感疼痛，仅当并发风湿性关节炎时方出现关节肿胀。

风湿热：其症状常在急性扁桃体炎发作后1～3周出现，有时也可发生于急性炎症期间。

循环系统疾病：可引起急性心包炎、急性心内膜炎、急性心肌炎或急性全心炎。在急性扁桃体炎后出现风湿热者，心脏并发症尤为多见。

可引起急性肾小球肾炎，多在急性扁桃体炎发作后2～3周出现症状。另外，还并发急性尿道炎、急性睾丸炎及附睾炎等。

还可引起脓毒血症、亚急性甲状腺炎、急性腹膜炎、急性阑尾炎及急性胆囊炎等。

因此，急性扁桃体炎，对“抗O”的检查很有必要。

【预防】

急性扁桃体炎诱因甚多，故应采取多方面的预防措施方能奏效。目前临床可用细菌溶解产物。对反复发作者，或已有并发症者，宜在急性期过后考虑施行扁桃体切除术。

## 第二节 慢性扁桃体炎

【病因】

反复发作急性扁桃体炎使抵抗力降低，细菌在隐窝内繁殖，诱发本病。也可继发于某些急性传染病之后，如猩红热、白喉、流感、麻疹等。肥大型扁桃体炎常与体质有关，故可以家族性方式出现。

【病理】

可分为3型。

1. *增生型或称肥大型* 为淋巴组织增生。扁桃体显著肥大，突出于腭弓之外，色淡红，质软者，对于儿童，至青春期后多萎缩，但尚保持一定大小。若因反复发炎而引起扁桃体肥大者，多有结缔组织增生，故较硬。

2. *纤维型或称萎缩型* 扁桃体间质内纤维组织增生，继以纤维组织增生收缩，使扁桃体体积缩小，淋巴组织萎缩。

3. *隐窝型* 主要病变深居扁桃体隐窝之内，扁桃体隐窝及淋巴滤泡有明显慢性炎症表现，如隐窝内有由大量脱落上皮、细菌、淋巴细胞和白细胞集聚形成脓栓；或隐窝口被瘢痕组织封闭引流不畅，以致隐窝明显扩大，形成小的囊肿或脓肿；或淋巴组织瘢痕化等。

【症状】

1. 有反复发作咽痛、易感冒或曾有扁桃体周脓肿的病史，或伴有扁桃体源全身性疾病的症状。

2. 咽部不适或有口臭。

3. 阵发性咳嗽、咽异物感、刺痛感或各种感觉异常。

4. 扁桃体过于肥大，可引起呼吸困难、咽下困难，或言语含糊不清，儿童多见。

5. 隐窝脓栓被咽下，对胃肠敏感患者可引起消化障碍。

6. 由于毒素吸收，可引起头痛、四肢无力、易疲劳或低热。

上述症状并非全部出现，也可全无自觉症状。

【检查及诊断】

扁桃体的检查所见和病理改变一致，隐窝型常有豆腐渣状物被挤出。

临床上常将扁桃体按其大小分为三度。即一度肥大：扁桃体不超过腭舌弓和腭咽弓；二度肥大：超出腭咽弓；三度肥大：两侧扁桃体接近中线或互相接触。大小和炎症的病变程度无关。注意检查有无一侧或两侧下颌角淋巴结肿大。通过询问病史注意有无成为病灶的可能。

【鉴别诊断】

1. *扁桃体生理性肥大* 多见于小儿和青少年，无自觉症状，扁桃体光滑、淡红色，隐窝口结构清晰，无分泌物潴留，与周围组织无粘连，无反复急性炎症发作史。

2. *恶性肿瘤、淋巴肉芽肿和白血病引起的扁桃体肿大* 发展迅速，可为一侧性。若扁桃体肿大而有溃疡，须考虑有癌的可能。在常规检查中，单侧扁桃体肥大而无症状的患者并不少见。大多数情况下，扁桃体窝内的扁桃体偏内侧，形成了对侧扁桃体较大的错觉。在某些患者，单侧的感染可导致扁桃体增大。儿童因恶性肿瘤引起扁桃体单侧增大极为罕见。

3. *扁桃体角化症*　该病为扁桃体隐窝口上皮细胞过度角化导致，可无明显自觉症状，或反复咽部不适或异物感，可同时发生于咽后壁、咽侧束和舌根等处。附着牢固，用力拉之，常连同邻近组织取下，遗留出血创面。

【并发症】

扁桃体形成病灶后，诱发机体产生变态反应，引起各种并发症。有关病灶发生机制的学说甚多，目前多数学者倾向于变态反应之说（主要是Ⅲ型变态反应）。即存在于病灶器官（如腭扁桃体）中的病原体或毒素可作为异体抗原（heteroantigven），使体内产生特异性抗体。同时，病灶器官本身的实质细胞（parechymal cell）因感染而损伤，脱落离体，又可作为自体抗原（autoantigen），使体内产生自体抗体（autoantibody）。此后，当再有抗原（如细菌）侵入或有更多的自体抗原形成时，则抗原与抗体结合而发生变态反应或副变态反应（para-allergy）。此种反应尤易发生在某些抗体与其细胞紧密结合的器官或组织内，从而引起各种病灶性疾病，如风湿病、血管球性肾炎、风湿性心脏病等。

【治疗】

1. *非手术治疗*　参加体育锻炼，增强体质和抗病能力，口服细菌溶解产物。

2. *手术治疗*　既往手术方法两种：挤切法和剥离法，都是将全部扁桃体及其被膜一并切除。近年由于新手术设备的应用，扁桃体可全切也可部分切除，或保留被膜下切除。当然各有严格的手术适应证。同时，由于医疗条件的改善及患者的无痛要求逐渐增高，全身麻醉下手术开始占多数。挤切法主要适用于儿童，但应用越来越少。

目前对于慢性扁桃体炎治疗方面的进展和争论主要在以下几个方面。

（1）手术适应证：急性扁桃体炎反复发作，曾引起咽旁隙感染或扁桃体周脓肿者，扁桃体过度肥大，妨碍吞咽、呼吸及发声者。或因扁桃体肥大导致阻塞性睡眠呼吸暂停低通气综合征者，下颌角淋巴结肿大原因不明者。不明原因的低热及其他扁桃体源性疾病，扁桃体肿瘤，茎突截短术的前驱手术。慢性鼻炎或鼻窦炎患者经久不愈，可疑与慢性扁桃体炎有关者，可考虑扁桃体切除术。

这些适应证最大的缺点是没有具体的量化，美国耳鼻咽喉科头颈外科协会 AAO-HNS，2011 年 1 月 3 日针对 1—18 岁儿童的扁桃体手术问题有了新的指南，指南根据循证医学的结果，提出一年内至少发生 7 次，或过去两年每年都会至少发生 5 次，或之前 3 年每年至少发生 3 次，如每次发作都伴有咽喉疼痛和以下一项或多项者都应接受扁桃体切除术：体温＞38.3℃，颈部淋巴结肿大，扁桃体化脓或 A 组 β 溶血链球菌试验阳性。

（2）全切还是部分切除，被膜是否可保留：由于电刀、吸切器、低温等离子等在临床上的成功应用，对于单纯肥大的扁桃体可以考虑部分切除，也可保留被膜。它们带来最大的好处是减少术后疼痛，减少术后原发及继发出血。

（3）手术工具的发展：近年来的新技术主要有低温等离子手术系统、手术头特殊设计的电刀、动力系统囊内切除、超声刀等。各自有各自优缺点，但它们共同的特点是术中大大减少了出血量，术后继发性出血各报道不一。这些技术获得的最终结论都还需要进一步研究。

手术的具体细节，如扁桃体剥离法、挤切法已在临床应用了数十年，此处不再赘述。

【禁忌证】

1. 急性扁桃体炎发作后不满 2 周。通常以在发作后 2～3 周施行手术较为合适。但由于目前抗生素的有效性，可考虑在发作消退后数日施行手术。术前、术后均须应用抗生素。

2. 造血系统疾病及凝血功能减退者。

3. 显著的高血压患者，心脏有严重疾病，且代偿功能不良者。

4. 干燥性咽炎患者，除非扁桃体病变严重，最好不行手术，因常在手术后症状加重。尤其是误将扁桃体上窝内的 Weber 腺（舌的管状黏液腺）切除者，术后可引起咽干。

5. 按照美国最新的指南，适应证覆盖儿童的年龄从 1 岁开始。

【术后并发症】

有咽部并发症、颈部并发症、耳部并发症、肺部并发症、颅内并发症及全身并发症。由于抗生素的可选种类及有效性较前明显增加，与感染有关的并发症明显较少。最常见的并发症仍是术后出血问题。

1. *原发性出血*　即术后 24h 内的出血，目前由于双极电凝、等离子手术系统的应用，原发性出血明显减少，术后发生在扁桃体窝中、上部出血由于暴露容易，加上医疗条件先进，床旁的止血电凝或射频的应用可以及时、有效止血。若发生在下极，特别是和舌根交界处部位出血，由于咽反射敏感，较难暴露，但若使用带吸引功能的止血电凝更为有效、准确，常能避免再次全身麻醉下止血。

2. 继发性出血 即术后24h后出血，常在术后6～8d，假膜脱落时发生。一般由于创面有感染，侵及创面血管，或由于创面组织活力差，愈合不良导致。处理方法同上。

（周成勇）

## ■参考文献


[1] 黄选照，汪吉宝，孔维佳．实用耳鼻咽喉科头颈外科学．2版．北京：人民卫生出版社，2009．

[2] James B. Snow Jr. P. Ashley Wackym. Ballenger's Otorhinolaryngology Head and Neck Surgery. 17th edition. People's Medical Publishing House 2 Enterprise Drive, Suite 509 Shelton, CT06484. ISBN 978-1-55009-337-7.

[3] AAO-HNS Guidelines for Tonsillectomy in Children and Adolescents. Otolaryngology-Head and Neck Surgery, 2011, 144(1): S1-S30.

# 第31章

# 腺样体肥大

【流行病学】

腺样体亦称咽扁桃体或增殖体，位于鼻咽顶后壁中线处，为咽淋巴环内环的组成部分（详见第30章）。在正常生理情况下，在2—6岁发育至最大，青春期后逐渐萎缩，在成人则基本消失，少数成人腺样体不萎缩。若腺样体增生肥大，且引起相应症状者，称腺样体肥大（adenoid vegetation），为一病理现象。小儿腺样体肥大是儿科较为常见的疾病，好发于10岁以下小儿，尤以6—7岁者最为多见，发病率9.9%～29.9%，无明显性别差异，以鼻塞、打鼾、张口呼吸为主要临床表现，严重者可引起呼吸暂停，影响大脑供氧从而影响智力，且常合并有慢性扁桃体炎，与分泌性中耳炎密切相关。寒冷潮湿地区发生率较高，虽无明显季节性，但在冬、春季多易加重。本病病情反复、迁延难愈，容易导致多种并发症，严重影响小儿的身心健康和生长发育。近年来发病率呈逐年增高的趋势。我国2002—2003年8个城市28 424名2—12岁儿童睡眠状况的流行病学调查显示，儿童睡眠打鼾发生率为5.7%，其中90%以上的病因为腺样体和扁桃体肥大。

【解剖学】

腺样体位于鼻咽后壁扩展至咽鼓管。与腭扁桃体不同的是，腺样体不含有隐窝，其黏膜上皮是由垂直有折叠的呼吸道上皮形成，扩展至Arey腺。腺样体周围无明显的包膜，咽中线后方、咽上缩肌上方，有一囊性凹陷称为咽囊，发炎时称咽囊炎，其内有时形成的囊肿称为Tornwaldt囊肿。能分泌B淋巴细胞和T淋巴细胞。

【病因】

鼻咽部的炎症及其毗邻部位的炎症或腺样体自身炎症反复刺激使腺样体发生病理性增生，如急性上呼吸道感染、急性传染病（如麻疹、猩红热、百日咳、流行性感冒等）、急性腺样体炎，均可使腺样体肥大。慢性鼻炎或鼻窦炎的分泌物刺激，使腺样体肥大；而腺样体肥大妨碍鼻腔及鼻窦的通气引流，鼻炎或鼻窦炎亦不易治愈，二者互为因果，恶性循环。近年发现，变态反应是腺样体肥大一重要病因，甚至是术后复发或疗效不佳重要因素。此病好发于寒冷潮湿地区。

【症状】

腺样体所在部位与耳、鼻、咽喉相通，故其症状呈多样化，但仍以呼吸道症状为主。

1. 儿童症状

(1)局部症状

①耳部症状：腺样体肥大或咽鼓管口淋巴组织增生均可堵塞咽鼓管咽口，可引起该侧的分泌性中耳炎，出现传导性聋及耳鸣症状。有时可引起化脓性中耳炎。耳部症状有时可为腺样体肥大的首发症状。

②鼻部症状：肥大的腺样体及黏脓性分泌物可堵塞后鼻孔，分泌物还可积聚于鼻腔内，且不易擤出，故常合并鼻炎及鼻窦炎而出现鼻塞、流鼻涕症状。可有张口呼吸、讲话闭塞性鼻音及睡眠时打鼾等症状。腺样体肥大是儿童阻塞性睡眠呼吸暂停低通气综合征（OSAHS）最常见的病因之一。

③长期鼻塞和张口呼吸，可引起面骨发育障碍，如上颌骨变长、硬腭高拱、上切牙突出、牙列不整齐导致咬合不良、下颌下垂、唇厚、上唇上翘、下唇悬挂、且多伴有鼻中隔偏曲，加上精神萎靡，面部表情愚钝，即所谓“腺样体面容”（adenoid face）。

④长期用力经鼻呼吸可致鼻翼萎陷，前鼻孔狭窄。

⑤咽喉部及下呼吸道症状：后鼻孔滴漏症状，即分泌物向下流并刺激呼吸道黏膜，可出现阵咳，易并发支气管炎，时有低热。下颌角淋巴结可肿

大。

(2)全身症状：主要为慢性中毒及反射性神经症状。鼻咽分泌物常被患儿咽入胃中，引起胃肠活动障碍，导致儿童厌食、呕吐、消化不良，继而营养不良。因呼吸不畅，肺扩张不足，可造成胸廓畸形(如鸡胸)。还可出现夜惊、多梦、遗尿、磨牙、反应迟钝、注意力不集中及性情烦躁等症状。有时感到头部钝痛。

2. *成人症状*　成人患者极少。在成人，多表现为张口呼吸，打鼾，鼻咽干燥感、异物感。喜反复后吸时咳吐(分泌物附着于鼻咽，不易吸出或擤出)，全身症状不明显。

【检查】

1. *鼻内镜检查*　腺样体肥大程度可用其占后鼻孔的程度判断：小于1/2为正常；1/2～2/3为轻度肥大；2/3～3/4为中度肥大；大于3/4以上为重度肥大(图31-1)。

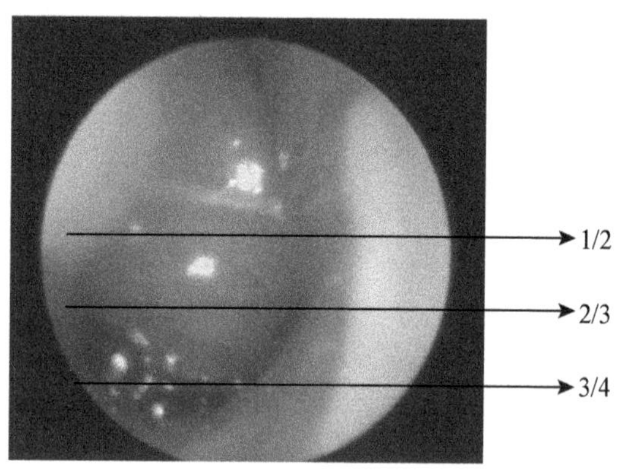


图31-1　腺样体肥大程度

2. *X线片*　若儿童内镜检查困难，可拍X线头颅侧位像，测量腺样体(Adeniod，A)和鼻咽腔深度(Nasolpharyngeal，N)。A/N的比值可反映腺样体大小及鼻咽腔阻塞程度(图31-2)。

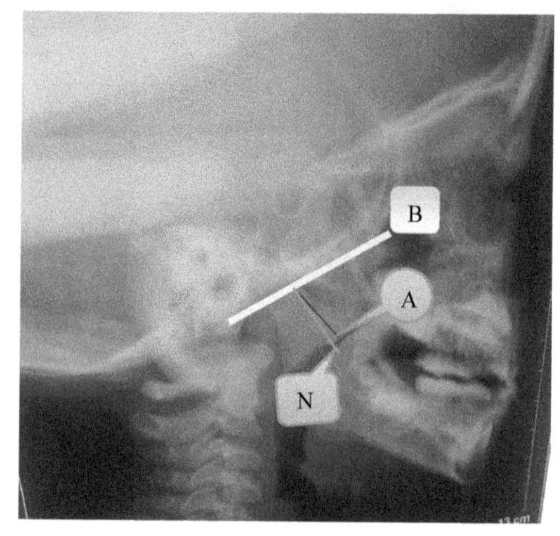


图31-2　从X线片上测量A、N值，B线为枕骨斜坡颅外面切线；A线代表腺样体的厚度。N为A线向下延长与硬腭后端或软腭前中部上缘的厚度

A/N比值是一种简便、准确的测定腺样体肥大的方法。A/N值≤0.60属正常范围，0.61～0.70为生理性肥大，A/N值≥0.71属病理性肥大，＞0.80为显著肥大。

3. *CT、MRI扫描*　可判断腺样体的部位及大小。还有助于与鼻咽部肿瘤鉴别诊断。

4. *声导抗检查*　由于儿童腺样体肥大常引起中耳炎，所以，中耳检查是必要的，常进行声导抗检查。

5. PSG　在下列情况时，PSG对诊断和评估OSA的病情是最有用的：小于2岁的儿童；有手术禁忌的高危患儿；颅面畸形、病态肥胖或中枢性麻痹的患儿；病史与体格检查不一致的患儿；腺样体扁桃体切除术后仍有症状的患儿。PSG也是高危患儿或手术失败者进行经鼻CPAP治疗或双水平正压通气治疗(BIPAP)前需进行的检查。

6. *其他*　对重度OSA患儿或有充血性心力衰竭体征的患儿，应该进行心电图、超声心动图、胸片的检查，以了解有无肺动脉高压。

【诊断及鉴别诊断】

具备以上症状中的其中一条，加上检查中1、2、3条中的任意一条，即可诊断腺样体肥大。但是，一定要注意对鼻咽部肿瘤的鉴别诊断。临床上偶有将鼻咽癌当成腺样体肥大治疗的教训。因此，但局部检查发现鼻咽部“腺样体”和正常腺样体质地不一样时，一定要高度重视，若由于儿童无法配合活检，可MRI检查；所有的腺样体手术一定要留取组织活检，甚至，全麻下活检或先快速病理检查都不为过。

【治疗】

1. *药物治疗*　根据检查，若腺样体肥大在重度以上，应及早手术。若再轻到中度，若非已有反复的中耳炎，严重后鼻孔滴漏，特别是同时有变态反应性鼻炎的患儿，可试行先保守治疗。研究证实鼻腔局部使用皮质激素可改善鼻腔通气和儿童睡眠呼吸障碍(sleep-disordered breathing，SDB)，同时合理的使用抗生素。对于轻到中度的患儿有时疗效明显。特别是年龄小于 2 岁的患儿，更要强调不低于 3 个月的保守治疗。

2. *手术治疗*

(1)适应证：药物治疗无效，重度腺样体肥大，有中耳炎、鼻窦炎、后鼻孔滴漏等并发症，张口呼吸，打鼾，鼻塞性鼻音，或有“腺样体面容”，消瘦，发育障碍者，应考虑手术。伴随手术方法，麻醉技术的进步，对年龄的要求没有那么严格，2 岁以上，适应证明显，可考虑。对于 2 岁以下，最好有 PSG 的结果参考。

(2)禁忌证：有腭裂畸形者，术后可导致开放性鼻音或鼻咽反流。

3. *手术方法* 腺样体扁桃体切除术是其他方面健康的 OSA 患儿或有明显 SDB 症状患儿的一线治疗方式。

术前检查同扁桃体手术，常与扁桃体手术一同进行。麻醉已和 10 年前大不一样，现在尽可能采用全身麻醉。局部麻醉下或无麻下的切除器法或刮匙法已很少采用，除非某些医疗条件差或偏远地区。它最大的缺点除对儿童心理的创伤外，术后出血并发症及残体率高。目前使用率最高的方法为以下两种。

(1)低温等离子辅助下腺样体切除术

①体位：首先要有正确的体位和良好的暴露。垫肩，头后仰，颈部下面不要悬空，垫软垫保护，防止颈椎损伤(图 31-3)。麻醉插管最好用钢丝麻醉插管，这样拉开开口器时不容易将麻醉插管压扁，麻醉插管用防水胶布固定于下颌正中，DAVIS 开口器的压舌板正中有压槽，正好容放麻醉插管，这样将麻醉插管和舌体正中拉开，左右均可很好暴露，由于中国人多为右利，即右手操作，因此，开口器的弓最好在左侧；反之，在右侧。否则，开口器的弓会影响等离子刀头够不着腺样体的最高点。开口器的压舌板长短、宽窄可选择，一定要暴露出扁桃体下级。

②入路：用 70 刀头，一般选 8 挡，凝血 4 挡，根据实际能量情况适当加或减 1 挡将腺样体由表及深，一点点切除，当使用等离子熟练后，可以直接在腺样体鼻咽筋膜间切开，将腺样体附着切断，腺样体如苹果断蒂般掉下，既节省刀头，又快，还可送病理。可经口，经鼻，可在 70°鼻内镜辅助下，也可在间接喉镜下手术。根据术者喜好和手术条件灵活掌握。

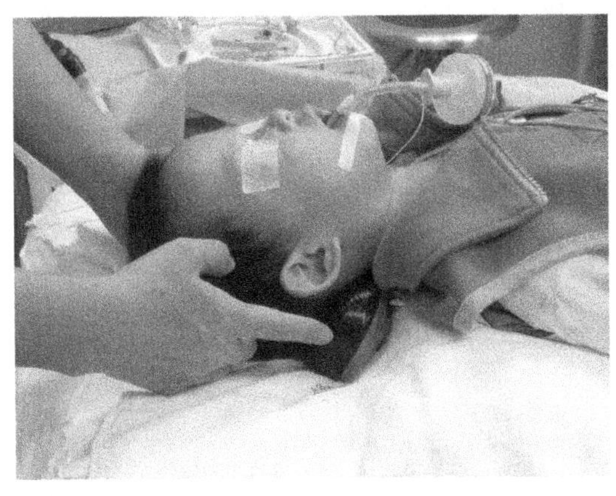

图 31-3 手术体位

③术中常见问题及处理：暴露不佳，无法切除鼻后孔上方组织：前面已述，发生此问题多是体位不正确，如没有垫肩，二是没有合适的开口器；术中刀头经常堵塞：操作不熟练；术中渗血：使用不熟练是最重要的原因。

④该术式优点及缺点：出血少，复发率低，并发症低，术后几乎无疼痛。缺点是需要较贵设备，特别是术者要经过培训和训练方能熟练使用。

⑤并发症及预防：主要的并发症是出血(原发和继发)和复发，少见的发生率有鼻咽部粘连、椎前淋巴结炎。传统腺样体刮除术和吸切器的术中平均出血 30～50ml，术后出血的发生率 2%～5%，复发率 2%～4%，等离子辅助下出血量约 5ml，术后出血发生率和术者手术技术有关，但总体小于 4%。减少出血率最有效的办法是提高术者的手术技巧和熟练程度。

(2)动力系统：全身麻醉后，置入 Davis 开口器，暴露方法同上。应用 70°鼻内镜经口腔在监视器下将弯头电动吸引切割器(一般是 40°反切)自鼻咽下缘开始切割，逐渐移至侧缘，再向中央切割并吸除腺样体，直至清晰显露咽鼓管圆枕、鼻中隔后缘、后鼻孔、下鼻甲后端为止。在切除前先确认咽鼓管圆枕等重要解剖标志，切除时注意切割的深度以及保护双侧圆枕。切除后纱布压迫创面止血，然后用专用的弯头电凝器止血，创面无出血后结束手术。若遇止血不佳者，可以后鼻孔膨胀海绵填塞，24h 后取出。

【术后并发症】

由于抗生素的可选种类及有效性较前明显增加，与感染有关的并发症明显较少。最常见的并发症仍是术后出血问题，由于儿童配合的困难，一旦出血，常需要在全身麻醉下处理，最常见的问题是误吸，以下几点能很好防止这一问题的发生。

1. 再次手术麻醉前，适当刺激咽腔，让患儿将胃内容物全部吐出，防止插管过程中胃内容物喷出误吸。

2. 正在出血时，不要立即进入全身麻醉，容易在面罩做呼吸时将血液挤入气管内，可先压迫，待出血暂时停止时再麻醉。

3. 止血手术完成后，插入胃管，吸出胃内容物，防止拔管后误吸。

（周成勇）

## 参考文献

[1] 黄选照，汪吉宝，孔维佳. 实用耳鼻咽喉科头颈外科学. 2 版. 北京：人民卫生出版社. 2009.

[2] James B. Snow Jr. P. Ashley Wackym. Ballenger's Otorhinolaryngology Head and Neck Surgery. 17th edition. People's Medical Publishing House 2 Enterprise Drive, Suite 509 Shelton, CT06484. ISBN 978-1-55009-337-7

[3] AAO-HNS Guidelines for Tonsillectomy in Children and Adolescents. Otolaryngology-Head and Neck Surgery, 2011, 144 (1) suppl：S1-S30.

# 第32章

# 咽 喉 炎

## 第一节 急性咽炎

急性咽炎(acute pharyngitis)是咽黏膜、黏膜下组织及其淋巴组织的急性炎症,常为上呼吸道感染的一部分。可单独发生,亦可继发于急性鼻炎,病变常波及整个咽腔。多发生于秋冬及冬春之交。

【病因】

1. 病毒感染　以柯萨奇病毒(Coxackie virus)、腺病毒、副流感病毒引起者多见,鼻病毒及流感病毒次之,病毒多通过飞沫和亲密接触而传染。

2. 细菌感染　以链球菌、葡萄球菌和肺炎双球菌为主,其中以A组乙型链球菌引起者症状较重。若细菌或细菌毒素进入血液,甚至发生远处器官的化脓性病变,称急性脓毒性咽炎(acute septic pharyngitis)。

3. 物理化学因素　如高温、粉尘、烟雾、刺激性气体等。

【病理】

咽黏膜充血,血管扩张及浆液渗出,使黏膜上皮及黏膜下水肿,并可有白细胞浸润。黏液腺分泌亢进,黏膜下淋巴组织受累,由于淋巴细胞的积聚,使淋巴滤泡肿大。如病情进一步发展,则可化脓,黏膜表面有白色点状渗出物。

【临床表现】

1. 症状　起病较急,初起时咽部干燥,灼热。继有咽痛,空咽时咽痛往往比进食时更加明显,疼痛可放射到耳部。全身情况一般较轻,严重者表现为发热、头痛、食欲不振和四肢酸痛等。一般病程在1周左右。

2. 体征　口咽呈急性弥漫性充血,腭弓、悬雍垂水肿,咽后壁淋巴滤泡和咽侧索红肿。细菌感染者,咽后壁淋巴滤泡中央可出现黄白色点状渗出物。颌下淋巴结肿大,且有压痛。

【诊断与鉴别诊断】

根据病史、症状及局部检查所见,诊断不难。为明确致病因素,可进行咽部细菌培养和呼吸道病毒抗体检查。应注意是否为急性传染病(如麻疹、流感、猩红热和百日咳等)的前驱症状或伴发症状,在儿童期尤为重要。此外,如在口腔、咽部、扁桃体出现假膜坏死,应行血液检查,以排除血液病。

【并发症】

可引起中耳炎、鼻窦炎、喉炎、气管支气管炎及肺炎。若致病菌及其毒素侵入血循环,则可引起急性肾炎、风湿热、败血症等全身并发症。

【治疗】

1. 感染较重,全身症状较明显者,应卧床休息,多饮水及进流质饮食,选用抗病毒药以及有抗病毒和抗菌作用的中药制剂,必要时加用抗生素。

2. 全身症状较轻或无,可采用局部治疗。复方硼砂溶液含漱,口服草珊瑚含片、碘含片及银黄含片等,每日4～6片。

3. 中医中药:祖国医学认为本病多为外感风热,宜疏风解表,清热解毒,用银翘散加减,并可选用六神丸等。

## 第二节　慢性咽炎

慢性咽炎(chronic pharyngitis)为咽部黏膜、黏膜下及淋巴组织的慢性炎症。本病多见于成年人,病程长,症状顽固,不易治愈。

【病因】

1. 局部因素

(1)急性咽炎反复发作转为慢性。

(2)慢性鼻-鼻窦炎、鼻咽炎、咽囊炎等可因其炎性分泌物经后鼻孔至咽后壁刺激黏膜,亦可因其使患者长期张口呼吸,引起黏膜过度干燥而导致慢性咽炎。

(3)长期刺激性食物、烟酒过度,或受粉尘、有害气体的刺激,均可引起本病。

(4)职业因素(教师、歌唱者、商贩等)及体质因素亦可引起本病。

2. 全身因素　多种慢性病如贫血、消化不良、胃食管反流性疾病、心血管疾病、慢性下呼吸道炎症、肝肾疾病等都可引发本病。另外,内分泌紊乱、自主神经失调、维生素缺乏以及免疫功能紊乱等均与本病有关。

【病理】

可分三类:

1. 慢性单纯性咽炎(simple catarrhal pharyngitis)　咽黏膜层慢性充血,黏膜下结缔组织及淋巴组织增生,黏液腺肥大,分泌亢进。

2. 慢性肥厚性咽炎(hypertrophic pharyngitis)　黏膜慢性充血、肥厚,黏膜下有广泛的结缔组织及淋巴组织增生,形成咽后壁颗粒状的隆起。若咽侧索淋巴组织增生,则该处呈条索状增厚。

3. 慢性萎缩性咽炎(atrophic pharyngitis)　咽部腺体和黏膜萎缩。

【临床表现】

1. 症状　咽部可有各种不适感,如异物感、灼热感、干燥感、痒感、刺激感和轻微的疼痛等。由于咽后壁常有较黏稠的分泌物刺激,常在晨起时出现较频繁的刺激性咳嗽,严重时可引起作呕,咳嗽时常无分泌物咳出。上述症状在用嗓过度、受凉或疲劳时加重。全身症状一般均不明显。

2. 体征

(1)慢性单纯性咽炎:黏膜弥漫性充血,血管扩张,呈暗红色,咽后壁常有少许黏稠分泌物附着。

(2)慢性肥厚性咽炎:黏膜肥厚,弥漫充血。咽后壁有较多颗粒状隆起的淋巴滤泡,可散在分布或融合成块。咽侧索也有充血肥厚。

(3)慢性萎缩性咽炎:咽黏膜干燥,萎缩变薄,色苍白且发亮,咽后壁黏膜上常由黏稠的黏液或有臭味的黄褐色痂皮。

【诊断与鉴别诊断】

1. 诊断　根据病史及检查所见本病诊断不难,但应排除鼻、咽、喉、食管和颈部的隐匿性病变,这些部位的早期恶性病变仅有与慢性咽炎相似的症状,因此应详细询问病史、做全面仔细的检查(特别是内镜检查),以免误诊。

2. 鉴别诊断

(1)腭扁桃体生理性肥大:多见于小儿和青少年。腭扁桃体大而光滑,腭扁桃体隐窝口清洁,无分泌物潴留,与周围组织无粘连,触之柔软,无反复炎症发作病史,可有家族史。

(2)茎突过长综合征:起病缓慢,病史长短不一,常有扁桃体区、舌根区疼痛,常为单侧,多不剧烈,可放射到耳部或颈部,吞咽时加重。咽异物感或梗阻感较为常见,多为一侧,吞咽时更为明显,有时在讲话、转头或夜间加重。X线或CT可发现过长的茎突,咽部触诊可触及索条状物。

【治疗】

1. 去除病因　戒除烟酒、改善工作和生活环境(避免粉尘及有害气体等)、积极治疗鼻-鼻窦和鼻咽部慢性炎症、治疗全身性疾病以增强抵抗力,对本病的防治甚为重要。

2. 中医中药　中医认为慢性咽炎系阴虚火旺,虚火上扰,以致咽喉失养。治宜滋阴降火,用增液汤加减。亦可用双花、麦冬适量,加胖大海二枚,用开水泡代茶饮之。

3. 局部疗法

(1)慢性单纯性咽炎:常用复方硼砂溶液(Dobell solution)或含服喉片,如碘喉片、银黄喉片及服用金嗓利咽丸等。

(2)慢性肥厚性咽炎:除了用上述方法处理外,还需对咽后壁淋巴滤泡进行处理,可用化学药物如10%硝酸银溶液烧灼肥大的淋巴滤泡,也可用冷冻或激光治疗。但处理范围以点状烧灼为主,不宜过大过深,以防日后咽部干燥、咽黏膜瘢痕或萎缩。

## 第三节 喉的急性炎症性疾病

喉的急性炎症性疾病是指与喉的特殊感染相对应，主要局限于喉黏膜和黏膜下组织的急性炎症性疾病。

急性会厌炎(acute epiglottitis)是一起病突然，发展迅速，容易造成上呼吸道梗阻的疾病，可分急性感染性会厌炎和急性变态反应性会厌炎两类。

### 一、急性感染性会厌炎

急性感染性会厌炎(acute infective epiglottitis)为一以会厌为主的声门上区喉黏膜急性非特异性炎症。Woo(1994)利用纤维声带镜观察，炎症不仅累及会厌，同时或多或少地波及声门上区各结构，因此称为"急性声门上喉炎"。早春、秋末发病者多见。

【病因】

1. 细菌或病毒感染　以β型嗜血流感杆菌最多。身体抵抗力降低、喉部创伤、年老体弱者均易感染细菌而发病。其他常见的致病菌有金黄色葡萄球菌、链球菌、肺炎双球菌、奈瑟卡他球菌、类白喉杆菌等，也可与病毒混合感染。

2. 创伤、异物、刺激性食物、有害气体、放射线损伤等　都可引起声门上黏膜的炎性病变。

3. 邻近病灶蔓延　如急性扁桃体炎、咽炎、鼻炎等蔓延而侵及声门上黏膜。亦可继发于急性传染病后。

【病理】

声门上区如会厌舌面与侧缘、杓会厌皱襞、声门下区等黏膜下结缔组织较疏松，炎症常从此处开始，引起会厌高度的充血肿胀，有时可增厚至正常的6～10倍。因声带黏膜附着声带黏膜下层较紧，故黏膜下水肿常以声带为界，声门上区炎症一般不会向声门下扩展。

病理组织学的改变可分3型：

1. 急性卡他型　黏膜弥漫性充血、水肿，有单核及多形核细胞浸润，会厌舌面之黏膜较松弛，肿胀更明显。

2. 急性水肿型　会厌显著肿大如圆球状，间质水肿，炎性细胞浸润增加，局部可形成脓肿。

3. 急性溃疡型　较少见，病情发展迅速而严重，病菌常侵及黏膜下层及腺体组织，可发生化脓、溃疡。血管壁如被侵蚀，可引起糜烂出血。

【临床表现】

1. 症状　多数病人入睡时正常，半夜突感咽喉疼痛或呼吸困难而惊醒。畏寒、发热：成人在发病前可出现畏寒发热，多数病人体温在37.5～39.5℃。病人烦躁不安，精神萎靡不振，全身乏力。发热程度与致病菌的种类有关，如为混合感染，体温大多较高。幼儿饮水时呛咳、呕吐。咽喉疼痛：为其主要症状，吞咽时疼痛加剧。吞咽困难：吞咽动作或食团直接刺激会厌，导致咽喉疼痛，口涎外流，拒食。疼痛时可放射至下颌、颈、耳或背部。呼吸困难：因会厌黏膜肿胀向后下移位，同时杓状软骨、杓会厌皱襞等处黏膜也水肿，使喉入口明显缩小，阻塞声门而出现吸气性呼吸困难。如病情继续恶化，可在4～6h内突然因喉部黏痰阻塞而发生窒息。病人虽有呼吸困难，但发音多正常，有的声音低沉、似口中含物，很少发生嘶哑。

2. 体征

(1)咽部检查：由于幼儿咽短、会厌位置较高，张大口时稍一恶心，约30%可见红肿的会厌。压舌根检查时宜轻巧，尽量避免引起恶心，以免加重呼吸困难而发生窒息。切勿用力过猛，以免引起迷走神经反射发生心跳停止。卧位检查偶可引起暂时窒息。

(2)间接喉镜检查：可见会厌舌面弥漫性充血肿胀，重者如球形，如有脓肿形成，常于会厌舌面的一侧肿胀，急性充血，表面出现黄色脓点。

3. 辅助检查

(1)纤维喉镜或电子喉镜检查：一般可以看到会厌及杓状软骨，检查时应注意吸痰，吸氧，减少刺激。最好在有立即建立人工气道的条件下进行，以防意外。

(2)影像学检查：必要时可行影像学检查，CT扫描和MRI可显示会厌等声门上结构肿胀，喉咽腔阴影缩小，界线清楚，喉前庭如漏斗状缩小，会厌谷闭塞。CT扫描和MRI检查还有助于识别脓腔。

【诊断与鉴别诊断】

1. 诊断　对急性喉痛、吞咽时疼痛加重，口咽部检查无特殊病变，或口咽部虽有炎症但不足以解释其症状者，应考虑到急性会厌炎，应做间接喉镜检查。咽痛和吞咽困难是成人急性会厌炎最常见的症状，呼吸困难、喘鸣、声嘶和流涎在重症病人中出现。呼吸道梗阻主要见于速发型，在病程早期出现，一般在起病后8h内。由于危及生命，早期诊断十分重要。此病易与其他急性上呼吸道疾病混淆，必须与以下疾病鉴别。

2. 鉴别诊断

(1)急性喉气管支气管炎：多见于3岁以内的婴幼儿，常有哮吼性干咳、喘鸣、声嘶及吸气性呼吸困难。检查可见鼻腔、咽部和声带黏膜充血，声门下及气管黏膜亦显著充血肿胀，会厌无充血肿胀。

(2)会厌囊肿：发病缓慢，无急性喉痛，无全身症状。检查会厌无炎症或水肿表现，多见于会厌舌面。会厌囊肿合并感染时，局部有脓囊肿表现，宜切开排脓治疗。

3. 病情评估　门诊检查应首先注意会厌红肿程度、声重者应急诊收入住院治疗，床旁备置气管切开包。有下述情况者，应考虑行气管切开术：

(1)起病急骤，进展迅速，且有Ⅱ度以上吸气性呼吸困难者。

(2)病情严重，咽喉部分泌物多，有吞咽功能障碍者。

(3)会厌或杓状软骨处黏膜高度充血肿胀，经抗炎给氧等治疗，病情未见好转者。

(4)年老体弱、咳嗽功能差者。

出现烦躁不安、发绀、三凹征、肺呼吸音消失，发生昏厥、休克等严重并发症者应立即进行紧急气管切开术。

【治疗】

成人急性会厌炎较危险，可迅速发生致命性上呼吸道梗阻。应取半坐位或侧卧位。必要时行气管切开或气管插管。治疗以抗感染及保持呼吸道通畅为原则。门诊检查应首先注意会厌红肿程度、声重者应急诊收入住院治疗，床旁备置气管切开包。

1. 控制感染

(1)足量使用强有力抗生素和糖皮质激素：因其致病菌常为β型嗜血流感杆菌、葡萄球菌、链球菌等，故首选头孢类抗生素。地塞米松肌注或静脉注射，剂量可达0.3mg/(kg·d)。

(2)局部用药：目的是保持气道湿润、稀化痰液及消炎。常用的药物有：①庆大霉素16万单位，地塞米松5mg；②普米克令舒0.5mg。可采用以上两者的一种组合加蒸馏水至10ml，用氧气、超声雾化吸入，每日2～3次。

(3)切开排脓：如会厌舌面脓肿形成，或脓肿虽已破裂仍引流不畅时，可在吸氧，保持气道通畅(如喉插管、气管切开)下，用喉刀将脓肿壁切开，并迅速吸出脓液，避免流入声门下。如估计脓液很多，可先用空针抽吸出大部分再切开。体位多采用仰卧，垂头位，肩下垫一枕垫，或由助手抱头。不能合作者应用全身麻醉。

2. 保持呼吸道通畅　建立人工气道(环甲膜切开、气管切开)是保证病人呼吸道通畅的重要方法，应针对不同病人选择不同方法。

3. 其他　保持水电解质酸碱平衡，注意口腔卫生，防止继发感染，鼓励进流质饮食，补充营养。

4. 注意防治负压性肺水肿　氨茶碱解痉、毛花苷C强心、呋塞米利尿等治疗。

## 二、急性变态反应性会厌炎

【病因与发病机制】

急性变态反应性会厌炎(acute allergicepiglottitis)属Ⅰ型变态反应，抗原多为药物、血清、生物制品或食物。药物中以青霉素最多见，阿司匹林、碘或其他药物次之；食物中以虾、蟹或其他海鲜多见，个别人对其他食物亦有过敏。多发生于成年人，常反复发作。

【病理】

会厌、杓会厌襞，甚至杓状软骨等处的黏膜及黏膜下组织均高度水肿，有时呈水泡状，黏膜苍白增厚。

【临床表现】

症状与体征：发病急，常在用药0.5h或进食2～3h内发病，进展快。主要症状是喉咽部堵塞感和说话含混不清，但声音无改变。无畏寒发热、呼吸困难，亦无疼痛或压痛，全身检查多正常。间接喉镜和纤维或电子喉镜检查可见会厌明显肿胀。本病虽然症状不很明显，但危险性很大，有时在咳嗽或深吸气后，甚至病人更换体位时，水肿组织嵌入声门，突然发生窒息，抢救不及时可致死亡。

【检查与诊断】

检查可见会厌水肿明显，有的成圆球状，颜色苍白。杓会厌襞以及杓状软骨处亦多呈明显水肿肿胀。声带及声门下组织可无改变。诊断不难。

【治疗】

首先进行抗过敏治疗，成人皮下注射0.1%肾上腺素0.1～0.2ml，同时肌内注射或静脉滴注氢化可的松 100mg 或地塞米松 10mg。会厌及杓会厌襞水肿非常严重者，应立即在水肿明显处切开1～3 刀，减轻水肿程度。治疗中及治疗后应密切观察。1h 后，若堵塞症状不减轻或水肿仍很明显，可考虑作预防性气管切开术。因声门被四周水肿组织堵塞而较难找到，可用喉插管使气道通畅，也可选择紧急气管切开术或环甲膜切开术，如窒息应同时进行人工呼吸。

【预防与预后】

采用嗜血流感杆菌结合菌苗接种可有效地预防婴幼儿急性会厌炎及其他嗜血流感杆菌感染疾病（脑膜炎、肺炎等）。预后与病人的抵抗力、感染细菌的种类及治疗方法密切相关。如能及时诊断、治疗，一般预后良好。

## 第四节 喉慢性非特异性炎症

慢性喉炎（chronic laryngitis）是指喉部黏膜的非特异性病菌感染所引起的慢性炎症。本病是最常见的喉科疾病之一，主要表现为双侧声带黏膜炎性病变。

近年随着人们沟通和语言交流的增多等因素，发病率有增加趋势。根据病变程度、特性的不同，一般可分为慢性单纯性喉炎（chronic simple laryngitis）、慢性萎缩性喉炎（chronic atrophic laryngitis）和慢性增生性喉炎（chronichyperplastic laryngitis）等。

### 一、慢性单纯性喉炎

慢性单纯性喉炎（chronic simple laryngitis），是一主要发生在喉黏膜的慢性非特异性炎性病变，可累及黏膜下组织，临床常见，多发于成人。

【病因】

1. 鼻-鼻窦炎、慢性扁桃体炎、慢性咽炎等邻近部位炎症直接向喉部蔓延或脓性分泌物的刺激。

2. 鼻腔阻塞，经口呼吸，使咽喉黏膜血管扩张、喉肌紧张疲劳产生炎症。

3. 有害气体（如氯气、氨、二氧化硫等）及烟、酒、灰尘等长期刺激。

4. 胃食管咽反流及幽门螺旋菌感染：有作者认为胃食管咽反流是慢性喉炎的基本病因，尤其是在小儿。

5. 用嗓过多或发音不当。

6. 全身性疾病患如糖尿病、肝硬化等使全身抵抗力下降或影响喉部。

【病理】

喉黏膜血管扩张，炎细胞浸润，黏膜下可发生血液积聚。上皮及固有层水肿及以单核细胞为主的炎性渗出。继而黏膜肥厚，腺体肥大。

【临床表现】

1. 症状　不同程度的声嘶为其主要症状，初为间歇性，逐渐加重成为持续性，如累及环杓关节，则在晨起或声带休息较久后声嘶反而显著，但失声者甚少。喉部微痛及紧缩感、异物感等，常做干咳以缓解喉部不适。

2. 体征　可见喉黏膜弥漫性充血，两侧对称。声带失去原有的珠白色而呈浅红色。黏膜表面可见有稠厚黏液，常在声门间形成黏液丝。杓间区黏膜充血增厚，在发音时声带软弱，振动不协调，两侧声带闭合不好。

【辅助检查】

根据病变的轻重不同，电声门图和动态喉镜检查可出现相应的改变：电声门图（electroglottography，EGG）在声带病变较轻时可保持基本波形，声带慢性充血时可见闭相延长开相缩短。动态喉镜（Strobolaryngoscope）又称喉闪光镜或频闪喉观察仪，在声带水肿时振幅、黏膜波、振动关闭相可增强，对称性和周期性不定。

【诊断与鉴别诊断】

根据上述症状及体征可作出诊断，但应考虑鼻、咽、肺部及全身情况，查出病因。对声嘶持续时间较长者，应与喉结核、早期喉癌等鉴别，电视纤维、电子喉镜检查或活检。

【治疗】

1. 病因治疗：积极治疗鼻-鼻窦炎、咽炎、肺部及全身疾病，对发音不当者，可进行发音训练。

2. 局部使用抗炎药物。

3. 改变不良的生活习惯，去除刺激因素，包括戒除烟酒、声休。

4. 氧气或超声雾化吸入，必要时加用抗生素和地塞米松或普米克令舒等雾化。

5. 理疗：直流电药物离子（碘离子）导入或音频电疗、超短波、直流电或特定电磁波（TDP）等治疗。

6. 发声矫治：包括有声练习和发声练习等，不少国家具有专业语言矫治师、言语疾病学家进行矫治。

7. 抗反流治疗 Hanson 等(2000)认为大约20%具有慢性喉炎症状的病人需长期应用氢离子泵抑制剂。有胃食管咽反流者,成人予:①西咪替丁 0.8g/d,静脉滴注;②奥美拉唑 20mg、睡前服用;③西沙必利 5～10mg,3/d。剂量可酌情增减。

【预防】

1. 锻炼身体,增强体质,提高对外界气候的适应能力。

2. 积极治疗全身疾病。

3. 注意休息,当黏膜发生炎性反应后,应严格禁声,避免演变为慢性。

## 二、慢性萎缩性喉炎

慢性萎缩性喉炎(chronic atrophic laryngitis)亦名干性喉炎或臭喉症(ozena of the larynx),因喉黏膜及黏液腺萎缩,分泌减少所致。中老年女性多见,经常暴露于多粉尘空气中者更为严重。

【病因】

分为原发性和继发性两种。原发性者目前病因仍不十分清楚,多数学者认为是全身疾病的局部表现,可能与内分泌紊乱、自主神经功能失调、维生素及微量元素缺乏或不平衡有关。

【病理】

喉黏膜及黏膜下层纤维变性,黏膜上皮化生,柱状纤毛上皮渐变为复层鳞状上皮,腺体萎缩,分泌减少,加之喉黏膜已无纤毛活动,故分泌液停滞于喉部,经呼吸空气蒸发,可变为脓痂。除去痂皮后可见深红色黏膜,失去固有光泽。可有浅表的糜烂或溃疡。病变向深层发展可引起喉内肌萎缩。炎症向下发展可延及气管。

【临床表现】

1. 症状　喉部有干燥不适,异物感,胀痛,声嘶,因夜间有脓痂存留,常于晨起时较重。阵发性咳嗽为其主要症状。分泌物黏稠、结痂是引起阵发性咳嗽的原因,常咳出痂皮或稠痰方停止咳嗽,咳出的痂皮可带血丝,有臭气。咳出脓痂后声嘶稍有改善,但常使喉痛加剧。

2. 体征　喉黏膜慢性充血、发干,喉腔增宽,黄绿色脓痂常覆于声带后端、杓间区及喉室带等处,去除后可见喉黏膜呈深红色,干燥发亮如涂蜡状。如喉内肌萎缩,声带变薄、松弛无力,发音时两侧闭合不全,故发声漏气,声音沙哑,说话费力。少数患者气管上端亦显相同病变。继发于萎缩性鼻炎、咽炎者可见鼻腔、咽腔增宽,黏膜干燥。也可进一步用纤维喉镜或电子喉镜观察。电声门图多表现为闭相缩短或无闭相,波峰变矮。

【诊断】

根据以上特点,常易诊断,但应积极寻找病因,进行病因治疗。

【治疗】

一般治疗可予碘化钾 30mg,3/d 口服,刺激喉黏液分泌,减轻喉部干燥。蒸气雾化或用含有芳香油的药物,口服维生素 A、维生素 D、维生素 E、维生素 $B_2$ 等。有痂皮贴附时可在喉镜下湿化后取出。

## 三、慢性增生性喉炎

【定义】

慢性增生性喉炎(chronic hyperplastic laryngitis),为喉黏膜一种慢性炎性增生性疾病。

【病因】

病因与慢性单纯性喉炎相同,多由慢性单纯性喉炎病变发展。有人认为慢性喉炎,尤其是增生性喉炎可能与 EB 病毒、单纯疱疹病毒(HSV)和肺炎支原体的感染有关。黏膜上皮不同程度增生或鳞状化生、角化,黏膜下淋巴细胞和浆细胞浸润,喉黏膜明显增厚,纤维组织增生、玻璃样变性导致以细胞增生为主的非炎性病变。增生性改变可为弥漫性或局限性。

【临床表现】

1. 症状　症状同慢性喉炎,但声嘶较重而咳嗽较轻,急性或亚急性发作时喉痛明显。

2. 体征　声带充血,边缘圆厚,表面粗糙不平,可呈结节状或息肉样。如病变发展至声门下区,两侧声带后端靠拢受阻而出现裂隙。室带亦常肥厚,粗糙不平,有时轻压于声带上,掩蔽声带。

【辅助检查】

电声门图多表现为闭相延长,开相缩短。喉动态镜观察可见对称性和周期性差,严重者振幅和黏膜波消失,声带闭合差。

【诊断与鉴别诊断】

根据以上症状和体征,一般诊断不难,但应与喉癌、梅毒、结核等鉴别。肿瘤常局限于一侧声带,可经活检证实;梅毒较难区别,如有会厌增厚、缺损或结痂,并有其他器官梅毒;喉结核的病变常在杓间区,黏膜常呈贫血现象,多有浅表溃疡和肺结核。经 1%亚甲蓝声带黏膜染色后接触内镜能清楚地观察到声带表层细胞的形状、异型核、核浆比及细胞排列等情况，动态全程观察浅层细胞变化，有助于鉴别诊断。

【治疗】

治疗原则同慢性喉炎。对声带过度增生的组织早期可加用直流电药物离子（碘离子）导入或音频电疗，局部理疗有助于改善血液循环，消炎，软化消散增生组织。重者可在手术显微镜下手术或激光烧灼、冷冻治疗，切除肥厚部分的黏膜组织，但注意勿损伤声带肌。杓间隙的肥厚组织可涂用腐蚀剂（硝酸银等）。此外，尚有一类较特殊的反流性喉炎（reflux laryngitis），是因食管下端括约肌短暂松弛，导致含有胃酸的胃液向食管反流达到喉部所致，可能与胃酸的直接刺激和通过迷走神经反射引起慢性咳嗽有关。临床表现有声嘶，持续干咳，喉部压力降低感，胸骨后烧灼感等。检查可见喉腔后部黏膜红斑或白斑状改变，重者可见声带溃疡或息肉。治疗可用质子泵抑制剂、抗胃酸药如氢氧化铝，以及局部消炎、促进溃疡愈合、摘除息肉等。

（肖旭平　苗刚勇）

## 参考文献


[1] 孔维佳. 耳鼻咽喉头颈外科学. 北京：人民卫生出版社，2005：334-360.

[2] Bruce M, Wenig MD. Atlas of Head and Neck Pathology, 2007：126-138.

[3] AltmanKW, Simpson CB, Amin MR, et al. Cough and paradoxical vocal fold motion. Otolaryngol Heat Neck Surg, 2002, 127：501-511.

[4] Johnston N, Bulmer D, Gill GA, et al. Cell biology of laryngrel epithelial defensens in health and disease：further studies. Ann Otol Rhinol Laryngol, 2003, 112：481-491.

[5] Koufman JA, Amin MR, Panetti M. Prevalence of reflux in 113 consecutive patiense with laryngeal and voice dissorders. Otolaryngol Head Neck Surg, 2000, 123：385-388.

[6] Steward DL, Wilson KM, Kell DH, et al. Proton Pump inhibitor therapy for chronic laryngo-pharyngitis：A randomozed placebo-control triol. Otolaryngol Head Neck Surg, 2004, 131：342-350.

[7] Cressman WR, Meyer CM. Diagnosis and management of croup and epiglottitis. Pediatr Clin North Am, 1994, 41：100；455-457.

[8] Mcnamara MJ, Pierce WE, Crawford YE, Miller IF, Palterns of adenovirus infection an the repiratory disease of naval recruite, A longitudunal study of two companies of naval recruite. AM REV Respir DIS, 1962, 86：485-497.

[9] D'Angelo AJ, Zwillenber S, Olezsyk, et al. Aduit supraglottis due to herpes simplex virus, J Octalaryngol, 1990, 19：179-181.

[10] Harney M, Hone S, Timom C, Donnelly M. Laryngeal tuberculosis：An important diagnosis. J Laryngol Otol, 2000, 114：878-880.

[11] Chandra J, Zhou G, Ghannnoum MA. Fungal biofilms and antimycotics. Curr Drug Targets, 2005, 6：887-894.

# 第33章

## 先天性甲状舌管囊肿及瘘管

先天性甲状舌管囊肿及瘘管(congenital thyroglossal cyst and fistula)是颈部最常见的一种先天性畸形。因其发生于舌盲孔至胸骨上切迹之间的颈中线上，故又称先天颈中线囊肿和瘘管。囊肿是在甲状腺发生过程中甲状舌管未退化闭锁或未完全退化而形成的，如囊肿感染后行切开引流或自行破溃，则形成不易愈合的瘘管。

【流行病学】

约占所有颈部良性病变的70%。本病属先天性异常，约1/3出生即被发现，但多于青少年期发病；少数囊肿无感染或增大缓慢，至中老年才发觉。囊肿较瘘管多见。少数病例可癌变。

【胚胎发生学及病因学】

甲状舌管囊肿是甲状腺发育过程中产生的畸形，随着位于舌根部结节下方的甲状腺始基的下降，甲状舌管随同垂直向下延伸。甲状腺始基通常在妊娠7周末到达最终位置，甲状舌管在胚胎第6周时开始退化，第8周完全消失。若该管道在胚胎第10周后持续存在，则产生甲状舌管囊肿或瘘管。因此，甲状舌管与舌根部、舌骨及甲状腺关系密切。甲状舌管囊肿可发生在舌盲孔至胸骨柄上缘间任何部位，多数在舌骨下方颈前中线附近，通常发生在以下四个部位：甲舌区(60%)、舌骨上区(25%)、胸骨上区(13%)及舌根(2%)。

但应注意，甲状舌管囊肿并不是以单管形式直接开口于舌盲孔。文献报道其三维立体结构研究证明：囊肿或其瘘管网状分枝在舌骨下向头端延伸，在舌骨水平形成多个相互沟通具有分泌功能网状分枝，外形似头盖状，这些头盖状分枝可在舌骨前、后或贯穿舌骨，然后汇成单管离开舌骨向头侧延伸，并在舌盲孔附近再次形成多个相互沟通、具有分泌功能的网状分枝，以一单管或多孔走向舌盲孔。

【病理】

甲状舌管囊肿多有完整的包膜，囊壁为纤维组织包绕而形成，囊壁较薄，囊内壁可衬有假复层纤毛柱状上皮、扁平上皮、复层鳞状上皮等上皮细胞，上皮内有丰富的淋巴组织，合并感染者可有炎性细胞，囊内容物多为清亮、稀薄液体，偶可呈黏液样或胶冻样物质，其内含有蛋白质和(或)胆固醇等。有时其内可见甲状腺组织；在舌骨中部及其骨膜内，常有不规则、覆有上皮的管束。

【临床表现】

1. 甲状舌管囊肿　常无明显症状。

发生于甲舌区、胸骨上区、舌骨上区的甲状舌管囊肿，其临床表现一般为颈前区中线皮下囊性肿块，质韧而有弹性，边界清，与皮肤无粘连，可随吞咽上下移动，有的在伸舌时可在囊肿上方触及硬条索状物。穿刺抽吸时多可抽出黄色液体。发展缓慢，不感染时无痛，感染时囊肿可迅速增大，感染控制后又可迅速缩小，伴局部疼痛及压痛，很少形成颈深部脓肿。

发生于舌根的甲状舌管囊肿多表现为咽部异物不适感或吞咽不畅，若囊肿较大可压迫会厌引起说话含混音，似口中含物；若向喉内扩展，可引起声音嘶哑、吞咽困难、发音困难、呼吸困难。囊肿发生感染，可引起咽部疼痛不适。若囊肿较小，患者可无明显临床症状，在查体时偶然发现，可伴或不伴有颈前肿块。

2. 甲状舌管瘘管　分完全性和不完全性两种。前者多见。

完全性瘘管外口多位于舌根与胸骨上切迹之间的颈中线上或稍偏向一侧，吞咽、挤压时可有分泌物外溢，继发感染时有脓液溢出，瘘口周围红肿。瘘管内口为舌盲孔。不完全瘘管则仅有一侧瘘口。查体有时可触及条索状物向颈部上方走行。

【辅助检查】

1. B 超　甲状舌骨囊肿的超声声像图特征主要是位于颈前舌骨与甲状腺间的囊性肿块，与舌骨粘连或紧贴，吞咽时肿物可内缩入口底，形态一般比较规则，呈圆形或者椭圆，边界清晰，有完整包膜。甲状舌骨囊肿内部声像图特征为常见为无回声及低回声，少见混合回声或者高回声。合并囊肿感染发作时，可明显肿大，内回声增多，可见光点漂浮，少数可出现类实质性肿物回声；合并瘘管形成时，可探及条索状结构与囊肿或舌骨相连。

2. CT　对了解甲状舌管囊肿的部位、形态、大小、密度，与周围组织结构（如舌骨、甲状软骨、喉等）的关系以及判断有无感染、恶变有重大意义。可准确指导外科手术，并可作术后随访观察有无复发。影像表现：病变位于舌盲孔与甲状腺之间，多分布在舌骨上下；圆形或扁圆形液性密度影像，壁多光整，合并感染时壁可毛糙；形成瘘时形态多不规则；增强扫描病变多无强化，合并感染时囊壁明显强化。若囊肿较大，邻近结构（如喉部）可受压移位变形。

3. MRI　多表现为颈前正中自舌盲孔至胸骨切迹之间任何部位的囊性占位。当囊内液体呈清亮、稀薄液体物质时，常呈典型近圆形长 $T_1$ 和长 $T_2$ 影，其内信号常均匀，壁较薄，偶可见分隔。当囊内容物多为黏液样或胶冻样物质时，$T_1$WI 可呈稍高或高信号，$T_2$WI 可呈等、稍高或高信号影。当合并感染时囊壁可毛糙增厚，$T_1$WI 示囊内常呈等稍高或等信号，$T_2$WI 呈稍高或高信号影。

4. 甲状腺同位素扫描　对排除异位甲状腺很有帮助。若经 B 超、CT 等检查在正常甲状腺区域未发现甲状腺者，必须行同位素扫描来除外异位甲状腺。

【诊断及鉴别诊断】

依据病史、临床表现、B 超、CT、MRI、甲状腺同位素扫描等检查可作出诊断。但尚需与以下疾病进行鉴别诊断。

1. 异位甲状腺　一般位于舌根部，与周围组织无粘连，少数位于喉前正中者易误诊为甲状舌骨囊肿。异位甲状腺质地较韧，可随吞咽上下移动，但不随伸舌而移动。超声的诊断价值较大，正常甲状腺区域无甲状腺组织，而颈前肿物回声不均匀，其内血流丰富等征象具有辅助诊断意义。在诊断困难时，穿刺也有助于判断肿块的性质，术中肿块为暗紫色是甲状腺组织的特殊征象，其表面常可见明显的滋养血管走行。甲状腺核素扫描可明确诊断。

2. 鳃裂囊肿及瘘管　发病原因为发育过程中鳃裂和鳃弓融合未完全，尤以第二鳃裂囊肿最为常见，好发于一侧颈部，位于下颌角后方，下颌下腺和胸锁乳突肌前缘之间，外口多位于颈侧胸锁乳突肌前缘中下 1/3 交界处。但不随吞咽动作而活动。

3. 皮样囊肿、皮脂腺囊肿　位置较表浅，多与皮肤粘连，不随吞咽及伸舌活动。

4. 颏下淋巴结炎　肿块一般位于颏部、下颌骨下缘的后方，位置较高，质地较硬，不随吞咽及伸舌运动，有时可在口腔或下唇找到感染病灶，细胞穿刺有助于鉴别。

5. 颈部结核　若无典型结核病史，尚有肿块发生于颈前正中，随吞咽上下活动等特点时，导致误诊为甲舌囊肿行手术切除，形成结核瘘口久治难愈。因此对病程较短的颈部肿块怀疑结核者，可行结核杆菌特殊培养、胸片、血沉检查、PPD 试验及 PCR 等检查。

6. 喉囊肿　虽然报道不多，但甲舌囊肿确实可以位于喉内，引起声嘶等临床症状。纤维喉镜检查类似于喉囊肿。若误诊为喉囊肿而仅行喉内切除，则易造成复发。术前 CT 检查有助于明确病变范围，确诊需依靠术后病理。

7. 甲状腺癌　部分发生于甲状腺锥体叶的甲状腺癌表现为典型的甲舌囊肿。术中通常可发现肿物与甲状腺组织相连，常由术后病理证实，应予以注意。

此外，尚需与淋巴管瘤等鉴别。

【治疗】

甲状舌管囊肿与瘘有效的根治方法是将囊肿或瘘管完整切除。对于小儿舌根甲状舌管囊肿导致呼吸困难者，可行穿刺抽液解除气道梗阻，然后尽早手术治疗。对于急性感染者，一般可抗生素治疗 2～3 周，待炎症消退后再手术。儿童一律采用全身麻醉，成人可用局部麻醉。若术前曾有感染，可能有粘连者，最好采用全身麻醉。

1. 手术治疗　手术方式经历了三个发展阶段。最初是单纯囊肿切除，但极易复发，文献报道其复发率可高达 50%；以后又发现病变与舌骨相连，于是发展到切除囊肿和舌骨中部的一部分；后来 Sistrunk 提出扩大手术范围，即切除囊肿和舌骨中段外，还要把囊肿在舌基部的轴心组织及舌骨以上的瘘管一并切除，自此使复发率降至 3%～4%。目前多数学者主张采用Sistrunk术式。

常规的Sistrunk术式切除范围包括：切除甲状舌管囊肿、瘘道、舌骨中段和舌骨上肌群内的瘘道组织至舌盲孔，已成为手术治疗先天性甲状舌管囊肿及瘘管的金标准。对于术中是否使用亚甲蓝，目前说法不一，术中美蓝染色可显示瘘管走行分支情况，但因囊肿壁薄，有外漏后污染术野的可能。

对于局限于舌骨平面以上，囊肿主体位于口内的甲舌囊肿，近年开展了经口$CO_2$激光或低温等离子射频甲舌囊肿切除术，手术要点是切除囊肿、舌骨上瘘管及瘘管周围舌根组织。适应证的选择，良好的术野显露和囊肿及瘘管的完整切除是手术治愈和减少复发的关键。

2. 复发性甲舌囊肿及瘘管的处理

国内外文献分析先天性甲状舌管囊肿及瘘管术后复发原因有：①瘘管呈多分支树枝状，切除不彻底，或术中牵拉力过大，使瘘管断裂残留。②术中剖开囊壁切除瘘管，致囊壁上皮残留而复发。③术前局部炎症未控制，手术时机选择不当。④单纯切除囊肿及瘘管，未切除舌骨中段。⑤甲状舌骨囊肿发生于舌根时易误诊为舌根囊肿而仅行经口囊肿切除，未切除与之相连的瘘管。故当舌根部囊肿复发时，应高度怀疑甲状舌管囊肿的可能性，避免不适当的口内术式，减少复发的机会。⑥反复多次手术、反复感染及颈部瘢痕广泛粘连致术中囊肿或瘘管辨认不清、彻底切除困难。

目前认为：瘘管、小分支未能摘尽和术前未控制感染是主要原因。常规Sistrunk术式中务必切除舌骨中段和舌骨上肌群内的瘘管组织（包括切除头盖状分枝及舌骨上瘘管及周围组织1cm达舌盲孔）是避免复发的重要步骤。对于甲状舌管囊肿和瘘管术后复发的患者，建议急性发作期控制1个月以上再行手术，术前应用抗生素。

反复手术而有感染复发的病例，由于瘢痕组织粘连，解剖标志不清，彻底切除残余组织困难；术前对复发甲状舌管囊肿和瘘管行碘油造影，可明确瘘管走向及其分支情况，但要注意舌骨至舌盲孔这段瘘管不显示或甲状舌管囊肿偏离中线的可能。手术中不仅考虑到常规的甲状舌管路径，而且需要考虑到舌骨上、下方的残存导管和偏离中线的残存导管的存在，相应扩大切除范围，才能保证手术的彻底性。国内外文献报道可采用改良Sistrunk术（颈中线清扫术）来根治复发性甲状舌管囊肿，切除范围包括舌骨中段、带状肌周围的脂肪组织及淋巴结，将病灶及与之粘连的胸锁乳突肌之间的软组织，甲状腺与舌骨之间的颈前带状肌，残留舌骨，舌骨以上残留瘘管和舌底以舌盲孔为中心的部分组织一并切除，同时保持气管前筋膜、环甲膜和颈动脉鞘的完整性。同时术中应考虑到损伤颈动脉、迷走神经及喉部的可能。

（肖水芳　秦　瑶）

## 参考文献


[1] 黄选兆，汪吉宝. 实用耳鼻咽喉科学. 2版. 北京：人民卫生出版社，2008：608-609.

[2] Ahuja AT, Wong KT, King AD, et al. Imaging for thyroglossal duct cyst: the bare essentials. Clin Radiol, 2005, 60(2): 141-148.

[3] 裘法祖. 外科学. 2版. 北京：人民卫生出版社，1993：304-305.

[4] Navas MC, Sendra TJ, Plaza MG, et al. Thyroglossal cyst: retrospective study of 58 cases. Results of the Sistrunk operation. Acta Otorrinolaringol Esp, 2000, 51(4): 340-347.

[5] Horisawa M, Niinomi N, Nishimoto K, et al. Clinical results of the shallow core-out procedure in thyroglossal duct cyst operation. J Pediatr Surg, 1999, 34(11): 1589-1592.

[6] Ein SH, Shandling B, Stephens CA, et al. The problem of recurrent thyroglossal duct remnants. J Pediatr Surg, 1984, 19(4): 437-439.

[7] Flageole H, Laberge JM, Nguyen LT, et al. Reoperation for cysts of the thyroglossal duct. Can J Surg, 1995, 38(3): 255-259.

[8] 丛振杰，赵汉田. 甲状舌管囊肿的CT诊断（附12例报告）. 实用放射学杂志，2002，18(2)：104-105.

[9] 符大勇. 甲状舌管囊肿的MRI诊断及鉴别诊断. 医学影像，2010，48(27)：63-64.

[10] 金志勤. 口腔疾病诊治失误案例. 北京：人民卫生出版社，2002：84-85.

[11] 刘建侠. 甲状舌骨囊肿47例分析. 中国现代普通外科进展，2011，22：637.

[12] 王薇，吕晓玉，阿力比亚提·艾尼，等. 甲状舌骨囊肿再次手术治疗的探讨（附42例分析）. 中国实用医药，2011，6：54-55.

[13] 钟国英，谭忆广，张东海，等. 甲状腺舌管囊肿与瘘的诊断和治疗. 中国普通外科杂志，2002，11(5)：283-285.

[14] 李天成，刘玉和，王军，王全桂，秦永，肖水芳. 舌根部甲状舌管囊肿的诊断与治疗. 中国耳鼻咽喉头颈外科杂志，2008，15(6)：353-355.

[15] 钟麟，曾蓉君，李园，张玲. 甲状腺舌囊肿和瘘管的手术治疗及复发原因探讨. 华西医学，2001，16(4)：427.

[16] 郭志强，杜瀚，周健，陈建福. 甲状舌管囊肿和瘘管术后复发的手术治疗. 中华耳鼻咽喉头颈外科杂志，2008，

43(5):383-384.

[17] O'Hanlon DM, walsh N, corry J, et al. Aberrant thyroglosal cyst. J laryngol Otol, 1994, 108:1105-1107.

[18] Kim MK, Pawel BR, Isaacson G. Central neck dissection for the treatment of recurrent thyroglossal duct cysts in childhood. Otolaryngol Head Neck Surg, 1999, 121:543-547.

[19] 朱立新,汪广平,杨成章,等. 改良Sistrunk术治疗儿童复发性甲状舌管囊肿及瘘管. 中华小儿外科杂志, 2002, 23:575-576.

[20] Loh WS, Chong SM, Loh KS. Intralaryngeal thyroglossal duct cyst: implications for the migratory pathway of the thyroglossal duct. Ann Otol Rhinol Laryngol, 2006, 115:114-116.

# 第34章

# 先天性颈侧瘘管及囊肿

先天性颈侧瘘管及囊肿(congenital lateral cervical fistula and cyst)包括来源于第一鳃裂的耳颈瘘管及囊肿(auriculocervical fistula and cyst)和第2、3、4鳃裂的瘘管及囊肿。鳃源性瘘管及囊肿起源于各鳃裂(鳃沟或咽囊),外瘘口及绝大多数的全程均位于颈侧,恶变者称鳃源性癌(branchiogenic carcinoma)。

【流行病学】

鳃裂畸形约占颈部先天性异常疾病的30%,部分患者在5岁前即有临床症状,而幼时无症状者通常于20—40岁因局部感染出现症状时才能发现。该病性别差异不大,男女发病率相当,多为单侧发病,双侧发病少见,第1、2鳃裂畸形左右侧发病率差别不大,而第3、4鳃裂畸形则多见于左侧。据研究报道第2鳃裂囊肿最为常见,占90%~95%,第1鳃裂囊肿占5%~8%,第3、4鳃裂囊肿少见。以往认为第4鳃裂畸形在所有鳃裂畸形中最为罕见,只占总数的1%~4%,但2009年Nicoucar等总结了2006年以前发表的177篇文献,其研究结果显示所确认的第4鳃裂畸形总数达到526例,远远高于第一鳃裂畸形(158例)与第3鳃裂畸形(202例)的病例数。这可能是与以往将开口于颈侧的瘘管都错误的统计为第2鳃裂畸形有关。

【胚胎发生学及病因学】

人胚发育第4周时,中胚层增殖形成5~6对弓形隆起状鳃弓(第6周前发育完成),外胚层在每两个鳃弓之间凹陷形成鳃沟,内胚层也在每两个鳃弓之间凹陷形成咽囊。鳃沟与咽囊结构接近,之间少量间充质形成鳃膜。鳃弓、鳃沟、鳃膜与咽囊统称鳃器。胚胎发育第4周以后,各鳃弓、鳃沟、鳃膜与咽囊将开始演化颜面颈部各种结构及器官,最终导致颈部鳃源性组织的分布及其相互关系错综复杂。鳃裂畸形的病因学说尚存争论,目前大多赞同下列学说:①鳃器上皮细胞的残留;②鳃沟闭合不全;③鳃膜破裂;④鳃器发育异常;⑤颈窦存留;⑥遗传因素。多数学者认为,鳃裂囊肿及瘘管是胚胎发育过程中,鳃沟(外胚层)与咽囊(内胚层)发生异常穿破或未完全闭合而形成。鳃沟形成的瘘管开口于颈侧的皮外,咽囊形成的瘘管则开口于咽内。瘘管多在婴儿期被发现,而囊肿则出现较晚,在儿童或青少年时期发生。

【组织病理学】

据文献报道,90%以上的囊壁内衬复层鳞状上皮(外胚层),可伴有或不伴有角化。真皮内含有皮脂腺、汗腺、部分囊肿可内衬假复层柱状上皮(内胚层)。纤维囊壁内含有大量淋巴样组织并形成淋巴滤泡。第一鳃裂囊肿的囊壁内可缺乏淋巴样组织,与表皮样囊肿相似。

【临床分类及表现】

按临床所见形式可以分为囊肿、窦道及瘘管3型,也可以细化为5型:完全性瘘管;不完全性外瘘管(窦道);不完全性内瘘管(窦道);合并囊肿的不完全性瘘管(窦道);孤立性囊肿。其中孤立性囊肿最多见,不完全性外瘘管次之,完全性瘘管居第3位,不完全性内瘘管最少见。

按临床解剖关系可将先天性颈侧瘘管分为第1、2、3、4鳃裂瘘管:

1. 第1鳃裂瘘管及囊肿　Work(1972)以组织学为标准将第1鳃裂畸形分为2种类型:Ⅰ型为外耳道膜性部分的复制,是外胚层起源的,被覆鳞状上皮;Ⅱ型为外耳道膜性和软骨性部分的复制,是外胚层和中胚层起源的,被覆鳞状上皮,可以含有皮肤附属器和软骨。

第1鳃裂瘘管又称耳颈瘘管,位置常在外耳道或深及咽鼓管的下面、腭帆张肌的后面、颈动脉和茎突咽肌的前面,邻近腮腺后方、内侧或通过腮腺实质,行经面神经主干或其较大分支的外侧或内侧，向下可至二腹肌后腹的浅侧而达舌骨水平以上部位；有的瘘管可从颈侧到达中耳。Belenky 等(1980)依照瘘口部位分为下列 2 型：

Ⅰ型：瘘管开口位于乳突尖前下方，少数在耳后或下颌骨升支后方，管道行经面神经主干外侧，与外耳道相通或以盲端终止于外耳道附近。

Ⅱ型：瘘管开口于下颌角附近，部分位于下颌下缘与舌骨之间或终止于相应范围的上颈深部，管道向上经过面神经主干的外侧或内侧，或穿行于面神经的主要分支之间，大多与外耳道相通。

我们观察到 2 例瘘管与外耳道及咽鼓管平行，瘘管自皮肤外瘘口直通向鼻咽部。组织学病理示瘘管外侧部分被覆鳞状上皮，内侧部分被覆纤毛柱状上皮，较为特殊，提出其可能是第一鳃裂和第一咽囊的复制，是一种新的类型，此型是外胚层、中胚层和内胚层起源的，被覆鳞状上皮和纤毛柱状上皮，可以含有皮肤附属器和软骨。

2. 第 2 鳃裂瘘管　完全性瘘管的外口位于胸锁乳突肌前缘的中下 1/3 相交处，瘘管经过颈阔肌(第二鳃弓)深侧，沿颈动脉(第三鳃弓)鞘上行，穿过颈内、外动脉之间，经舌下神经、舌咽神经和茎突咽肌的浅面，在茎突舌骨韧带与二腹肌后腹之下、舌骨后缘之上，向内终止于扁桃体窝内口。第 2 鳃裂囊肿可发生于瘘管走行的任何部位。

3. 第 3 鳃裂瘘管　瘘管外口位置大致同第 2 鳃裂瘘管，瘘管经颈阔肌深侧、顺颈动脉鞘上行，沿迷走神经(第 4 鳃弓)走行，越过舌下神经，在舌咽神经或茎突咽肌之下、绕过颈内动脉后侧与深侧，穿过舌骨与喉上神经间的甲状舌骨膜，终止于梨状窝内口处。

4. 第 4 鳃裂瘘管及囊肿　多见于左侧，可能与右侧后鳃体缺如或退化、第 4 鳃弓血管结构不对称性发育以及左侧胸腺咽管发育异常有关。Liston 描述的经典路径为源于梨状窝尖部(在喉上神经的下方)，沿着气管食管沟下行，在甲状腺后方与喉返神经平行进入胸腔，左侧绕主动脉弓(第 4 鳃弓)，右侧绕锁骨下动脉(第 4 鳃弓)。随后，瘘道改变方向，向上走行于颈总动脉后方，在舌下神经(第 4 鳃弓)上方形成第二次环绕后再次下行，最后终于胸锁乳突肌前缘的皮肤开口。文献中真正先天性第 4 鳃裂瘘管少有报道，大多数为窦道，因切开引流或手术而形成假瘘管。我们观察到 1 例先天性第 4 鳃裂瘘管自梨状窝尖穿咽下缩肌后走行于甲状腺后方气管食管沟、喉返神经浅面(第 6 鳃弓)，既未向下进入胸腔，也未向上环绕舌下神经，而是直接向外向下走行，开口于胸锁乳突肌前缘的下 1/3。这更像是胚胎发育早期(大约在胚胎发育第 4～5 周)第 4 鳃膜的破裂缺失而致第四咽囊和第四鳃沟的直接贯通。此时鳃弓内的血管、神经还未进一步分化，因此瘘管并未环绕血管和神经。这一发现说明完整的先天性第 4 鳃裂瘘管确实存在，但其走行与 Liston 所描述的大不相同(图 34-1，图 34-2)。

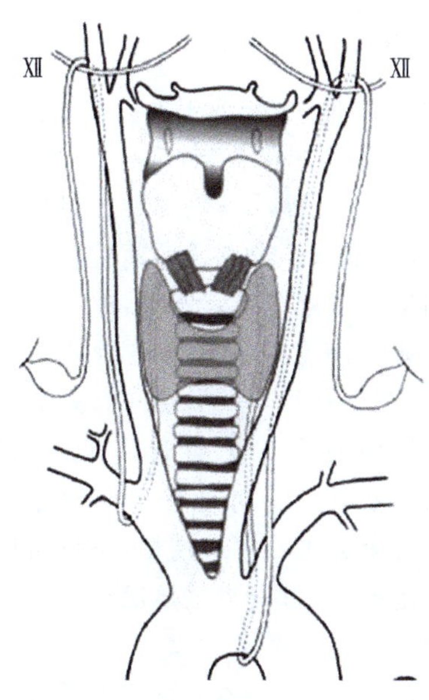


图 34-1　Liston 所描述的第 4 鳃裂瘘管的理论走行

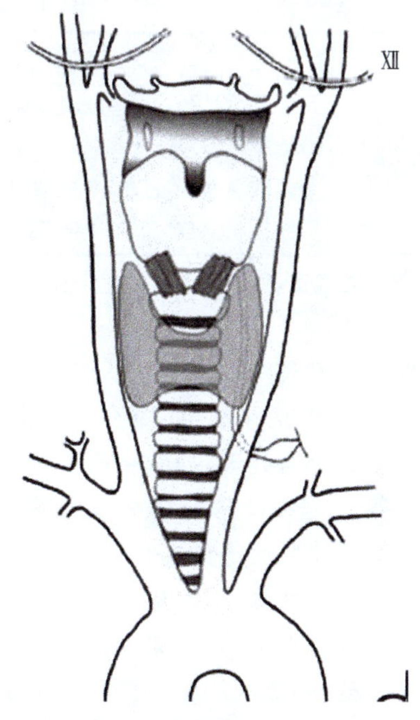


图 34-2　钟贞等报道 1 例患者先天性第 4 鳃裂瘘管的实际走行

颈侧鳃裂瘘管及囊肿患者症状可表现为：颈部肿块逐渐增大；症状出现前曾患上感或伴有上感；瘘口或窦道分泌物溢出；局部疼痛；间歇性肿胀；囊肿迅速扩大；吞咽困难；向咽腔引流（有特殊味道）；发热；声音沙哑；病变部位压迫感；吞咽时牵拉感；咽部突起或饱满等。可为鳃裂-耳-肾综合征临床表现之一，有时可伴招风耳、先天性耳前瘘管、耳前副耳等多种畸形。

【辅助检查】

经皮外瘘口插入探针探查，适用于较浅且较短的瘘管。颈部B超、X线或CT扫描、穿刺液的颜色和性状及细胞学的检查、钡餐或碘油造影、同位素、血管造影等均可提示病变的种类、位置和范围，了解其行程，纤维喉镜或直达喉镜检查有时可发现梨状窝处内瘘口或瘘口处有肉芽，超声检查可以鉴别实质性与囊性病变，CT能够显示颈部包块准确的轮廓、大小特征及其与周围结构的关系。

在所有的辅助检查中，食管吞钡X线造影、瘘管造影和CT瘘管造影对显示瘘道的存在和走行最有意义。尤其是CT瘘管造影，不仅可以显示瘘管的位置和走行，还可以清楚显示瘘管与周围组织的毗邻关系，为制定手术方案提供指导。近年来CT瘘管造影已成为诊断本病的主要手段。但是急性期瘘口水肿阻塞往往不能显影，造影检查应在急性期6～8周后进行。

【诊断及鉴别诊断】

可结合临床表现、瘘口或囊肿的部位及表现、经瘘口插入探针、囊肿穿刺检查、瘘管造影、B超或CT等辅助检查、病理检查等确诊。

1. *第1鳃裂囊肿及瘘管*　如果在耳垂前后或下颌角附近有皮肤瘘口，位于舌骨上方的颈侧囊肿或脓肿，特别是伴有耳流脓时，应高度怀疑为第1鳃裂畸形。这种病例均应做耳内镜检查，因为大部分第1鳃裂畸形的内瘘口位于外耳道。如果外耳道内存在瘘口，则可确诊为第1鳃裂畸形。对于上述确诊的患者，术前也应做CT等检查来进一步了解病变累及的范围。

第1鳃裂囊肿因继发感染形成脓肿溃破成瘘，易误诊为皮脂腺囊肿、颈淋巴结核等。感染时有红肿热痛症状与急性化脓性腮腺炎及化脓性淋巴结炎很难鉴别。鳃裂瘘管常见的开口呈针眼大的皮肤凹陷或小口，常易忽略，位于外耳道壁的瘘口很难察觉，因而在出现外耳道流脓症状后，常被误诊为外耳道炎或中耳炎。此外，尚需与涎腺肿瘤、鳃源性癌、转移癌等鉴别。

2. *第2、3、4鳃裂囊肿及瘘管*　瘘管位于颈侧中下部位，应与结核性瘘管鉴别。第2鳃裂瘘管需与胸腺导管瘘鉴别，鉴别要点见表34-1。

**表34-1　第2鳃裂瘘管与胸腺导管瘘的鉴别**

| 鉴别要点 | 第2鳃裂瘘管 | 胸腺导管瘘 |
| --- | --- | --- |
| 走行 | 大多数通过颈内外动脉之间 | 位于颈动脉鞘前且很接近颈动脉鞘 |
| 内口位置 | 扁桃体窝内 | 梨状窝，但很少见 |
| 病理 | 大多数含鳞状上皮，有的含柱状上皮或纤毛柱状上皮；不含胸腺组织 | 不含鳞状上皮；含有典型的胸腺组织且有Hassall小体 |

如有胸腺导管残留，囊性病变可发生于胸腺最后所在位置至其起源部位间任何位置

先天性第4鳃裂畸形常与甲状腺关系密切，可造成急性化脓性甲状腺炎，或误诊为甲状腺脓肿，而进行不恰当的外科处理，导致疾病反复发作或引起并发症。第4鳃裂畸形与第3鳃裂畸形的外瘘口都位于胸锁乳突肌前缘的中下1/3交界处附近，内瘘口均开口于梨状窝，诊断极易混淆。第3鳃裂畸形理论上应穿过喉上神经（第4鳃弓）与舌骨（舌骨下部为第3鳃弓）之间的甲舌膜后向上走行于舌咽神经和舌下神经之间，然后向下止于外瘘口。而第4鳃裂畸形位于喉上神经之下方。目前多将瘘道与喉上神经的毗邻关系作为鉴别二者的要点。

第2、3、4鳃裂囊肿与囊状淋巴管瘤的鉴别要点：囊性水瘤系淋巴系统发育异常所致，常见于胸锁乳突肌后、颈外侧部，或锁骨上窝处，呈卵圆形或分叶状多分隔性囊，而鳃裂囊肿多位于胸锁乳突肌前缘，为圆形，单房囊腔。

此外，第2、3、4腮裂瘘管及囊肿尚应与颈侧皮脂腺囊肿、甲状舌骨瘘管及囊肿、血管瘤、异位甲状腺、颈动脉体瘤、淋巴结核等鉴别，结合解剖特点，X线摄片、彩超、结核菌素试验、穿刺病理等检查均可

鉴别。

【治疗】

治疗原则：手术切除瘘管或囊肿是唯一有效的根治方法。

1. *非手术疗法*　仅能作为不宜手术或暂缓手术患者的姑息疗法。包括各类腐蚀药物（碘酒、高浓度三氯醋酸等）烧灼或电灼瘘管，以期封闭；或反复灌注造影剂，注入盐酸奎宁、25%水杨酸钠溶液等冲洗瘘管。但疗效不稳定，且有腐蚀损伤瘘管周围血管、神经的危险。

2. *手术治疗*

手术原则：①无症状者不必急于手术；②有感染者必须先控制好炎症；③反复感染者应于下次感染前及瘢痕形成前尽快手术，以免增加手术困难及风险；④术前术中应尽可能明确病变的范围及瘘管走行，尽可能做到彻底手术切除，必要时可切除相关邻近组织，防止残留或复发；⑤切口应既利于全部切除病灶，又便于暴露、辨认和保护重要神经及大血管。常规手术方法是术前术中先采用示踪溶液进行染色标记，常用有亚甲蓝（美蓝）溶液等。根据瘘管走行长短选择切口：对于表浅且行程较短的耳颈瘘管可沿其行程作纵切口；对于较深且较长的颈侧瘘管，一般采用 2～3 个阶梯式横切口。第 1 阶梯切口一般采用横向梭形短切口切除外瘘口周围皮肤及瘢痕。随后沿囊壁或瘘管周围进行分离，追踪至瘘管末端或内瘘口，完整切除囊肿或瘘管，最后结扎缝合封闭盲段或内瘘口。若内口位于咽腔，需要结扎缝合防止咽瘘。若内口通向其他深部位置，如腭扁桃体，必须一并切除才能达到根治效果。

(1)第 1 鳃裂瘘管及囊肿：第 1 鳃裂瘘管与面神经关系复杂多变。目前多数学者认为，面神经解剖行第 1 鳃裂畸形切除术，既可做到完整切除囊肿及瘘管，又便于直视下完整切除病变和最大限度保护面神经。术中可采用面神经监护仪，尤其是术后复发的患者，病变与面神经粘连紧密。钟贞等报道 2 例患者造影剂自外瘘口一直延伸至鼻咽部，瘘管走行非常罕见，术前经 CT 瘘管造影了解瘘管走行（图 34-3），术中采用颈腮进路显露病变并彻底切除瘘管。

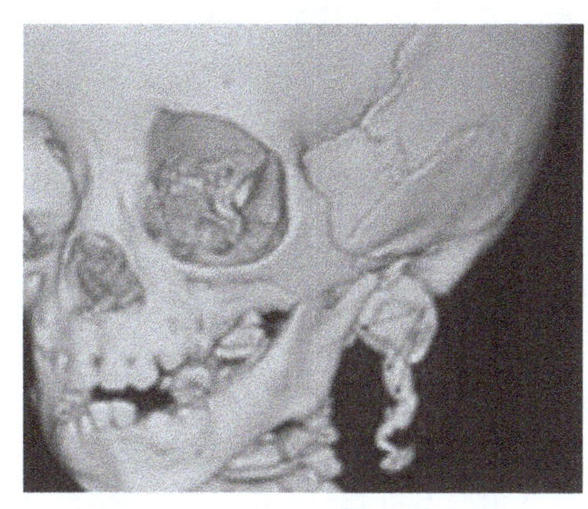

图 34-3　CT 瘘管造影，经三维重建后的影像，可以清晰显示瘘管通向鼻咽部

(2)第 2、3、4 鳃裂瘘管及囊肿：若有感染者可在感染控制相对稳定后施行手术，手术原则为彻底切除病变组织，不伤及正常结构，手术切除范围应包括瘘管及感染的皮肤瘢痕。手术麻醉因人而异，对年幼者、患者及瘘管走行复杂者采用全身麻醉。术中注意保护副神经、舌下神经、喉返神经及颈内、外动脉。

术中找到内瘘口是手术成功、避免复发的关键。术前检查示有内瘘口者，术中自外向内沿瘘管一直追寻到内瘘口，对内瘘口进行结扎切断、内翻荷包缝合，将瘢痕组织及瘘管一并彻底切除，才能防止复发。术前检查未见内瘘口者，术中沿窦道分离，一定要解剖至气管食管沟，沿此向上检查咽侧壁直至喉上神经入喉处附近，向下检查颈段食管周围，仔细寻找有无瘘管及内瘘口。

第 4 鳃裂畸形往往与甲状腺关系密切。甲状腺的处理不当往往造成病变残留，术后症状复发。若病变与甲状腺粘连或穿经甲状腺，须做甲状腺腺叶部分切除，可避免瘘道的残留，同时也有利喉返神经的暴露和保护。

(3)复发性鳃裂瘘管及囊肿：第 1 鳃裂瘘管与面神经的位置关系存在多样性。而且常因位置深、视野受限，怕误伤面神经，容易导致第 1 鳃裂不能完整切除而复发。第 2、3 鳃裂囊肿或瘘管多位于颈动脉三角，与颈动脉鞘关系密切，其周围解剖结构复杂，术中必须暴露颈内静脉、颈总动脉、迷走神经等重要结构，才能完全切除病变。而且瘘管常穿过颈动脉分叉，加上囊壁薄，继发感染后与周围组织粘连，手术难度较大。若不慎残留，则极易复发，残留的鳃裂来源的组织还可能发生癌变。国内外常有复发病例报道，有报道称复发率在 4.9%～39.0%。相关文献总结其复发因素包括：①鳃裂畸形的发病率低，认识不足容易误诊；②术者对头颈部手术解剖的熟悉程度不足；③手术时机不当；④瘘口处理不当；⑤瘘管弯曲细长、走行复杂深入，并可能存在侧支；⑥多次感染、切开引流或手术后与周围重要组织结构粘连；⑦初次手术切口设计局限，显露视野小，造成遗漏；⑧鳃裂畸形解剖的复杂性；⑨粘连、瘢痕、分泌物、肉芽等阻塞管道形成不完全性瘘管，示踪剂难以显示瘘管全程。其中鳃裂畸形解剖的复杂性是术后复发的主要原因。王永洁等报道的46例鳃裂畸形中，第3、4鳃裂畸形的复发率显著高于第1、2鳃裂畸形。另外术中使用亚甲蓝染色是否可减少术后复发尚存在争议，有报道术中美蓝示踪不可靠。

复发性鳃裂瘘管及囊肿术区瘢痕严重，常难以辨认瘘管走行。自Blackwell等(1994)采用功能性颈清扫术应用于复发性鳃裂畸形后，国内开始出现采用不同的颈清扫术式治疗复发性鳃裂畸形的报道和研究，都取得较好的治疗效果。主要手术方法为行择区颈清扫，将瘢痕、炎性肉芽、粘连淋巴组织和病变组织整块切除，注意避免在粘连和感染组织中强行分离导致瘘管撕裂和上皮残留。采用此术式，术野暴露充分，出血少，手术彻底，并发症少，既便于内瘘口的追踪及处理，也利于保护颈部大血管及重要神经。

（肖水芳　钟　贞）

## ■参考文献


[1] 黄选兆，汪吉宝．实用耳鼻咽喉科学．2版．北京：人民卫生出版社，2008：3-6，609-615．

[2] 邹仲之，李继承．组织学与胚胎学．7版．北京：人民卫生出版社，2010：224-225，231-232．

[3] 陶正德．耳鼻咽喉科全书：咽科学．上海：上海科学技术出版社，1979：30-31．

[4] 金百祥．临床小儿科．银川：宁夏人民出版社，1991：178．

[5] 钟贞，赵恩民，刘玉和，等．先天性第4鳃裂畸形的走行探讨和治疗经验．中华耳鼻咽喉头颈外科杂志，2013，48(7)：592-595．

[6] 刘华盛，黄健男，傅向军，等．鳃裂畸形的胚胎发生学、诊断与治疗．中国医疗前沿，2012，7(16)：9-10．

[7] 钟贞，赵恩民，刘玉和，等．先天性第1鳃裂畸形的诊治和分类．临床耳鼻咽喉头颈外科杂志，2013，27(13)：691-693．

[8] 张爱民，杨彩玲，付会红，等．先天性鳃裂囊肿和瘘管误诊分析．医学信息手术学分册，2006，19(5)：46-48．

[9] Yalcin S, Karlidag T, Kaygusuz I, et al. First branchial cleft sinus presenting with cholesteatoma and external auditory canal atresia. Int J Pediatr Otorhinolaryngol，2003，67：811-814．

[10] 张光平，钱静，陈颖坤，等．面神经解剖在第1鳃裂瘘管切除术中的意义．中国耳鼻咽喉颅底外科杂志，2008，14(1)：32-34．

[11] Pereira KD, Losh GG, Olive D. Management of anomalies of the third and fourth branchial pouches. International Journal of Pediatric Otorhinolaryngology，2004，68：43-50．

[12] Waldhausen JH. Branchial cleft and arch anomalies in children. Seminars in Pediatric Surgery，2006，15：64-69．

[13] 陈良嗣，宋新汉，张思毅，等．择区性颈清扫术治疗复发性鳃裂畸形．临床耳鼻咽喉头颈外科杂志，2011，25(2)：51-53．

[14] 王永洁，陈伟良，曾韵洁，等．鳃裂畸形46例临床分析．中山大学学报医学科学版，2006，27(3)：156-158．

[15] 张小萌，孔维佳，杨成章，等．功能性颈清扫术在复发性鳃裂畸形治疗中的应用．临床耳鼻咽喉头颈外科杂志，2010，24(6)：247-249．

[16] Blackwell KE, Calcaterra TC. Functional neck dissection for treatment of recurrent branchial remnants. Archives of Otolaryngology，1994，120(3)：417-421．

[17] 费伟，李铮，尹明平，等．19例复发性鳃裂囊肿和瘘的手术治疗体会．临床口腔医学杂志，2004(10)：618-619．

[18] Guariscoj L, Fatakia A. Intraoperative fistulograms in the management of branchial apparatus ab-normalities in children. Int J Pediatr Otorhinplaryngol，2008，72：1777-1782．

[19] Nicoucar K, Giger R, Pope HG Jr, et al. Management of congenital fourth branchial arch anomalies：a review and analysis of published cages. J Pediatr Surg，2009，44：1432-1439．

[20] Nicoucar K, Giger R, Jaecklin T, et al. Management of congenital third branchial arch anomalies：a systematic review. Otolaryngol Head Neck Surg，2010，142(1)：21-28．

# 第35章

# 咽后脓肿

咽后脓肿是指发生在咽后间隙的化脓性炎症。

【解剖学】

颈部的筋膜系统复杂。现代外科解剖学中，最常用的颈部筋膜分类方法为：颈部筋膜分为颈浅筋膜和颈深筋膜两大部分。其中，颈深筋膜又分为颈深筋膜浅层、颈深筋膜中层和颈深筋膜深层三个部分。

颈深筋膜中层包绕舌骨下肌群和颈部脏器。颈深筋膜中层中，包绕气管、食管、咽和甲状腺的筋膜部分，也称为内脏筋膜(visceral fascia)。位于咽和颈段食管后部的内脏筋膜称之为颊咽筋膜(buccopharyngeal fascia)。

颈深筋膜深层从前向后又依次分成为两层筋膜：腋筋膜和椎前筋膜。腋筋膜和颊咽筋膜之间为咽后间隙。在第1～2胸椎水平，腋筋膜与颈深筋膜中层的颊咽筋膜融合在一起。所以单纯咽后间隙的脓肿下行蔓延止于上纵隔。椎体和椎前筋膜之间为椎前间隙。腋筋膜和椎前筋膜之间的间隙称为“危险间隙(Danger Space)”。

咽后间隙位于颊咽筋膜和腋筋膜之间，两侧为颈血管鞘。上界到颅底。同上所述，由于颊咽筋膜与腋筋膜在第1～2胸椎水平相互融合，咽后间隙下界仅仅止于上纵隔。咽后间隙下方与前方颈深筋膜包绕的内脏间隙(气管间隙)相互交通，所以，咽后脓肿可以扩散到咽和气管周围等间隙。形成气管周围的脓肿。此外，由于咽缩肌附着在腋筋膜中线部位形成咽缝，咽后间隙被中缝分隔成左右各一的筋膜间隙，使得早期的咽后脓肿局限在一侧。咽后间隙含有咽后淋巴结，引流腺样体、鼻窦、鼻咽、口咽部、咽鼓管和中耳。在儿童期淋巴系统很丰富。所以儿童上呼吸道感染可能引起咽后脓肿。咽后淋巴结通常5岁后逐渐趋于萎缩。所以儿童咽后脓肿更多发生于学龄前。腋筋膜和椎前筋膜之间的间隙，称为“危险间隙(danger space)”。和咽后间隙向下止于上纵隔不同，危险间隙的下界能到达横膈，而且只含有疏松结缔组织，不含咽后淋巴结。“危险间隙”的临床意义在于，咽后、咽旁和椎前间隙的脓肿能经过危险间隙途径向后纵隔蔓延。

【病因】

常见病因如下：

1. *上呼吸道和口腔感染引起的淋巴结炎* 是儿童咽后脓肿最常见的病因。小儿的腺样体、鼻腔后部、鼻窦、鼻咽、口咽、咽鼓管及中耳、腮腺部位的淋巴可引流到咽后淋巴结。故许多上呼吸道感染，如急性咽炎、扁桃体炎、鼻和鼻窦炎、咽鼓管炎和中耳炎等，都可以引起咽后间隙化脓性淋巴结炎，继而形成脓肿。由于咽后淋巴结通常在5岁以后逐渐萎缩，文献回顾显示，儿童咽后脓肿发病多数出现在5－6岁之前。致病菌以链球菌、葡萄球菌最常见，卡他球菌和肺炎双球菌次之。

2. *咽部创伤* 咽部创伤导致致病菌直接进入咽后间隙引起感染。成人咽后脓肿主要是这种途径引起。常见如下：尖锐的异物刺伤咽壁；医源性损伤：操作不当的麻醉插管、鼻饲管、食管镜和喉镜等内镜手术、异物取出等；免疫功能缺陷病人，如：糖尿病、肿瘤化疗、长期使用激素、艾滋病等均增加咽后脓肿的危险性。

3. *临近颈深间隙脓肿引起的混合性颈深脓肿* 咽后间隙周围的颈深间隙感染能破溃筋膜屏障，进入到咽后间隙。如，咽旁间隙脓肿可累及咽后间隙。椎体结核引起的椎前间隙寒性脓肿，破坏椎前筋膜和腋筋膜，引起咽后脓肿。但是，近年随着结核病有效控制，结核引起的慢性咽后脓肿已经罕见。

【临床表现】

1. *病史* 不同年龄组的咽后脓肿临床表现差

别较大。小儿不能准确表达咽痛和颈痛，多表现为进食障碍(拒食、吐食和流涎)、高热和颈肿胀、呼吸道问题(鼻涕多、嗜睡和咳嗽、呼吸困难)；成人患者多表现为咽痛、颈部转动痛、发热、吞咽困难和吞咽痛、呼吸困难。与小儿患者不同，成人患者发病前常有咽部创伤、咽异物、龋齿及感染或者咽和喉医源性操作损伤的病史。

2. 体征　成人患者常见体征为咽后壁肿胀、颈背部僵硬、颈淋巴结肿大、体温升高、流涎和喘鸣；儿童患者常见体征为高热、颈强直或斜颈、咽后壁膨隆、颈淋巴结肿大、颈部包块、嗜睡、呼吸困难等。此外，常伴有急性扁桃体炎、扁桃体周围炎、急性咽炎和中耳炎的体征。

【辅助检查】

1. 实验室检查　白细胞计数常常明显增高。C反应蛋白升高。

2. 影像学检查

(1)颈侧位X线：咽后软组织增厚。有时可见气液平面。该检查容易出现假阴性，已经逐渐被CT检查取代。

(2)颈部CT：首选的影像学检查。咽后间隙低密度异常影像，边缘增强。周围软组织肿胀和脂肪层消失。通过增强CT还可以鉴别咽后间隙脓肿和蜂窝织炎，也可以鉴别儿童患者咽后间隙脓肿和咽后间隙淋巴结炎。对治疗选择很有帮助。

(3)胸部CT：对除外咽后脓肿及混合性的颈深脓肿引起的下行性纵隔炎和胸膜炎、吸入性肺炎等诊断有帮助。

(4)超声检查：对蜂窝织炎和脓肿形成不同炎症阶段的鉴别，或者咽后脓肿扩散鉴别有参考价值。但由于下颌角的限制，常影响超声观察。

【诊断及鉴别诊断】

1. 诊断　根据上述典型的病史、体征和CT等影像学检查多能确诊。

2. 鉴别诊断　主要鉴别疾病：

(1)扁桃体周围脓肿：一侧腭舌弓上部肿胀，扁桃体周围充血肿胀。CT：扁周间隙肿胀，穿刺有脓。

(2)咽旁脓肿：患侧咽侧壁肿胀，扁桃体和腭舌弓内移。患侧舌骨以上的颌下区及上颈部肿胀。CT：咽旁间隙肿胀。

(3)咽后壁肿胀或膨隆疾病：咽和喉的血管性水肿及过敏、急性咽炎、咽后淋巴结炎、脊索瘤等。

【合并症】

咽后脓肿严重的并发症是呼吸道阻塞，纵隔和胸膜腔感染，脓毒血症和大血管腐蚀破裂。随着CT早期发现、抗生素早期使用和外科及时引流等措施，上述死亡率较高的并发症已经明显减少。

1. 呼吸道阻塞　较大脓肿阻塞上呼吸道、咽后脓肿破溃到咽腔，脓液吸入下呼吸道，导致吸入性肺炎或窒息。

2. 下行性的纵隔和胸膜感染　咽后脓肿沿着咽后间隙下行蔓延，可以破溃到咽旁间隙、危险间隙、颈血管鞘等，形成混合性颈深脓肿，或者沿着不同颈深间隙向下蔓延，引起下行性的纵隔炎或脓肿。

3. 脓毒血症和大出血　免疫功能差和感染没有效控制能引起全身脓毒血症。咽后脓肿可以破溃到咽旁间隙、危险间隙、颈血管鞘等，形成混合性颈深脓肿，可引起大血管的腐蚀破裂，出现致命性大出血。

【治疗】

治疗原则：呼吸道防护，抗生素治疗，外科引流(口内途径、颈部途径)。

1. 呼吸道防护　明显呼吸困难者，需要紧急气管插管或者气管切开术，以免窒息死亡。但是CT早期发现、有效抗生素早期使用等现代医疗措施，已经使上述紧急气道抢救治疗明显减少。

2. 非手术治疗　咽后脓肿蜂窝织炎阶段或者早期小的脓肿，静脉途径大剂量有效的抗生素可以治愈部分患者。经过抗生素治疗2～3d无效，或者脓肿形成明显者，或者伴有异物者。必须积极手术充分引流，抗生素只作为辅助治疗手段。

3. 外科治疗　外科引流分为口内入路和颈部入路两种途径：

(1)经口途径：单纯咽后脓肿首选经口途径切开引流。随着医疗的进步，现代医学多采用全麻下手术，以避免患者不配合挣扎导致脓肿破裂窒息和引流不彻底。

(2)经颈部途径：经口引流失败，或者咽后脓肿播散到咽旁间隙、颈血管间隙、内脏前间隙，或者形成下行性纵隔及胸膜感染、颈椎结核引起者，需要经颈部途径切开引流。

【预后】

抗生素广泛使用以前，咽后脓肿死亡率高达：7.1%～15%。死亡原因主要为，呼吸道梗阻、纵隔感染、脓毒血症和大血管破裂。随着现代医学有效的呼吸道管理、CT 等检查早期发现咽后脓肿、抗生素有效使用和外科及时干预。咽后脓肿预后通常良好。引起死亡者少见。

（李五一）

## ■参考文献


[1] Tannebaum RD. Adutl retroparyngeal abscess:A case report and review of the literature. J Emergency Medicine, 1996, 14:147-158.

[2] Kirse DJ,Roberson DW. Surgical management of retropharyngeal space infections in children. Laryngoscope, 2001,111:1413-1422.

[3] Page NC,Bauer EM,Lieu JE. Clinical features and treatment of retropharyngeal abscess in children. Otolaryngol Head Neck Surg, 2008,138:300-306.

[4] Ridder GJ. Spectrum and management of deep neck space infections: an 8-year experience of 234 cases. Otolaryngol Head Neck Surg, 2005, 133: 709-714.

[5] Johnston D,Schmidt R,Barth P. Parapharyngeal and retropharyngeal infections in children: Argument for a trial of medical therapy and intraoral drainage for medical treatment failures. International Journal of Pediatric Otorhinolaryngology, 2009, 73: 761-765.

[6] Wang LF, Kuo WR, Tsai SM, et al. Characterizations of life-Threatening Deep Cervical Space Infections: A Review of OneHundred Ninety-Six Cases. Am J Otolaryngol, 2003, 124: 111-117.

[7] 黄选兆,汪吉宝,孔维佳. 实用耳鼻咽喉头颈外科学. 北京:人民卫生出版社,2008:378-380.

[8] Amit M,Fliss DM. Head and Neck fascial space. In Gady HE,Nathan CAO, Terry A, Nguyen SA, eds. Head and Neck Surgery, Thieme Medical and Scientific Publishers Private Limited, 2013:437-443.

# 第36章

# 咽异感症

咽异感症(abnormal sensation of throat)是耳鼻咽喉科临床工作中经常遇到的疾病之一，祖国医学称为“梅核气”，属于身心疾病之一，发病与精神因素关系密切，以咽部异物感为主要表现。目前临床上常将咽异感症用以泛指除疼痛外的多种咽部异常感觉或幻觉，如球塞感、粘着感、瘙痒感、烧灼感、蚁行感、无咽下困难的吞咽梗阻感等。本病以中年女性患者居多，患病女性精神类型多较敏感、多疑或抑郁等。

【病因】

咽部神经支配极为丰富，主要为咽丛，位于咽筋膜内，在咽中缩肌之上，由迷走神经的咽支、舌咽神经的咽支和交感神经干的颈上神经节组成。当咽部及周围组织的一些局部因素发生改变，使咽部的舌咽神经、迷走神经等神经末梢受到刺激时，通过神经传至大脑皮层，引起感觉神经中枢兴奋产生特异感觉。此外全身许多器官的疾病也可通过神经反射和传导作用，使咽部产生异常感觉。但咽异感症的产生机制较复杂，有关的生理和病理变化仍需进一步研究。近年来研究表面本病倾向于与胃食管病或呼吸道疾病有关，需进一步深入研究。

1. 咽及咽邻近器官的因素　凡是累及咽腔或咽壁的任何病变均可使咽部的感觉神经受到刺激，神经兴奋性发生变化，进一步引起咽肌痉挛或强直，从而产生咽异感症。如：各型咽炎、慢性扁桃体炎、舌扁桃体炎、咽部异物、咽部肿瘤、舌根部静脉曲张、咽部憩室、甲状腺疾病、颈椎病、鼻咽部疾病、茎突综合征、鼻部疾病、牙病、颈动脉炎、舌咽神经痛等均可引起咽异感症。

2. 远处器官和全身性因素

(1)远处器官：由于迷走神经在全身脏器的广泛分布，当脏器患病时，可通过迷走神经的反射或迷走神经受到刺激，使环咽肌发生痉挛而引起咽部产生异常感觉。如消化系统疾病(食管痉挛、憩室、失弛缓症、早期恶性肿瘤、外伤性食管炎、反流性食管炎、贲门痉挛、横膈裂孔疝等)、心血管系统疾病(左心扩大、高血压性心脏病、心包炎伴积液、主动脉瘤等)、呼吸道疾病(气道高反应、咳嗽变异性哮喘)等可能引起咽异感症。

(2)全身因素：如烟酒过度，妇女更年期内分泌失调、重症肌无力、破伤风早期、严重的缺铁性贫血、自主神经功能失调、关节僵直、肠寄生虫、长期慢性刺激(烟酒、粉尘和化学药物)等，均可导致咽部发生异常感觉。

3. 精神因素　患者多无器质性病变，主要由大脑机能失调引起的咽部功能障碍。患者精神和情绪的变化，对于咽异感的发生和发展有着明显的影响，如神经衰弱、神经官能症、精神分裂症、恐癌症、癔症及焦虑、抑郁状态等。医务工作者对病人的异常感觉解释不当或不仔细，未消除病人的疑虑或做过多的检查、治疗，引起病人的疑虑也可导致本病。

4. 上消化道疾病

(1)咽喉反流是指胃内容物异常反流进入咽喉部引起的慢性症状或黏膜损伤。其导致咽异感症的可能机制：胃内容物(胃酸或胃消化酶等)反流导致咽喉黏膜损伤所产生特定部位的感觉异常。

(2)胃食管反流病导致咽异感症的可能机制是：远端食管酸灌注导致的迷走神经反射。

(3)食管上段异位胃黏膜引起。引起咽异感症可能机制：异位黏膜在食管鳞柱状上皮交界处的存在造成了管腔一定程度的狭窄，使食管收缩时力度增加而产生不适。此外异位胃黏膜有泌酸功能，增加了食管对酸的敏感性，引起咽喉部异物感。

【诊断】

1. 病史

(1)首选要分辨是咽异常感觉，还是真正的吞咽困难，如为后者，应考虑到咽、喉和食管等处的器质性病变，尤其是肿瘤。

(2)详细询问异物感的特点，如性质、部位、发作时间和有无伴发症状等。

(3)问清楚过去的检查、治疗经过及治疗效果，以作诊断参考。

(4)必要时询问全身疾病的病史、月经史及有无烟酒嗜好等。职业也与咽异感症有密切关系，如用嗓过度，经常接触粉尘和受化学物质的刺激等，也要加以注意。

2. *检查*　详细询问病史，依据病史、症状、检查的全部资料加以分析。对每个病例都应进行详细认真检查，特别注意鼻咽、喉咽部等细微病变，咽部及颈部触诊，有无肿大淋巴结、茎突过长，必要时可用X线检查茎突、颈椎的情况，食管钡餐检查、胃镜、纤维喉镜、鼻咽镜、食管镜、甲状腺B超、24h食管双通道pH测定、多通道阻抗技术、食管测压技术等，排除隐蔽在咽部、颈部、上呼吸道、上消化道等部位器质性病变，特别应注意排除恶性肿瘤，方可诊断为咽异感症。

(1)咽喉部检查视诊要详尽，触诊有时更重要，常能发现问题。触诊方法有：以手指或卷棉子进行咽部触诊，颈部扪诊及一手咽内一手颈外联合触诊等。

(2)内镜检查：近年来纤维喉镜检查被广泛应用，用纤维喉镜从鼻腔插入，可顺次仔细观察鼻腔、鼻咽、舌根、梨状窝、会厌谷、喉部乃至声门下，且有图片存档。

(3)对邻近器官或全身进行检查，如血常规、X线胸部透视或拍片、茎突X线拍片或CT检查、舌骨X线拍片、颈椎拍片、X线食管钡餐透视或拍片、电子胃镜、食管镜检查、甲状腺B超或ECT检查等。

【临床表现】

本病主要表现为咽部异常感觉，如球塞感、粘着感、瘙痒感、烧灼感、蚁行感、异物感、无咽下困难的吞咽梗阻感等。此外有部分病人有颈部紧迫感、自觉呼吸不畅以及咽喉部有物上下移动不定感等。咽部异物感多位于口咽和胸骨上窝之间，以喉咽部较多，此类感觉在病人做空咽动作时明显，而进食时则减轻或消失，一般无疼痛或仅有轻度咽痛。症状常随病人情绪起伏波动，异常感觉也可随时改变。

【临床分型】

根据不同病因可分为5型：精神创伤型、心理障碍情绪紧张型、反流性食管炎型、更年期综合征内分泌紊乱型以及自主神经功能失调型。

1. *精神创伤型*　除有咽部异物感外，全身和局部检查无任何病变，但有确切的精神创伤病史，如抢劫、杀人、丧事、惊骇等遭遇。

2. *心理障碍情绪紧张型*　均为工作紧张、思想生活压力大者，或有恐惧、失眠等症状，有的有恐"癌"症，有的有异物停留咽食管的"强迫思维症"等。患者咽部、食管检查无异常。

3. *反流性食管炎型*　除咽部异物感外，常有嗳气、腹胀、烧心、反酸等胃肠不适和胃肠反流病史，间接喉镜检查可见环后、杓间区黏膜充血、肿胀。24h食管-胃动态pH值测定均≤4。

4. *更年期综合征内分泌紊乱型*　均有月经紊乱和近期闭经史，有内分泌失调的症状。

5. *自主神经功能失调型*　无确切致病的心理和精神因素，除咽部异物感外，常伴有自主神经功能紊乱的症状，如：忽冷忽热、颜面潮红、心慌、出汗等。

【鉴别诊断】

本病应与咽部异物、慢性咽炎、茎突综合征、更年期综合征等鉴别。

1. *咽部异物*　多有误咽异物史，表现为咽部异物感，吞咽刺痛、针扎感，检查可见扁桃体、扁桃体窝、舌根部、会厌谷、咽侧壁或梨状窝等处异物存在，异物可为鱼刺、竹签、蟹皮、虾皮、金属类等，去除异物后症状缓解。

2. *慢性咽炎*　成年人多见，主要表现为咽部不适感、异物感、痒感、灼热感、干燥感或刺激感，还可有微痛等，患者晨起时可出现频繁的刺激性咳嗽，干咳，伴恶心，有时黏膜可出血，咳出带血分泌物。检查可见咽部黏膜慢性充血，咽后壁淋巴滤泡增生，可有分泌物或痂皮附着，咽侧索增生变粗。对症治疗、改变饮食习惯、戒烟酒及改变生活工作环境症状可缓解。

3. *茎突综合征*　指茎突过长或伸向方位、形态异常等引起咽部异物感、咽痛感、反射性耳痛或头颈部疼痛不适感等症状，常为一侧性，颈部转动或吞咽时疼痛加重。通过扁桃体窝触诊、X线茎突片、茎突CT扫描等可明确诊断。茎突截短术效果较好。

4. *更年期综合征*　好发于40—60岁女性，常诉咽部不适、微疼或烧灼感，检查无明显咽部病变或咽部仅有轻微充血，查血清雌二醇明显降低，经艾司唑仑减轻焦虑,适量补充雌激素,谷维素调节自主神经功能治疗,效果明显。

【治疗】

1. *病因治疗* 针对病因进行治疗,是本病的主要疗法。如茎突过长、舌扁桃体肥大、环咽肌失弛缓症等经治疗后,咽异感症绝大多数可以消失。

2. *对症治疗* 病因不明者,采取对症治疗。

(1)避免烟、酒、粉尘等,服用镇静剂。

(2)颈部穴位封闭法,可取廉泉、双侧人迎,或加取阿是穴进行封闭。0.2%利多卡因1ml加0.9%氯化钠注射液1ml稀释局部注射。

(3)中医中药

①中药:临床上常将咽异感症分为气滞痰郁、气滞血瘀、肝郁脾虚等证型,采用疏肝理气、健脾化湿、活血化瘀、补益脾肾、滋肝养肾等法则。方药选用半夏厚朴汤、越鞠丸、四七汤、逍遥散、一贯煎、杞菊地黄丸、抑气散、清音汤、化梅汤等,临床均有一定效果。

②中成药:有多种中成药可供选用,以减轻症状。

③针刺疗法:可取廉泉、天突、人迎、阿是、合谷、内关、神门等穴,或在颈前中线或沿两侧甲状软骨后缘找出敏感点,进行针刺。

3. *心理精神治疗* 对于认真检查后,确无器质性病变,则给予精神治疗,颈前封闭、暗示治疗及耐心解释等。用通俗易懂的语言向患者耐心解释和沟通如言语治疗、认知治疗、抗抑郁治疗、行为治疗等。必要时请心理科、精神科协助。

4. *胃食管反流病引起的咽异感症的治疗*

(1)一般疗法,即辅助治疗:①抗反流饮食,高蛋白、低脂肪;②餐后保持直立位;③抬高床头,避免睡前饱食或喝水;④避免服用促反流药物,如安定、茶碱类、黄体酮、多巴胺;⑤戒烟酒,忌酸辣食物。

(2)药物治疗:病情较重者,一般治疗无效时,可采用药物治疗,包括抗酸药、促动力药、黏膜保护剂。西咪替丁、雷尼替丁能有效降低胃pH值,减少夜间胃酸分泌;多潘立酮为胃动力药,可促使胃肠排空,提高食管下段括约肌压力,增加抗反流作用;红霉素是抗生素中唯一的胃动力受体激动剂,有明显的胃肠动力作用,提高食管下段括约肌压力,且有减轻哮喘支气管高反应作用。胃食管反流严重、药物治疗无效者,可考虑手术治疗。

5. *其他* 对于气道高反应引起的咽异感症可适当应用茶碱类药物,咳嗽变异性哮喘可应用$\beta_2$受体激动剂、抗组胺药等,此外有低温等离子射频消融咽后壁淋巴滤泡,微波、射频凝固肥大的舌扁桃体治疗咽异感症、偏方食疗等方法。

(张庆泉 王 艳)

## 参考文献


[1] 黄选兆,汪吉宝,孔维佳.实用耳鼻咽喉头颈外科学.北京:人民卫生出版社,2008:366-368.

[2] 王晓巍,倪道凤.胃食管反流与慢性咽喉炎.中华耳鼻咽喉科杂志,2004,39:55-58.

[3] 郭志祥,郭睿.重视咽异感症的诊治.中华耳鼻咽喉头颈外科杂志,2005,40:638-639.

[4] Walter E K,Schmidt C,Globus pharynges and gastroesophageal equivalents. Laryngorhinootologie,1997,76:225-228.

[5] 况光仪,易慧明,吴克利,等.咽异感症临床分型及治疗的初步探讨.中华耳鼻咽喉头颈外科杂志,2006,41:355-358.

[6] Smit CF,van leeuwen JA,Mathus-vlidgen LM,et al. Gastropharngeal and gastroesophageal reflux in globus and hoarseness. Arch Otolaryngol Head Neck Surg,2000,126:827-830.

[7] EK,Schmidt C. Globus pharyngis and gastroesophageal equibalents. Laryngorhinootologie,1997,76:225-228.

[8] 吴曙辉,王洁,赵宝龙,等.中医结合心理治疗咽异感症的研究进展.河北中医,2012,34:1102-1103.

[9] 毛诗昊,顾竹影.上消化道疾病与咽异感症.国际消化病杂志,2011,31:271-274.

# 第37章

# 咽　异　物

耳鼻咽喉科遇到的异物可发生于耳、鼻和鼻窦、咽、食管、喉、气管和支气管。其中，咽异物最常见。该类异物在上消化道吞咽性异物中也最为常见。

【病因】

成人与儿童咽异物的种类和发生原因常不相同。

儿童的咽异物多因为口含玩具等日常物品或食物，玩耍中不慎坠入或吸入，常见于婴幼儿和学龄前儿童。异物种类多为：气球、软塑料等玩具碎片和食物。

成人的咽异物多与进食匆忙、吞咽时注意力不集中、老年咽部吞咽功能下降等有关。偶尔见于精神异常和自残者，或者医源性异物。异物的种类多为鱼骨、枣核、鸡骨等尖锐性异物和松动的义齿。

生物类异物主要为水蛭，常见于我国南方。系饮用不洁水或游泳或者洗脸时，水蛭幼虫随水通过鼻腔或者口腔侵入鼻咽部、口咽部或者喉咽部，成为寄生型异物。

【临床表现】

咽部异物存留部位常有定位明确的异物感和刺痛感。异物多位于腭扁桃体、扁桃体窝、舌根、会厌谷和梨状窝。咽痛还可以引起吞咽障碍和流涎。持续性未取出的异物可引起局部黏膜溃疡、血肿或感染。鼻咽部异物少见，多由鼻腔内异物后坠，或者呕吐时食物反流进入鼻咽部。常伴有鼻腔堵塞、流涕、鼻涕带臭味等症状。

软塑料、果冻、较大的软糖或气球皮等异物可能会引起小儿患者窒息。另外，有些婴幼儿由于无法准确表达异物，而表现为咳嗽、喘鸣、吞咽、憋气和吞咽哭闹等。

有些尖锐性异物，如：缝针、硬的鱼骨等，可能刺透咽壁黏膜或咽肌层，随着吞咽动作和颈部运动，进入到颈深部，称为迁徙性咽异物。这类异物在咽部疼痛的部位往往发现不了异物。临床表现随异物迁徙的部位而不同。迁徙性咽异物如果未取出，常常会引起颈深间隙的感染和脓肿。

【诊断和鉴别诊断】

1. 诊断

(1)上述吞咽异物等病史。婴幼儿需要询问家长或监护人有无不明原因的咳嗽、喘鸣、憋气和吞咽哭闹等情况。

(2)良好照明下，用压舌板和(或)间接喉镜仔细检查咽部。依次检查腭扁桃体、扁桃体窝、舌根、会厌谷和梨状窝。通常可以发现异物。细小的锐性异物可以让患者或医师指诊触摸，能协助判断异物刺入的部位。

(3)上述检查失败或咽反射敏感不配合患者，借助纤维喉镜和电视显示系统。放大详细检查上述区域，能发现隐窝内、混合唾液内和黏膜皱襞等处的异物。

(4)怀疑黏膜下迁徙性锐性异物要做CT或X线检查。怀疑异物坠入食管者需要钡剂造影或食管镜检查。

2. 鉴别诊断　根据吞咽异物病史和辅助检查，咽异物通常可以确诊。有时候需要与以下疾病鉴别：咽部黏膜溃疡和擦伤、急性咽炎、呼吸道或食管异物、婴幼儿咳嗽喘鸣、颈深部感染或脓肿等。

【治疗】

1. 用压舌板或间接喉镜取出咽部异物多无困难。咽反射敏感、儿童和不配合的病人需要在表面麻醉下，借助纤维喉镜电视显示系统，用喉镜活检钳取出异物。

2. 果冻等软性异物不易钳夹，需在直接喉镜下用吸引器吸出异物。

3. 咽异物引起窒息者，需要紧急环甲膜切开术，争取挽救生命。

4. 迁徙性咽异物在影像学准确定位后，根据异物迁移的深度，可经口入路咽部切开，取出异物，或者经颈部切开入路取出深部迁徙的异物。

【预后】

咽部异物一般只引起咽黏膜擦伤和裂伤，通常预后良好。偶尔因穿透咽壁引起严重的颈深间隙感染，进而导致纵隔感染和脓肿。婴幼儿或高龄严重吞咽障碍者，咽异物可能会坠入并阻塞喉入口，造成窒息死亡。

（李五一）

## 参考文献

[1] Smith MT, Wong RK. Foreign bodies. Gastrointest Endosc Clin N Am, 2007, 17:361-382.

[2] Heim SW, Maughan KL. Foreign bodies in the Ear, Nose, and Throat. American Family Physician, 2007, 76: 1185-1189.

[3] Gautam V, Phillips J, Bowmer H, et al. Foreign body in the throat. J Accid Emerg Med, 1994, 11:113-115.

[4] Chung SM, Kim HS, Park EH. Migrating pharyngeal foreign bodies: a series of four cases of saw-toothed fish bones. Eur Arch Otorhinolaryngol, 2008, 265: 1125-1129.

[5] 黄选兆，汪吉宝，孔维佳. 实用耳鼻咽喉头颈外科学. 北京：人民卫生出版社，2008:574-575.

# 第38章

# 喉运动神经性疾病

喉运动神经性疾病的原因很多，包括中枢运动神经疾病、喉神经损伤、神经肌肉接头病变以及喉肌疾患等。此类疾病可导致声带麻痹，又称喉麻痹，出现声音嘶哑、呼吸困难、吞咽障碍等喉神经肌肉功能异常的表现，影响患者生活质量，严重者甚至危及生命。临床上，耳鼻咽喉头颈外科医师日常接诊较多的患者为单侧或双侧喉返神经损伤引起的声带麻痹，其病因复杂，症状多样。

【解剖学】

支配喉的运动神经有喉上神经和喉返神经，两者均为迷走神经的分支。

1. 喉上神经由迷走神经结状神经节的中部发出，沿颈内动脉与咽侧壁之间下行至舌骨大角平面，分为内、外两支。外支主要为运动神经，沿甲状腺上动脉深面下行，穿过胸骨甲状肌下方，支配环甲肌及咽下缩肌，其中还含有部分感觉支穿过环甲膜分布至声带及声门下区前部的黏膜。内支主要为感觉支，在喉上动脉后方穿入甲状舌骨膜，分布于会厌谷、会厌、声门后部黏膜。喉上神经损伤后，可引起喉部黏膜感觉障碍，环甲肌麻痹导致声音低沉、无力。

2. 喉返神经发自迷走神经的胸段。两侧喉返神经的径路不同，左侧喉返神经下行勾绕主动脉弓后上行，几乎均走行于气管食管间沟内，离正中平面较近。而右侧喉返神经下行勾绕锁骨下动脉后斜向上行仅有64%走行于气管食管间沟内，其位置较浅，离正中平面较远。两侧喉返神经在气管食管间沟发出许多分支，均为感觉神经，主干均紧贴甲状腺侧叶背面上行，在环甲关节后下方入喉。喉返神经在喉外或入喉后分为前支和后支。前支为运动神经，分为外展肌支（环杓后肌支）和内收肌支（包括环杓侧肌支、甲杓肌支、杓间肌支）。后支为感觉支，可与喉上神经内支的分支吻合，形成喉内的Galen吻合。

【病因】

1. 中枢性　喉运动神经元中枢位于疑核，而大脑皮层的喉运动中枢有神经束与双侧疑核相联系，因此每侧喉部运动均接受双侧皮层冲动支配，因此皮层病变引起的喉麻痹极为罕见。引起喉麻痹的中枢性病变有脑血管出血、脑外伤、帕金森病、延髓肿瘤、脑脊髓空洞症、小脑前下动脉血栓等，迷走神经颅内段受损也可引起喉麻痹。中枢性损害可分为上运动神经元和下运动神经元障碍。上运动神经元障碍常见疾病有帕金森综合征、进行性核上性麻痹、多系统萎缩症、夏伊-德雷格综合征、假性延髓性麻痹、多发性硬化症、肌阵挛等。下运动神经元疾病包括肌萎缩侧索硬化症、重症肌无力、瓦伦贝格综合征（延髓背外侧综合征）、脊髓灰质炎后综合征等。

2. 外周性　迷走神经从脑干疑核至其支配肌肉组织的行进通路上任意位置的损伤，都可导致喉肌轻瘫或麻痹，引起发声障碍甚至失声。声带无力和发音困难的程度取决于神经损伤程度和损伤的位置。按病因性质可分为①外伤：包括颅底骨折、颈部外伤、医源性外伤（如甲状腺手术、胸腔纵隔手术、侧颅底颈部手术等）；②肿瘤：鼻咽癌颅底侵犯或咽旁间隙转移可压迫迷走神经，颈部转移性癌、甲状腺癌、颈动脉体瘤等压迫或侵犯迷走及喉返神经，胸腔段喉返神经受主动脉瘤、肺癌、食管癌、转移癌等压迫；③炎症：白喉、流感等传染病、重金属中毒、极性风湿病、麻疹、梅毒等均可能导致喉返神经周围神经炎。此外，不明原因导致的神经脱髓鞘病变也可导致特发性喉麻痹。

【临床表现】

由于喉运动神经径路长、病因多，导致喉麻痹的临床表现复杂，本部分主要介绍喉返神经外周性损伤的症状和体征。既往认为，喉返神经外展支或内收支单独受损，可导致喉神经不完全麻痹，可表现为声带内收或外展运动受限；实际上，这种情况极为罕见。外周性喉返神经麻痹的临床表现其实与损伤性质、程度、病程有关，由于喉返神经损伤后，绝大多数病人均有不同程度的喉返神经再生，即亚临床神经支配。亚临床神经支配的不同程度决定了麻痹的声带所处的不同的位置及声带和声门的不同形态。

1. *单侧喉返神经损伤*　主要表现不同程度的声嘶，可伴有呛咳、误吸，偶有气促等呼吸困难。间接喉镜和电子喉镜下可见声带运动受限，或固定于旁正中位、中间位或正中位，发音时声带闭合不全，吸气时声带不能外展。喉镜表现的差异主要是与患者喉返神经损伤程度、病程及损伤后喉返神经的再生程度即亚临床神经支配的程度相关。损伤早期，患者均可表现为声带固定、声门闭合不全。随着病程的延长，损伤程度较轻的部分患者，声带可能恢复正常或接近于正常的运动；部分患者的损伤侧声带虽然外展受限，但由于喉返神经再生程度较好，声带位于近正中位或正中位，加之健侧声带代偿内收超越，发音时声门闭合尚可，故嗓音质量接近于正常或正常。对于损伤程度较重者，喉返神经的亚临床神经支配程度总体较差，使声带固定于旁正中位至中间位不等，可出现明显的声带萎缩，喉镜下可观察到声带菲薄、弓形声带等。需强调的是，部分患者虽然声带固定，但声带萎缩并不明显，甚至声门闭合良好，此乃喉返神经再生程度即亚临床神经支配程度较好所致；声带固定的位置、声门的形态、声门闭合不全的程度每个人几乎不甚相同，这也是由于每个人喉返神经损伤程度不同、损伤后的亚临床神经支配程度不同所致。

2. *双侧喉返神经损伤*　以呼吸困难为主要症状，伴有声嘶、呛咳。也有一些患者开始仅仅表现为严重的声嘶、呛咳，并无明显的呼吸困难；但随着病程的延长数月或数年后，声音嘶哑逐渐好转，甚至接近正常，但出现了呼吸困难，并且逐渐加重。喉镜检查所见的声带固定的位置取决于神经损伤性质、病程以及神经再生程度。在损伤早期，喉返神经外展和内收支均受损，使得声带固定于旁正中位；随着病程的延长，声带内收肌群更易获得神经再支配，故声带逐渐内移至正中位，也可表现为吸气时双侧声带不能外展，发音时声带可内收，此阶段患者可表现为呼吸困难程度逐渐加重，若伴有上呼吸感染等炎症，可导致窒息。因此，对于双侧喉返神经损伤的患者，虽然早期可无或呼吸困难轻度，但随着喉返神经的再生即亚临床神经支配，声带逐渐内移至旁正中位，甚至正中位，从而逐渐出现呼吸困难，甚至严重的呼吸困难，部分患者首次出现呼吸困难的时间距喉返神经损伤发生的间隔可长达数年甚至数十年之久。

3. *喉上神经损伤*　最常见的症状是声嘶伴气息声，音调降低，音量减弱，声时缩短，发音疲劳等。由于内支受损，患者常出现咽喉部感觉缺失或异常，有咽部异物感、咳嗽等症状，严重者可引起吸入性肺炎。

除非患者声门裂隙很大，仅喉返神经损伤声带麻痹误吸容易恢复，很少导致误吸不愈。当声带麻痹合并其他运动或感觉障碍时，损害了喉的防御性功能，从而导致长期误吸。引起误吸的神经源性因素可能包括脑血管意外、退行性疾病、神经肌肉病变、周围神经病变、颅内肿瘤、缺氧或外伤性脑损伤。

【辅助检查】

通过各种辅助检查手段进行喉功能的临床评价，以确定喉麻痹的原因、程度和预后是必需的。基于这些检查和评估，以制定行为治疗、药物治疗和外科手术等治疗方案。为获得满意的疗效，有必要在治疗过程中监测患者的病情进展。

1. *电子喉镜和动态喉镜检查*　电子喉镜可大体观察声带形状、位置和运动情况，而动态喉镜检查能方便地观察到声带振动的特点以及声门开放和关闭的情况。描述声带振动的特性应包括以下基本信息：①双侧声带运动的对称性；②声带振动规律性；③声门闭合度；④黏膜波振幅；⑤黏膜波的运动；⑥不活动区域；⑦闭合相时声带开放-闭合模式等。

2. *声学与听感知评估*　听感知评估和声学客观测试有助于评价病情进展和治疗效果。声音频率和强度的检查项目应包括基频平均值、音域、声强和声带振动周期性。基频与声音的音调相关，单位为赫兹（Hz）。声强的计量单位为分贝（dB），与声音的响度相关。这些参数的范围反映了受试者喉及声带的动力学可塑性。基于计算机的嗓音分析系统能够测量出上述参数及声音信号中谐音和噪声组成情况。检测声音信号中频率和强度的不规则性也称为微扰检测，能监测到正常声音中的微小变化。由于难以采集到异常信号，往往不能准确地应用于嗓音障碍患者的检查。基频微扰(Jitter)是指声带振动频率在周期间的差异。振幅微扰(Shimmer)指声带振动幅度(强度)在周期间的差异。谐噪比(Harmonics-to-noise ratio)通常被用于评估发音时基频及各谐波(共振峰)中谐音和噪声成分的比例。这些参数能反映声带的体积异常和不对称性、神经支配、张力和生物力学特性。

嗓音的主观听感知评价是最具有代表性和最接近声音本质的方法,目前国际上常用的方法包括GRBAS法、RBH法、布法罗嗓音测验图和嗓音测验分析略图等,其中GRBAS、RBH法为目前国内学者所采用。

3. *空气动力学检查*　测量气流或容积速率有助于判定空气经过声门的速度。测量数个声门周期的气流可获得平均气流。平均气流率(mean airflow rates,MFR)有利于记录嗓音手术前后变化,特别是对声带麻痹的手术治疗。术前气流较高,术后可恢复至正常。受试者发音时,将连接于呼吸速度描记仪的面罩置于面部,可间接测量喉部的气流情况。声门下压力对声带振动和声音强度的调控是非常重要的。可通过放置在口腔内的压力传感器间接测量获得声门下压力值。发"Pa"音时要求口唇关闭,此时声道形成一个恒压的闭合管道。口腔内所测量到的压力可反映声门下方的压力。采用声门下压力除以平均气流的方法,可计算得到声门阻力大小。声门阻力随着声音强度的增加而增加,喉返神经麻痹时声门阻力减小。发声阈值压力是指能够发声的最低声门下压力,可衡量声带的劲度。这些量化检查方法目前常规用于评价包括声带麻痹在内的嗓音障碍。获得患者自我知觉和客观检查的数据,是治疗神经源性嗓音障碍的关键。

4. *喉功能的神经生理学检查*　肌电图(electromyographic,EMG)检查是评估神经肌肉疾病的一个有用的辅助手段,常用于此类患者预后的判断。检查结果需阐述电静息,有无纤颤电位、正尖波等失神经电位,反映神经再生的多相电位、高振幅电位,随意运动时募集相的运动单位波形,错向再生电位及程度。神经损伤2～3周后即可行肌电图检查,评价损伤的类型、程度、有无再生、再生程度、错向再生等,不同阶段检查的结果也各不相同。肌电图有助于鉴别多种语音障碍,如周围性和中枢性声带麻痹,功能性障碍和环杓关节固定。也有学者建议,神经肌电检查应包括直接刺激喉神经来检测肌肉活动性,通过刺激喉上神经所在部位的表面皮肤,用肌电图仪来监测喉肌收缩。由于喉返神经自颅骨发出,乳突部经颅电刺激可诱发喉返神经动作电位的产生,可用于测量甲杓肌的反应潜伏期。这种技术也能激发喉上神经传出纤维,使环甲肌产生反应。这种方法可早期评估喉神经损伤的类型和程度。与标准肌电图检查相比,这种技术在应用于监测不同喉神经修复术后麻痹喉肌神经再支配的情况,具有更大的优势。

5. *影像学检查*　通过上述检查及病史分析,声带麻痹的诊断即可确定,但需全面的病因分析,排除喉返神经径路上的肿瘤压迫或侵犯,应作颅底、颈部、甲状腺、上纵隔的X线、B超、CT、MRI检查,必要时做气管、食管镜、MRA等检查。

【诊断及鉴别诊断】

1. *诊断*　喉运动神经性疾病引起喉麻痹的诊断主要依据临床表现和上述辅助检查结果,应强调的是病史、体格检查、内镜、嗓音功能检查以及影像学检查是必不可少的。此外,相关实验室检查可以排除一些特殊原因导致的喉麻痹。除了运动损害的程度,诊断应考虑机体重塑和代偿能力,其可能改变原有言语障碍的感知程度。听感知评估及嗓音声学参数分析有助于鉴别神经源性和功能性嗓音障碍。利用多种测量仪器检查,可获得嗓音的声学分析结果。发声过程中气压和气流传导的测量可为呼吸和发音系统的功能相关性研究提供更多的信息。采用硬性和软性纤维电子内镜的诊断技术,可观察咽、喉的运动,对于连续性发音障碍如痉挛性发音障碍患者是必要的。动态喉镜能够观察评估声带振动的特点。其他检查如高速摄影、超声、电视透视检查、磁共振检查也具有较大的诊断价值。自发和诱发肌电图检查对诊断神经源性功能障碍,鉴别中枢还是周围神经损伤很有价值。上述参数量化分析可记录疾病的状态和进展,判断病变程度、发展情况,指导选择治疗方案,评价治疗效果。对于误吸病人,要全面询问病史和体格检查,以及多学科的评估。病史能提供有关神经系统症状的重要信息,可能提示是全身神经源性障碍。此外,基本肺功能的信息是至关重要的,帮助判断病人是否能耐受轻度或中度的误吸。体格检查应包括全身检查、详细神经系统检查以及脑神经功能的全面评估。其他检查还包括改良吞钡造影,受试者吞咽不同黏稠度的食物(轻流质、半固体和固体食物),观察吞咽过程中的口腔相和咽腔相的情况。

2. *鉴别诊断*　首先,应明确导致喉麻痹的病因是中枢性还是外周性的神经损伤，包括上述介绍的不同中枢疾病。临床上，主要需要鉴别诊断的疾病如下：

(1)杓状软骨脱位：常有全身麻醉气管插管手术史或颈部外伤史。电子喉镜检查可见患侧声带固定。两侧声带不在同一平面，两侧喉室不对称，患侧室带可有超越。频闪喉镜检查可见患侧声带黏膜波减弱或消失，运动幅度减弱等。喉部薄层CT可提示杓状软骨脱位。杓状软骨脱位患者的喉肌电图常表现为喉返神经损伤特点，但程度较轻。

(2)环杓关节炎：多为全身性关节疾病的局部表现，如风湿性或类风湿关节炎、痛风、强直性脊柱炎等；也可由喉炎、喉软骨炎等直接侵及环杓关节，多见于链球菌感染；也可继发于急性传染病，如伤寒、流感之后；放射治疗也可引起环杓关节炎。急性环杓关节炎较易诊断，喉痛、声嘶、杓状软骨区充血肿胀、发声时声门呈三角形裂隙是主要诊断依据，声嘶及呼吸困难视炎症程度和声带固定的位置而定。慢性环杓关节炎极似喉返神经麻痹，可根据病史、喉频闪镜、杓状软骨拨动及喉肌电图与喉麻痹鉴别。

(3)环杓关节固定：多继发于环杓关节炎、关节外伤，可表现为杓状软骨运动丧失，声带可呈外展、旁正中位或中间位。喉动态镜可见声带振动的对称性、周期性、振幅、黏膜波等均存在异常。探查可发现关节水肿、关节面粘连。环杓关节固定易漏诊，可根据杓状软骨拨动和喉肌电图诊断。

(4)声带突撕脱：因插管或喉部外伤引起。频闪喉镜对确诊有帮助，主要征象有声带突与杓状软骨体明显分离，撕脱的声带突与对侧声带突重叠，声带突活动度独立于杓状软骨之外，唱滑音时声带缩短或声带延伸减弱。全身麻醉内镜下触诊对最终确诊也有一定的意义。

(5)特发性声带麻痹：无颈部外伤或手术史，发病前常有上呼吸道感染史。起病急而突然，喉镜检查可见单侧或双侧声带活动度差或固定，系统检查未发现其他引起喉麻痹的明确的病因。喉肌电图检查提示神经源性损伤。

(6)咽喉肿瘤：下咽癌、颈段食管癌可侵及梨状窝、环后等部位，表现为杓区局部隆起，累计声带常表现为声带不完全麻痹。随访常发现症状进行性加重，局部肿块增大。钡餐检查常提示钡剂潴留、梨状窝变浅等。详细询问病史、体格检查、喉镜、胃镜、钡餐和CT等其他影像检查可避免漏诊误诊。

(7)重症肌无力：是最常见的神经肌肉接头疾病，如累及咽喉部肌肉，可表现为声嘶、发音无力、吞咽障碍等。此类患者症状的典型特点是晨轻晚重，休息后症状有所缓解。喉镜检查多表现为发声时声带运动减弱，声门闭合有裂隙、黏膜波减弱等。喉肌电图检查有重要的诊断价值，采用重复神经刺激技术，其波峰衰减率常大于10%。多数患者肌肉中抗乙酰胆碱受体的抗体检测为阳性。

(8)痉挛性发音障碍分为内收型痉挛性发音障碍、外展型痉挛性发音障碍和声带震颤。此类疾病的特点是患者发声时控制发音能力出现非随意性改变，原因是内收型发生间歇性声带停顿(失声)或外展型因声带开放延长而发生呼吸停顿。只影响患者讲话，较少影响唱歌，不影响情感表达(笑和哭)和喊叫。症状多发作于上呼吸道感染、喉损伤或炎症、嗓音滥用或工作情感应激等后，表现为发音费力、紧张、不连续、结卡声，伴有发音失控以及长时说话困难。多见于30—50岁，60%～80%为女性患者。其特点包括：①症状发作取决于特定的任务、姿势或喉位(内收型发元音和塞音、外展型发清辅音的起音阶段)；②活动诱导症状发作，即只有在随意运动时出现，休息时较少出现；③长时间说话、工作或表演时，症状变得严重；④一般为渐进性发作，往往出现在上呼吸道感染、咽喉炎症或外伤、应激期后；⑤嗓音功能的反射性和情感性方面不受影响，如咳嗽、哭泣、喊叫、大笑；⑥职业用嗓者的症状多在繁重的工作日程或损伤后出现；⑦肌电图显示受累及的喉肌放电增强。在疾病发展的前两年，可能从只影响说话时元音的发声，到后期干扰其他类型的语音如说话和唱歌的假声。轻度和中度患者可能仅表现为说话时痉挛发作，而正常唱歌和假声发音不受影响。

【治疗】

总的原则是应根据病因进行相应治疗，其次是改善或恢复喉功能。

1. *病因治疗*　在明确喉麻痹病因的前提下，给予相应的治疗措施，积极解除病因。全身或局部给予神经营养药物、改善微循环药物，必要时给予激素治疗，可能对神经功能恢复有一定的辅助效果。

2. *言语矫治*　言语矫治适用于中枢性病变导致的发音障碍患者，通过一定的言语矫治方法，可一定程度上改善患者的嗓音质量。对于部分周围性单侧声带麻痹患者，也有一定效果，即使对于最终需接受外科手术干预的患者，言语治疗也是等待阶段的有效手段，有利于患者的康复。

3. 外科治疗　外科治疗的目的是改善或恢复患者的嗓音质量、解除呼吸困难、减轻误吸，恢复喉的功能。治疗原则：①首先尽可能寻找并治疗疾病的原因；②声带麻痹在进行机械性永久性治疗前应至少观察6个月，对于迷走神经损伤、颅底损伤、特发性声带麻痹甚至观察9个月以上，无望恢复声带功能时方可进行破坏性的机械性手术；③手术方式的选择应根据病因、麻痹类型、严重程度、患者的特殊需求、全身情况决定；④对于外伤包括手术损伤、机械性损伤引起的喉返神经完全中断者应尽早行喉返神经探查喉返神经修复治疗；⑤应及时处理声带麻痹引起的喉梗阻、误吸、呛咳等症状。与传统的机械性声门缩窄或扩大术相比较，从理论上讲，重建喉肌的神经再支配，恢复声带的生理性运动是治疗喉返神经损伤最理想的方法。

(1)单侧声带麻痹：对于明确的喉返神经损伤患者，应首先考虑喉返神经修复手术。喉返神经修复以恢复喉返神经内收功能的手术方法有：颈襻喉返神经吻合、喉返神经端端吻合术、舌下神经喉返神经吻合术、迷走神经喉返束与喉返神经吻合、颈襻神经肌蒂环杓侧肌或甲杓肌植入术、替代神经环杓侧肌或甲杓肌植入术等，目前采用最广泛、效果最确切的是采用同侧或对侧颈襻与受损喉返神经吻合，并尽量采用颈襻最粗大的分支(主支)或前根即颈襻主干。对于神经损伤病程超过3年者，颈襻喉返神经吻合手术的同时往往需要联合声带内移、杓状软骨内移等机械性手术，达到更佳的治疗效果。单侧声带麻痹还可采用声带注射成形术，如自体材料及人工材料注射，自体材料包括自体脂肪、筋膜及软骨，目前多用脂肪或脂肪加筋膜注射，可取得较好效果。喉框架手术是治疗声带麻痹又一常用方法，包括杓状软骨内移术、甲状软骨成形术Ⅰ型，上述两种术式的联合手术，也有报道采用喉框架手术联合声带注射术，具体采用哪种方法，需根据患者的情况选择。有条件的单位尽量采用神经修复术。

(2)双侧声带麻痹：双侧声带麻痹的治疗非常棘手。治疗的目的和原则是解除呼吸道梗阻，尽可能保留发音功能。目前，临床上开展较多的手术治疗方式包括喉外或喉内径路杓状软骨切除声带外移术、二氧化碳激光杓状软骨切除或声带后部切除术以及传统的气管切开术等。通过一侧膈神经转位支配双侧环杓后肌恢复声带的生理性吸气性外展功能已取得非常满意的效果，理论上说是最为理想的手术，也有探索同时恢复声带内收功能的联合神经修复术，但此类术式复杂，手术技巧要求高，临床应用属于起步阶段，需掌握好手术适应证，相关条件成熟的单位开展。

(3)误吸的治疗：误吸患者的非手术治疗通常包括停止经口进食、给予辅助饮食疗法。可采用肠内营养或短期鼻饲进食。对于需长期喂养的患者，通常首选胃或空肠造瘘。还应注意肺部状况，气管切开术有助于分泌物较多患者的护理。手术治疗的病人，对严重误吸和声带麻痹的患者可行特殊的手术治疗，包括各种声带内移手术。对于功能有希望恢复的患者，可采用暂时性的或可逆的治疗方法，如Cymetra或胶原蛋白声带注射。此外，某些通过分离上呼吸道与上消化道的手术方法，用于治疗严重的持续误吸患者。但不幸的是，接受此类手术的患者常常失去了发声功能，并且可能仍需要永久性的气管切开。

部分喉切除是一种最古老的和最有效的治疗误吸的手术方法。气管食管造瘘可重建发音功能。对希望保喉的患者，可采用封闭喉腔的方法。Montgomery介绍了一种拉近真假声带的声门闭合技术。Sasaki等运用胸骨舌骨肌瓣转位改善声门闭合不良。这种方法非常有效，但不能发声，有时可能需要联合声门上闭合手术。会厌瓣缝合术，自1972年首次报道以来，已经进行过一些改良，如有目的地保留声门后裂隙，使患者仍可发音。已有采用内镜技术实施此类治疗的成功报道。Biller等采用垂直喉成形术完成声门上闭合，适用于接受全舌切除术的患者，患者保留了发音功能。为获得完全可逆的治疗方式，多种喉内支架技术得到了很大发展。Weisberger和Huebsch在气管造口术中采用了固体硅橡胶支架。而Eliachar和Nguyen设计的通气型硅胶支架可以让患者发声。支架的优势在于通过内镜途径置放和容易取除。但误吸缓解率不完全一致，而且长期使用支架有喉内组织损伤的风险，从而限制了其应用。Lindeman发明了气管食管改道术，目的是在保留喉和喉返神经的基础上，能有效改善误吸症状，且原有结构可以二期重建。通过在第四或第五环水平分离出气管，将气管近端与食管吻合，远端气管吻合至皮肤，误吸的分泌物可被转回到食管。改良的喉气管改道术可将气管近段封闭。这两种技术可有效改善误吸症状，而原有解剖结构可以二期成功重建。总之，目前尚无完全令人满意的方法,仍需研究建立一种安全有效改善误吸而不影响呼吸和发声功能的方法。目前已应用于动物实验的可植入电子系统,有可能通过加强患者声门闭合度或抬高喉舌骨高度,改善吞咽功能。

(4)其他如肉毒素声带注射治疗双侧声带麻痹或痉挛性发音障碍,喉起搏器植入治疗双侧声带麻痹等也有不少研究报道。

【并发症】

单侧喉麻痹者极少引起并发症,双侧喉麻痹患者则可引起严重的吸气性呼吸困难、窒息,甚至死亡;又由于声门闭合不全,病程较长可导致肺功能受损,由于呛咳误吸可引起吸入性肺炎,严重者出现肺脓肿甚至导致死亡。

【预后】

中枢性病变导致的喉麻痹患者,往往无法解决病因,其预后较差。由于喉功能受损,发音、呼吸和吞咽障碍可极大影响患者的生存质量。对于有明确病因的周围性声带麻痹患者,通过选择合适的治疗方式,改善或恢复喉的功能。

(郑宏良 陈东辉)

## 参考文献

[1] Chen D, Chen S, Wang W, et al. Spontaneous regeneration of recurrent laryngeal nerve following long-term vocal fold paralysis in humans: histologic evidence. Laryngoscope, 2011, 121: 1035-1039.

[2] Woodson GE. Spontaneous laryngeal reinnervation after recurrent laryngeal or vagus nerve injury. Ann Otol Rhinol Laryngol, 2007, 116: 57-65.

[3] Mostafa BE, Gadallah NA, Nassar NM, et al. The role of laryngeal electromyography in vocal fold immobility. ORL J Otorhinolaryngol Relat Spec, 2004, 66: 5-10.

[4] Zheng H, Li Z, Zhou S, et al. Update: laryngeal reinnervation for unilateral vocal cord paralysis with the ansa cervicalis. Laryngoscope, 1996, 106: 1522-1527.

[5] Wang W, Chen D, Chen S, et al. Laryngeal reinnervation using ansa cervicalis for thyroid surgery-related unilateral vocal fold paralysis: a long-term outcome analysis of 237 cases. PLoS One, 2011, 6: 19128.

[6] Li M, Chen S, Zheng H, et al. Reinnervation of bilateral posterior cricoarytenoid muscles using the left phrenic nerve in patients with bilateral vocal fold paralysis. PLoS One, 2013, 8: 77233.

# 第39章

## 咽喉反流性疾病

咽喉反流是英语名词 laryngopharyngeal reflux 直接翻译过来的，是指胃内容物反流至食管上括约肌以上部位，包括鼻咽、口咽、喉咽、喉、气管、鼻腔等部位。喉咽作为咽部的一个亚区，喉咽反流容易误解为单纯反流至喉咽部位，目前一般应用咽喉反流，这样就包括胃内容物反流至咽部和喉部，不容易引起误解。咽喉反流性疾病(laryngopharyngeal reflux disease，LPRD)是指胃内容物反流至食管上括约肌以上部位，引起一系列症状和体征的总称，临床表现为声嘶或发音障碍、咽喉疼痛、咽喉部异物感、持续清嗓、慢性咳嗽、呼吸困难、喉痉挛等症状，以及声带后连合区域黏膜增生、肥厚，室带肥厚、喉室消失、声带弥漫性充血水肿，严重时出现肉芽肿、声门下狭窄等喉部体征。这些症状和体征，可诊断为慢性咽炎、慢性喉炎、喉接触性肉芽肿、喉痉挛等疾病，因此，咽喉反流性疾病不是某一种疾病，一些学者建议将其称咽喉反流综合征。目前认为，与咽喉反流有关的疾病有：慢性咽炎、慢性喉炎、喉接触性肉芽肿、阵发性喉痉挛、任克间隙水肿、声带白斑、声门型喉癌、慢性咳嗽、哮喘、儿童声门下狭窄、儿童分泌性中耳炎、鼻窦炎等。

【流行病学】

目前对喉咽反流性疾病尚未有确切的统计结果，据美国的一项研究估计，来耳鼻喉门诊就诊的患者中有10%的人存在反流症状和体征，咽喉反流性疾病是临床上的常见疾病，研究还发现50%以上的嗓音疾患与咽喉反流有关。国内一项对部队中年干部的调查研究发现11.7%(307/2616)的干部存在咽喉反流性疾病。

【发病机制】

目前认为咽喉反流性疾病可能存在两种发病机制：反流物对咽喉黏膜的直接损伤作用(反流理论)和食管远端酸刺激引起的迷走神经反射(反射理论)。

1. *反流理论* 机体内存在4种抗反流屏障阻止咽喉黏膜受到反流的胃内容物损伤：食管下端括约肌(LES)、食管清除能力、食管黏膜的酸抵抗能力和食管上端括约肌(UES)。正常情况下静息时LES和UES均为高压区，吞咽时两者松弛使食物进入胃内，吞咽后两者又恢复为高压以防止胃内容物反流。生理情况下，胃食管反流发生时，食管可通过蠕动性收缩将反流物迅速清除。食管黏膜中富含的碳酸酐酶(Ⅰ～Ⅳ型)能促使 $CO_2$ 生成 $HCO_3^-$，使食管黏膜pH从2.5提高到接近7，防止黏膜受到胃酸的损害。而咽喉某些部位(如声带附近黏膜)的Ⅲ型碳酸酐酶会在反流物作用下迅速耗竭而 $HCO_3^-$ 产生减少，因此咽喉黏膜对酸刺激更敏感。现有研究证明反流物中胃蛋白酶和胃酸在咽喉损伤中起同样的重要作用。十二指肠内容物(如胆酸等)对咽喉黏膜只有轻微的损伤作用，且胆酸只在酸性环境下起损伤作用。因此，反流物对咽喉部黏膜的损伤大小可能和局部pH环境相关。如果能提高咽喉部pH值，就可能明显降低反流物对咽喉的损伤。

2. *反射理论* 迷走神经介导的食管气管反射可能在慢性咳嗽中起重要作用。由于咽喉和食管存在共同的反射中枢和通路，远端食管在胃酸刺激下可通过神经反射引起支气管痉挛和黏液分泌，导致咳嗽和反复的清嗓动作，而阻断反射通路的传入神经将阻止咳嗽的发生。

【病理生理变化】

据研究，正常人每天可发生数十次食管反流而不出现食管症状，但如果每周存在3次咽喉部的反流就可造成喉黏膜的严重损害，出现咽喉部症状。目前认为食管对胃内容物有较强的防御机制，其中局部产生重碳酸盐中和胃酸发挥了主要作用，可明显减轻胃内容物对食管的损害。而重碳酸盐的产生过程中碳酸酐酶(carbonic anhydrase,CA)起到重要作用,此酶有数个同工酶,其中CAⅢ最为重要,2001年Axford等从该疾病患者的声带及杓间区分别取黏膜组织行免疫组化检测,发现声带区黏膜缺少CAⅢ,而杓间区黏膜中CAⅠ及CAⅡ含量较少,提示喉部黏膜较食管黏膜抗酸能力差,易受到胃内容物的损伤。而杓间区又较声带区域黏膜抗酸性能强,这也在一定程度上解释了喉癌患者肿瘤多位于声门区,却极少出现于杓间区的现象,故临床上LPRD患者往往有咽喉部症状而无食管炎。Gill等对18例LPRD患者与正常人喉黏膜标本进行了免疫组化和Western蛋白印迹研究,发现LPRD患者喉黏膜细胞间存在胃蛋白酶,而正常人不存在;LPRD患者喉黏膜中E-钙黏蛋白表达降低,声带黏膜上皮和喉室黏膜标本不表达CAⅢ。因此,认为CAⅢ和E-钙黏蛋白在喉黏膜细胞间屏障的损伤过程中起重要作用,其表达降低导致喉黏膜防御功能降低。Johnston等进一步发现正常人喉、食管黏膜上皮中应激蛋白(鳞状上皮蛋白:Sep70、Sep53和热休克蛋白:Hsp70)有高表达,而胃蛋白酶缺失;LPRD患者喉黏膜中Sep70、Sep53表达明显降低,Hsp70表达较高;LPRD患者喉黏膜中的胃蛋白酶存在量和Sep70、Sep53表达呈负相关;猪喉黏膜组织培养研究发现,喉黏膜细胞通过受体介导的细胞内吞噬作用摄取胃蛋白酶而引起应激反应。应激蛋白的变化可引起细胞损伤,在LPRD的发生发展中起着重要作用。

在咽喉反流性疾病的患者,其咽喉部黏膜易激惹,并出现炎症表现。抗反流屏障发生异常,胃内容物直接刺激呼吸道上皮的柱状纤毛上皮细胞,引起纤毛活动功能障碍,影响黏膜清除功能,导致黏液滞留,出现过度清嗓和鼻后滴漏的感觉。咽喉部黏膜的炎症反应,导致喉黏膜感觉神经末梢敏感性增加,易出现喉痉挛和咳嗽。炎症反应也导致声带水肿、接触性溃疡或肉芽肿。这些变化使得患者容易出现声音嘶哑、咽部异物感、咽喉疼痛等症状。

【临床表现】

1. 症状　LPRD的症状多种多样,无特异性,常见的症状有声嘶、咽喉疼痛、咽部异物感、持续清嗓、慢性咳嗽、呼吸不畅、喉痉挛等。美国气管食管学会进行了一项国际性调查,发现98.3%的持续性清嗓、96.6%的慢性咳嗽、95.7%的烧心和(或)消化不良、94.9%的咽部异物感、94.9%的声音嘶哑与咽喉反流有关。其他症状还有发音疲劳、痰多、口臭、呼吸不畅、吞咽不利等,虽然不是特异性症状,但是咽喉反流时这些症状常伴随出现。

2. 体征　由于反流的胃内容物刺激鼻腔、咽、喉、气管黏膜,引起鼻腔、咽、喉、气管黏膜的炎症反应。因此,检查时应包括耳、鼻、鼻咽、口咽、喉咽、喉,但咽喉反流引起的主要为喉的症状,医生们更关注喉的表现。咽喉反流时,喉镜检查可发现后连合区域黏膜红斑、水肿、增生,声门下黏膜水肿、喉黏膜弥漫性水肿、声带白斑、声门下狭窄、喉接触性肉芽肿甚至声带癌。这些变化的存在提示有咽喉反流的存在可能,但并不是一定存在。美国气管食管学会一项国际性调查,发现97.5%的披裂充血、95.7%的声带充血、95.7%的声带水肿、94.9%的后连合黏膜增生、94.0%的披裂水肿与咽喉反流有关。但是,应用喉镜判定喉部病变是否是由于咽喉反流有一定困难,因为①不同种类的喉镜(如纤维喉镜、电视喉镜、频闪喉镜、电子喉镜等)显示的清晰度和色泽有差异;②医生对喉镜的判定带一定主观性,不同医生对同一患者的判定结果有差异;③喉部病变的非特异性。因此,喉镜检查的体征与咽喉反流的严重程度并不相符。

【诊断及鉴别诊断】

1. 诊断

(1)病史和检查:与其他疾病一样,详细的病史和喉镜(电视喉镜、电子喉镜或频闪喉镜等)检查对该类疾病的诊断非常重要。为了全面掌握患者的所有情况和便于诊断,Belafsky等根据多年的临床研究和患者常见症状、喉镜检查及pH监测结果,设计了反流症状指数量表(the reflux symptom index,RSI)和反流体征评分量表(the reflux finding score,RFS)(表39-1,表39-2),如RSI大于13分,RFS大于7分,可认为异常,加上24h双探头pH监测发现喉咽部pH低于4超过3次即可诊断本病。为明确RSI和RFS的可靠性及临床应用价值,Belafsky等对25例经24h pH监测确诊的LPRD患者治疗前和治疗后6个月进行了研究,另选25名年龄、性别等相当的正常人为对照。发现治疗前25例患者两次不同时间RSI的平均值分别为19.9和21.2,有高度相关性,说明RSI可靠性高;患者组治疗后RSI从治疗前的平均21.2降为12.8;正常对照组与患者组治疗前的平均RSI分别为11.6和21.2,差异显著,与治疗后的比较无差异。正常对照组的RSI 95%的可信限上界为

13.6，因此，RSI 大于 13 就可认为不正常。进一步对 RFS 进行研究，选连续 40 例经 24h pH 监测确诊的 LPRD 患者，治疗前和治疗后 2、4、6 个月进行喉镜检查，并由两个喉科医生采用双盲法进行 RFS 计分，治疗前和治疗后 2、4、6 个月的 RFS 平均值分别为 11.5、9.3、7.3、6.1。第 1 个喉科医生治疗前两次的 RFS 计分平均值分别为 10.8 和 10.8，另一个医生的分别为 11.1 和 10.9，分析发现两个医生的计分值和每个医生两次的计分值无差异。另外 40 名年龄、性别等相匹配的正常人的平均 RFS 分值为 5.2，95%的可信限范围为 3.6～6.8，因此，RFS 分值大于 7 认为不正常。这两个量表，在国际上已广泛用于筛查和初步诊断 LPRD，这两个量表的中文版已经过信度和效度验证。

**表 39-1　反流症状指数量表**

| 在过去几个月哪些症状困扰你？ | 0＝无症状<br>5＝非常严重 | | | | | |
|---|---|---|---|---|---|---|
| 声嘶或发音障碍 | 0 | 1 | 2 | 3 | 4 | 5 |
| 持续清嗓 | 0 | 1 | 2 | 3 | 4 | 5 |
| 痰过多或鼻涕倒流 | 0 | 1 | 2 | 3 | 4 | 5 |
| 吞咽食物、水或药片有阻塞感 | 0 | 1 | 2 | 3 | 4 | 5 |
| 饭后或躺下后咳嗽 | 0 | 1 | 2 | 3 | 4 | 5 |
| 呼吸不畅或反复窒息发作 | 0 | 1 | 2 | 3 | 4 | 5 |
| 烦人的咳嗽 | 0 | 1 | 2 | 3 | 4 | 5 |
| 咽喉异物感 | 0 | 1 | 2 | 3 | 4 | 5 |
| 烧心、胸痛、消化不良或反酸 | 0 | 1 | 2 | 3 | 4 | 5 |
| | 总分 | | | | | |

**表 39-2　反流体征评分量表**

| 反流检查计分量表 | | 反流检查计分量表 | |
|---|---|---|---|
| 假声带沟 | 0＝无 | 弥漫性喉水肿 | 0＝无 |
| | 2＝存在 | | 1＝轻度 |
| 喉室消失 | 0＝无 | | 2＝中度 |
| | 2＝部分 | | 3＝重度 |
| | 4＝完全 | | 4＝堵塞 |
| 红斑/充血 | 0＝无 | 后连合黏膜增生 | 0＝无 |
| | 2＝局限于杓状软骨 | | 1＝轻度 |
| | 4＝弥漫 | | 2＝中度 |
| 声带水肿 | 0＝无 | | 3＝重度 |
| | 1＝轻度 | | 4＝堵塞 |
| | 2＝中度 | 肉芽肿 | 0＝无 |
| | 3＝重度 | | 2＝存在 |
| | 4＝息肉样 | 喉内黏稠黏液附着 | 0＝无 |
| | | | 2＝存在 |

(2)24h双探头pH监测：研究发现，正常人存在一定的食管反流现象，一般认为每天反流少于50次为正常范围，但不一定反流到咽喉部，故放置咽部探头是必要的。食管及咽部探头的放置有特定位置，因为机体为防止胃内容物反流，食管内存在两处主要防御机制，即食管下括约肌和食管上括约肌。先用食管压力计测压定位两处括约肌的位置后，将食管探头放在食管下括约肌上方5cm处，将喉咽部探头放在食管上括约肌上方2cm处。如喉咽部探头位置过高易造成探头与黏膜失去接触，探头干燥，导致监测失败。24h双探头pH监测，是诊断LPRD的金标准，一般认为喉咽部24h反流事件大于3次为异常。判定一次咽喉反流事件必须符合以下4点：①喉咽pH小于4；②食管pH降低随后发生的喉咽pH降低；③排除进食或吞咽引起的pH降低；④快速的pH下降，而不是缓慢的降低。正常人24h双探头pH监测的结果变异较大，从完全无咽喉反流事件，到20%的正常人存在咽喉反流事件，而且喉及咽部对胃酸和胃蛋白酶无抵抗能力，极易被胃反流物引起损伤，因此，分析咽喉反流事件是否有意义时，还应根据患者具体情况具体分析，如声门下狭窄、喉水肿、声带白斑或喉接触性肉芽肿的患者，单次咽喉反流事件就有重要的临床意义。目前认为治疗前pH监测有助于判断PPI治疗的效果。

(3)痰胃蛋白酶检测：胃蛋白酶是胃主细胞分泌的，在咽喉部检测到胃蛋白酶，提示有咽喉反流的存在。Knight等对有咽喉反流症状的23例患者进行24h双探头pH监测，同时取63份喉部痰液应用免疫分析方法检测胃蛋白酶的含量，发现与咽喉反流有关的14份痰液中含有胃蛋白酶，平均为0.18mg/L，与咽喉反流无关的49份痰液中不含胃蛋白酶。与咽喉反流事件对比，发现痰液胃蛋白酶阳性诊断咽喉反流的敏感性和特异性分别为100%和89%，因此认为检测痰液中的胃蛋白酶是检测咽喉反流的一种敏感、无创的方法。李湘平等对56例长期咽喉不适的患者进行研究，分为咽喉反流组(32例)和慢性咽喉炎组(24例)，以健康志愿者为健康对照组(15例)。留取3组人员深咳咽喉部唾液，用酶联免疫方法检测唾液中胃蛋白酶浓度。结果唾液中胃蛋白酶阳性率在咽喉反流组、慢性咽喉炎组和健康组分别为93.8%、75.0%、20.0%。单独应用唾液胃蛋白酶检测诊断的灵敏度为93.8%，特异度为46.2%。认为唾液中胃蛋白酶检测可作为一项灵敏度高、无创、快速的客观的诊断方法应用于咽喉反流的筛查。取痰时机与检测的阳性率关系较大，文献无统一、明确的取痰时间，而且胃蛋白酶测试费用高，因此，胃蛋白酶的检测尚未用于临床诊断。

(4)质子泵抑制剂试验性治疗：质子泵抑制剂(proton pump inhibitors，PPI)作为抑制胃酸分泌的药物已被用于LPRD的治疗，并取得了较好的效果。目前有学者将PPI试验性治疗列为LPRD最有价值的诊断，由于其简单可行，敏感性和特异性好，加上24h双探头pH监测的普及程度有限和复杂烦琐，特别是症状较为严重、无法耐受24h pH监测的患者。目前的观点是，对于临床疑似咽喉反流的患者，可进行3个月的试验性抑酸治疗，3个月后对临床症状和体征进行评估，如果较前无改善甚至加重，则需做24h pH监测以明确是否有反流现象；如症状有改善，则建议继续治疗至6个月，之后逐渐减量至停药。

2. 鉴别诊断　长期以来对是否存在咽喉反流性疾病，或其仅仅是胃食管反流疾病(gastroesophageal reflux diseases，GERD)的一部分，一直存在争议，毕竟胃内容物必须经过食管才能到达咽喉部。但经过多年的研究，普遍认为LPRD确实存在，而且明显不同于GERD，详见表39-3。

(1)症状：GERD主要表现为烧心、反胃、胸痛，而LPRD主要表现为声嘶、慢性咳嗽、吞咽痛、咽异物感，很少有烧心、反胃症状。

(2)临床检查：GERD主要为食管炎表现，如食管弥漫或区域性充血、水肿、溃疡等，而咽喉部无明显阳性发现。LPRD多为喉炎表现，较特征的是后连合黏膜增生、声带和气道内黏膜充血水肿，有时可出现肉芽肿、声门下狭窄等。

(3)辅助检查：24h pH监测发现GERD主要为夜间反流，反流次数大于50次，少有咽喉部反流。而LPRD主要为白天反流。

(4)治疗：GERD的治疗可采用改善生活方式，如夜间睡觉时抬高头部，每天少食多餐，少进高脂食物等以减少反流。严重时加用抗酸剂、$H_2$受体拮抗剂或质子泵抑制剂(PPI)治疗。LPRD因多在白天反流，故仅改善生活方式往往无效，治疗需应用质子泵抑制剂，如按传统的GERD治疗方法每日一次给药，小剂量、短期用药往往治疗失败。LPRD治疗常需每日两次用药，持续用药6个月以上才能达到疗效，严重者甚至需行内镜下胃底折叠术才能达到疗效。

表 39-3　GERD 与 LPRD 的区别

| GERD 与 LPRD 的主要差别 | | |
|---|---|---|
| | GERD | LPRD |
| 症状 | | |
| 烧心和(或)反胃 | ++++ | + |
| 声嘶、咳嗽、呼吸困难 | + | ++++ |
| 检查 | | |
| 食管炎 | ++++ | + |
| 喉炎 | + | ++++ |
| 辅助检查 | | |
| 食管镜 | +++ | + |
| 异常的食管 pH 监测 | ++++ | ++ |
| 异常的咽部 pH 监测 | + | ++++ |
| 食管蠕动异常 | +++ | + |
| 食管抗酸功能异常 | ++++ | + |
| 反酸模式 | | |
| 夜间反流 | ++++ | + |
| 白天反流 | + | ++++ |
| 全天反流 | + | ++ |
| 疗效 | | |
| 饮食及行为治疗 | ++ | + |
| 一天一次 PPI 治疗 | +++ | + |
| 一天二次 PPI 治疗 | ++++ | +++ |

【咽喉反流性疾病的治疗】

对咽喉反流性疾病发病机制认识的进一步深入，使治疗有了很大突破。早期的单纯抗酸治疗、饮食治疗和改变生活方式对咽喉反流疾病的治疗效果不佳，$H_2$受体阻断剂的效果也仅有 50%，20 世纪 80 年代初，PPI 的问世，使广大 LPRD 患者受益。PPI 直接作用于胃壁细胞上的 $H^+$-$K^+$ ATP 酶，明显抑制胃酸分泌。抑制胃酸分泌抗反流治疗有两个重要目的：①抑制胃酸分泌，降低了胃蛋白酶活性(胃蛋白酶在 pH 小于 5 时有活性)，减少胃酸和胃蛋白酶对咽喉的直接损伤，阻滞炎症反应过程；②恢复机体的抗反流防御机制。为了便于治疗此类疾病，根据症状、体征及对生活的影响程度可将 LPRD 分为轻度、重度和致命性三类。

1. *轻度咽喉反流*(minor laryngopharyngeal reflux)　患者表现为间断声嘶、经常清嗓、咽异物感、自觉吞咽困难，但不影响工作和生活，检查多为后部喉炎及喉黏膜轻度水肿。

治疗推荐规律饮食，戒除不良习惯(如戒烟、戒酒)，同时用 $H_2$受体抑制剂(通常是雷尼替丁)或抗酸治疗。如果治疗失败，改用每日 2 次质子泵抑制剂(PPI)治疗，充分治疗(最少 6 个月)后，如症状消失，可逐渐减量，如仍治疗无效，可行 pH 监测评估抑酸治疗效果，改变给药方法及增加剂量，必要时可行胃底折叠术。

2. *重度咽喉反流*(major laryngopharyngeal reflux)　患者症状加重，影响工作和生活，检查喉部广泛水肿、局部溃疡、肉芽肿等。

治疗包括规律饮食，戒除不良习惯和每日 2 次 PPI 治疗。推荐给药时间为早饭前和晚饭前，这样有利于药物吸收。每 2 个月用 RSI 和 RFS 进行评估。如症状改善不明显，可加倍给药，同时行 pH 监测改变给药时间，如存在夜间反流，可在睡觉前加用雷尼替丁。如治疗 4 个月仍无效，可换用不同品牌的 PPI 药物，一些患者可行内镜下胃底折叠术。经治疗后连续 2 次检查患者症状消失、喉部检查正常(RFS≤5、RSI≤10)，药物可逐渐减量，先停用晚间的 PPI 和雷尼替丁，2 周后白天 PPI 换成雷尼替丁，如 4 个月后患者仍无临床症状，可逐渐停用雷尼替丁。如患者症状复发，需再次加用 PPI，直至恢复最初治疗剂量。

3. *致命性咽喉反流*(life threatening laryngopharyngeal reflux)　患者临床症状严重影响工作、生活，出现气道阻塞(声门或声门下狭窄)、喉痉挛、哮喘、喉黏膜增生性病变、喉癌等情况。

治疗除规律饮食，戒除不良习惯外，要求开始每日 2 次 PPI，不断行 pH 监测制定给药时间及评估疗效，通常需加大剂量治疗，并加用 $H_2$受体阻断剂和抗酸治疗。有喉癌、喉狭窄、喉痉挛的患者治疗相关疾病前应行 pH 监测，因为①有利于确诊咽喉反流；②评估咽喉反流的严重程度；③给患者制定个体化治疗方案；④决定是否行胃底折叠术。

目前认为对于年龄小于 40 岁的患者，胃底折叠术是较理想的治疗方法；40—60 岁的患者行综合治疗或根据情况制定个体化治疗方案；大于 60 岁的患者应长期服用 PPI，每日 2 次。对于药物治疗效果不佳的咽喉反流患者，文献报告腹腔镜下胃底折叠术或胃镜下食管下端射频治疗可取得较好疗效。腹腔镜辅助胃底折叠术的良好效果，使药物抗反流治疗无效患者的手术适应证逐渐放宽，一般认为反流量大、食管下括约肌功能不良、药物抗反流治疗无效的患者适合手术治疗。

另一值得注意的问题是，咽喉反流患者的症状严重程度和其喉镜表现不成正比，而且治疗后症状的改善明显早于喉镜表现的变化。国外杂志上关于治疗咽喉反流的一句话非常有意思：医生要永远记住我们治疗的是咽喉反流患者的症状而不是其喉部或咽部的体征表现(It should be kept in mind that patients should be treated for their complaints, not for their laryngeal or pharyngeal signs of LPR.)。

【预防和预后】

现代生活方式和饮食习惯造成了咽喉反流性疾病的高发，注意改善生活方式及饮食习惯有助于预防咽喉反流性疾病的发生。注意入睡前3h不要再进食，平时进食不要过饱，饭后不要立即躺下；吃些低脂饮食，避免进食容易引起反流的食品和饮料，如油炸食品、巧克力、薄荷、咖啡、茶和苏打饮料；戒烟酒；睡眠时可抬高头肩部，尽量不穿紧身服。有效的药物或手术治疗，注意生活方式，一般患者的症状能得到有效控制。

（李进让）

## 参考文献


[1] Pontes P, Tiago R. Diagnosis and management of laryngopharyngeal reflux disease. Curr Opin Otolaryngol Head Neck Surg, 2006, 14(3): 138-142.

[2] Koufman JA, Amin MR, Panetti M. Prevalence of reflux in 113 consecutive patients with laryngeal and voice disorders. Otolaryngol Head Neck Surg, 2000, 123(4): 385-388.

[3] 李丽娜，张宗霖，张延平，等. 部队中年干部咽喉反流病的流行病学研究. 中华保健医学杂志，2012，14(6)：456-458.

[4] 万苡辰，闫燕，马芙蓉. 咽喉反流的机制及诊断方法. 听力学及言语疾病杂志，2013，21(2)：200-204.

[5] 汪安江，陈旻湖. 反流性咽喉炎的发病机制和诊治进展. 国际内科学杂志，2008，35(4)：213-217.

[6] Axford SE, Sharp N, Ross PE, et al. Cell biology of laryngeal epithelial defenses in health and disease: preliminary studies. Ann Otol Rhinol Laryngol, 2001, 110(12): 1099-1108.

[7] Gill GA, Johnston N, Buda A, et al. Laryngeal epithelial defenses against laryngopharyngeal reflux: investigations of E-cadherin, carbonic anhydrase isoenzyme III, and pepsin. Ann Otol Rhinol Laryngol, 2005, 114(12): 913-921.

[8] Johnston N, Dettmar PW, Lively MO, et al. Effect of pepsin on laryngeal stress protein (Sep70, Sep53, and Hsp70) response: role in laryngopharyngeal reflux disease. Ann Otol Rhinol Laryngol, 2006, 115(1): 47-58.

[9] Johnston N, Wells CW, Blumin JH, et al. Receptor-mediated uptake of pepsin by laryngeal epithelial cells. Ann Otol Rhinol Laryngol, 2007, 116(12): 934-938.

[10] Book DT, Rhee JS, Toohill RJ, et al. Perspectives in laryngopharyngeal reflux: an international survey. Laryngoscope, 2002, 112(8): 1399-1406.

[11] Noordzij JP, Khidr A, Desper E, et al. Correlation of pH probe-measured laryngopharyngeal reflux with symptoms and signs of reflux laryngitis. Laryngoscope, 2002, 112(12): 2192-2195.

[12] Belafsky PC, Postma GN, Koufman JA. Validity and reliability of the reflux symptom index (RSI). J Voice, 2002, 16(2): 274-277.

[13] Belafsky PC, Postma GN, Koufman JA. The validity and reliability of the reflux finding score (RFS). Laryngoscope, 2001, 111(8): 1313-1317.

[14] Belafsky PC, Postma GN, Amin MR, et al. Symptoms and finding of laryngopharyngeal reflux. Ear Nose Throat J, 2002, 81(Suppl 2): 10-14.

[15] 李进让，Peter C Belafsky，张立红. 中国喉科医师应用反流体征评分量表的信度研究. 中国耳鼻咽喉头颈外科，2012，19(7)：388-390.

[16] 郑杰元，张立红，李晶兢，等. 咽喉反流症状指数量表中文版的信度及效度. 中华耳鼻咽喉头颈外科杂志，2012，47(11)：894-898.

[17] 彭莉莉，李进让，张立红. 三位不同职称喉科医师对咽喉反流体征评分量表的应用研究. 中华耳鼻咽喉头颈外科杂志，2013，48(6)：461-464.

[18] Postma GN, Belafsky PC, Aviv JE, et al. Laryngopharyngeal reflux testing. Ear Nose Throat J, 2002, 81(Suppl 2): 14-18.

[19] Vailati C, Mazzoleni G, Bondi S, et al. Oropharyngeal pH monitoring for laryngopharyngeal reflux: is it a reliable test before therapy? J Voice, 2013, 27(1): 84-89.

[20] Knight J, Lively MO, Johnston N, et al. Sensitivepepsin immunoassay for detection of laryngopharyngeal reflux. Laryngoscope, 2005, 115(8): 1473-1478.

[21] 李湘平，陈顺金，王路，等. 唾液中胃蛋白酶检测对咽喉反流的诊断价值. 中华耳鼻咽喉头颈外科杂志，2009，44(2)：99-104.

[22] Postma GN, Johnson LF, Koufman JA. Treatment of laryngopharyngeal reflux. Ear Nose Throat J, 2002, 81(Suppl 2): 24-26.

[23] Shin MH, Nam SY, Park YH, et al. Open-label observational study for evaluating the short-term benefits of Rabeprazole medication on laryngopharyngeal reflux. Clin Exp Otorhinolaryngol, 2012, 5(1): 28-33.

[24] Ford CN. Evaluation and management of laryngopharyngeal reflux. JAMA, 2005, 294(12): 1534-1540.

[25] Castell DO. Laryngopharyngeal reflux: to be or not to be? J Clin Gastroen-

terol,2013,47(3):193-194.

[26] Koufman JA. Laryngopharyngeal reflux is different from classic gastroespha-geal reflux disease. Ear Nose Throat J,2002,81(Suppl 2):7-9.

[27] Ogut F, Ersin S, Engin E, et al. The effect of laparoscopic Nissen fundopli-cation on laryngeal findings and voice quality. Surg Endosc, 2007, 21(4): 549-554.

[28] Cipolletta L,Rotondano G,Dughera L, et al. Delivery of radiofrequency ener-gy to the gastroesophageal junction (Stretta procedure) for the treatment of gastroesophageal reflux disease. Surg Endosc,2005,19(6):849-853.

[29] Westcott CJ, Hopkins MB, Bach K, et al. Fundoplication for laryngopharyn-geal reflux disease. J Am Coll Surg, 2004,199(1):23-30.

[30] Belafsky PC, Postma GN, Koufman J A. Laryngopharyngeal reflux symptoms improve before changes in physical findings. Laryngoscope, 2001, 111 (6):979-981.

# 第40章

# 声带息肉及小结

## 第一节　声带息肉

声带息肉为发生在声带边缘或表面的炎性增生组织，分局限型和弥漫型两类：局限型又分带蒂和广基型；弥漫型又称息肉样变性（polypoid degeneration）。

【病因与发病机制】

声带息肉的确切病因尚不清楚。多数学者认为，长期的用声不当或用声过度所致的发声损伤在发病中起重要作用。

1. *机械创伤学说*　用声过度、用声不当的机械作用可以引起声带血管扩张、通透性增加导致局部水肿，局部水肿在声带振动时又加重创伤而形成息肉，并进一步变性、纤维化。

2. *循环障碍学说*　声带振动时黏膜下血流变慢，甚至停止，长时间过度发声可致声带血流量持续下降，局部循环障碍并缺氧，使毛细血管通透性增加，局部水肿及血浆纤维素渗出，严重时血管破裂形成血肿，炎性渗出物最终聚集、沉积在声带边缘形成息肉；若淋巴、静脉回流障碍则息肉基底逐渐增宽，形成广基息肉或息肉样变性。

3. *炎症学说*　声带息肉是因局部长期慢性炎造成黏膜充血、水肿而形成。

4. *代偿学说*　声门闭合不全过度代偿可引起声带边缘息肉状肥厚，以加强声带闭合，此多为弥漫性息肉样变。

5. *气流动力学伯努利（Bernoulli）效应学说*　声带闭合时可将声带边缘黏膜吸入声门，使声带内组织液移向并积聚在任克间隙边缘而形成息肉。

6. *自主神经功能紊乱学说*　有"A"型性格特征，倾向于副交感神经兴奋性亢进的自主神经功能紊乱性疾病。

7. *变态反应学说*　声带息肉的组织学表现有嗜酸及嗜碱性粒细胞增多，认为其发生与变态反应有关。

8. *声带黏膜中超氧化物歧化酶（SOD）*　活性降低与声带息肉和小结形成有关。

9. *近年来咽喉反流（laryngopharyngealreflux）*　与声嘶的相关性受到重视，文献报道50%的声嘶与咽喉反流相关。Martins等通过问卷表调查发现，声带息肉患者61%有用嗓过度，47%存在胃食管反流症状，32%伴鼻后滴漏综合征。Kantas等报告，对伴有咽喉反流的声带息肉患者术前增加质子泵抑制剂治疗，术后患者症状和体征改善均较对照组明显，认为咽喉反流可能与术后声带上皮修复和病变复发有关。我国亦有多位学者报道食管动力和反流事件在声带息肉发病机制中可能发挥了重要作用。

10. *其他学说*　也有人认为声带息肉的发生与局部解剖因素有关，如舌短、舌背拱起及会厌功能差者易发生，可能因这些解剖异常使共鸣及构语功能受影响，需加强喉内肌功能来增强发声力量，导致声带易受损伤。此外还有血管神经障碍学说及先天遗传学说等。

【病理】

声带息肉的病理组织学变化主要在黏膜上皮下层，有水肿、出血、血浆渗出、血管扩张、毛细血管增生、血栓形成、纤维蛋白物沉着、黏液样变性、玻璃样变性及纤维化等。还可有少量炎性细胞浸润。偶见有钙化。电镜超微结构观察：黏膜上皮层次较少，完全角化，棘细胞间隙水肿，间桥松解或消失，间隙扩大形成空腔，细胞内也可水肿，细胞器减少；

固有层水肿，间质细胞较少，胶原纤维稀疏，弹力纤维极少。根据声带息肉的病理变化，Epstein(1957)将其分为 3 型：纤维型、血管型和水肿型。ム户(1971)则分 4 型：出血型、玻璃样变性型、水肿型及纤维型。

声带息肉多见于声带边缘前中 1/3 交界处。对此有 3 种解释：①该处是膜部声带的中点，振动时振幅最大而易受损伤；②该处存在振动结节(vibration node)，在其上皮下易产生血流静止与淤积；③该处血管分布与构造特殊，且该处声带肌上下方向交错，发声时可出现捻转运动，使血供发生极其复杂的变化。

【症状】

不同程度声音嘶哑，轻者间歇性嗓音改变，发声易倦，音色闷暗、毛糙，高音困难，唱歌易走调等；重者沙哑，甚至失音。息肉大小与发音的基频无关，与音质粗糙有关。巨大息肉甚至可导致呼吸困难和喘鸣。息肉垂于声门下腔者常因刺激引起咳嗽。

【检查】

喉镜检查，见声带边缘前中 1/3 交界处有表面光滑、半透明、带蒂的新生物。有时在一侧或双侧声带游离缘呈基底较宽的梭形息肉样变。亦有呈弥漫性肿胀遍及整个声带的息肉样变者。息肉色灰白或淡红，偶有紫红色，大小如绿豆、黄豆不等。有巨大息肉悬垂于声门下腔的，状如紫色葡萄，呼吸困难呈端坐状，亦有突然堵塞声门裂而引起窒息者。此种巨大息肉，其蒂常位于声带前联合。声带息肉一般单侧多见，亦可两侧同时发生。少数病例为一侧息肉，对侧为小结。带蒂的声带息肉可随呼吸气流上下活动，有时隐伏于声门下腔，检查时易于忽略。

【鉴别诊断】

1. *声带囊肿*　为声带良性病变，由于炎症、外伤、病毒等因素，引起声带黏液腺管阻塞造成黏液潴留所致。在病理学上声带囊肿位于声带黏膜上皮下的固有层浅层。主要的临床表现为声嘶。间接喉镜或纤维喉镜检查可见声带上半球形或半椭圆形局限隆起，界限可不清楚，黄白色或淡红色，表面光滑，可有丝状小血管分布。透过黏膜见中央有反光强的乳白色或淡黄色的囊性物。间接喉镜下诊断常常比较困难，临床上可被误诊。声带囊肿可分为潴留囊肿和皮样囊肿两种类型，潴留囊肿是由于创伤或炎症导致黏膜内腺体导管阻塞引起，外衬上皮，内为黏液样液体；皮样囊肿是由于创伤或先天性原因导致，被覆鳞状上皮，其内包含干酪物质、角化物、胆固醇结晶。手术治疗是唯一的办法。

2. *喉乳头状瘤*　是喉部最常见的良性肿瘤。常见症状为声嘶或失声，肿瘤大者，可引起咳嗽、喘鸣、呼吸困难等。喉镜检查见肿瘤呈苍白、淡红或暗红色，表面常呈桑椹状或仅粗糙不平如绒毛而无乳头可见，肿瘤好发于一侧声带边缘或前联合，儿童常为多发，可发生于声带、室带及喉室等处。病变限于黏膜表面，无声带活动障碍。活组织检查可确诊。治疗以手术治疗为主。

3. *喉癌*　多发生于喉的前部，早期大都局限于一侧，病变发展较快，声嘶发展迅速。以声嘶、呼吸困难、咳嗽、吞咽困难及颈淋巴结转移为主。喉镜检查可见喉内有肿物，呈菜花型、溃疡型、结节型、包块型等，质脆易出血。纤维喉镜检查有利于早期发现肿瘤。凡见一侧声带肿胀、表面粗糙不平伴运动障碍或呼吸不畅者，不可忽视肿瘤的可能性，需反复进行喉镜检查，必要时行喉部可疑部位的活检。治疗是以手术治疗为主的综合疗法。

【治疗】

以手术切除为主，辅以糖皮质激素、抗生素及超声雾化等治疗。

声门暴露良好的带蒂息肉，可在间接、纤维或电子喉镜下摘除。但只在极少数情况下，如患者有全身麻醉禁忌证时才考虑在局部麻醉或间接喉镜下用钳子摘除声带息肉。多数情况下在全身麻醉气管插管下经支撑喉镜切除息肉，有条件者可行显微切除术，也可行激光切除。手术时应将病变组织完整摘除，保持声带游离缘的整齐，不损害深部的声韧带和过多病变周围的 Reinke 间隙组织。对于前联合处的病变，宜先做一侧，不要两侧同时手术，以防粘连。特别巨大的息肉需行喉裂开术者极少见。应注意的是颈椎病不能后仰者、严重心肺功能不全者、颞下颌关节强直，张口困难者为手术禁忌证。手术效果一般良好。经过术后的发声休息，多有明显的声音改善。嗓音外科术后应继续进行发声训练。

值得注意的是，息肉的好发部位也即癌肿的好发部位。早期的癌肿和初起的息肉，肉眼颇难鉴别，故切除的息肉均应常规送病理检查，以免误诊。

## 第二节　声带小结

声带小结(vocal nodules)也称歌唱者小结(singer nodules)、教师小结(teacher nodules),发生于儿童者称喊叫小结。是慢性喉炎的一型更微小的纤维结节性病变,常由炎性病变逐渐形成。

【病因】

1. *机械刺激学说*　多数学者倾向"机械刺激学说"。长期用声过度或用声不当,很可能为单一的或极其重要的激发因素。在教师中,以女教师并伴有贫血,消化不良,或有妇科病者多见。在歌唱家中,多由于发声不当,呼吸控制不良而引起。

2. *内分泌因素*　因本病男孩较女孩多见,但至青春期,均有自行消失趋向。在成人病例,女性发病率又较高,男性少见,50岁以上患者声带小结者更少见。故有学者认为,内分泌因素与声带小结可能有某种关联。

3. *其他学说*　上呼吸道病变,如感冒、急慢性喉炎等,可诱发声带小结。胃食管咽反流可诱发声带小结。

【病理】

声带小结外观呈灰白色小隆起。显微镜下见小结外覆增厚的复层鳞状上皮,其基层与息肉十分相似,为纤维性结缔组织及或多或少的机化炎性组织与白细胞,周围组织微有炎症表现。电镜观察可见黏膜鳞状上皮层次显著增多,表层细胞扁平,棘层内有角质透明蛋白颗粒;各层细胞排列紧密,张力微丝和桥粒均发育良好,基底层细胞核有丝分裂较多见,周围组织有炎症表现。从病理组织学看来,声带小结与喉息肉并无质的区别,可能只有量的差别。故认为两者属同一病变发展过程中的两个不同阶段的表现。

【症状】

早期主要是发声易疲倦和间歇性声嘶,声嘶每当发高音时出现。继续发展,声嘶加重,呈持续,且在发较低声音时也可发生。

【检查】

早期在间接喉镜下,可见声带游离缘前、中1/3交界处,于发声时有分泌物附着,声带外展时,分泌物呈丝状横跨于声门裂。此后该处声带逐渐隆起,成为明显小结。小结一般对称,间或也有一侧较大,另侧较小或仅一侧可见者。声带小结可呈局限性小突起,也可呈广基梭形增厚,前者多见于发声不当的歌唱者,后者则常见于其他用嗓过度的职业人员。Kleinsasser观察到:有些儿童的声带小结,当声带松弛时呈广基隆起,声带紧张时,则呈小结状突起。并认为此种小结不需手术切除,至青春期可以自然消失。

【诊断与鉴别诊断】

根据病史及局部检查,可以做出临床诊断。有时肉眼看来似声带小结,实际上是表皮样囊肿,在喉镜下难以鉴别,常需手术切除后经病理检查方可确诊。

【治疗】

包括适当注意声带休息、纠正发声方法、手术疗法及药物疗法。

1. *声带休息*　早期声带小结,经过适当声带休息,常可变小或消失。即使较大的小结虽不能消失,但声音亦可改善。若声带休息已2~3周,小结仍未明显变小者,应采取其他治疗措施,因声带肌长期不活动反而对发声不利。

2. *发声训练*　声带小结患者经过一段时间(约3个月)的发声训练,常可自行消失。发声训练主要是改变原来用声不当的错误习惯。此外,应限制吸烟、饮酒和食用辛辣刺激食物等。

3. *手术切除*　对较大的声带小结,单纯休息和用药不奏效者,可考虑在气管插管全身麻醉支撑喉镜或显微喉镜下手术切除声带小结,如有激光设备者,亦可用激光将声带小结气化切除。操作时应特别慎重,切勿损伤声带组织。术后仍应注意正确的发声方法,否则仍可复发。

4. *药物疗法*　可适当使用糖皮质激素及超声雾化治疗。儿童小结常不需手术切除,至青春期可以自然消失。

(张庆泉　王　丽)

## ■ 参考文献


[1] 黄选兆,汪吉宝,孔维佳. 实用耳鼻咽喉头颈外科学. 2 版. 北京:人民卫生出版社,2007:444.

[2] 孔维佳. 耳鼻咽喉头颈外科学. 2 版. 北京:人民卫生出版社,2010:447-450.

[3] 姜泗长,顾瑞,杨伟炎. 耳鼻咽喉-头颈外科手术学. 2 版. 北京:人民军医出版社,2005:637-642.

[4] 马秀岚. 耳鼻喉科疾病鉴别诊断学. 北京:军事医学科学出版社,2003:315-323.

[5] 姜元芹,赖世佳. 显微喉镜下声带囊肿的治疗. 中国误诊学杂志,2005,5(7):1262-1263.

[6] 王荣光. 发音外科学概况与现状. 中华耳鼻咽喉科杂志,2001,36(6):477-479.

[7] 张小伯,杨大章,王娜亚,等. 嗓音显微外科技术的临床应用. 中华耳鼻咽喉科杂志,2002,37(4):296-299.

[8] 黄冬雁,杨伟炎,孙建和,等. 声带息肉的电镜观察. 中华耳鼻咽喉头颈外科杂志,2008,43:287-290.

[9] 江得胜,余养居. 嗓音外科学. 上海:上海世界图书出版公司,2004:80-90.

[10] 罗五根,文三立,董慧. 纤维鼻咽喉镜下摘除声带囊肿 32 例分析. 江西医药,1998,33(1):60-70.

[11] 韩德民,Robert TS,徐文. 嗓音医学. 北京:人民卫生出版社,2007:65-68.

[12] Shohet J A,Courey M S,Scot T M A, et al. Value o f videostr oboscopic parameters in differentiating true vocal fold cysts from polyps. Larynqoslope, 1996,106(1):19-26.

[13] Rubin J S,Lee S,Mcguinness J,et al. The potential role ofult rasound in differentiating solid and cystic swellings of the true vocal fold. J Voice,2004, 18:231-235.

[14] Shvero J, Koren R, Hadar T. Clinicopathologic study and classification of vocal cord cysts. Pathol Res Pract, 2000,196:95-98.

[15] Chang HP, Chang SY. An alternative surgical procedure for the treatment of vocal fold retention cyst. Otolar yngol Head Neck Surg,2003,128:470-477.

[16] Titze IR,Hitchcock RW,Broadhead K, et al. Design and validation of a bioreactor for engineering vocal fold tissues under combined tensile and vibrational stresses. J Biomech, 2004, 37: 1521-1529.

[17] Chhetri DK, Head C, Revazova E, et al. Lamina propria replacement therapy with cultured autologous fibroblasts for vocal fold scars. Otolaryngol Head Neck Surg,2004,131:864-870.

[18] Hammond YH, Gray SD, Butler JE. Age-and gender-relatde collagen distribution in human vocal folds. Ann Otol Rhinol Laryngol,2000,109(10 Pt 1):913-920.

[19] Loire R,Bouchayer M,Cornut G,et al. Pathology of benign vocal fold lesion. Ear Nose Throat J,1988,67:357-362.

[20] Remacle M,Degols J C,Delos M. Exudative lesions of Reinke's space. Acta Otorhinolaryngol Bel, 1996, 50: 253-264.

[21] Rosai J. Rosai and Ackerman's surgical pathology. 9th eds. London:Mosby, 2004:335-358.

[22] Koufman M. Prevalence of reflux in 113 consecutive patients with laryngeal and voice disorders. Otolaryngol Head Neck Surg,2000,123(4):385-388.

[23] Martins RH, Defaveri J, Domingues MA, et al. Vocal polyp clinical, morphological, and immunohisto chemical aspect J Voice,2011,25(1):98-106.

# 第41章

## 茎突综合征

茎突综合征(styloid process syndrome,SPS)也称为茎突过长症、茎突神经痛、茎突痛及Eagle综合征等,是一种因茎突形态、长度、方位的变异、茎突附着的韧带骨化或茎突周围炎症等原因刺激邻近的神经(舌咽神经、面神经感觉支、三叉神经、迷走神经等)、血管和其他组织而导致的以腭咽部疼痛为主要表现的综合征。Eagle于1937年首先报道此综合征,国外称Eagle syndrome,近年来因发现过长的茎突不一定都引起症状,而茎突伸往的方向及形态异常是导致症状出现的原因,故命名为茎突综合征。

【解剖】

茎突位于颞骨岩部底面和乳突部相接处,亦即起于茎乳孔的前内方,呈细长圆柱状,其根部为茎突鞘包绕,并有茎突咽肌附着于根部内侧及稍后方;茎突中部后面及侧面有茎突舌骨肌附着;茎突末端前面有茎突舌肌附着。茎突舌骨韧带起于茎突尖端,向前下附着与舌骨小角的弹力纤维腱膜带。茎突下颌韧带亦起于茎突尖端,向下附着于下颌角与下颌支后缘的腱膜带。茎突远端向内、前、下方,位于颈内动脉与颈外动脉之间。有时远端伸向外、下,靠近下颌骨内侧,偶尔可向后达颈椎横突前方,在茎突附近还有舌咽神经、副神经、迷走神经、交感神经和舌下神经等。茎突前和后各存在一个间隙,共称为咽旁间隙,也就是脂肪间隙,茎突前间隙是封闭的,位于茎突前间隙最重要的结构是腮腺深叶,其余是脂肪组织。茎突后间隙与颈鞘周围间隙相通,其内含第Ⅸ、Ⅹ、Ⅺ、Ⅻ对脑神经,另一重要结构是颈鞘血管包括颈动、静脉。杨进军等人研究了成人15具尸体标本,茎突平均长(23.68±3.2)mm,茎突角度:斜向前内方者占96.56%,斜向前外方者占3.44%;茎突与周围结构的距离:颈内动脉(6.43±1.49)mm;颈内静脉(3.71±1.26)mm;舌咽神经(4.60±1.91)mm;迷走神经(6.12±1.38)mm;面神经(5.52±1.19)mm;副神经(5.67±1.52)mm;舌下神经(6.67±1.45)mm;颈交感干(9.10±1.56)mm;乳突(17.52±2.13)mm。

【病因】

茎突系由胚胎期第二鳃弓Reihert软骨上部发育而来,在发育过程中,若发生异常骨化,茎突即可过长;Reihert软骨的另一部分发育成为茎突舌骨韧带,若有额外的骨化中心形成,致使该韧带部分骨化,茎突必将过长。茎突是从颞骨下方向下,并稍向内、向前突入颈部的刺状或角状骨突。发生各种不同的茎突综合征的原因与茎突的发源、形成及其与邻近器官的解剖有密切关系。

1. *茎突的发生与形成* 茎突发生于人类胚胎第二鳃弓的舌骨弓软骨这一软骨的下基部则发展成为舌骨。此基部的两端,各有一条软骨链与每侧颞骨相连。每一条软骨链有四段,即鼓舌段、茎舌段、角舌段和下舌段,借纤维组织相连接。

每侧茎突根部、体部、茎突舌骨韧带和舌骨小角之间有纤维组织连接,构成一条茎突舌骨链。两侧茎突舌骨链各段的骨化过程与连接情况,既不相同,也不对称。各段之间可仍保持纤维组织的连接,也可形成假性关节或骨性融合。

茎突根部与茎突体部融合成为茎突后,其尖端可沿茎突舌骨韧带骨化而延长,成为过长的茎突。茎突随骨化过程的不同,有长短、粗细、曲直、偏斜等差别。

2. *起源于茎突的肌肉与韧带* 每侧有3条肌肉和2条韧带。

(1)肌肉

①茎突舌骨肌起于茎突根部的后方,沿二腹肌的后腹的前方,经颈外动脉外侧向下前行,最后附着于舌骨外侧,附着处被二腹肌肌腱穿过。

②茎突咽肌起于茎突根部内侧，向下、向内经过颈内动脉与颈外动脉之间，附着于咽中缩肌与黏膜之间，部分附着于咽腭肌与甲状软骨后缘。

③茎突舌肌起于茎突下端及茎突舌骨韧带的上端，向下、向前散开而附着于舌体外侧。

(2)韧带

①茎突下颌韧带起自茎突尖端，向前、向下，经咬肌与其内肌之间而达于下颌角内侧。

②茎突舌骨韧带起于茎突下方外侧，并向前、向下，经扁桃体窝旁及舌骨舌肌内侧。附着于舌骨小角。

3. 血管与神经　与茎突有关的血管是颈内动脉与颈外动脉。颈内动脉上行于茎突之后，颈外动脉跨于茎突之前。颈内、外动脉鞘均有交感神经分布，颈动脉体与颈动脉窦则有迷走神经与舌咽神经分支分布。

与茎突有关的主要神经是舌咽神经。舌咽神经自颈静脉孔出颅后，分出鼓支进入鼓室，并在鼓岬与来自颈内动脉的交感支组成神经丛并与面神经耳支组成岩小浅神经，经颅中窝而至颅外的耳节，分布于腮腺。

舌咽神经主干出颅后，沿颈内静脉与颈内动脉之间下行，经茎突内侧，下行至茎突咽肌后缘，并绕此肌外缘向前，沿茎突舌骨韧带向下、向内经舌骨舌肌的内侧，再经上、中咽缩肌之间，达于扁桃体窝后下方。舌咽神经分布于鼻咽、口咽、扁桃体、软腭及舌部。

此外，第Ⅴ、Ⅶ、Ⅹ对脑神经分支分布在扁桃体窝邻近。第Ⅹ对脑神经的咽部分支主要为运动神经，而其喉上神经上升支为感觉神经，分布于扁桃体下极邻近。

4. 茎突综合征发生的机制　根据上述茎突与邻近血管、神经的关系，目前国内外普遍认为发生茎突综合征的原因如下。

(1)茎突过长(图41-1，图41-2)：以往经过许多临床事实证明，茎突过长是导致茎突综合征的一个重要因素，究竟茎突超过什么样的标准长度才称过长，各个作者研究的结果也不尽相同。肖轼之(1957)检查了140具颅骨，其中104具颅骨茎突完整，左右茎突平均长度为2.52cm。梁克义(1957)观察100具颅骨的茎突，右侧茎突平均长2.13cm，左侧2.16cm。日本今井的平均数字低于2cm(引自梁克义，1957)。Kaufman(1970)谓正常茎突长度是在2～3cm。现在一般认为茎突超过2.5cm是过长的。但我们也遇见过只有2.3cm与2.4cm长的茎突也会引起症状。茎突过长时，它的尖端可机械地刺激扁桃体窝邻近丰富的感觉神经，引起咽部异物感、疼痛及头、颈、耳部的反射性痛等。

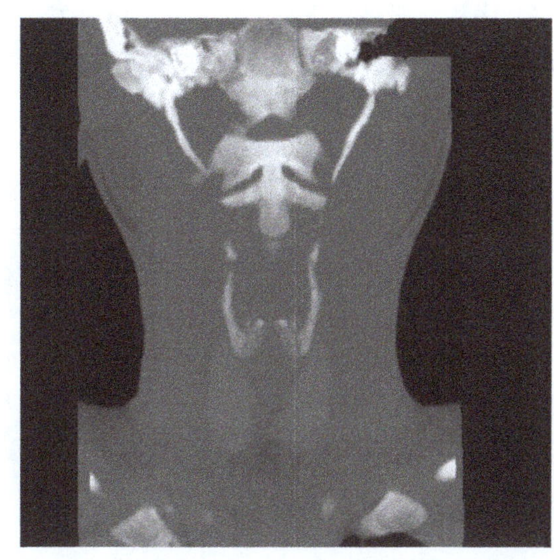

图41-1　茎突CT影像

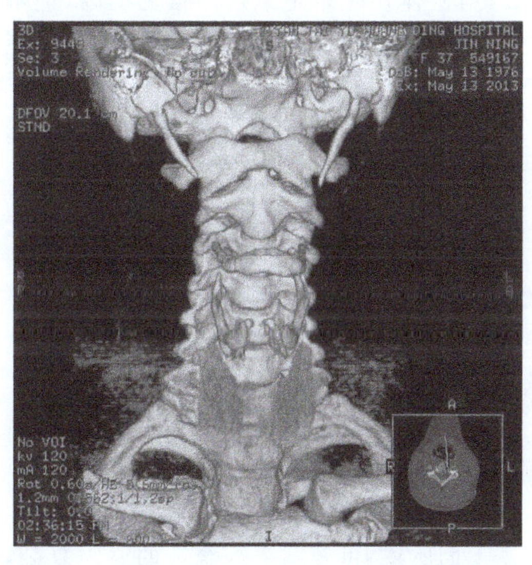


图41-2　茎突CT三维重建

(2)据认为茎突方位异常，压迫颈内动脉或颈外动脉，是引起颈动脉压痛症的重要原因，甚至怀疑某些脑血管疾病、高血压及偏头痛也可能与此有关。至于茎突综合征中不典型的眩晕感或飘浮感，是否与方位异常的茎突压于颈内、外动脉有关尚待研究。

(3)过去很少注意茎突形态与连接异常和茎突综合征的关系。当然，茎突形状的弯曲偏扭对茎突的方位有影响，但有的茎突形态或连接的异常不属于方位异常的范畴。笔者曾遇到1例，茎突体与根部之间，尚有纤维组织联系，故茎突能随头颈部的运动而摆动，且茎突体细小如梭形，尖端很尖锐，所致的症状很复杂。

(4)多认为扁桃体切除后的瘢痕牵引是发生茎突综合征的原因。有的茎突确实已突入扁桃体窝，但扁桃体切除后，并没有症状。所以扁桃体切除后的瘢痕牵引不能说是致病的绝对因素。

(5)舌咽神经炎似与茎突综合征有密切关系。因为许多病人的症状常发生于急性扁桃体炎之后，或者因炎症复发，使症状加重。据报告少数病例经扁桃体切除术后，茎突综合征消失。

(6)血管畸形异位或颈部其他疾病所致的血管、神经移位，可抵触于正常茎突之上，发生茎突综合征。此点过去未引起重视，值得今后注意观察。

【诱因】

1. 认为扁桃体炎症是茎突综合征的诱因。有少数病例报告，均先有扁桃体病史，以后出现茎突综合征。

2. 扁桃体切除术是致病的常见诱因，但不是绝对的。因为有人认为扁桃体切除术中发现茎突突向扁桃体窝，术后却长期无症状。

3. 据组织学检查证实，茎突韧带或肌膜的炎症与茎突综合征的发生，并无关系。

4. 茎突综合征虽然出现于22岁以上的人，但不与年龄成正比。据认为此一综合征多出现在茎突软骨的骨化期间(20—40岁)。

5. 遗传与这一综合征似有一定关系，文献中曾报道兄妹二人，都有茎突过长症。

6. 性别与此综合征无明显关系，国内报道的病例多为男性，国外报道则以女性为多。

【临床表现】

从上面所述，可知茎突综合征的原因复杂，临床表现也各不相同，因此，以往对此综合征的认识与报道难免带有局限性与片面性。有将茎突综合征分为以咽痛及咽部异物感为主的典型茎突过长症与以头痛、颈痛为主的颈动脉压痛症两大类。亦有将其分为感觉异常、神经痛、颈痛三型。

茎突综合征的常见症状是单侧咽痛、咽喉部异物感、下颌角或颈部的疼痛、耳痛、头痛。其次是耳鸣、腭痛、舌痛、舌发硬、味觉改变、牙龈痛、流涎等。少见症状有飘浮感或轻度眩晕，肩部及锁骨区疼痛，个别患者兼有声嘶或下颌角牵扯感。这些症状可先为单侧，而后是双侧的，也可出现在扁桃体切除之前或后。

咽痛可起于扁桃体区、舌根部或舌骨区，咽痛性质因人而异，有的只有咽部不舒适或胀痛、钝痛、刺痛，有的则有剧烈的撕裂痛、割痛。咽痛可以是阵发的、闪电性的或持续性的，也可因吞咽、说话、头的转动俯仰激发加重。

咽部异物感或梗阻感可导致吞咽困难或引起频频吞咽动作，有的人在扁桃体切除后，觉伤口长期未愈，或感扁桃体窝有小鱼刺。

颈痛(特别是下颌角)的胀痛、钝痛、刺痛、牵扯痛、牵扯感、紧迫感常轻重不一。这些症状也可因头位变动而加重，并可沿颈而下，导致肩部或锁骨区的不舒适与痛感，有的还向后引起劲后痛。

头部痛包括颊、眶、额、颈、顶或枕各部的疼痛。其性质多系胀痛或钻痛，搏动性或游动性痛。头部痛可因吞咽、头位变动、冷风吹后所激发或加重。

耳痛或乳突区痛，可单独出现，或因咽痛放射所引起。痛的轻重、断续，或为突发性或为搏动性，因人而异，有的患者兼有耳内异物感或闭塞感。

耳鸣常为持续性或搏动性，可因压迫颈动脉或头的转动而有所改变。

舌在患侧除有疼痛外，有时感发硬或运动不灵活。此外，有味觉异常或不能辨别酸、甜、苦味。

有的患者因咽痛、耳痛、耳鸣、头痛、流涎等引起失眠与神经衰弱症。

此种患者多可在扁桃体区扪到条索状或刺状突起，并有压痛，也可在下颌角后及颈、肩部摸到压痛点，按压时可触发或加重症状。X线片常能显示茎突过长，或方位、形态的异常。

【诊断及鉴别诊断】

按照咽科学茎突异常的诊断标准，20岁以上的成人有单侧的咽部异常感觉，或者先有单侧后有双侧的咽部异常感觉，扁桃体窝内或周围触及硬性隆起，X线片显示茎突的长度＞2.5cm，方位、形态异常，就可以诊断为茎突综合征。①首先有相应SPS症状，同前所述。②咽部扪诊：于扁桃体窝外侧或下极触及硬索条状茎突，触诊时如激发病人症状有助于诊断。③CT茎突扫描：作者认为茎突远端超出“下脂线”、两侧茎突长度差男＞8mm，女＞5mm，长侧茎突远端软组织厚度较薄的；角度不在正常范围内；茎突舌骨韧带钙化均视为异常。根据症状、体征的阳性、CT扫描的异常即可作出诊断，但只有影像异常不可作出诊断。

鉴别诊断：扁桃体隐窝内异物，多有梗卡史，有时可见异物；舌、扁桃体、喉癌，局部组织活检可鉴别；茎突骨折，有外伤史，X线片或CT扫描可鉴别；另外需要鉴别的有舌咽神经痛、三叉神经痛、蝶腭神经痛及喉上神经痛等，这些疾病结合影像及指诊不难鉴别。

【治疗】

以手术治疗为主。但手术的适应证、手术方法、径路须根据病人具体情况决定。如仅在X线片上有茎突过长或方位、形态异常，病人无自觉症状者，绝不做手术，即使有自觉症状。但病人不以为苦，也不必做手术。凡具有显著的茎突综合征的症状，患者深以为苦，迫切要求手术者，可行茎突切短手术。凡在扁桃体切除术中虽然发现茎突露出在扁桃体窝者，如果术前没有症状，可不必切短，仅亦有主张即将其切短者。

由于茎突位置较深，在手术进路上也有不同的方法，主要为两种选择：口内进路，即扁桃窝进路，表面有扁桃体阻挡，手术时一般都切除扁桃体后再解剖茎突予以切除；口外进路，即颌下进路，常先切除颌下腺后进行茎突手术。相对来说，口外进路具有较明显的优越性，其操作范围比口内大（尤其对于张口受限的患者），视野较开阔，减少了咽旁间隙较深处的重要结构的损伤，术后咽喉部反应轻，不影响呼吸、进食。尤其当患者茎突太长（如切除的长度在4～5cm以上时），或渗血较多时，口内法操作就相当困难。

根据茎突切除的长度和上述处理茎突的方式，可将手术分为4种类型。Ⅰ型：切下茎突长度≥18mm，称茎突切除术；Ⅱ型：切除的茎突≤17mm，称茎突缩短术；Ⅲ型：在茎突根部或在茎突中间部折断，而未将其取出者，称茎突折断术；Ⅳ型：仅将茎突剥离，并用血管钳分离其周围附着的肌腱组织，称茎突梳理术。

1. *经口咽切短茎突术*　凡能在扁桃体窝扪到茎突尖端者均适用。此手术可在切除扁桃体后即时进行，或者将扁桃体前上部切开，暴露茎突，切除后复位扁桃体，也可在一二个月之后进行。可采用局部麻醉或全身麻醉。后者须采用卧位，并用带压舌板的开口器。

在手术开始时，须用手指或钝端器械以确定茎突尖的位置，如一时摸不着，可转动病人头部，然后再触查，确定茎突尖端位置后，即不再变动病人头位。

此时可在茎突尖端之上做长1～1.5cm的纵向切口。先暴露茎突尖端，然后用筛窦刮匙的钝圈缘，向茎突尖套上，将茎突周围的软组织往上推开，同时用边缘不锐的剥离器将附着在茎突骨上的肌肉、韧带及其骨膜由下向上剥离。在暴露茎突骨质的过程中，切忌用锐利的刀、锯，以免损伤面动脉及其上升咽支与腭支，舌咽神经或颈内、外动脉。术中不要松去套在茎突上的圈形牵开器，操作时不可用力过猛，以免茎突或牵开器的圈端发生意外的折断。

当茎突暴露到不能再往上剥离时，则用长柄小剪（可用旧的扁桃体血管钳按肋骨剪形式改制），或用鼻中隔咬骨钳，在暴露的茎突最上端剪断。剪短前最好用钳夹住或用线缚住茎突尖端，以免独断的茎突失落至喉咽部等处。

茎突剪断后松去牵开器，检查伤口，止血。伤口内可放置少量的消炎药或抗菌药物。用羊肠线或丝线缝合伤口，术后4～6d后拆线。

凡有心脏病、高血压或其他原因忌行扁桃体切除术者，有建议经舌腭弓途径暴露茎突，进行切短手术。对于有茎突综合征的患者，亦有在切除扁桃体之后，经咽腭弓外下方暴露舌咽神经，将其切除一段（约1cm），可获得类似茎突切短术的效果。

2. *经颈外途径切短茎突术*　这种手术适用于不能从扁桃体摸到的茎突，或虽能摸到而位置较深较高，或茎突体较小、易摆动的茎突。

以往曾采用沿下颌角后缘做切口，也可沿下颌骨下缘做切口的手术方法，但易伤及面神经颌下支与腮腺，作者认为下述手术步骤比较方便。

(1)体位：仰卧，头偏向对侧。在暴露、剥离与切短茎突的过程中，可嘱病人尽量将下颅骨前移，还可加用拉钩将下颌角向前向外拉开，使下颌角后下与胸锁乳突肌之间有较大的间隙。

(2)切口：从乳突尖前沿胸锁乳突肌前线，向下至舌骨水平切开皮肤、皮下组织及颈阔肌。分开胸锁乳突肌前缘的颈深筋膜，牵开伤口，将颈动脉稍及其血管、神经拉向后方。

(3)查清茎突关系：为了更好地暴露茎突，便于手术操作，此时可嘱患者将下颌角向前移。查清舌骨大角与舌骨体的位置。沿茎突舌骨肌向上探查茎突尖端及其体部、根部。尽可能查清其他茎突肌肉、韧带及茎突与周围血管、神经的关系。

(4)剥离茎突：切开茎突尖端的骨膜，并暴露茎突尖端。此时可将茎突舌骨肌及茎突舌骨韧带在靠近尖端处切断。再用圈形牵开器套上茎突尖，并将茎突周围软组织往上推开，同时按前一方法将茎突骨质剥离出来。

（张庆泉　陈　良）

## 参考文献


[1] 齐中政. 人体X线解剖图谱. 北京：科学出版社，1984：59.

[2] 王增勤. 茎突综合征（81例综合报告）. 中华耳鼻喉科杂志，1982（3）：183.

[3] 肖轼之. 耳鼻咽喉科学. 北京：人民卫生出版社，1989.

[4] Wong E, Lee G, Mason DT, et al. Temporal Headache and associated sympotom relation to the styloid process and attachments. Ann Acad Med Singapore, 1995, 24：124.

[5] 张庆泉，迟作强. 茎突综合征的诊断与治疗. 中华耳鼻咽喉头颈外科杂志，2009，44（3）：262-264.

[6] 张庆泉，宋西成，王强，等. 外科治疗茎突异常的疗效分析. 中华耳鼻咽喉头颈外科杂志，2006，41（10）：759-762.

[7] 姜绍红，张庆泉，王强，等. 颈外径路与口内径路治疗茎突综合征的对比分析. 临床医学工程，2011，18（3）：343-344.

[8] 姜绍红，张庆泉，宋西成. 口内径路保留扁桃体的茎突截短术. 山东大学基础医学院学报，2005，19（2）：113-114.

[9] 杨长东，金德斌，白文忠，等. 一种新的经口入路茎突截短术——扁桃体上极切开复位术. 重庆医科大学学报，2013，38（2）：218-219.

[10] 姜绍红，张庆泉，孙岩，等. 茎突舌骨韧带骨化1例. 中国耳鼻咽喉头颈外科，2011，18（1）：24.

# 第五篇 头颈外科学

# 第42章

## 喉乳头状瘤

喉乳头状瘤(papilloma of larynx)是喉部最常见的良性肿瘤。其所占喉部良性肿瘤的比例,国内外各家医疗机构报道差异较大,22.2%～88.3%。根据发病时间通常分为两型:①幼年型喉乳头状瘤(juvenile-onset laryngeal papilloma):表现为多发性,一般在出生后6个月至5岁发病,极易复发,随年龄增长肿瘤有自限趋势;②成人型喉乳头状瘤(adult-onset laryngeal papilloma):多为单发性,一般在20岁以后发病,平均年龄为50岁,5%～15%有恶变倾向。乳头状瘤除了常累及喉部以外,还可侵犯呼吸道其他部位,统称复发性呼吸道乳头状瘤病(recurrent respiratory papillomatosis,RRP)。

【病因】

目前病因尚不十分明确,但近年来病毒感染学说颇受重视。持此观点的学者认为,与皮肤寻常疣和尖锐湿疣一样,喉乳头状瘤与人乳头状瘤病毒(human papilloma virus, HPV)感染有关,其中$HPV_6$和$HPV_{11}$是喉乳头状瘤的主要致病亚型,而$HPV_{11}$感染的病例更易复发,更具播散性。该学说还有待进一步证实,但也有许多间接证据:①$HPV_6$和$HPV_{11}$也是生殖器尖锐湿疣的重要致病原,尖锐湿疣与本病关系密切,幼年型乳头状瘤与头胎生、阴道分娩及未成年母亲有关,研究表明,有50 %～68 %的幼年型患儿的母亲有阴道疣病史,而经剖腹产的婴儿其患RRP的危险性明显减少。成人型则更多地倾向于其性行为方式。②Ullman(1923)将一位6岁男孩的喉乳头状瘤接种于其前臂,90天后接种部位出现了典型的皮肤疣,其后又将一患者的喉乳头状瘤无细胞滤液接种于自己及其助手的手臂上获得成功。此后有学者成功重复了上述实验。③Quik(1980)应用辣根过氧化物酶染色法证实病毒有关的颗粒存在于乳头状瘤的黏膜表面;Lack(1980)用电镜在乳头状瘤患者的细胞中观察到病毒样小体。④随着分子生物学进展,应用PCR、核酸杂交等方法能够在喉乳头状瘤组织中检测出HPV-DNA,其检出率达到70%～100%。⑤在某些乳头状瘤的治疗过程中,患者所患的皮肤寻常疣亦同时自行消退。⑥喉乳头状瘤的播散性、复发性和自发缓解性等均符合病毒性疾病的临床特点。

但是并非所有感染HPV的上呼吸道黏膜都会出现乳头状瘤,有研究表明在正常儿童上呼吸道黏膜中也可检测出HPV-DNA,检出率为0.8%～8.5%。临床观察发现,幼儿型喉乳头状瘤在青春期常有自愈倾向。女性患者的喉乳头状瘤的多发和自愈与妊娠和绝经期有关。上述现象表明,呼吸道黏膜感染HPV并非呼吸道乳头状瘤发病的唯一因素,与患者的免疫状态、激素水平等都有明显的相关性。

【病理】

喉乳头状瘤为来自上皮组织的肿瘤,好发于纤毛上皮和鳞状上皮移行的解剖部位,包括会厌喉面中央,喉室上下缘,声带表面或下缘。由多层鳞状上皮及其下的结缔组织向表面作乳头状突出生长。于横切面上乳头呈圆形或长圆形团块,中心有疏松而富有血管的结缔组织,常不浸润其基底组织,镜检见上皮中有凹空细胞,为病毒感染细胞的组织学特征。可单发或多发。单发者多见于成人,好发于一侧声带边缘或前联合，也有双侧均受累者。多发多见于儿童，可生长与声带室带喉室等处。可以自行移植扩展至声门下或气管、支气管中。向气管内侵犯的因素有：存在声门下病变；有气管切开术史；并与切除肿瘤之次数及病程长短有关。预防向气管内扩散的方法有：尽量避免做气管切开术；在行喉内手术时应注意肿瘤的播散及不损伤气管黏膜；早期发现气管内可疑病变并及时治疗。

【临床表现】

常见症状为进行性声音嘶哑，肿瘤较大者甚至失声。随着病变的发展，可出现喉喘鸣和呼吸困难，成人患者还有咽喉异物感、咯血性痰等。喉镜下见肿瘤常呈乳头状突起，桑葚状或仅粗糙不平如绒毛而无乳头可见，基底宽窄不一，颜色灰白、淡红或暗红，视血管多寡及有无感染而定。带蒂者常随呼吸气流上下活动，安静呼吸时可隐入声门下腔不易发现，发声时则翻于声带上清楚可见。

【诊断】

根据症状及检查，诊断多无困难，病理可确诊。对于成人喉乳头状瘤患者须严密观察，对于屡次复发者，需反复活检，以便及时发现有无恶变倾向。

【治疗】

本病迄今尚无根治及预防复发的有效办法，因存在反复复发和向下气道播散倾向而使治疗棘手。无论是外科治疗还是内科治疗都只能致力于解除呼吸道梗阻和切除肿瘤、保持喉功能、减少复发。目前，外科治疗是呼吸道乳头状瘤病的主要治疗手段。外科治疗的原则是切除病变的同时应尽可能保持正常组织结构的形态和功能，避免造成声门狭窄、气管狭窄等并发症的同时彻底切除病变。

手术治疗对于孤立的单发的喉乳头状瘤可在直接喉镜或间接喉镜下用喉钳咬除肿瘤。对于范围较广或已有恶变的多发肿瘤，或超过青春期多次复发的病例，可行喉裂开术。术前或术后酌情行气管切开术。切除肿瘤后可用鸦胆子油局部涂布。

自从 Steinberg(1971)首次应用 $CO_2$ 激光治疗喉乳头状瘤以来，支撑喉镜下 $CO_2$ 激光辅助喉显微手术是目前治疗喉乳头状瘤的主要方式，可以在切除肿瘤的情况下较好地保护喉部正常组织及功能。结合 $CO_2$ 激光手术具有肿瘤切除准确、出血少、损伤小、瘢痕小、术后不易引起喉水肿等优点，现广泛应用于呼吸道乳头状瘤病的治疗中。短间隔、多次的 $CO_2$ 激光治疗可减少气管切开率，从而保证患者良好的发音和保护正常的声带解剖。但有报道指出应用 $CO_2$ 激光治疗时，其汽化肿瘤产生的碳化物中含有 HPV-DNA，这种病毒微粒滞留在手术室的空气中，寄存在各种仪器设备的表面，仍有传染性，对患儿及手术组成员均具有潜在的危害性。近期，应用喉显微切吸钻治疗复发性呼吸道乳头状瘤得到了国内外学者的高度评价。显微切吸钻可切碎肿瘤并吸除碎块，不损伤喉组织，比 $CO_2$ 激光治疗有更好的优越性，安全、省时、廉价，且不需庞大的设备及大空间的手术室。对喉梗阻的患儿可以急诊手术迅速切除肿瘤解除梗阻，减少气管切开，同时这种微型切割器无热损伤，术后瘢痕比 $CO_2$ 激光少，在治疗前后联合处及气管内的病变组织更有其优越性。

各种手术治疗方法都不可避免地出现术后声带粘连，瘢痕形成等并发症，直接导致喉腔缩窄，因此手术中应该尽量避免对正常组织的损伤。对于病变范围广泛且反复复发的病例，治疗目的是缩小瘤体，减少播散，通畅气道，改善发音质量和延长手术间隔时间，必要时宁愿残留一些瘤组织，也不应冒险损伤正常组织产生多余的瘢痕及粘连。

大多数学者认为气管切开和气管内插管通过阻断呼吸道黏膜表面的连续性而促使乳头瘤组织向下气道播散和种植，故呼吸道乳头状瘤病人应尽量避免行气管切开。但对于就诊时喉梗阻呈进行性加重或已达Ⅲ度以上者，则不可避免需紧急气管切开，去除病变后应尽快考虑拔管。

冷冻法、超声法、电烧灼法等，因破坏组织深，水肿反应重，常需行气管切开术，现已逐渐失用。

乳头状瘤对放射治疗不敏感，对儿童还可损害喉软骨，影响喉的发育并可促进肿瘤恶变现已不主张应用。对于成人喉乳头状瘤恶变的病例，可参照喉鳞癌的治疗原则，给予放射治疗。

干扰素治疗：干扰素(interferon)又称病毒抑制因子，是由于某些物质(如病毒等)作用于细胞后，诱导细胞产生的广谱抗病毒物质。目前主要有三种干扰素即人白细胞干扰素、人成纤维细胞干扰素和类淋巴细胞干扰素。近年来，一些学者应用干扰素所具有的抗病毒特性及抑制细胞分裂增殖作用，特别是对间变细胞的作用和调节免疫系统的作用，试用干扰素治疗幼年型喉乳头状瘤，取得较好的疗效，但还需进一步观察。

Gobel(1981)和 Schouten(1982)等比较了白细胞干扰素和成纤维细胞干扰素对幼年型喉乳头状瘤的疗效，建议临床上应首选白细胞干扰素。后续其他学者的研究均肯定了白细胞干扰素对幼年型喉乳头状瘤的效果，而且对已向声门下，气管内扩散者也有显著的控制作用。手术切除喉乳头状瘤后再配合干扰素治疗效果佳。治疗前应进行全身检查，包括身高、体重、胸片血尿常规、肝与肾功能，免疫球蛋白计量和内镜检查喉、气管并活检。在治疗期间每 2～6 周做化验及内镜检查一次，以作给药的参考。一般每次 $3\times10^6$ 国际单位(U)肌内注射，每周 3 次。MeCabe 等推荐：儿童剂量为 $3\times10^6$U 开始，成人为(4～10)$\times10^6$U 开始，每周 3 次。病情稳定后每 3 个月减少药量 1/3。半年后以开始剂量的 1/3 维持治疗 6 个月即可停药。但干扰素治疗停药后复发仍较常见。

干扰素治疗副作用一般多为畏寒、发热、厌食，少有呕吐，此类症状多在注射后 48h 内消失。有些患者在注射部位可出现红斑及胀痛，但很快即可消失。少数患者白细胞或血小板出现下降，停药后可恢复正常。肝功能异常与用药剂量及给药时间长短有关。上述副作用儿童多于成人，发现这些副作用后可暂停用药或减少剂量。待其恢复正常后重复治疗。没有其他严重的毒性反应或长期后遗症。

**【预后】**

成人喉乳头状瘤预后良好，多数患者能够在治疗后基本恢复正常的喉功能。反复复发恶变者预后较差。大多数幼年型复发性喉乳头状瘤患者通过定期手术的方法可以维持基本的喉功能，待其到青春发育期后病变常有自愈倾向。

（黄志刚）

## 参考文献

[1] 黄选兆. 实用耳鼻咽喉头颈外科学. 2 版. 2008.

[2] Syrjanen S. Current concepts oa human papillomaviras infections in children. APMIS, 2010, 1(18): 494-509.

[3] Derkay CS, Wiatrak B. Recurrent respiratory papillomatosis: a review. Laryngoscope, 2008, 118: 1236-1247.

[4] Larson DA, Derkay CS. Epidemiology of recurrent respiratory papillomatosis. APMIS, 2010, 1(18): 450-454.

# 第43章

# 喉　　癌

喉癌(laryngeal carcinoma)是头颈部常见的恶性肿瘤。男性患病多于女性,男女比例为(7～9)∶1,发病年龄以40－60岁最多。喉癌的发生有种族和地区的差异,在我国东北和华北地区的发病率远高于江南各省。流行病学研究显示喉癌发病与烟酒有关,并且二者呈协同作用,高风险人群为嗜好烟酒者。其他因素如环境和职业因素、病毒感染、性激素、放射线和维生素缺乏都可能与喉癌的发病有关。新近的研究表明,咽喉反流(laryngopharyngeal reflux)也可能是导致喉癌发病的原因之一。此外,某些喉黏膜的慢性疾病可以作为喉癌前期状态,有转化为喉癌的危险,这些疾病包括喉黏膜白斑、角化、乳头状瘤和肥厚性喉炎等。近年来喉癌的发病率有明显增加的趋势,其中96%～98%为鳞状细胞癌,其他病理类型如腺癌、基底细胞癌、低分化癌、淋巴肉瘤和恶性淋巴瘤等相对少见。喉癌以声门区癌(glottic carcinoma)最为多见,约占60%;声门上区癌(supraglottic carcinoma)次之,约占30%;声门下区癌(subglottic carcinoma)最为少见。

【临床表现】

喉癌的临床表现主要与肿瘤的发病部位(分型)、肿瘤的大小和进展情况有密切关系,不同类型喉癌的早期临床症状有所区别,但当肿瘤进展到一定阶段后,肿瘤侵犯邻近的喉部结构,导致病变跨越多个喉解剖区,使其表现在临床观察时区别并不典型和明显。

1. *声门上癌*　原发灶多位于会厌喉面根部,也可发生在会厌游离缘、会厌喉面的其他不同部位以及室带等声门上区的各个区域。声门上型喉癌的早期症状常比较轻微或非特异,如咽部痒感、异物感、吞咽不适感等,不易引起患者注意。因其分化差、发展快,常出现颈淋巴结转移时才被发现。肿瘤向深层浸润或出现较深溃疡时可出现咽痛。肿瘤侵犯杓状软骨、声门旁间隙或累及喉返神经或声门上区肿瘤较大坠入声门区时可出现声嘶。晚期声门上癌常有呼吸困难、咽下困难、咳嗽、痰中带血或咯血等症状。原发于会厌喉面或喉室的肿瘤,因位置隐蔽常不易发现。

2. *声门癌*　由于声门型喉癌直接累及声带,影响声带闭合和黏膜振动,其早期症状为声音改变。起初为发音疲劳易倦或声嘶,无其他不适,常不受到患者重视,多误以为“感冒”、“喉炎”,特别是既往有慢性喉炎病史者。因此,凡40岁以上,声嘶超过2周,经发声休息和一般治疗不改善者,必须行喉镜检查。随着肿瘤增大,声嘶逐渐加重,可出现发声粗哑,甚至失声。另一常见症状是呼吸困难,多因声带运动受限、固定或肿瘤组织堵塞声门所致。肿瘤组织表面糜烂可出现痰中带血。晚期,肿瘤向声门上区或声门下区发展,除严重声嘶或失声外,尚可出现放射性耳痛、呼吸困难、咽下困难、频繁咳嗽、咳痰困难及口臭等症状。最后,可因大出血、吸入性肺炎或恶病质死亡。

3. *声门下癌*　位于声带平面以下,环状软骨下缘以上的癌肿。声门下型喉癌少见,因位置隐蔽,早期症状不明显,不易发现。当肿瘤发展到一定程度时,可出现刺激性咳嗽、声嘶、咯血和呼吸困难等。

4. *跨声门癌*　指原发于喉室的癌肿,跨越两个解剖区域(声门上区及声门区),癌组织在黏膜下浸润,以广泛浸润声门旁间隙为特征。该型未得UICC组织确认。由于肿瘤深在而隐蔽,早期症状不明显,当出现声嘶时,常已有声带固定,而喉镜检查仍不能发现肿瘤。其后随癌肿向声门旁间隙扩展、浸润和破坏甲状软骨时,可引起咽喉痛,并可于患侧触及甲状软骨隆起。

【辅助检查】

1. *间接喉镜检查*　是诊断喉癌最常用和简便的方法。可以观察病变的部位、表面情况、累及范围以及功能状态等。间接喉镜检查时应自上而下，系统观察喉腔及周围结构，观察舌根、会厌溪、会厌舌面、会厌喉面、两侧杓会皱襞、室带、声带、声门裂、声门下腔、两侧梨状窝、环后区以及下咽后壁等。注意观察声带运动是否受限或固定。但咽反射敏感、舌体肥大以及会厌发育形状和结构异常时会影响间接喉镜的检查。

2. *直接喉镜检查*　由于纤维喉镜和电子喉镜的普及，已很少应用于诊断。

3. *喉部X线断层检查*　可以用于观察肿瘤在喉部的扩展情况，但精确度相对不足。由于CT和MRI的出现，喉部X线断层已经很少用于临床。

4. *纤维喉镜或电子喉镜检查*　软性的纤维喉镜或电子喉镜已普遍应用于喉癌的术前检查。其优点是无死角，能窥视间接喉镜不易观察到的部位，如会厌舌根交界处、喉室、声门下区。纤维喉镜及电子喉镜有放大作用，能更清楚地看到喉黏膜病变细微变化。还可以照相或录像。但对有呼吸困难的患者，检查可能加重呼吸困难，必要时在气管切开后行之。

5. *频闪动态喉镜*　可观察到声带黏膜波振动情况。对早期声带癌的诊断极有帮助，恶性病变声带黏膜波减弱或消失或出现局部僵硬感。由于影响声带僵硬度的病变都可以导致声带黏膜波的改变，所以该检查不具有特异性。

6. *喉部CT扫描*　常用轴位CT。可以从多个层面检查喉部新生物的位置、大小和范围，显示喉部间隙，如声门旁间隙、会厌前间隙的受累情况；显示喉部软骨受累情况，并显示颈部淋巴结肿大的情况。注射造影剂增强扫描，可突出显示颈部血管及富血供肿瘤，增加对受侵结构判断的把握度；通过计算机重组技术还可获得冠状位和仿真内镜图像。

7. *磁共振成像*　其性能与CT扫描相似。可实现多平面成像。对软组织的分辨率高于CT扫描，而且无X线损伤。对骨质显示差。

8. *活体组织检查*　活体组织检查是喉癌诊断中最重要的方法之一，是确定喉癌诊断的最终决定性步骤，如发现菜花样、结节样或溃疡性新生物，应高度怀疑肿瘤可能，应进一步行活体组织检查以明确诊断。活检时应尽可能取大块病理，不要在有坏死组织及感染的组织上取，交界区活检成功率较大。有呼吸困难者，应在气管切开后再行活检。

9. *其他*　仔细触摸会厌前间隙是否饱满，颈部有无肿大的淋巴结，喉体是否增大，颈前软组织和甲状腺有无肿块。

【诊断及鉴别诊断】

凡年龄超过40岁，有声嘶或咽喉部不适、异物感超过2周者均应用喉镜仔细检查以免漏诊。对可疑病变，应在间接喉镜、直接喉镜、纤维喉镜或电子喉镜下活检，确定诊断。喉部X线侧位片、断层摄片、喉部CT及MRI等检查有助于了解肿瘤的浸润范围。喉癌应与下列疾病相鉴别。

1. *喉结核*　主要症状为喉痛和声嘶。喉镜检查见喉黏膜苍白水肿、伴多个浅表溃疡，病变多位于喉后部。也可表现为会厌、杓会厌皱襞广泛性水肿和浅表溃疡。胸部X线检查，部分患者可能有活动性肺结核。痰的结核杆菌检查有助于鉴别诊断。确诊依赖于活检。

2. *喉乳头状瘤*　主要表现为声嘶，肿瘤可单发或多发，乳头状，淡红色或灰白色，因其有发生恶性变的可能，肉眼较难与喉癌进行彻底鉴别，须依靠活检确诊。

3. *喉淀粉样变*　系由于慢性炎症、血液和淋巴循环障碍、新陈代谢紊乱而引起的喉组织淀粉样变。主要表现为声嘶。检查可见声带、喉室或声门下区有暗红色肿块，表面光滑。病理检查特殊染色易于鉴别。

4. *喉梅毒*　较少见。症状为声嘶，喉痛轻。喉镜检查病变多见于喉前部，黏膜红肿，常有隆起的梅毒结节和深溃疡，愈合后瘢痕收缩粘连，致喉畸形。血清学检查及喉部活检可确诊。

【治疗】

与其他恶性肿瘤一样，喉癌的治疗手段包括手术、放疗、化疗及其他辅助治疗等，目前多主张以手术为主的综合治疗。

1. *手术治疗*　为治疗喉癌的主要手段。其目前的原则是在彻底切除肿瘤的前提下，尽可能保留或重建喉的功能，以提高病人的生存质量。喉癌的手术包括喉全切除术和各种喉部分切除术。近几十年来，随着喉外科的发展和临床经验的积累，喉部分切除术逐渐广泛地被采用。喉部分切除术的术式很多，不同术式的选择主要根据肿瘤的部位、范围以及患者的全身状况等因素而定。

(1)喉部分切除术：喉部分切除术是在彻底切除喉癌的基础上，将喉的正常部分安全地保留下来，根据需要进行整复并恢复喉的全部或部分功能的手术。根据切除的部位、范围，喉部分切除术包括以下术式。

①喉显微 $CO_2$ 激光手术：适用于早期（$T_1$、$T_2$）声门型和声门上型喉癌。对于早期声门型喉癌，根据病变的部位和肿瘤的浸润深度，可以实施不同方式的声带切除术（cordectomy）。

②喉裂开声带切除术（laryngofissure and cordectomy）：已经逐渐被喉 $CO_2$ 激光手术所替代，使早期喉癌的治疗更加微创。

③喉垂直部分切除术（vertical partial laryngectomy）：适用于一侧声带癌向前接近、累及前连合而声带活动正常者，或向上侵及喉室、室带，或向下累及声门下区，声带活动正常或受限者。手术切除包括患侧甲状软骨板前 1/3 或 1/2，对侧甲状软骨前 0.5cm，患侧声带、喉室、室带、声门下区、前连合和（或）对侧声带前 0.5cm。

④喉额侧部分切除术（frontolateral partial laryngectomy）：适用于声门型喉癌累及前连合以及对侧声带前 1/3，向声门下侵犯前部不超过 1cm，未侵及声带突，声带运动正常者。手术切除包括患侧甲状软骨板前 1/3 或 1/2，对侧甲状软骨前 0.5～1cm，患侧声带、喉室、室带、声门下区、前连合及对侧声带前 1/3 或 1/2。

⑤喉扩大垂直部分切除术（extended partial laryngectomy）：适用于声门型喉癌累及一侧声带全长，向后累及声带突。手术切除包括患侧甲状软骨板前 1/3 或 1/2，对侧甲状软骨前 0.5cm，患侧声带、喉室、室带、声门下区、前连合和（或）对侧声带前 0.5cm，同时切除患侧的杓状软骨。

⑥喉声门上水平部分切除术（horizontal supraglottic partial laryngectomy）：适用于会厌、室带或杓会厌皱襞的声门上癌，未累及前连合、喉室或杓状软骨者。手术切除会厌、室带、喉室、杓会厌皱襞、会厌前间隙或部分舌根部及甲状软骨上半部。

⑦喉水平垂直部分切除术（horizontal vertical partial laryngectomy）：亦称 3/4 喉切除术，适用于声门上癌侵及声门区，而一侧喉室、声带及杓状软骨正常者。

⑧环状软骨上喉部分切除术（supracricoid partial laryngectomy）：主要包括环状软骨舌骨会厌固定术（CHEP）和环状软骨舌骨固定术（CHP）等术式。前者主要适用于 $T_1$b、$T_2$ 和部分经选择的 $T_3$ 声门型喉癌，后者主要适用于声门上癌侵及声门区，而有一侧声带后 1/3 及杓状软骨正常者。

⑨喉近全切除术（near-total laryngecomy）：主要适用于 $T_3$、$T_4$ 喉癌，已不适合做上述各种喉部分切除术，而有一侧杓状软骨及残留的声带、室带、喉室、杓会厌皱襞和杓间区黏膜正常者。手术切除喉的大部后，利用保留的杓状软骨及一条与气管相连的喉黏膜瓣，缝合成管状，来保留患者的发音功能。

（2）喉全切除术：喉全切除术的切除范围包括舌骨和全部喉结构。

适应证：①由于肿瘤的范围或患者的全身情况等原因不适合行喉部分切除术者；②放射治疗失败或喉部分切除术后肿瘤复发者；③ $T_4$ 喉癌已累及并穿通软骨者；④原发声门下癌；⑤喉癌放疗后有放射性骨髓炎或喉部分切除术后喉功能不良难以纠正者；⑥喉咽癌不能保留喉功能者。

发音功能重建及语言康复：喉全切除术后，病人丧失发音功能，无论从生理上和心理上都对病人产生巨大影响。目前，常用的发音重建方法主要有：食管发音法、人工喉和电子喉、食管气管造瘘术（如 Blom-Singer 发音钮、Provox 发音钮和各种一期和二期的气管食管造瘘法等）。

（3）颈清扫术：喉癌常有颈淋巴结转移，因此颈清扫术是喉癌手术治疗的重要组成部分，能提高头颈部肿瘤患者的生存率和临床治愈率。特别是声门上型喉癌，颈淋巴结转移率和 $N_0$ 病例的隐匿性转移率高，除了对临床上触及颈淋巴结肿大的病例应行颈淋巴结清扫术外，对 $N_0$ 的声门上型喉癌，也应行择区性颈淋巴结清扫术（selective neck dissection）。根据癌肿原发部位和颈淋巴结转移的情况可行经典根治性颈清扫术（classical radical neck dissection）、改良根治性颈清扫术（modified radical neck dissection）、扩大根治性颈清扫术（extended radical neck dissection）和择区性颈清扫术（selective neck dissection），以尽可能清除转移的淋巴结。

*2. 放射治疗*

（1）单纯放疗：主要适用于①早期声带癌，向前未侵及前连合，向后未侵及声带突，声带活动良好；②位于会厌游离缘，比较局限的声门上型癌；③全身情况差，不宜手术者；④晚期肿瘤，不宜手术治疗的各期病例，可采用姑息性放疗。

（2）术前放疗：对病变范围较广，波及喉咽且分化程度较差的肿瘤，常采用放疗加手术的方式。术前放疗的目的是使肿瘤缩小，癌细胞活力受到抑制，更有利于彻底手术切除，可以明显提高患者的喉功能保留率。

(3)术后放疗：主要适用于①原发肿瘤已侵至喉外或颈部软组织；②多个颈淋巴结转移或肿瘤已浸透淋巴结包膜；③手术切缘十分接近瘤缘(＜5mm)或病理证实切缘有肿瘤残留者可采用术后放疗。近年，总照射剂量增加而分次剂量减少的超分割放疗(hyperfractioned radiotherapy)和缩短放疗时限的提速放疗(accelerated radiotherapy)或二者的结合可以增加治疗效果。

3. *化学治疗* 传统观点认为，由于喉癌绝大多数情况为鳞状细胞癌，常对化疗不太敏感。虽然近年来肿瘤化疗有一定的进展，但在喉癌的治疗中仍不能作为首选治疗方法，常与放射治疗联合使用。

4. *同步放化疗*(concomitant chemotherapy and radiotherapy，CCR) 由于放疗和化疗二者有相互补充或协同效应，化疗可以为放疗增敏，而放疗可以增加肿瘤对化疗药物的吸收。有meta分析[1]表明，同步放化疗可以增加5年生存率8%，而诱导化疗不增加生存率。但需要注意，CCR具有明显的治疗不良反应。

5. *分子靶向治疗*(targeted molecular therapy) 初步研究证实，分子靶向治疗可以用于喉器官保留。西妥昔(cetuximab，抗人EGFR单克隆抗体)，可以明显提高放疗效果，而不增加放疗毒副作用。喉癌患者使用西妥昔单抗联合放疗可以明显提高喉保留率和肿瘤局部控制率，降低病死率，是喉癌保留喉功能的一项新的治疗选择。

【并发症及预后】

喉癌的并发症主要包括原发癌和喉癌治疗导致的并发症。由原发癌导致的并发症主要是呼吸困难和进食呛咳等，多由肿瘤生长和侵犯引起；喉癌治疗导致的并发症包括放射治疗并发症、手术治疗并发症、化疗并发症以及分子靶向治疗并发症等。上述并发症均根据情况需要采取必要的方法加以解决和适当处理。声门上型喉癌一般分化较差，转移多见，预后不良。声门型喉癌一般分化较好，转移少见。声门下型喉癌少见。总体说来，由于喉癌容易早期发现和治疗，预后较好。喉癌$T_1$病变，无论采取放疗或手术，其5年生存率可达75%～95%。$T_2$病变采取部分喉手术，5年生存率可达80%。$T_3$、$T_4$患者中有部分患者可采取保留喉功能手术，5年生存率60%～70%。近年来，随着注重喉功能保全和多学科协作综合治疗的开展，当代喉癌治疗的原则应该是，在确保疗效的前提下，合理应用手术和综合与辅助治疗手段，尽可能缩小手术范围、保留功能、提高生活质量，最终形成喉癌诊治的专业化和个体化方案。

(李晓明 宋 琦)

## 参考文献

[1] Pignon J P, Bourhis J, Domenge C, Designe L. Chemotherapy added to locoregional treatment for head and neck squamous-cell carcinoma: three meta-analyses of updated individual data. MACH-NC Collaborative Group. Meta-Analysis of Chemotherapy on Head and Neck Cancer. Lancet, 2000, 355(9208): 949-955.

[2] Bonner J A, Harari P M, Giralt J, et al. Radiotherapy plus cetuximab for squamous-cell carcinoma of the head and neck. The New England journal of medicine, 2006, 354(6): 567-578.

# 第44章

# 鼻 咽 癌

【流行病学】

鼻咽癌是发生于鼻咽部的恶性肿瘤，世界上大多地区发病率低于1/10万，但在我国华南地区尤其在广东省高发，占头颈部肿瘤发病率首位，男性发病率为女性的2～3倍，40－50岁为高发年龄组，并且家族聚集性较其他恶性肿瘤明显。其发病率在一定范围内略有波动，总体发病趋势相对稳定。鼻咽部位深在，鼻咽癌早期症状并不典型，容易误诊、漏诊。

【病因】

目前认为与遗传因素、EB病毒感染及环境因素等有关。

1. 遗传因素　鼻咽癌发病具有种族及家族聚集现象，高发区的居民迁移到低发区后仍保持着较高的鼻咽癌发病率。目前证实人类白细胞抗原(HLA)、染色体异常、代谢酶基因及肿瘤相关易感基因的多态性与鼻咽癌发生发展密切相关。

2. EB病毒　EB病毒与鼻咽癌发生的密切关系已得到公认。应用分子杂交及聚合酶链反应(PCR)技术证实鼻咽癌活检组织中有EBV DNA特异性病毒mRNA或基因产物的表达。此类EB病毒血清学抗体及基因表达产物检测，已被运用于临床，作为鼻咽癌筛查及诊断的重要依据。

3. 环境因素　我国鼻咽癌高发区居民多有进食腌制食品的习惯，摄入的亚硝酸盐含量较高，该类化合物在动物实验中能够诱发出鼻咽癌。另外，吸烟、环境中烟粉尘及化学蒸汽的暴露、微量元素的失衡等环境因素均在一定程度上影响着鼻咽癌的发生和发展。

【病理】

其在总体上呈结节型、菜花型、浸润型和溃疡型4种形态。2005年WHO分类在组织学上将鼻咽癌分为3型，即非角化性癌(未分化型或分化型)、角化性鳞状细胞癌和基底细胞样鳞状细胞癌，乳头状腺癌和涎腺型癌被排除在外。其中未分化型非角化性癌在鼻咽癌中最常见，约占非角化性癌的70%。

【鼻咽癌的TNM分类及分期】

根据肿瘤的生长范围和扩散的程度，按美国癌症分期联合委员会(AJCC)(2002)第7版的方案如下。

1. TNM临床分类

T——原发肿瘤。

$T_x$：原发肿瘤不能确定。

$T_0$：无原发肿瘤之证据。

$T_{is}$：原位癌。

$T_1$：肿瘤局限于鼻咽，或累及口咽或鼻腔。

$T_2$：侵犯咽旁间隙。

$T_3$：颅底骨质和(或)鼻窦受累。

$T_4$：侵犯颅内、脑神经、下咽、眼眶、颞下窝/咀嚼肌间隙。

N——区域淋巴结转移。

$N_x$：区域淋巴结转移不能确定。

$N_0$：无区域淋巴结转移。

$N_1$：淋巴结直径不超过6cm，单侧锁骨上窝以上区域淋巴结转移，单侧或双侧咽后淋巴结转移。

$N_2$：淋巴结直径不超过6cm，双侧锁骨上窝以上区域淋巴结转移。

$N_3$：一个或数个淋巴结转移。

$N_{3a}$：淋巴结直径大于6cm。

$N_{3b}$：进入锁骨上窝。

M——远处转移。

$M_x$：远处转移不能确定。

$M_0$：无远处转移。

$M_1$：有远处转移。

2. 分期

Ⅰ期：$T_1$　$N_0$　$M_0$

Ⅱ期：$T_1$　$N_1$　$M_0$，$T_2$　$N_{0\text{-}1}$　$M_0$

Ⅲ期：$T_{1\text{-}2}$　$N_2$　$M_0$，$T_3$　$N_{0\text{-}2}$　$M_0$

Ⅳ期 A：$T_4$　$N_{0\text{-}2}$　$M_0$

Ⅳ期 B：任何 T　$N_3$　$M_0$

Ⅳ期 C：任何 T　任何 N　$M_1$

【临床表现】

1. 症状　由于鼻咽部解剖位置隐蔽，鼻咽癌早期症状不典型，早期诊断较难，容易延误，应特别警惕。常见症状如下。

(1)鼻部症状：早期可出现涕中带血，时有时无，容易忽略。肿瘤增大出现缺血坏死及侵犯周围大血管时出现鼻咽部大出血。部分增大的瘤体可阻塞后鼻孔，表现为渐进性加重的单侧或双侧鼻塞。

(2)耳部症状：单侧的耳鸣、耳闷胀感，病情加重时出现听力下降，以低频为主。顽固性中耳积液，伴发感染时出现耳痛、耳道溢液等症状，临床易误诊为分泌性中耳炎。

(3)头痛：较为常见，多出现在一侧颞顶部及枕部，早期呈间歇性，病变加重时出现部位固定的持续性剧烈头痛，易误诊为偏头痛。

(4)颈部淋巴结肿大：颈淋巴结转移发生早，转移率高，以淋巴结肿大为首发症状者占 60%，以颈深上淋巴结最为常见，呈进行性增大，早期活动可、边界清；后期多个融合、边界不清、活动性差，伴发感染时出现疼痛，易误诊为淋巴结炎。若转移肿块巨大可出现疼痛及压迫症状。

(5)脑神经症状：瘤体经患侧咽隐窝由破裂孔或直接经卵圆孔侵入颅内，常先侵犯第Ⅴ、Ⅵ对脑神经，引起头痛，面部麻木，眼球外展受限等症状；继而累及第Ⅱ、Ⅲ、Ⅳ对脑神经出现视力下降、眼球运动障碍、上睑下垂等脑神经受累症状；瘤体直接侵犯或由转移淋巴结压迫，可导致第Ⅸ、Ⅹ、Ⅺ、Ⅻ对脑神经受损，引起软腭瘫痪、呛咳、声嘶、伸舌偏斜等症状。

(6)远处转移：鼻咽癌晚期常向骨、肺、肝等部位转移。

2. 体征

(1)间接鼻咽镜检查：鼻咽癌好发于鼻咽顶后壁及咽隐窝，常表现局限性隆起，表面粗糙不平，易出血，若为黏膜下隆起，则表面较为光滑。早期病变不典型，仅表现为黏膜充血、血管怒张或一侧咽隐窝较饱满，容易漏诊。

(2)颈部触诊：颈上深部可触及质硬、活动度差或不活动、无痛性肿大淋巴结。

【辅助检查】

1. 间接鼻咽镜检查　经口腔通过间接鼻咽镜观察鼻咽部肿物，应用鼻咽活检钳进行肿物活检。

2. 鼻内镜或电子纤维鼻咽镜检查　有助于发现早期病变，并要常规进行病变部位的准确病理活检，鼻内镜检查已成为临床上鼻咽部检查的常规方法。为提高内镜下对鼻咽黏膜病变的辨认效果，更容易发现早期恶变病灶，提高诊断的敏感性和准确性，有研究表明可采用基于鼻内镜的新型窄带成像技术(narrow band imaging，NBI)和接触内镜下黏膜染色观察技术。

3. EB 病毒血清学检查　可以作为鼻咽癌诊断的辅助指标，部分地区已作为鼻咽癌筛查及诊断的常规手段运用于临床。目前已开展的有 EB 病毒壳抗原-免疫球蛋白 A (EB VCA-IgA)、EB 病毒核抗原-免疫球蛋白 A (EB NA-IgA)、EB 病毒 DNA 定量检测、鼻咽癌相关表达产物检测、基因芯片等。

4. 影像学检查　鼻咽及颈部 CT、MRI 的平扫加增强扫描检查有助于了解肿瘤侵犯范围，是临床诊断与分期必须需要的检查项目。胸片、腹部 B 超、全身骨 ECT 等检查了解有无远处转移。PET-CT 被认为对鼻咽癌的诊断优于常规的影像学检查手段，特别对早期病变的诊断，其灵敏度、特异性及准确性都很高，对鼻咽癌的临床分期也大有帮助，但由于其目前总体价格较为昂贵，尚未作为鼻咽癌诊治中的常规手段。

【诊断及鉴别】

1. 诊断要点　诊断的主要手段有：间接鼻咽镜下鼻咽活检；经鼻内镜下鼻咽病理活检；血清学检查和鼻咽影像学平扫加增强扫描检查。

(1)鼻咽癌的确诊有赖于病理活检。有时需多次活检才能取得阳性结果。应尽量进行鼻咽部活检，只有当多次鼻咽活检阴性才考虑行颈淋巴结活检。

(2)对于首诊鼻咽癌，应根据临床表现及影像学检查结果进行 TNM 分期和临床分期，以便治疗方案的确定及预后评估。

(3)虽无临床表现，但有下列情况之一者，为鼻咽癌高危人群，应仔细进行鼻咽部检查，必要时活检：①EB 病毒 VCA-IgA 抗体滴度≥1∶80；②EB 病毒 EDAb≥60%；③EB 病毒 VCA-IgA(≥1∶5)，

EA-IgA(≥1∶5)、EDAb(≥30%)三项指标中任何两项为阳性;④EB病毒VCA-IgA、EA-IgA、EDAb三项指标中,任何一项持续高滴度或滴度持续升高。

2. 诊断流程 见图44-1。

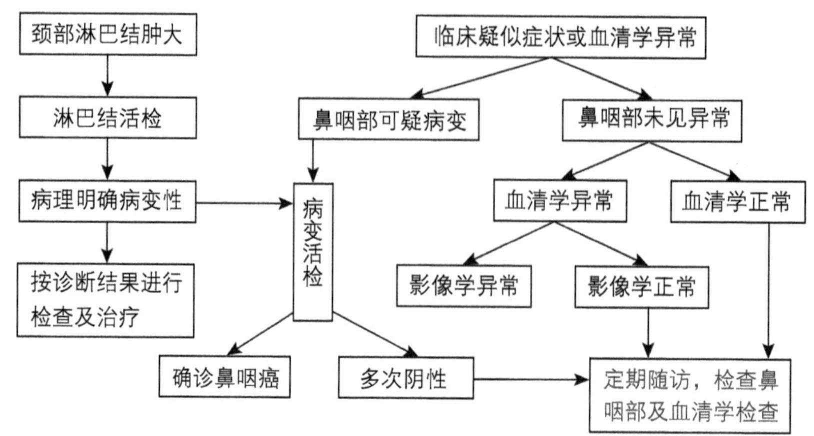


图44-1 鼻咽癌诊断流程

3. 鉴别诊断

(1)鼻咽部原发病变

①慢性鼻咽炎:因鼻咽分泌物倒流,常有“多痰”症状,多伴有慢性鼻炎、鼻窦炎、咽炎。鼻咽黏膜慢性充血,表面可见脓性分泌物及干痂。鼻咽活检可鉴别。

②腺样体:大多数成人的腺样体基本萎缩消失,但部分成人鼻咽顶后壁可有腺样体残留,表面呈纵行沟缝状,感染时可有溃疡或出血,活检可明确诊断。

③咽囊囊肿:位于鼻咽顶正中,表面光滑,灰白色,活检可见黄白色囊液溢出。此外鼻咽顶壁及顶后壁还可见到潴留囊肿或表皮样囊肿,排除脑膜脑膨出后可行活检鉴别。

④咽旁间隙肿瘤:咽旁肿物可形成鼻咽侧壁隆起、内移,应与黏膜下型鼻咽癌鉴别,EB病毒血清学检查,影像学检查及活检可明确诊断。

⑤鼻咽血管纤维瘤:多见于青年男性,反复鼻出血。鼻咽部可见红色肿物,基底宽,表面光滑且血管丰富。本病无颈淋巴结转移,根据病史、鼻咽镜检查结合影像学不难诊断,一般不宜活检。

⑥鼻咽结核:可有涕中带血,常合并咽结核、喉结核、肺结核或颈淋巴结核。多位于鼻咽顶后壁近中线处,结节或肉芽样隆起,表面有溃疡及坏死。与鼻咽癌鉴别较困难,可行结核相关病原学检查,活检可明确诊断。

⑦鼻咽部其他恶性肿瘤:如恶性淋巴瘤、横纹肌肉瘤等,均需活检明确诊断。

⑧颅内疾患:颅咽管瘤、脊索瘤、脑膜瘤等可突破颅底在鼻咽部形成肿块,压迫邻近的脑神经发生相应的症状,通过影像学检查及活检可明确诊断。

(2)颈部肿块

①颈淋巴结炎:急性者局部有红肿热痛。慢性者常与口腔或上呼吸道慢性炎症有关,淋巴结,质软,活动。中年以上患者警惕转移癌,行穿刺细胞学检查。

②颈淋巴结核:多见于青少年,淋巴结常融合或呈串珠样,穿刺可抽出干酪样物。

③恶性淋巴瘤:多为青少年,鼻咽部球形隆起,表面光滑。除颈淋巴结外,可出现全身多处淋巴结肿大,质韧、活动度较好,有发热、盗汗、体重减轻等全身症状。鉴别需要依据病理学。

④颈部其他转移癌:可来自甲状腺、腮腺、咽、喉、肺部及消化道等恶性肿瘤可出现颈部淋巴结转移,并出现与压迫部位相应的临床表现。结合转移灶淋巴引流的解剖关系及穿刺细胞学检查可鉴别。

⑤鳃裂囊肿:为先天性疾病,多位于胸锁乳突肌上段前缘,平时可无症状,合并感染时出现肿胀、疼痛。B超检查结合穿刺结果可与鼻咽癌鉴别。

⑥颈动脉体瘤:位于颈动脉三角内,生长缓慢,质地中等,搏动明显,可左右活动而不能上下活动。颈动脉造影有助诊断,一般鼻咽部无病变。

⑦颈部其他良性肿瘤:如淋巴管瘤、神经纤维瘤、脂肪瘤、血管瘤等。通过影像学可帮助鉴别,通

过病理明确病变性质。

【治疗对策】

1. *治疗原则及方法*

(1)放射治疗。绝大多数鼻咽癌对放射线敏感,因此放射治疗对多数病例是首选方法。一般早期的鼻咽癌采用放射治疗就可以根治,根据最新版NCCN 2010指南 $T_1N_0M_0$ 采取鼻咽部根治性放疗及颈部预防性放疗。放射治疗原则如下。

①放射治疗为鼻咽癌的首选治疗手段,最低要求是能给予外照射治疗,首次治疗严禁单纯后装治疗。立体定向放射治疗只用于部分病例的局部推量治疗。

②外照射包括肿瘤及侵犯范围,对未受侵犯的高危部位(如颅底、颈部淋巴结引流区等)应给予预防照射。

③酌情采用缩野或多野照射技术(如颅底野、咽旁野),合理分配各照射野剂量比例。

④严格控制照射的总剂量,保证肿瘤获得高剂量照射,尽可能保护邻近正常组织(如脑干、脊髓、晶体等)免受过量照射。

(2)化学治疗:对于中、晚期病例,放疗后未能控制及复发者,化疗是一种辅助性或姑息性治疗。化疗主要适用于Ⅲ～Ⅳ期鼻咽癌。化疗方案以铂类+氟尿嘧啶类方案为首选,包括新辅助化疗、同期放化疗、辅助化疗及姑息化疗等。

(3)手术治疗:手术治疗主要指挽救性手术治疗,有其手术适应证和禁忌证。

手术适应证:

①复发性鼻咽癌,病灶相对局限者。

②根治量放疗后局限性鼻咽残留病灶。

③分化高的鼻咽恶性肿瘤,如角化性鳞癌、腺癌等,病灶局限者。

④根治量放疗后颈部淋巴结残留或复发。

手术禁忌证:

①患者全身状况差,不宜手术。

②手术难以完整切除肿瘤,如病变范围广泛侵及颈内动脉及其周围颅底骨质和咽旁间隙甚至颅内等区域。

手术方式上分为针对鼻咽部的挽救性手术和针对颈部淋巴结复发颈部淋巴结清扫术。鼻咽部的挽救性手术有经腭入路、上颌骨掀翻入路等开放性手术入路和经鼻内镜微创入路两种。

(4)中医中药治疗能够配合放疗和化疗,减轻放化疗反应。

(5)免疫治疗及基因靶向治疗尚处于研究阶段,可作为辅助治疗方法,目前研究较多的有表皮生长因子受体抑制剂及血管生成抑制剂。

【预后】

鼻咽癌预后与年龄、病理类型、临床分期等有关。青少年患者一般预后较好。低分化癌预后较高分化癌好。Ⅰ期5年生存率约90%,Ⅱ期5年生存率约75%,Ⅲ期5年生存率约50%,Ⅳ期5年生存率约20%。

【出院后随访】

1. 时间安排　治疗结束后随访,第1年:1～3个月复查一次;第2年:2～4个月复查一次;第3～5年:4～6个月复查一次;>5年:6～12个月复查一次。

2. *随访内容*

(1)常规检查

①鼻咽、头颈部检查。

②鼻咽镜检查。

③EB病毒血清学检查。

④鼻咽MRI和(或)CT平扫加增强检查。

(2)参考检查:ECT、PET-CT;耳功能检查,包括门齿距、口腔黏膜、颈部皮肤、脑脊髓功能等检查;B超、胸片检查等。

(文卫平)

## 参考文献


[1] LH Sobin, MK Gospodarowicz, Ch Wittekind. UICC international Union Against Cancer TNM Classification of Malignant Tumours. 7th edition. 2010.

[2] NCCN Clinical Practice GuideLines in Oncology, 2010, version.

[3] Pfister DG, Ang KK, Brizel DM, et al. Head and Neck Cancers, Version 2. 2013. J Natl Compr Canc Netw, 2013, 11(8):917-923.

[4] Wang SY, Zhu L, Li SM. 2005 WHO histological classification of tumours of the nasopharynx and TNM classification of carcinoma. Zhonghua Er Bi Yan Hou Tou Jing Wai Ke Za Zhi, 2007, 42(8):638-640.

[5] Wen YH, Wen WP, et al. Endoscopic Nasopharyngectomy for Salvagein Nasopharyngeal Carcinoma: A Novel Anatomic Orientation. Laryngoscope, 2010, 120(7):1298-1302.

[6] Wen YH, Zhu XL, et al. Narrow-band imaging: a novel screening tool for early nasopharyngeal carcinoma. Arch Otolaryngol Head Neck Surg, 2012, 138(2):183-188.

[7] Chen MY, Wen WP, et al. Endoscopic

nasopharyngectomy for locally recurrent nasopharyngeal carcinoma. Laryngoscope,2009,119(3):516-522.

[8] 黄选兆,王宝吉,孔维佳. 实用耳鼻咽喉头颈外科学. 北京:人民卫生出版社,2010.

[9] 洪明晃,郭翔. 鼻咽癌. 北京:中国医药科技出版社,2003.

[10] 王跃建. 鼻咽癌诊断和治疗. 北京:人民卫生出版社,2012.

[11] 许庚. 耳鼻咽喉科疾病临床诊断与治疗方案. 北京:科学技术文献出版社,2011.

[12] 黄腾波,汪慧民,李景廉,等. 鼻咽癌高危人群、癌前病变的确立. 癌症,1997,16(2):81-84.

# 第 45 章

# 扁桃体良恶性肿瘤

## 第一节　扁桃体良性肿瘤

扁桃体良性肿瘤中，常见的有乳头状瘤、潴留囊肿及血管瘤等，较为少见的有多形性腺瘤、腺瘤、纤维瘤、脂肪瘤、血管瘤、神经鞘瘤及畸胎瘤等。

【临床表现】

1. 症状

(1)肿瘤较小时一般无症状，多于体格检查时偶然发现。

(2)有时有咽异物感、咽部轻微不适，偶有干咳等症状。

(3)少数较大的肿瘤可出现吞咽、呼吸和发音障碍。

2. 体征　扁桃体乳头状瘤位于扁桃体表面，呈颗粒状或桑椹状，白色或粉红色，多数基底部有蒂，一般仅 3～5mm 大小，发展慢，有时呈簇状多发。儿童乳头状瘤常多发。扁桃体潴留囊肿多位于一侧扁桃体，呈球形或圆球形，有时有蒂，直径一般数毫米，表面光滑，柔软，多为黄白色，内容为干酪样物或黏稠液体。多形性腺瘤表面平滑，呈结节状，肿瘤外有包膜。

【诊断及鉴别诊断】

1. 诊断　根据肿瘤的外观特点可作出初步诊断，确诊需组织病理学检查。

2. 鉴别诊断　扁桃体良性肿瘤需与扁桃体息肉、局限性扁桃体瘤样增生等非肿瘤性疾病和扁桃体恶性肿瘤鉴别。扁桃体息肉常无症状，发生于扁桃体隐窝或周围，光滑、带蒂、可活动，质软；局限性扁桃体瘤样增生的突出部分的表面及颜色与扁桃体一致，常带蒂或呈结节状。扁桃体恶性肿瘤多为单侧扁桃体肿大，表面溃烂，质较硬，伴下同侧颈淋巴结肿大；也有一侧扁桃体肿大、充血，表面光滑者。

【治疗】

乳头状瘤一般采用表面麻醉手术切除，也可采用激光切除。对潴留囊肿，有蒂者可局部切除，基底广与扁桃体难以分离者可将扁桃体一并切除。多形性腺瘤可将肿瘤连同扁桃体完整切除。其他良性肿瘤须根据病变特点选择手术治疗方法。

## 第二节　扁 桃 体 癌

扁桃体癌是头颈部常见肿瘤，占头颈部肿瘤的 3%～10%；是口咽癌中最常见者，约占口咽癌的 2/3。扁桃体癌是扁桃体恶性肿瘤中最常见的一类，除扁桃体癌外，扁桃体还可发生淋巴瘤、网织细胞肉瘤、横纹肌肉瘤等其他恶性肿瘤。扁桃体癌的好发年龄为 50—70 岁，男性较女性多见。

【病因】

扁桃体癌的病因有待进一步研究。一般认为，吸烟和饮酒是扁桃体癌的重要发病因素。长期的炎症刺激可能与扁桃体癌的发病有关。近年来越来越多的研究表明部分口咽癌患者不具备吸烟、饮酒等传统致癌因素，而与人乳头状瘤病毒(human papillomavirus，HPV)感染有关，高危型 HPV 感染在扁桃体鳞癌的发生中发挥着重要的病因作用。高危型 HPV 可通过性行为传播到上呼吸消化道，增加 HPV 相关的口咽鳞癌的发病风险，研究提示

HPV相关口咽鳞癌是一类具有独特的病因和临床病理特点的疾病。国内晚近报道口咽鳞癌患者HPV感染率为16.7%,其中扁桃体癌HPV感染率达25.2%。HPV阳性的扁桃体鳞癌更易发生于年轻的患者,对放、化疗具有较高的敏感性,疗效较HPV阴性者好,复发和死亡风险相对较低,HPV感染状态有提示预后的意义。

【病理学】

扁桃体癌常发生于扁桃体黏膜,易向邻近结构蔓延,侵犯磨牙后区域、软腭、舌根、咽侧、咽后壁等,晚期可侵及咽缩肌、咽旁间隙、硬腭、下颌骨等结构。

扁桃体癌的组织学类型以鳞状细胞癌最为多见,其次为淋巴上皮癌。腺癌和未分化癌较为少见。扁桃体癌常发生颈淋巴结转移,转移率为30%～80%,最常累及Ⅱ区淋巴结。未分化癌的恶性程度极高,易发生全身转移。

除扁桃体原发癌外,有文献报道肺腺癌、肺未分化癌、胃腺癌、结肠印戒细胞癌、原发性肝细胞癌、透明细胞性肾细胞癌、甲状腺未分化癌及睾丸精原细胞瘤等多种恶性肿瘤转移至扁桃体。

【临床分期】

2002年国际抗癌联盟(UICC)和美国癌症研究联合会(AJCC)第6版口咽癌TNM分期方案如下。

1. TNM分期方案

(1)原发肿瘤(T)

$T_1$　肿瘤最大径≤2cm。

$T_2$　肿瘤最大径>2cm,但≤4cm。

$T_3$　肿瘤最大径>4cm。

$T_{4a}$　肿瘤侵犯喉、舌深层/外肌、翼内肌、硬腭或下颌骨。

$T_{4b}$　肿瘤侵犯翼外肌、翼板、鼻咽侧壁,或颅底,或肿瘤包绕颈动脉。

(2)区域淋巴结(N)

$N_x$　区域淋巴结无法评估。

$N_0$　无区域淋巴结转移。

$N_1$　同侧单个淋巴结转移,最大径≤3cm。

$N_2$　同侧单个淋巴结转移,最大径>3cm,但≤6cm;或同侧多个淋巴结转移,最大径均≤6cm;或双侧或对侧淋巴结转移,最大径均≤6cm。

$N_{2a}$　同侧单个淋巴结转移,最大径>3cm,但≤6cm。

$N_{2b}$　同侧多个淋巴结转移,最大径均≤6cm。

$N_{2c}$　双侧或对侧淋巴结转移,最大径均≤6cm。

$N_3$　转移淋巴结最大径>6cm。

(3)远处转移(M)

$M_x$　远处转移无法评估。

$M_0$　无远处转移。

$M_1$　有远处转移。

2. 口咽癌分期

**口咽和下咽分期**

| | | | |
|---|---|---|---|
| 0期 | $T_{is}$ | $N_0$ | $M_0$ |
| Ⅰ期 | $T_1$ | $N_0$ | $M_0$ |
| Ⅱ期 | $T_2$ | $N_0$ | $M_0$ |
| Ⅲ期 | $T_3$ | $N_0$ | $M_0$ |
| | $T_1$ | $N_1$ | $M_0$ |
| | $T_2$ | $N_1$ | $M_0$ |
| | $T_3$ | $N_1$ | $M_0$ |
| ⅣA期 | $T_{4a}$ | $N_0$ | $M_0$ |
| | $T_{4a}$ | $N_1$ | $M_0$ |
| | $T_1$ | $N_2$ | $M_0$ |
| | $T_2$ | $N_2$ | $M_0$ |
| | $T_3$ | $N_2$ | $M_0$ |
| | $T_{4a}$ | $N_2$ | $M_0$ |
| ⅣB期 | $T_{4b}$ | 任何N | $M_0$ |
| | 任何T | $N_3$ | $M_0$ |
| ⅣC期 | 任何T | 任何N | $M_1$ |

【临床表现】

1. 症状

(1)咽部不适和咽异物感:小的扁桃体癌通常无症状。随着肿瘤的增大,可出现咽部不适、咽异物感等早期症状。

(2)咽痛:一侧自发性咽痛,吞咽时明显,可放射至同侧耳部。

(3)吞咽困难:肿瘤增大阻塞咽腔或侵犯软腭、舌根或磨牙区,影响吞咽动作的协调而出现吞咽困难,严重时影响呼吸和言语。

(4)吐出分泌物带血:肿瘤所致的溃疡可有少量出血,可伴有口臭等症状。

(5)耳鸣、听力减退:肿瘤侵犯鼻咽和软腭,影响咽鼓管功能引起。

(6)颈淋巴结肿大:扁桃体癌患者易出现颈部淋巴结转移,可为首发症状或主要就诊时的主要症状。

(7)远处转移表现:晚期可出现远处转移,肺是最常见的转移部位,肝、骨等远处转移相对较少。

纵隔转移认为属远处转移。

2. 体征 扁桃体癌多呈外生性生长或呈溃疡状。易累及腭舌弓，也可累及舌根及咽后壁等口咽部结构、侵犯磨牙三角区及颊黏膜等口腔结构；向深部侵犯可累及下颌骨、舌咽神经、舌神经、下牙槽神经等出现牙齿松动、吞咽困难及感觉障碍；向后可侵犯腭咽弓、累及翼肌出现张口困难；向侧方可经咽旁间隙侵犯颅底，导致脑神经症状。扁桃体癌最常转移的颈淋巴结为Ⅱ区，其次是Ⅰ区和Ⅲ区淋巴结和咽后淋巴结、咽旁淋巴结，再逐级向较远的淋巴结转移；有些患者可出现对侧淋巴结转移。

【辅助检查】

1. 内镜检查 纤维鼻咽喉镜检查有助于进一步明确肿瘤的原发部位、原发灶的情况。由于扁桃体癌患者同时存在多原发性肿瘤的可能性，需仔细检查上呼吸消化道是否存在多原发灶。

2. 影像学检查 颈部增强CT扫描对评估扁桃体癌原发灶的范围、了解原发灶的周围的状况和有颈部淋巴结转移情况有重要意义。CT扫描显示扁桃体癌初期表现为不规则肿块突向口咽腔，呈浸润性生长，边界常不清晰，易伴发感染和坏死；肿块较大时多与周围结构分界不清，周围间隙内脂肪界面消失，正常结构被异常密度或信号的肿瘤取代，口咽腔有不同程度的变形；扁桃体癌易沿咽旁间隙、血管或肌束间隙向周围组织侵犯，病灶较大时将腭舌沟向前推移，并进一步侵犯舌根、口底；扁桃体癌颈部淋巴结转移发生率较高，不规则环形强化伴中央低密度或低信号区为颈部淋巴结转移的典型影像表现。MRI扫描有助于进一步了解周围软组织、脑神经及硬脑膜等受累情况，以便确定能否手术切除。

【诊断及鉴别诊断】

1. 诊断 对咽部不适、异物感、持续轻微咽痛经药物治疗无效或症状加重者应警惕扁桃体癌的可能。查体应注意观察扁桃体的大小、形态，有无肿物和溃疡；观察舌体的活动度、腭部的运动情况，间接喉镜检查喉咽部是否受累。对扁桃体、腭舌弓、腭咽弓、舌根、口腔等仔细触诊，检查质地、压痛、有无血性分泌物等；咽部和颈部双合诊检查咽旁间隙是否受累；检查三叉神经第三支分布区域有无感觉减退检查颈部有无肿大的淋巴结。病变部位的活检是扁桃体癌确诊必须的手段；即使颈部淋巴结活检确诊为癌，扁桃体原发灶的活检也是必需的。

2. 鉴别诊断 扁桃体癌需与扁桃体炎、扁桃体良性肿瘤和扁桃体淋巴瘤等疾病鉴别。典型的扁桃体炎呈双侧性、扁桃体常有脓栓，有急性咽部感染反复发作等病史，扁桃体质软；而扁桃体癌多为单侧扁桃体肿大，常有溃疡形成，质地较硬，生长较快，可侵犯软腭等周围组织，可伴有淋巴结肿大。扁桃体良性肿瘤病程较长、生长较缓慢，质软或质韧，表面无坏死物。扁桃体淋巴瘤多为黏膜下肿物，多数无溃疡，少数可发生溃疡，溃疡后与癌相似，淋巴瘤可出现多部位淋巴结肿大，可累及全身的淋巴结及多个脏器。扁桃体癌与上述疾病的鉴别最终靠病理检查。

【治疗】

扁桃体癌的治疗包括放疗、化疗和手术等方法。必须根据肿瘤的分期、患者的治疗要求和患者的全身情况综合考虑，治疗相应的治疗方案。扁桃体癌的预后相对较差，易发生颈淋巴结转移，治疗常需多学科协作完成。手术已不再是一线的治疗手段，在许多医疗中心，放射治疗和化疗已成为首选的方法，手术则作为放化疗失败的挽救治疗，多主张以放射治疗和手术挽救为主要的治疗方式。

一般而言，目前对扁桃体癌的治疗，Ⅰ、Ⅱ期病变可单纯放疗或外科手术，两者生存率相近；因放射治疗效果较好，功能保存更好，常被作为首选。单纯外照射放疗已成为大多数早期病变的治疗选择。$T_1$或$T_2$的早期病变，无或伴有小的颈部淋巴结转移（$N_0$或$N_1$）患者，可行根治性放射治疗。由于Ⅲ、Ⅳ期患者放疗的效果较差，故强调Ⅲ、Ⅳ期病变应采取综合治疗，如放疗加手术，或手术加放疗。

扁桃体癌的手术方法包括①经口切除：主要用于表浅和较小的扁桃体原发癌；②经咽侧切开：适用于累及软腭及舌根的扁桃体癌；③联合径路：包括下颌骨部分切除，咽侧切开和经口腔切除，适用于中等大小或范围较大的扁桃体癌。这些手术方法也适用于化疗和放疗后肿瘤残存或肿瘤复发的患者。

对于有颈部淋巴结转移的扁桃体癌患者，应行颈淋巴结清扫术。对于治疗前颈淋巴结转移较严重者，在化疗和放疗结束后无论缓解情况如何，均应行计划性颈清扫术。对于颈部淋巴结$N_0$的患者，不同学者有不同的主张，包括①随诊观察；②择区性颈清扫术；③选择性放疗。

【预后】

扁桃体癌早期病变预后较好，有报道经放疗后

Ⅰ期病变5年生存率达100%，Ⅱ期5年生存率达80%左右。$N_1$病变患者经放疗后也可取得较好的治疗效果。晚期患者总的5年生存率20%～60%，因此强调与手术的综合治疗。

## 第三节　扁桃体淋巴瘤

扁桃体是淋巴瘤的好发部位。淋巴瘤（lymphoma）是一组起源于淋巴结或其他淋巴组织的恶性肿瘤，是恶性淋巴瘤（malignant lymphoma）的简称。淋巴瘤可分为霍奇金淋巴瘤（Hodgkins lymphoma，HL）和非霍奇金淋巴瘤（non-Hodgkins lymphoma，NHL）两大类。扁桃体淋巴瘤的病理类型以NHL常见，HL少见。据报道，扁桃体NHL约占全身淋巴瘤的4.7%，占头颈部淋巴瘤的35.0%，60.0%～75.0%的咽环淋巴瘤为扁桃体NHL。

【病因】

淋巴瘤病因复杂，50%左右的病因尚未完全阐明。一般认为感染、免疫因素在淋巴瘤的发生过程中起重要作用，物理因素、化学因素及遗传因素也有重要作用。

【病理】

不同类型和亚型的淋巴瘤的临床表现、治疗和预后各不相同，而同一类淋巴瘤则有较为一致的临床特点和生物学行为。

【临床表现】

1. *全身症状*　可有发热、贫血、消瘦、盗汗及衰竭等症状。

2. *咽部表现*　咽部异物感。扁桃体肿大，常呈结节性增殖，质韧，不易出血，少数可有破溃。可有吞咽困难。

3. *淋巴结肿大*　颈部及锁骨上淋巴结肿大，腋窝、腹股沟淋巴结也可肿大。常为对称性和多发性。可伴有纵隔、肺门等深部淋巴结肿大。

4. *其他*　扁桃体淋巴瘤常有腹腔内淋巴结及腹腔脏器受累，尤其是胃。

【辅助检查】

1. *全身检查*　包括血常规、肝肾功能、血清乳酸脱氢酶、红细胞沉降率、心电图，以及胸腔、腹腔、盆腔的检查。

2. *CT和MRI扫描*　扁桃体淋巴瘤CT和MRI表现具有特征性，均表现为类圆形等密度（等信号）软组织肿块，密度均匀，无钙化、囊变或坏死，向口咽腔突出生长，肿块轮廓规整，可轻度强化，一般无咽旁间隙及相邻结构受侵犯，多数可发现同侧颈深部淋巴结肿大，肿大淋巴结的形、密度（信号）改变与扁桃体原发灶相似。

【诊断】

扁桃体淋巴瘤的诊断靠组织病理学。经典的组织形态学观察，结合部分现代病理技术的应用是临床诊断淋巴瘤的唯一“金标准”。

【治疗】

扁桃体淋巴瘤的治疗通常采用化疗，有些患者需采用化疗和放射治疗。外科操作仅限于活检进行组织学诊断。

（孙　彦）

**参考文献**


[1] 黄辉，张彬，陈汶，等. 口咽部鳞状细胞癌人乳头状瘤病毒感染预后初步分析. 中华耳鼻咽喉头颈外科杂志，2012，47(3)：207-211.

[2] 屠规益，徐国镇. 头颈部恶性肿瘤的规范性治疗. 北京：人民卫生出版社，2003：149-152.

[3] 韩德民. 同仁头颈外科手册. 北京：人民卫生出版社，2003：202-206.

[4] 李大庆. Ballenger耳鼻咽喉头颈外科学. 17版. 北京：人民卫生出版社，2012：1242-1251.

[5] 郑亿庆，邹华，黄晓明. 头颈部恶性肿瘤多学科协作诊疗模式. 3版. 北京：人民卫生出版社，2011：264-274.

[6] Genden EM，Varvares MA. Head and neck cancer：an evidence-based team approch. New York：Thiem，2008：24-43.

[7] 沈志祥，朱雄增. 恶性淋巴瘤. 2版. 北京：人民卫生出版社，2011：36-109.

# 第46章

# 下咽部良恶性肿瘤

## 第一节 下 咽 癌

下咽癌是原发于下咽区的恶性肿瘤，以鳞状细胞癌为主，依其发生部位可分为梨状窝癌、环后癌和下咽后壁癌。

【流行病学】

下咽癌在临床上较为少见，年发病率为0.17～0.8/10万，占头颈部恶性肿瘤的1.4%～5.0%，占全身恶性肿瘤的0.5%。下咽癌多发生于梨状窝区，下咽后壁区次之，环后区最少。50－70岁为高发年龄，但近年来有年轻化趋势。总体来看，男性患者远多于女性，梨状窝癌和下咽后壁癌多见于男性，而环后癌女性较多发。

【病因学】

1. *吸烟、饮酒* 导致头颈部肿瘤已成共识，在下咽癌，饮酒的相关性要高于吸烟。

2. *遗传因素* 部分患者呈现家族性头颈部恶性肿瘤聚集发病。

3. *营养因素* 有文献报道Plummer-Vinson综合征（多发生于低血红蛋白性贫血的中年妇女）易导致患者罹患环后癌。

4. *病毒感染* 人类乳头状瘤病毒感染可引起头颈部鳞状细胞癌。

【病理与病理生理学】

95%以上为鳞状细胞癌，且大部分肿瘤分化程度差，易发生局部扩散及淋巴结转移。

1. *局部扩散* 梨状窝外侧壁癌常早期侵及甲状软骨后部，向外穿过甲状软骨或环甲膜侵及甲状腺，亦可绕过甲状软骨后缘侵及喉外组织或甲状腺，向内可于黏膜下扩展经咽后壁或环后区前壁累及对侧梨状窝，向上扩展侵入舌根部和扁桃体，少数病例可向下侵及颈段食管。

梨状窝内侧壁癌常易向内扩展侵及喉部，沿杓状软骨后或外侧生长侵及环杓关节，循黏膜扩展累及杓状会厌襞、杓区、喉室带及向后累及环后区，亦可向前直接侵入声门旁间隙。晚期全部梨状窝、下咽后壁、对侧梨状窝、甲状软骨、甲状腺、颈部软组织及颈段食管均可受累，而会厌前间隙常会幸免。

环后癌多呈外生菜花样或结节状，常伴中心性溃疡，周围可有黏膜下浸润，向前易侵及环杓后肌、环状软骨、杓状软骨及环杓肌，进而侵及梨状窝、甲状腺、气管和喉返神经，引起单侧声带麻痹。向下侵及颈段食管，但很少累及椎前筋膜。

下咽后壁癌多沿咽后壁向上下迅速扩展并易向后浸润生长，晚期可扩展累及侧壁，肿瘤易向下累及食管，但较少侵入椎前肌。肿瘤常于黏膜下广泛扩散，向上侵入口咽及鼻咽，直接侵及颈椎和颅底者少见，下咽后壁癌常有多发癌灶。因下咽腔较宽敞，肿瘤发生早期对吞咽功能影响不大，至出现较明显的吞咽困难时，往往提示食管已受累及。

2. *颈部淋巴结转移* 颈淋巴结转移是下咽癌重要的预后因素。Ⅱ、Ⅲ区是下咽癌常见的转移部位，其次Ⅳ区。环后癌可向气管旁淋巴结转移，造成全喉切除后的造瘘口复发。下咽后壁癌可向咽后淋巴结转移，咽后淋巴结的交通可能是出现对侧转移的因素。

3. *远处转移* 晚期的下咽癌可导致肺、骨等远处转移。

【临床表现】

1. 喉咽部异物感：喉咽部异物感是喉咽癌患者最常见的初发症状。

2. 吞咽疼痛可向耳部放射，合并感染或侵犯血管时可加剧。

3. 吞咽不畅或进行性吞咽困难。

4. 声嘶：肿瘤侵犯喉部，可伴有不同程度的呼吸困难。

5. 咳嗽或呛咳，常出现痰中带血。

6. 颈部肿块。

7. 喉咽癌晚期时患者常有贫血、消瘦、衰竭等恶病质的表现。肿瘤侵犯颈部大血管时可发生严重的出血。

【诊断】

下咽癌的诊断需要结合临床表现及多种下咽癌辅助检查，其有价值的诊断手段见表 46-1。

**表 46-1　下咽癌的诊断及多种辅助检查**

| | |
|---|---|
| 间接喉镜检查/电子喉镜检查 | 明确肿瘤部位及环杓关节运动 |
| 增强 CT | 明确肿瘤的范围及淋巴结转移情况 |
| MRI | 同增强 CT 但诊断价值不如前者 |
| 病理组织活检 | 下咽癌确诊的标准 |
| PET | 对高度怀疑远处转移者可行 PET 明确 |

【分期】

见表 46-2。

**表 46-2　下咽癌分期**

| | | |
|---|---|---|
| T | $T_x$ | 原发肿瘤无法评估 |
| | $T_0$ | 无原发肿瘤证据 |
| | $T_{is}$ | 原位癌 |
| | $T_1$ | 肿瘤局限于下咽的一个解剖亚区并且最大径≤2cm |
| | $T_2$ | 肿瘤侵犯超过下咽的一个解剖亚区或邻近解剖区，或最大径>2cm，但≤4cm，无半喉固定 |
| | $T_3$ | 肿瘤最大径>4cm 或半喉固定 |
| | $T_{4a}$ | 肿瘤侵犯甲状/环状软骨、舌骨、甲状腺、食管或中央区软组织 |
| | $T_{4b}$ | 肿瘤侵犯椎前筋膜，包绕颈动脉或累及纵隔结构 |
| N | $N_x$ | 区域淋巴结无法评估 |
| | $N_0$ | 无区域淋巴结转移 |
| | $N_1$ | 同侧单个淋巴结转移，最大径≤3cm |
| | $N_2$ | 同侧单个淋巴结转移，最大径>3cm，但≤6cm；或同侧多个淋巴结转移，最大径均≤6cm；或双侧或对侧淋巴结转移，最大径均≤6cm |
| | $N_{2a}$ | 同侧单个淋巴结转移，最大径>3cm，但≤6cm |
| | $N_{2b}$ | 同侧多个淋巴结转移，最大径均≤6cm |
| | $N_{2c}$ | 双侧或对侧淋巴结转移，最大径均≤6cm |
| | $N_3$ | 转移淋巴结最大径>6cm |
| M | $M_x$ | 远处转移无法评估 |
| | $M_0$ | 无远处转移 |
| | $M_1$ | 有远处转移 |

| $M=M_0$ | $T_1$ | $T_2$ | $T_3$ | $T_{4a}$ | $T_{4b}$ |
|---|---|---|---|---|---|
| $N_0$ | Ⅰ | Ⅱ | Ⅲ | ⅣA | $T_{4b}$ |
| $N_1$ | Ⅲ | Ⅲ | Ⅲ | ⅣA | $T_{4b}$ |
| $N_2$ | ⅣA | ⅣA | ⅣA | ⅣA | $T_{4b}$ |
| $N_3$ | $T_{4b}$ | $T_{4b}$ | $T_{4b}$ | $T_{4b}$ | $T_{4b}$ |

M=M1，均为ⅣC 期

【治疗】

下咽癌的治疗有手术治疗、放化疗、生物治疗以及上述治疗措施的组合。下咽癌治疗始终围绕着患者获得更高的生存率和保喉率，传统的治疗下两者是此消彼长的，但随着对下咽癌生物学行为研究的不断深入，在保持生存率的基础上提高保喉率也是可行的。目前国内外的基本共识是，外科治疗是下咽癌的最佳治疗措施，对有手术机会的患者仍应行以手术为中心的治疗计划。

1. 下咽癌的外科切除　依据范围的不同可分为：单纯的咽部分切除术；保留喉功能的咽部分切除术；全喉咽部分切除术；全喉全下咽切除术；全喉全下咽全食管切除术。

(1)单纯的咽部分切除术适应证较为局限，仅适用于少数 $T_1$ 期下咽后壁癌等，可由颈咽侧或会厌谷入路暴露肿瘤，以裂层皮片或人工组织修补创面。文献报道对 $T_1$ 期下咽癌，尤其是下咽后壁区、杓会厌皱襞外侧区肿瘤采用 $CO_2$ 激光手术，术后辅以放疗也获得较佳的效果，但激光应用于下咽癌手术时，肿瘤的暴露及安全边界的控制仍需注意。

(2)保留喉功能的下咽癌切除术建立在对下咽癌生物发展规律不断的深入理解和术式选择理念的转变上。绝大多数的下咽癌发展多有规律可循，因而对癌肿的安全切缘更有方向性，而非一味在数值上追求切缘的足够。传统的下咽癌手术术式选择以 TNM 分期为依据，但这种分期并无法体现肿瘤的个体差异，同样 $T_2$ 分期的肿瘤并非都能实现喉功能的保留。与之相比，在保证切缘的情况下，喉功能区(环杓关节区)和喉软骨支架在考虑是否行喉功能保留手术时更为重要，无论 T 分期，只要上述两点满足皆可考虑行保喉手术。

①梨状窝外侧壁癌：自患侧胸骨舌骨肌外缘分离该肌深面，将其拉向对侧暴露喉体，游离患侧甲状腺，结扎其分支血管。切除患侧舌骨大角，于甲状软骨后缘切开咽下缩肌，向前剥离暴露甲状软骨后半纵行切开。根据肿瘤不同的原发部位和侵犯范围，分别选择于梨状窝外侧壁、会厌谷、梨状窝尖或食管入口等处切开黏膜，进入咽腔，沿梨状窝外侧壁后缘纵行切开，充分暴露肿瘤。直视下将患侧受累的甲状腺、甲状软骨板后 1/3、梨状窝外侧壁及部分前壁和下咽后壁一并切除。

②梨状窝内侧壁癌：咽侧入路进入咽腔。直视下逐步扩大下咽外侧壁切口，沿肿瘤前外缘向下切开下咽外侧壁至肿瘤下极，再于肿瘤下极向上沿肿瘤深面紧贴环状软骨表面向上分离，如环状软骨受累，可将受累软骨切除，软骨内侧组织因软骨屏障多数未受累及而可予以保留。术者可将示指放在患者的喉腔内，这样可以更准确地分离甲状软骨板、声门旁间隙及肿瘤；如声门旁间隙饱满，紧贴甲状软骨内侧已有肿瘤累及，声带固定或活动受限较重，可于喉室、室带前缘或会厌根进入喉腔，再从喉腔侧将患侧半喉包括声带、喉室、室带、声门旁间隙与梨状窝肿瘤整块切除；如声门旁间隙受累较轻，声带活动正常或轻度受限，则可保留声带切除喉室、室带和声门旁间隙，或视情况仅切除声门旁间隙，保留声带、喉室及室带的黏膜，切开患侧环后区或梨状窝内侧壁后部黏膜，将梨状窝肿瘤与受累的部分喉组织整块取下。

③下咽后壁癌：咽侧入路视野暴露充分，操作空间较大，适用于大多数下咽后壁癌的切除。进入咽腔后，直视下纵行扩大咽侧切口，直至充分暴露肿瘤上下极。分离解剖咽后间隙，探查有无咽后淋巴结肿大。以手指伸入咽后间隙内钝性分离，将肿瘤深部与椎前筋膜分离。再自肿瘤下极向上分离，注意探查食管入口有无累及。如肿瘤累及该侧梨状窝，可于肿瘤下极向上沿肿瘤深面紧贴环状软骨表面向上分离；如环状软骨受累，可将受累软骨切除，软骨内侧组织多可保留。于肿瘤上极横断咽后壁黏膜，使肿瘤上下极及患侧均充分游离，再切除肿瘤对侧，应注意保护对侧颈动脉。

④环后癌：于梨状窝外侧壁避开肿瘤进入咽腔，完整显露肿瘤后，于其外侧垂直切开梨状窝内侧壁黏膜，下达梨状窝尖和颈段食管，深至环状软骨表面。若肿瘤为外生型局限性的 $T_1$ 病变，可紧贴软骨表面完整切除后尝试性行喉功能重建，注意保护环杓后肌和环杓关节，以皱裂区的黏膜适度游离向下及梨状窝尖和食管入口黏膜游离向上来修补环后区的缺损。但环后癌的手术不易勉强行保喉手术，一旦探查环状软骨受侵犯宜行全喉切除术，或喉气管瓣成形术。

(3)全喉咽部分切除术：适用于绝大多数环后癌及部分梨状窝内侧壁 $T_3$ 病变，肺功能差者可能无法耐受术后误吸者也可考虑该术式。不同于喉癌的全喉切除术，依据喉的解剖亚区的划分及双侧的相对独立引流，可以保留喉的前半或健侧半制作喉瓣修补咽壁缺损。

(4)全喉全下咽切除：下咽的环周受累较为少见，但下咽的多中心病灶可造成切除后的环周缺损。晚期的下咽癌可向颈段食管侵犯，需要切除部分颈段食管，甚至全食管剥脱。

2. 上消化道的重建　保留及不保留喉功能的下咽癌切除术均涉及上消化道的重建。下咽及食管的常用修复材料有：喉气管瓣、胸大肌肌皮瓣、结肠上徙、游离空肠、胃上提、胸三角皮瓣、颈阔肌皮瓣、胸骨舌骨肌筋膜瓣、胸锁乳突肌骨膜瓣等。

多数情况下，直接将梨状窝及下咽侧后壁残余黏膜缝合即可关闭下咽腔。若患侧梨状窝近全部切除且患侧下咽后壁黏膜缺损较大，可采用胸大肌肌皮瓣、胸三角皮瓣或颈阔肌皮瓣修复下咽缺损。后二者关闭咽腔时，需将皮瓣蒂部切除部分表皮，形成创面，再与下咽黏膜切缘缝合，操作稍有不便，近来已较少应用。梨状窝癌累及尖部时，需切除部分颈段食管。若颈段食管仅切除一个侧壁，且局限于食管入口以下 2 cm，则仍可采用胸大肌肌皮瓣修复。但需吻合成斜面，防止吻合口狭窄。既往学者们曾强调尽量恢复双侧梨状窝的对称性，对患侧梨状窝考虑进行修复重建；近年来临床实践发现，在环后区和健侧梨状窝完整的情况下，一侧梨状窝缺失对吞咽功能的恢复影响并不是明显。术后对部分患者进行纤维喉镜检查时发现，患侧下咽侧壁甚至已接近中线，而患者并未发生吞咽功能不良，亦未发生误咽。因此，在对喉口进行了适当处理后，患侧梨状窝并非一定要进行重建修复，但其前提是吻合口一定要宽敞。

但当切除范围超出了患侧梨状窝时，如扩大至下咽后壁、环后区或颈段食管时，则需进行下咽和食管的重建，可考虑采用胸大肌肌皮瓣、游离的前臂皮瓣、胃、结肠等重建方法进行。缝合时一定将黏膜与周围组织一起与胃肠吻合，同时注意吻合口不宜太大，以减轻反流。颈段食管部分切除后，残余食管黏膜不能过分游离，以免损伤血供，并使食管切缘形成斜面，再与胸大肌肌皮瓣缝合，以防止吻合口狭窄。

若术前估计可能会用到喉气管瓣，可先不行气管切开，以免破坏气管，使喉气管瓣利用困难。先经口行气管插管，切除肿瘤后，再于适当位置横断气管，制成喉气管瓣。喉气管瓣手术中，会厌常需切除弃用。杓状软骨一定要切除，否则会影响吞咽功能。为保证喉气管瓣的血供，应至少保留一侧喉上动脉。

梨状窝外侧壁癌切除有时需切除部分下咽后壁黏膜，由于咽下缩肌被切除或切断，下咽黏膜失去了咽肌的附着而向对侧收缩，组织缺损显得相对较大。可将下咽侧后壁黏膜向患侧牵拉缝合于椎前筋膜，为减小缝合时对黏膜的拉力，应先缝合黏膜下组织，再缝合黏膜。术中将下咽后壁黏膜纵行切缘横行缝合，以加宽下咽后壁，并能防止成形的下咽侧壁过度内移，影响吞咽。若吻合口外侧仍有较大腔隙，可将胸锁乳突肌自上端切断内侧 1/2，将单蒂的肌瓣填塞于腔隙处，也可用患侧保留的甲状腺侧叶牵拉至此处填塞死腔。

3. 颈淋巴结的处理　$N_0$ 的病例需要行患侧Ⅱ、Ⅲ区的择区性颈清扫，$N_+$ 的患者需行患侧的择区性或根治性颈清扫，对环后癌及下咽后壁癌还需探查气管旁及咽后淋巴结。

并发症的预防及处理：

(1)咽瘘是术后最常见和棘手的并发症。咽瘘一旦发生，患者的住院时间将大为延长，许多患者因此而延误术后放疗的最佳时机。术中关闭下咽时，注意将黏膜固定缝合于黏膜下组织或甲状软骨板后缘，使黏膜有依托，黏膜外无死腔，并能防止咽腔运动时黏膜撕脱，形成咽瘘。下咽关闭后，吻合口外侧的组织缺损可用单蒂胸骨舌骨肌肌筋膜瓣、甲状腺或单蒂胸锁乳突肌肌瓣填补，以尽量减小死腔，同时，死腔内放置有效的负压引流是避免死腔积液咽瘘形成的最有力措施之一。颈清扫术后，颈动脉容易内移，可用胸锁乳突肌将颈动脉包裹缝合，使之与下咽吻合口隔离。

(2)吞咽困难也是经常出现的并发症，咽食管相接处吻合口狭窄是造成吞咽困难较常见的原因。为此，咽食管黏膜吻合时应尽量扩大吻合面呈斜形，以减少因瘢痕增生导致的狭窄。此外，结肠上徙患者术后吞咽肌肉不协调、喉气管瓣代下咽手术后因喉气管瓣组织无吞咽功能，也可出现较为明显的吞咽困难。术中应尽量扩大吻合口，以期食物借重力作用顺利通过咽腔。如有吻合口狭窄出现，轻者可通过食管镜扩张得到改善，重者需再行手术整复。

4. 下咽癌的放化疗　对于 $T_{is}$ 及 $T_1$ 患者可考虑行放疗，且效果不亚于手术治疗。绝大多数病例，放疗是作为手术的辅助手段，可在手术前或手术后，术前放疗的剂量在 45～50Gy，而术后放疗在 60Gy，对于切缘阳性或淋巴结包膜外侵者需追加 6～7Gy 的剂量，由于放疗后的炎症反应，绝大多数外科医师选择术后放疗。相对单纯放疗，同步放化疗以及超分割的方案疗效及耐受度更好。

放疗的适应证可归结为：$T_1$ 病变，尤其外生肿物；$T_3T_4$ 患者术前计划性放疗；术后的辅助放疗；不能手术或复发患者的姑息性放疗；病例为低分化癌或未分化癌患者均应行放疗。

其他治疗措施，如生物疗法，EGFR 单克隆抗体 Cetuximab 已经开展了临床前期应用。

【预后】

下咽癌是上呼吸消化道恶性程度最高的肿瘤之一，临床统计5年生存率在25%～40%。其预后差的主要原因为：位置隐蔽，症状出现较晚；局部呈侵袭性生长并沿黏膜下浸润扩散；易发生淋巴结转移；也可发生远处转移。

## 第二节　下咽其他良恶性肿瘤

其他下咽部少见的恶性肿瘤有恶性软组织肿瘤、淋巴瘤等。恶性软组织肿瘤包括纤维肉瘤、恶性纤维组织细胞瘤（malignant fibrous histiocytoma，MFH）、骨骼肌肉瘤等，临床罕见，无特殊发病年龄段，症状表现类似下咽癌，但病史一般较短。治疗可以选择外科手术，但多需肿瘤科的联合治疗。下咽部原发淋巴瘤非常罕见，但可有转移性肿瘤，治疗多采用肿瘤科治疗。黑色素瘤、软骨肉瘤等极为罕见。

下咽部良性肿瘤有乳头状瘤、血管瘤、横纹肌瘤、脂肪瘤、神经纤维瘤等。

下咽乳头状瘤是下咽部常见的良性肿瘤，人类乳头状瘤感染是其重要发病因素，任何年龄均可在儿童和20－40岁成人常见。男女比例相当，男性略高。表现为质软、有蒂、呈丛状的指突起样或为无蒂的圆隆起样病损。常于检查咽部时发现，表现为吞咽阻挡感等，治疗可以激光烧灼，但有复发和恶变可能。

血管瘤可发生于下咽后壁、杓会厌皱襞外侧等位置，可分为毛细血管型和海绵状型，成人多为海绵状血管瘤。患者常感咽部不适或异物感，治疗首选支撑喉镜下的切除，也可选择硬化剂注射等。

横纹肌瘤为一种良性间充质肿瘤，可分为胎儿型、中间型、成人型，成人型横纹肌瘤表现为棕黄色的多结节状，表现为吞咽症状，治疗应选择保守但彻底的切除。

其他下咽部良性肿瘤较为罕见，部分患者甚至终身无症状生存。

（潘新良）

■ 参考文献

[1] 王天铎.喉科手术学.北京：人民卫生出版社，2007：404-453，520-522.

[2] Paul WF，Bruce HH，Valerie JL. Cummings Otolaryngology：Head and Neck Surgery. Maryland Heights：Mosby，2010：1451-1459.

[3] 潘新良，雷大鹏，刘大昱，等.352例下咽癌综合治疗分析.中华耳鼻咽喉头颈外科杂志，2009，44(9)：710-715.

# 第47章

# 腮腺良恶性肿瘤

腮腺是三对大唾液腺中最大的腺体。大约80%的唾液腺肿瘤发生在腮腺。腮腺肿瘤中约80%为良性，而在这些良性肿瘤中大约80%为多形性腺瘤。腮腺恶性肿瘤以黏液表皮样癌居首位，其次为腺样囊性癌、恶性混合瘤、各型腺癌及腺泡细胞癌等。

【病理】

腮腺肿瘤以上皮性肿瘤多见，约占90%以上。目前对腮腺上皮性肿瘤的病理分类国内外尚不完全一致。1990年世界卫生组织提出了试行的涎腺肿瘤病理组织分类(表47-1)。

1. 常见良性肿瘤

(1)多形性腺瘤：多形性腺瘤也称混合瘤，是腮腺肿瘤中最常见的一种。混合瘤的大体标本呈圆形或卵圆形，表面光滑或呈结节状，具有包膜，厚薄不均，有时包膜不完整。切面实质性，灰白色，有时含有囊腔，并含有半透明的黏液样物质。组织学特征为肿瘤上皮细胞呈片块状或条束状，排列成腺管样或分散在黏液和软骨样基质中。腮腺混合瘤具有潜在的恶性生物学行为，如肿瘤包膜不完整，有的包膜内有肿瘤浸润，甚至在周围的腺组织内可见有肿瘤的瘤芽。所以，临床上将腮腺混合瘤视为"临界性肿瘤"，即界于良性与恶性之间的肿瘤。

(2)腺淋巴瘤：又称淋巴乳头状囊腺瘤或Warthin瘤，在腮腺良性肿瘤中的发病率仅次于多形性腺瘤，占腮腺肿瘤的6%～10%。腺淋巴瘤多发生于腮腺的下极，男女比例为(3～5)∶1，患者以50—60岁以上的老年人居多。肿瘤呈圆形或椭圆形，边界清楚，表面光滑，可活动，质地较软，可有囊性感。肿瘤生长缓慢，可达数十年之久。肿瘤可多中心起源，10%～20%病例可在腮腺内呈多发性，5%～10%可双侧性，可同时或不同时出现，恶变极为少见。

表47-1 涎腺肿瘤病理学分类(WHO试行)

| | |
|---|---|
| 1. 腺瘤 | 2.14 癌在多形性腺瘤中 |
| 1.1 多形性腺瘤 | —非侵袭癌 |
| 1.2 肌上皮细胞瘤 | —侵袭性癌 |
| 1.3 基底细胞瘤 | —癌肉瘤 |
| 1.4 腺淋巴瘤 | —转移性多形性腺瘤 |
| 1.5 嗜酸粒细胞瘤 | 2.15 肌上皮细胞癌 |
| 1.6 小管腺瘤 | 2.16 未分化癌 |
| 1.7 皮脂肪瘤 | —小细胞癌 |
| —皮脂淋巴腺瘤 | —未分化癌伴淋巴样基质 |
| 1.8 导管乳头状瘤 | 2.17 其他类型癌 |
| —内翻型导管乳头状瘤 | 3. 非上皮细胞瘤 |
| —导管内乳头状瘤 | 3.1 血管瘤 |
| —乳头状涎腺瘤 | 3.2 脂肪瘤 |
| 1.9 囊腺瘤 | 3.3 神经元肿瘤 |
| —乳头状 | 3.4 其他良性间质肿瘤 |
| —黏液状 | 3.5 肉瘤 |
| 2. 癌 | 4. 恶性淋巴瘤 |
| 2.1 腺泡细胞癌 | 4.1 涎腺实质内结外淋巴瘤 |
| 2.2 黏液表皮样癌 | 4.2 涎腺淋巴结淋巴瘤 |
| —高分化 | 5. 继发肿瘤 |
| —低分化 | 6. 未分类肿瘤 |
| 2.3 腺样囊性癌 | 7. 肿瘤样疾病 |
| —腺样/管状 | 7.1 涎腺良性肿大 |
| —实体 | 7.2 嗜酸细胞增多症 |
| 2.4 低度恶性多形性腺癌 | 7.3 坏死性涎腺化生(涎腺梗阻) |
| 2.5 上皮-肌上皮细胞癌 | 7.4 良性淋巴上皮病 |
| 2.6 涎腺导管癌 | 7.5 涎腺囊肿 |
| 2.7 基底细胞腺癌 | —小涎腺黏液囊肿 |
| 2.8 皮脂腺癌 | —涎腺导管囊肿 |
| 2.9 嗜酸粒细胞癌 | —淋巴上皮性囊肿 |
| 2.10 乳头状囊腺癌 | —发育不全(多囊)疾病 |
| 2.11 黏液腺癌 | 7.6 慢性硬化性颌下腺炎 |
| 2.12 腺癌，NOS | 7.7 艾滋病的囊性淋巴增生 |
| 2.13 鳞状细胞癌 | |

(3)乳头状囊腺瘤:乳头状囊腺瘤虽为良性肿瘤,但可恶变。肿瘤生长缓慢,有包膜,但不完整,可侵入周围腺体内。

(4)基底细胞瘤:基底细胞瘤是一种发病率不高的涎腺上皮性肿瘤,也有人称之为单形性腺瘤。本病生长缓慢,好发于腮腺和上唇。发病年龄以 40—49 岁最多,患者表现为局部肿块而多数无自觉症状。

肿瘤形态呈圆形或椭圆形,表面光滑,具完整包膜,与周围组织界限清晰。切面多为实质性或实质性与囊性并存,多呈灰白色,少数为褐色或粉红色。

(5)嗜酸细胞腺瘤:嗜酸细胞腺瘤较少见,约占涎腺肿瘤的 1%,主要发生在腮腺。本病好发于老年女性,肿瘤生长缓慢,临床表现似多形性腺瘤,呈圆形或卵圆形肿块,可活动,无痛,触之质硬,手术切除后很少复发,极少恶变。

2. 常见恶性肿瘤　腮腺恶性肿瘤以黏液表皮样癌、腺样囊性癌、恶性混合瘤、腺泡细胞癌和腺癌等最为多见。而来源于间叶组织的肉瘤(如淋巴肉瘤等)极为少见。

(1)黏液表皮样癌:是最常见的腮腺恶性肿瘤,好发于 40—50 岁,女性较男性多见。黏液表皮样癌恶性程度不一,低度恶性者病程较长,生长较局限;中度及高度恶性者呈浸润性生长,病程较短。大体上,分化较好的黏液表皮样癌可有包膜,但多数不完整,甚至完全无包膜;切面呈灰白色或浅粉红色。约有半数患者可见大小不等的囊腔,内含透明黏液,有时黏液黏稠呈胶冻状。分化较差的黏液表皮样癌无包膜,与正常组织界限不清,切面灰白色,质地均匀较硬,常见出血灶及坏死灶。组织学上肿瘤主要由黏液细胞、表皮样细胞和中间细胞组成。高度分化的黏液表皮样癌中,黏液细胞及表皮样细胞较多,但中间细胞较少。低度分化者,主要为中间细胞和表皮样细胞,黏液细胞较少。低度恶性黏液表皮样癌(高度分化)彻底手术切除预后较好,5 年生存率在 90%左右。高度恶性的黏液表皮样癌(低度分化)预后较差,5 年生存率为 25%～30%。

(2)腺样囊性癌:腺样囊性癌是仅次于黏液表皮样癌的常见恶性肿瘤。本病生长缓慢而局部侵袭性强,易侵犯神经,术后复发率高。患者以 30—50 岁居多,男女发病率无大差别。

腺样囊性癌大体上表现为呈圆形或卵圆形,边界清楚,包膜多不完整,易浸润周围组织,质地较硬而脆。切面呈灰白色或灰黄色,黏液少见,有时可见出血及小囊腔。组织学上肿瘤由腺上皮细胞及肌上皮细胞所组成。肿瘤细胞的排列方式可为筛状型、管状型和实质型。

(3)恶性混合瘤:恶性混合瘤大多为长期存在的良性混合瘤基础上发生恶变,少数为原发恶性混合瘤。本病以 50 岁左右的患者多见,男性多于女性,主要发生在腮腺,约占腮腺恶性肿瘤的 17%。

大体上,外形呈不规则结节状,质地硬,大部分包膜不完整或无包膜,有不同程度地侵犯周围组织而与之粘连。切面呈灰白色,颗粒状,质较脆,无黏液软骨样组织,常伴变性、坏死、出血及囊性变。良性混合瘤恶变者,组织学上可见在同一肿瘤结构中,既能看到混合瘤成分,又能看到有明显恶性成分,其特征为异形性细胞,胞核大,胞质比例增加,核膜增厚,核仁明显。原发性恶性混合瘤在镜下可见混合瘤结构,但细胞丰富,核大小不等,并有较多核分裂象和局灶性出血坏死等。

(4)腺泡细胞癌:腺泡细胞癌是一种低度恶性的肿瘤,临床上较少见,占腮腺恶性肿瘤的 12%。患者多为 30—50 岁的中年人,女性多于男性,男女比例为 2∶1。肿瘤生长缓慢,可达数年,局部破坏性较小,但可局部复发或多次复发,可达 30%～50%。颈淋巴结转移率也可达 15%,晚期可出现肺、骨等部位远处转移。

大体上,肿瘤呈圆形或椭圆形,表面光滑或结节状,常有包膜,部分包膜不完整,切面为实性,囊性或囊实性,呈灰白或粉红色,质脆,可见出血,偶有坏死。镜下可见肿瘤细胞有颗粒细胞、透明细胞、空泡细胞和闰管细胞四种。

(5)腺癌:占腮腺癌的 1%,多见于 40 岁以上的男性。肿瘤生长快,质较硬。镜检可见肿瘤细胞较大,圆形或多边形,胞质丰富,有粗细不等的嗜酸颗粒或呈网状。核偏一侧,核仁明显;细胞异形显著,核分裂象常见,排列呈实性团块或小条索状,有呈腺管状排列倾向,但极少形成腺腔;间质少,无包膜,明显浸润周围组织。

(6)乳头状囊腺癌:较少见。肿瘤呈浸润性生长。大体上,肿瘤多无包膜,切面可见大小不等的囊腔,囊腔内含有黏液,有突出的小乳头,常有出血、坏死等改变。组织学上肿瘤常产生黏液和形成腺样结构,瘤细胞增生形成乳头,向腺腔或囊腔突起。

(7)鳞癌:少见,约占涎腺癌的5%。多发生于腮腺和颌下腺,患者多为中、老年男性。大体切面可见散在小囊,囊腔内可见有黏液,镜下可见黏液细胞和表皮样细胞及其分化的过渡型—中间型细胞,罕见角化珠。

(8)未分化癌:未分化癌或称小细胞癌,少见,恶性程度高,仅占腮腺癌的1%。本病好发于老年患者,病程发展快,肿瘤侵袭性强,首诊颈部转移率可达50%,预后极差。

【临床表现】

腮腺肿瘤以发生在面神经浅侧者居多,约占90%以上。绝大多数患者在无意中发现耳垂前下或后下方无痛性肿块,生长缓慢。如为混合瘤,肿块多呈结节状,硬度不一,活动,病程长者可形成巨型肿块。约10%左右腮腺肿瘤发生在腮腺深部,由于位置隐蔽,常不易被发现。当达到一定体积时,肿瘤可向咽侧壁、软腭隆起,可见患侧扁桃体后上方软腭膨出,有时可在下颌骨升支后缘内侧触及肿块。

腮腺恶性肿瘤较少,一般病程较短,生长较快,局部常有疼痛或麻木感,常浸润周围组织或与深层组织发生粘连,肿瘤活动度差,如肿瘤侵犯面神经,则出现面神经麻痹。

【诊断】

大多数腮腺肿瘤无论良、恶性均生长缓慢,除有明显的特征性表现外,临床上鉴别诊断较难。B型超声波对于区分肿块为囊性或实质性,炎性或肿瘤以及良恶性有参考价值。良性者呈界限清楚、回声均匀、后壁反射增强的声像图,而恶性者恰呈相反表现。B超的优点是价廉、无创无痛、可重复,并能显示1cm以下的占位病变。B超特别适用于腮腺浅层组织病变,深层者则由于下颌支的影响而显示不足。对深部肿物及其与周围组织的关系的了解也不满意。CT及MRI能区分肿物发生于腺内或腺外,且能较准确地显示出肿物的大小、形态及与周围组织的关系,特别对发生于腮腺深叶及咽旁的肿瘤的检查有独到的优势,已成为临床上常规的检查方法。CT和MRI在肿瘤的定位诊断方面显示极大优点,但在定性方面却显示不足。为了防止肿瘤包膜破裂而造成种植性播散,一般情况下,不允许做术前切取活检,而作肿块细针穿刺行细胞学检查则有助于在术前明确肿瘤的性质。

由于腮腺肿瘤的组织学类型较多,不同组织学类型的涎腺肿瘤,其生物学行为,手术方式和预后都不一样。为了达到最佳的治疗效果,应在术中对肿块作冰冻切片检查,并根据冰冻切片的结果来确定手术范围。

【治疗】

1. 腮腺良性肿瘤外科治疗的原则　在保护好面神经的基础上,完整彻底切除肿瘤。

腮腺多形性腺瘤的切除术式尚不完全一致,由于本病90%发生在腮腺浅层组织,目前多主张在保留面神经的情况下,作浅叶合并肿瘤切除或部分浅叶切除术。由于行肿瘤剜出术或局部摘除术复发率高达13.6%～42%,因此不主张行剜出术和局部摘除术。也有少数作者主张常规行保留面神经的全腮腺切除术,理由是腮腺多形性腺瘤浅叶切除的术后复发率17%,认为多形性腺瘤常无完整的包膜,且多为多中心性。Shaheen复习文献资料,认为绝大多数报道多形性腺瘤浅叶切除术术后复发率在3%左右。多形性腺瘤的多中心起源论并未被证实,而且全腮腺切除后暂时性面瘫的发生率增高。因此,目前多不主张行全腮腺切除术。若肿瘤位于腮腺深叶者,则应行保留面神经的全腮腺切除术。

对Warthin瘤,单纯肿瘤摘除复发率为5.5%～12%。目前多主张行腮腺部分浅叶合并肿瘤切除术。

2. 腮腺恶性肿瘤的处理原则　腮腺恶性肿瘤术前已有面神经麻痹者,应将受累的面神经分支或总干连同肿瘤一并切除,未受累的面神经分支应予保留。对临床上无面神经麻痹者,如术中面神经可与肿瘤分离,或虽然面神经和肿瘤紧贴而不是穿通,只要面神经和肿瘤之间有正常组织可分离,则应尽可能在不影响彻底切除肿瘤的情况下保留面神经,必要时术后辅以放射治疗。但如面神经变粗或色泽变暗紫,或见神经穿过瘤体,则应切除受累的面神经。面神经缺损可取耳大神经或腓肠神经移植。

对于$CN_+$的腮腺恶性肿瘤病例需要行颈淋巴结清扫。对$CN_0$患者如是分化差的肿瘤,如未分化癌、腮腺导管癌、表皮样癌、腺癌和低分化的黏液表皮样癌则需行分区性颈清扫。

单纯手术治疗对于小于3cm且没有高危因素的肿瘤是足够的。术后放疗通常适用于那些病理学证实有不良预后因素的患者,例如肿瘤分化差、手术切缘不够或阳性、淋巴结转移、沿神经生长和血管受侵犯等。

3. 腮腺手术的并发症及其处理

(1)面神经麻痹:若面神经未被切断,往往是手术时牵拉面神经引起,多为暂时性面瘫,常发生在腮腺全切除的病例。经过维生素 $B_1$、维生素 $B_{12}$ 及神经营养药物治疗,一般术后 3～6 个月逐步恢复正常。

(2)涎瘘:腮腺是一个多突起的腺体,几乎不可能全部切除,而残留的腺体仍有分泌功能,因此未妥善处理残余腺体或加压包扎不当可出现术后耳垂下方唾液积存。如发生积液,可用穿刺吸尽后加压包扎,一般 1～2 周即愈。如反复加压包扎仍不愈,可给予小剂量放射治疗。预防的方法是手术中对所有切断的腮腺组织仔细结扎,另外术后对手术区正确的加压包扎非常重要。

(3)味觉出汗综合征(Frey 综合征):表现为术后 3～6 个月起进食时或刺激唾液分泌时,耳前手术区的某一区域出现皮肤潮红及出汗。为支配腮腺唾液分泌的副交感神经切断后再生长入汗腺所致。目前尚无有效的药物治疗方法。术中可用组织瓣,如胸锁乳突肌瓣、肌筋膜瓣填塞术区以阻断副交感神经再生入汗腺。

(4)耳垂麻木:为术中切断耳大神经所致。

(周　梁)

## 参考文献

[1] Spiro JD, RH Spiro. Cancer of the parotid gland: role of 7th nerve preservation. World J Surg, 2003, 27(7): 863-867.

[2] Shekar K, et al. Recent advances in the management of salivary gland disease. Br J Oral Maxillofac Surg, 2009, 47(8): 594-597.

[3] Harish K. Management of primary malignant epithelial parotid tumors. Surg Oncol, 2004, 13(1): 7-16.

[4] Lim Y C, et al. Conservative parotidectomy for the treatment of parotid cancers. Oral Oncol, 2005, 41(10): 1021-1027.

[5] Andry G, et al. Management of salivary gland tumors. Expert Rev Anticancer Ther, 2012, 12(9): 1161-1168.

[6] O'Brien CJ. Current management of benign parotid tumors-the role of limited superficial parotidectomy. Head Neck, 2003, 25(11): 946-952.

[7] Armstrong JG, HLTH, The indication of elective treatment of the neck in cancer of the major salivary glands. Cancer, 1992, 69(3): 615-619.

[8] Bhattacharyya N, M P Fried. Nodal metastasis in major salivary gland cancer: predictive factors and effects on survival. Arch Otolaryngol Head Neck Surg, 2002, 128(8): 904-908.

[9] Pohar S, et al. Malignant parotid tumors: presentation, clinical/pathologic prognostic factors, and treatment outcomes. Int J Radiat Oncol Biol Phys, 2005, 61(1): 112-118.

[10] Kelley DJ, RH Spiro, Management of the neck in parotid carcinoma. Am J Surg, 1996, 172(6): 695-697.

# 第48章

# 甲状腺良恶性肿瘤

甲状腺为人体的内分泌器官，位于颈部第2～4气管软骨环的两侧，中间以峡部相连，与喉、气管、喉返神经关系密切，甲状腺的主要生理功能是摄取和储存碘，合成和分泌甲状腺素及降钙素，参与人体的新陈代谢及血钙的调节。甲状腺素由甲状腺的滤泡细胞分泌，滤泡旁细胞分泌降钙素。甲状腺素的分泌受脑垂体分泌的促甲状腺素（thyroid stimulating hormone，TSH）的调节，脑垂体的促甲状腺素又受下丘脑分泌的促甲状腺素释放激素的调节。血液中甲状腺素的浓度，可以影响下丘脑促甲状腺素释放激素的分泌。甲状腺上部的淋巴引流至颈深上淋巴结（level Ⅱ区），中下部的淋巴引流至气管周（level Ⅵ，中央区）和颈深中下群淋巴结（level Ⅲ、Ⅳ区）。

甲状腺可以发生良恶性肿瘤，常见良性肿瘤有：结节性甲状腺肿和甲状腺瘤。

甲状腺的恶性肿瘤有：甲状腺癌和甲状腺淋巴瘤。

甲状腺也可以发生炎症，包括急性化脓性甲状腺炎、静止性甲状腺炎、亚急性甲状腺炎、慢性淋巴性甲状腺炎（桥本病）。有时甲状腺炎也可以合并良恶性肿瘤。

## 第一节　结节性甲状腺肿

结节性甲状腺肿（thyroid nodular goiter）是指在甲状腺组织内，甲状腺滤泡扩大增生，形成多个结节，引起甲状腺体的肿大。

【流行病学】

结节性甲状腺肿的病因未完全明确，一般分为地方性和散发性，地方性结节性甲状腺肿多见于丘陵及内陆地区，和地区食物中缺碘有关，散发性甲状腺肿的病因未明，可能和遗传、甲状腺的分泌功能等因素有关。和年龄、性别有关，女性多发，大约是男性的5～6倍，随年龄增长发病率增加。

【病理及病理生理】

结节性甲状腺肿并非真性肿瘤，而是甲状腺的类似肿瘤样病变。患者体内甲状腺素不足或促甲状腺素分泌增多，导致甲状腺滤泡增生，滤泡内黏液沉积，形成胶冻样物质，导致甲状腺滤泡的增大形成含有胶冻样黏液的囊肿，引起甲状腺体的肿大。可分为单结节性甲状腺肿和多结节性甲状腺肿。甲状腺的切面可见结节大小不一，包膜完整，结节与周围甲状腺组织相似，结节内有多种结构，包括大量的胶冻样无结构的物质、黏液变性、出血、钙化等，钙化常是大片状，显微镜下见滤泡大小不一，胶冻样物质深染，上皮细胞呈扁平样，细胞间质少。

【临床表现】

1. *症状*　偶然发现甲状腺肿大，或咽部异物感，颈部压迫感，巨大的甲状腺肿压迫气管可有呼吸困难。

2. *体格检查*　见甲状腺弥漫性肿大，结节状，质地软，随吞咽上下移动，颈部淋巴结无肿大。大的结节性甲状腺肿常偏于一侧，导致气管向对侧移位，部分患者肿大的甲状腺可以坠入胸腔形成胸骨后甲状腺肿，也有少部分患者坠入后纵隔造成压迫气管，引起气管移位和呼吸困难，而颈部甲状腺肿大不明显（图48-1）。

【实验室及辅助检查】

1. *血液甲状腺激素*　血液的甲状腺功能检查常常是正常的，偶尔会有游离的$T_3$、$T_4$降低，垂体促甲状腺素（TSH）水平升高。

2. B 超　B 超是诊断结节性甲状腺肿最常用的方法，具有方便、快捷、费用低等优点。结节性甲状腺肿表现为甲状腺一侧或双侧腺叶的多发性低回声结节，边界清楚，包膜完整。结节内无血流或少量血流，少数可有斑片状或蛋壳状强回声区。

3. CT　CT 一般不作为结节性甲状腺肿的常规辅助检查，只是在肿物较大时，或胸骨后甲状腺肿时，观察气管受累的情况，结节性甲状腺肿 CT 表现为甲状腺组织内多发性低密度区，边界清楚，少数可见斑片状或蛋壳状高密度区。气管受压移位，或部分气管环软骨吸收。对胸骨后甲状腺肿，CT 可以了解病变范围。

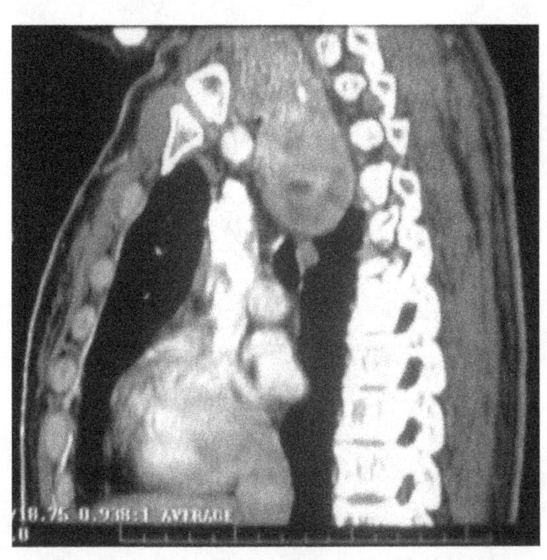

图 48-1　坠入后纵隔的胸骨后甲状腺肿(CT 重建图像)

【诊断与鉴别诊断】

1. 诊断　甲状腺弥漫增大，B 超见腺体内多个大小不一的囊性或囊实性结节，各个结节边界清楚，包膜完整，结节内少量血流或无血流信号。甲状腺功能正常，或 $T_3T_4$ 降低，TSH 增高。

2. 鉴别诊断　结节性甲状腺肿需要与桥本甲状腺肿、甲状腺瘤、甲状腺癌等相鉴别。桥本甲状腺肿为甲状腺弥漫增大，质地较韧，B 超下呈腺体内弥漫性类结节状改变，血中甲状腺微粒体抗体增高。甲状腺瘤则多单发，呈边界清楚的实性结节，包膜完整，结节内可见血流，甲状腺功能一般正常。甲状腺癌的结节在 B 超下多不规则，包膜不完整，常含丰富血流，或伴有细小钙化。

【治疗】

1. 外科治疗　结节性甲状腺肿一般选择非手术的保守治疗为主。无明显症状不超过 4cm 的小的结节性甲状腺肿可以保守治疗，随访观察，结节性甲状腺肿的手术指征为：①结节较大，有压迫症状，或明显影响颈部外形；②巨大甲状腺肿造成气管压迫变形的；③胸骨后甲状腺肿；④诊断不明确，怀疑个别结节有恶性倾向；⑤合并有甲状腺功能亢进，保守治疗无效者。如肿瘤多发较小，可行双侧甲状腺叶次全切除，如果结节较大，或一侧甲状腺内已无正常的甲状腺组织，则应选择一侧腺叶切除＋另一侧次全切除，对有气管软化者，手术结束时应将软化的气管悬吊于颈前带状肌上，防止手术后气管塌陷引起呼吸困难。对坠入胸骨后的甲状腺肿，一般可经过颈部切除，但切除中应注意喉返神经和甲状旁腺的保护。部分结节性甲状腺肿患者可合并甲状腺癌，对手术切除甲状腺肿的每一个结节，应仔细检查，遇有任何实性结节或较硬的可疑结节，均应送冰冻病检，证实结节是甲状腺癌时，按甲状腺癌处理(见本章第三节)。

2. 内科治疗　内科治疗结节性甲状腺肿的目的是增加血液中甲状腺素的浓度，达到抑制 TSH 分泌的目的，从而抑制甲状腺滤泡的增生，抑制结节性甲状腺肿的增生或使其缩小。一般甲状腺素片口服，80～120mg，每日 1 次；或左甲状腺素片 25～50μg，每日 1 次，晨起后服，逐渐增加剂量，直到促甲状腺素水平降至正常，维持剂量 2～3 年，或终身服用。

## 第二节　甲状腺腺瘤

甲状腺腺瘤(thyroid adenoma)是起源于甲状腺组织的良性肿瘤。具体病因不详。

【流行病学】

甲状腺腺瘤好发于中青年，以女性多见，20—50 岁的患者占 70%以上。

【病理及病理生理】

甲状腺腺瘤为甲状腺结节中的常见病变，组织学常表现为单发病变，肿瘤可以呈实性或囊实性，包膜完整，边界清楚，质地均匀，或囊实性者实质部分质地均一。病理上可分为：

1. 乳头状腺瘤(papillary cell adenoma)　因肿瘤常常形成囊实性空腔,又称为乳头状囊腺瘤。肿瘤的滤泡上皮细胞由含有毛细血管的少量间质支持,呈单层排列,形成乳头状向囊腔内生长,肿瘤可发生出血、坏死、纤维化。乳头状腺瘤可恶变,有时与分化良好的乳头状腺癌难以区别。

2. 滤泡状腺瘤(follicular adenoma)　滤泡状腺瘤又分为以下几种类型。①单纯型腺瘤(simple adenoma):滤泡形态与正常腺体相似,大小不同,滤泡内含有胶质,包膜完整。一般不发生癌变。②胎儿型腺瘤(fetal adenoma):肿瘤由很多小的滤泡组成,与胎儿期的甲状腺组织相似,上皮细胞呈小立方形,滤泡内一般不含胶质,间质丰富,可呈透明变性或黏液变性。肿瘤容易发生囊性变或囊内出血。③胚胎型腺瘤(embryonic adenoma):肿瘤由排列成条索状或小梁状的小细胞构成,无完整的滤泡腔,纤维间质常呈水肿状。④胶样腺瘤(colloid adenoma):形态类似单纯型腺瘤,唯有不同的是滤泡明显大,泡腔扩张,充满大量胶质物质。⑤嗜酸性腺瘤(hurthle cell adenoma):嗜酸细胞呈大的多角形或不规则形,细胞核较小,细胞体大,胞浆中有嗜伊红颗粒,也叫 hurthle 细胞,瘤组织排列成索条或巢状,有时会形成不完整的滤泡腔,或形成乳头状。嗜酸细胞腺瘤可以恶变为嗜酸细胞腺癌,是滤泡状癌中恶性程度较高的一种亚型。

3. 不典型腺瘤(untypical adenoma)　比较少见,细胞丰富,可长形或梭形,核不规则而深染,呈包块状或片状排列。瘤体包膜完整,质地坚实。

【临床表现】

1. 症状　甲状腺腺瘤常无明显的自觉症状,或长大到一定程度有气管压迫感。大部分患者因咽部异物感查体时发现,或抚摸颈部时偶然发现。

2. 体格检查　查体可见甲状腺结节,质地较韧或软,边界清楚,无压痛,可活动,随吞咽上下移动,颈部无明显肿大淋巴结。

【实验室及辅助检查】

1. B 型超声　甲状腺内中低回声影,边界清楚,包膜完整(图 48-2)。结节以周围型血流为主,结节内部可见少量血流或部分区域可见血流信号。颈部淋巴结一般无肿大。

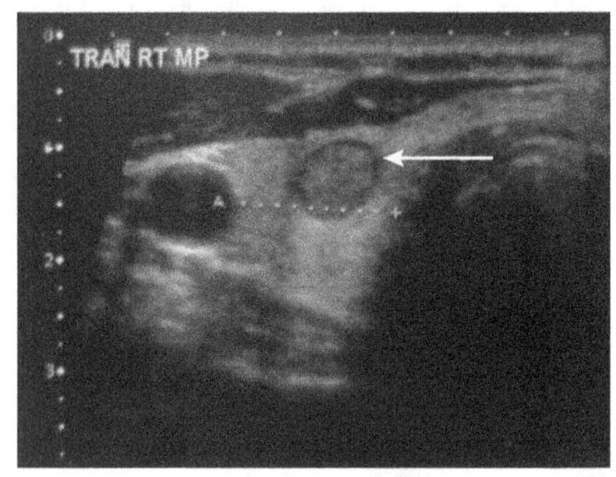


图 48-2　甲状腺腺瘤 B 超所见

2. CT 扫描　CT 扫描表现为均匀的甲状腺内的低密度区,边界清楚,肿瘤无明显增强。

【诊断及鉴别诊断】

1. 诊断　依据病史,症状体征,以及超声所见,一般容易作出诊断。

2. 鉴别诊断　需与单发性的结节性甲状腺肿、分化好的甲状腺癌相鉴别,必要时可行超声引导下细针穿刺细胞学。

【治疗】

甲状腺腺瘤有一定的恶变率,以手术治疗为主,手术中应对切除所有结节都做冰冻病检。如结节为腺瘤,可选择甲状腺叶部分切除或腺叶全切除,多发的腺瘤以腺叶切除为好,防止复发和有的结节为恶性。如怀疑为甲状腺癌,则按甲状腺癌的原则处理。

## 第三节　甲状腺癌

【定义】

甲状腺癌( thyroid carcinoma)是指起源于甲状腺上皮组织的恶性肿瘤,肿瘤可以起源于甲状腺的滤泡细胞,形成乳头状腺癌或滤泡状腺癌,也可以起源于滤泡旁细胞(C 细胞)形成髓样癌,或起源难以确定的未分化癌。

【流行病学】

甲状腺癌的发病率在我国较西方国家低,常见于 20—40 岁的女性,据北京、上海、天津等大城市的统计,年发病率在 0.71/10 万～6.00/10 万,男性为 0.71～1.20/10 万,女性为 1.35～6.00/10 万;美国 2002 年统计为 4/10 万。甲状腺癌的发病率近年有明显的增加的趋势，高碘地区的发病率明显高于低碘地区，我国河北省一个高碘乡镇，甲状腺癌的发病率达到 0.9%。高辐射地区如俄罗斯的切尔诺贝利地区，自从发生核电站爆炸后，近 30 年发病率增加了 30 倍。日本福岛地区在 2011 年地震核电站泄漏后，2012 年的甲状腺癌发病率也明显增加。甲状腺癌的发生还和癌基因、抑癌基因、家族遗传、女性激素等有关，幼年时有颈部放射线接触史的患者，患甲状腺癌的概率是常人的 30～40 倍。甲状腺髓样癌发病率较低，占甲状腺癌的 3%～10%，男女发病率相近，发病年龄以 40 岁以上的患者较多。临床上甲状腺髓样癌可分为散发性和家族性，散发性较多，家族性与基因遗传有关。

【病理及病理生理】

病理学上，甲状腺癌表现为甲状腺内的肿块，质地硬，可单发或多发，多发者占 20%～65%。有包膜或包膜不完整，切面淡黄色，少数呈暗红色，常有细小的钙化，故切割时有磨砂感，也可为囊实性肿块，内含棕色或暗褐色液体，囊壁上有乳头样突起。镜下分为乳头状腺癌、滤泡状腺癌、髓样癌（来源于甲状腺的滤泡旁细胞）、未分化癌（包括大细胞癌、小细胞癌、鳞状细胞癌、巨细胞癌、腺样囊性癌、黏液表皮样癌等）。

1. 乳头状腺癌（thyroid papillary adenocarcinoma）　可见滤泡壁上肿瘤细胞排列成乳头样结构，乳头大小不等，长短不一，常见三级以上分支，乳头中心为纤维血管束。肿瘤细胞异型性，细胞大小均匀，胞质丰富，嗜中性或嗜酸性，细胞核小常呈毛玻璃样，半数以上的病例细胞内可见同心圆排列的沙粒体形成。在乳头状腺癌中，可见到高柱状细胞或岛状细胞的亚型，一般恶性程度较高，预后较差。小的不足 1cm 的癌灶称为微小癌；甲状腺乳头状癌有时可有分泌甲状腺素的功能，少数病人可有甲状腺功能亢进的表现。

2. 甲状腺滤泡状腺癌（thyroid follicular adenocarcinoma）　肉眼观肿瘤实性，常具包膜，包膜上有丰富的血管网。镜下呈滤泡状或腺管状结构，形态不规整；细胞分化较好，滤泡中含有胶体，肿瘤细胞常侵入周围正常的腺体组织或血管。有时癌细胞的部分胞质增多，充满嗜酸性红染的颗粒，称许特莱细胞（Hurthle cell），以许特莱细胞为主的滤泡状癌称为嗜酸细胞腺癌，呈浸润性生长，容易侵犯血管和淋巴管，是分化型甲状腺癌中恶性程度最高的一种。

3. 甲状腺髓样癌（medullary carcinoma）　来源于甲状腺的滤泡旁细胞，亦即 C 细胞，C 细胞为内分泌细胞，分泌降钙素和产生淀粉样物质，属于摄取胺的前体并脱羟的细胞（amine precursor uptake and decarboxylation，APUD）所以髓样癌又叫内泌素瘤。散发性的患者肿瘤多单发，家族性多为多发病灶；好发于腺体的中上 1/3 交界处，圆形或椭圆形，实性质硬，切面灰白色，包膜不完整，偶见钙化；镜下癌细胞呈圆形、多边性或浆细胞样，胞质多少不等，嗜酸性颗粒状或透明；癌细胞排列成实性癌巢，滤泡较少；间质有嗜酸性的淀粉样物质沉积，可有钙沉积。肿瘤细胞浸润包膜、血管和淋巴管。电镜下可见癌细胞内有神经分泌颗粒。可合并多发性内分泌肿瘤。根据肿瘤细胞的排列形态可分为巢状型、带状型、囊状型、腺管样型、类癌型和弥漫型。

4. 未分化癌（thyroid un-differentiated carcinoma）　肿瘤分化极差，难以分辨。根据细胞形态分为小细胞癌、巨细胞癌、梭形细胞癌、鳞状细胞癌等。一般癌细胞大小不一，形态变化多样。

【临床表现】

1. 症状

（1）颈部肿块：甲状腺癌好发于中青年女性，早期无明显症状，表现为甲状腺区的无痛性肿块，或在体检时偶然查出，肿块可数月至数十年，未分化癌者进展迅速。

（2）颈部淋巴结肿大：发生颈淋巴结转移时有颈淋巴结肿大。

（3）声音嘶哑：肿瘤侵犯喉返神经引起声带固定是出现声音嘶哑。声音嘶哑经过 3～5 个月的代偿，可以逐步减轻甚至变为正常。

（4）呼吸困难：肿瘤侵犯气管内可引起呼吸困难，或有痰中带血。

（5）甲状腺功能亢进的症状：个别患者肿瘤具有分泌功能而表现为甲状腺功能亢进的症状。

（6）疼痛：晚期患者发生骨或其他部位转移，可引起疼痛，或相应的占位症状。

（7）部分家族性髓样癌的患者，可合并有腹泻、面色潮红等内分泌功能紊乱的类癌综合征的症状。也可发生多发性内分泌腺瘤（multiple endocrine neoplasm，MEN），分为 MEN-2A 和 MEN-2B 两型；MEN-2A 型常合并嗜铬细胞瘤及甲状旁腺瘤及功能亢进症，也有合并皮肤苔藓淀粉样病变；MEN-2B 型为常染色体显性遗传，合并嗜铬细胞瘤和多发性神经节瘤综合征，包括舌及结膜下黏膜神经节瘤、厚唇、马方体型（Marfanoid）、胃肠道多发神经节瘤，儿童期即可出现肠梗阻及腹泻。

2. 体格检查

（1）甲状腺肿块：肿块质地韧、硬不一，半数以上的肿块较韧，不足1/3的患者表现为质硬肿块。

（2）颈部淋巴结肿大：出现颈部淋巴结转移时，可以有颈部淋巴结肿大，质地中等或质地硬。

（3）喉返神经麻痹：喉镜下可见声带固定于旁中线位。

（4）喉气管内肿物：当病变侵犯喉或气管内时，可以有喉或气管内肿瘤，常呈菜花状，有溃破。

（5）髓样癌合并内分泌瘤时有相应的表现。

【实验室及辅助检查】

1. B超　B超是方便、快捷、经济的辅助检查方法。B超可以检查出直径大于2～3mm的甲状腺结节，B超对甲状腺占位病变的检出明显优于核素扫描，可以确定甲状腺肿瘤的位置、大小、包膜的情况、颈部淋巴结的位置大小等。甲状腺肿瘤的B超征象变化较多，一些特有的B超征象可以帮助我们对甲状腺肿瘤做出初步判断。甲状腺癌多为低回声实性、实性或囊实性的结节，边界不清楚或不规则，超声造影显示明显增强。多普勒下见结节内血流丰富（图48-3）。

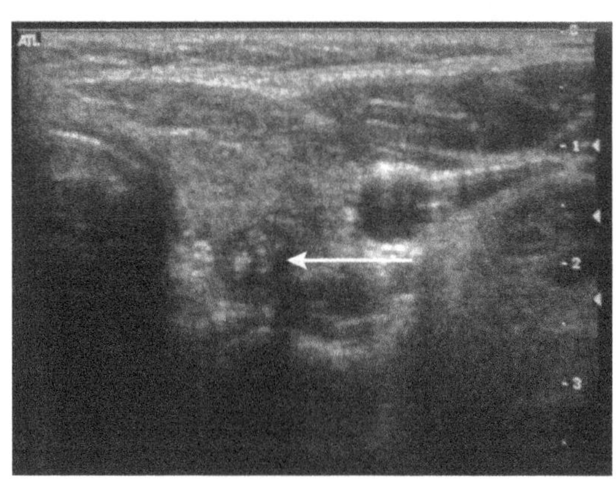


图48-3　甲状腺癌B超见包膜不完整的结节内有强回声点

肿瘤内常有乳头状突起，边界欠清晰，或包膜不完整，50%～60%结节内有细小的沙粒状钙化，表现为强回声点，此为甲状腺癌的特征性改变，肿瘤后方透声衰减，彩色多普勒显示肿瘤内血流丰富。颈淋巴结转移时有颈淋巴结肿大，或淋巴结内有点状强回声，提示淋巴结内有微小钙化，为乳头状腺癌转移的特征性改变。归纳所述，甲状腺癌的超声表现有4点：①实性结节；②边界不清或不规则；③结节内点状钙化；④结节内血流丰富，如果具备以上4点，基本可以确诊为癌，如果具备3项，应高度怀疑癌，如果具备2项或1项，则至少不能排除癌变，应进一步检查。

2. CT　CT可以发现大于3mm的甲状腺结节，对甲状腺癌的诊断的准确率在60%～70%，表现为甲状腺组织内的低密度区，密度不均，乳头状腺癌可呈类囊状改变，其间有乳头状突起，边界欠清晰，肿瘤内常多发有点状密度增高，增强CT上肿瘤的特征更明显，通过CT可以区分单发与多发结节，了解肿瘤的侵犯范围，特别是胸骨后甲状腺癌，以及怀疑侵犯喉和气管的甲状腺癌。有颈淋巴结转移时可见气管食管沟和颈内静脉周围淋巴结肿大，肿大的淋巴结常有囊性变，内有乳头状突起，注射造影剂后强化明显（图48-4，图48-5）。

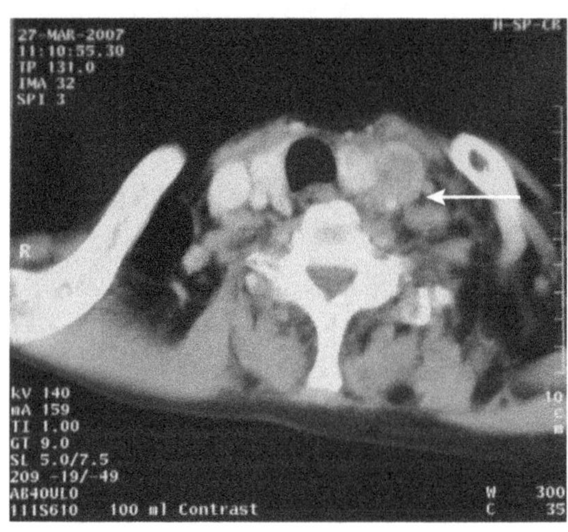


图48-4　甲状腺癌CT（增强扫描），侵出腺叶

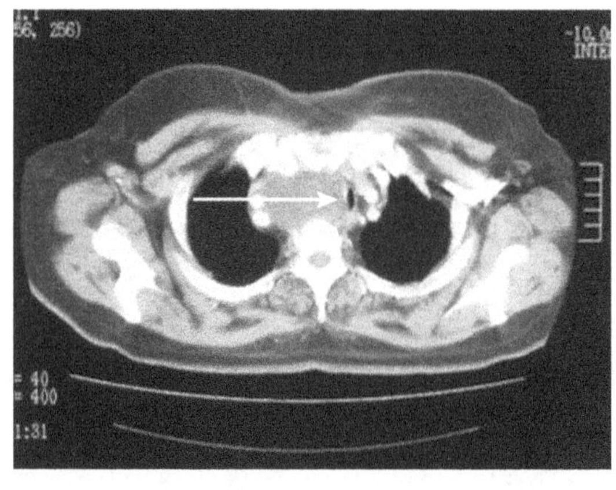

图48-5　胸骨后甲状腺癌，气管受压变形

3. MRI　甲状腺癌在 MRI 扫描上，$T_1$ 加权像肿瘤与甲状腺等信号或略低信号，$T_2$ 加权像呈高信号，注射造影剂后呈中到高的信号增强，边界欠清晰。

4. *核素扫描*　患者空腹服用 $^{99m}TcO_4$，1h 后显像检查，正常甲状腺左右两叶呈蝴蝶状，放射性分布均匀，根据甲状腺结节吸收核素的多少分为热结节、温结节、凉结节、冷结节，甲状腺癌一般为冷结节或凉结节。核素的诊断准确率 30%～50%，可以区分甲状腺的单发与多发结节，了解结节的功能，确定远处功能结节转移，辅助异位甲状腺癌诊断，也可用于内放射治疗前的诊断试验。

5. *正电子发射断层扫描*（PET 或 PET-CT）　PET 或 PET-CT 对甲状腺癌有较高的诊断率，为目前准确率最高的无创检查手段。但费用较高，目前难以普及。

6. *细针穿刺细胞学*（FNAB，fine needle aspiration biopsy）　细针穿刺对甲状腺肿瘤穿刺抽吸，涂片，细胞学检查，对甲状腺癌的诊断准确率在 80%～95%，为提高穿刺的准确性，可在 B 超引导下进行，对于不能确诊的病例，可反复穿刺，PCR、免疫细胞化学可以提高细胞学读片的准确性，目前还没有因为细针穿刺造成肿瘤种植的报道。有文献报道在 B 超引导下的 FNAB 对甲状腺癌的诊断，特异性是 100%、阳性预测值 100%、阴性预测值 80%、准确率 85%。尤其适用于超声不能确诊，也不能排除的甲状腺结节。

7. *血清甲状腺球蛋白*（HTg）　甲状腺球蛋白为甲状腺组织分泌，甲状腺癌手术前 HTg 升高，甲状腺全切除手术后降低或测不出，甲状腺癌复发及远处转移时升高，小于 1μg 时复发的概率很低，在 1～10μg 时，复发的概率为 20%左右，大于 10μg，复发的概率大于 60%。甲状腺全切除手术后动态监测 HTg 可预测早期复发和转移。

8. *血清降钙素*　甲状腺髓样癌时血清降钙素增高。肿瘤切除后降钙素降低，肿瘤复发时可以再次升高。

【诊断和鉴别诊断】

1. *诊断*　依据甲状腺腺结节的质地、淋巴结的情况、超声特征等，一般可作出诊断，对于不易确诊的病例，可结合细针穿刺细胞学检查。

2. *鉴别诊断*　甲状腺癌应与桥本甲状腺炎合并结节、甲状腺瘤、甲状腺淋巴瘤、甲状腺结核、甲状腺纤维化伴钙化等相鉴别。

3. *甲状腺癌的 TNM 分期*（UICC 2002）　适用于分化型甲状腺癌，包括乳头状癌和滤泡状癌。

T：原发肿瘤

$T_x$：原发部位肿瘤不能估计。

$T_0$：原发部位无肿瘤证据。

$T_1$：肿瘤局限于甲状腺腺体内，最大直径≤2cm。

$T_2$：肿瘤局限于甲状腺腺体内，最大直径＞2cm，但≤4cm。

$T_3$：肿瘤局限于腺体内，最大直径＞4cm，或伴有腺体外的少许侵犯，如侵犯颈前带状肌或甲状腺周围的软组织。

$T_{4a}$：肿瘤侵犯至甲状腺包膜外，侵及皮下组织、喉、气管、食管、喉返神经。

$T_{4b}$：肿瘤侵犯椎前筋膜、纵隔血管或包裹颈总动脉。

注：肿瘤有多灶性加用 m，如 $T_2$(m)。

N：区域淋巴结，包括颈部和上纵隔淋巴结。

$N_x$：区域淋巴结不能确定。

$N_0$：无区域淋巴结转移。

$N_1$：有区域淋巴结转移。

$N_{1a}$：同侧颈淋巴结转移。

$N_{1b}$：双侧、中线或对侧颈部，或纵隔淋巴结转移。

$M_x$：远处转移不能确定。

$M_0$：无远处转移。

$M_1$：有远处转移。

临床分期：

45 岁以下

Ⅰ期　任何 T，任何 N，$M_0$

Ⅱ期　任何 T，任何 N，$M_1$

45 岁以上

| | | | |
|---|---|---|---|
| Ⅰ期 | $T_1$ | $N_0$ | $M_0$ |
| Ⅱ期 | $T_2$ | $N_0$ | $M_0$ |
| Ⅲ期 | $T_3$ | $N_0$ | $M_0$ |
| | $T_{1-3}$ | $N_{1a}$ | $M_0$ |
| ⅣA 期 | $T_{1-3}$ | $N_{1b}$ | $M_0$ |
| | $T_{4a}$ | $N_{0-1}$ | $M_0$ |
| ⅣB 期 | $T_{4b}$ | 任何 N | $M_0$ |
| ⅣC 期 | 任何 T | 任何 N | $M_1$ |

对于甲状腺未分化癌，一经确诊，即为Ⅳ期病变。

【预后评估】（适用于分化型甲状腺癌）

甲状腺的预后评估有 AGES、AMES、MACIS

和MSKCC法等，主要考虑的预后因素有年龄、性别、肿瘤大小、淋巴结转移、远处转移、甲状腺外侵犯、手术的范围等因素。Hay等提出AGES及MACIS评估法，Cady提出AMES评分法，Shaha发表了关于临床危险度分组法（表48-1）。

**表48-1　Shaha临床危险度分组**

| 因素 | 危险度分组 | | | |
|---|---|---|---|---|
| | 低危组 | 中危组 | | 高危组 |
| 年龄(y)<br>远处转移<br>肿瘤大小(cm)<br>组织病理和分级 | <45<br>$M_0$<br>$T_1/T_2$(<4)<br>乳头状癌 | <45<br>$M_1$<br>$T_3/T_4$(>4)<br>滤泡癌或分化差 | >45<br>$M_0$<br>$T_1/T_2$(<4)<br>乳头状癌 | ≥45<br>$M_1$<br>$T_3/T_4$(>4)<br>滤泡状癌和(或)分化差 |

1. *AGES评估法*　A：Age，G：tumor grade，E：tumor extent，S：tumor size.

得分＝0.05×年龄（如年龄大于40岁）

如grade 2级　　+1分

如grade 3、4级　　+3分

肿瘤侵出甲状腺　　+1分

远处转移　　+3分

+0.2×肿瘤最大直径(cm)

低危组　<4分

高危组　>4分

20年生存率：<4分　　99%

4.0～5.0　　80%

5.0～6.0　　67%

>6分　　13%

2. *AMES评分法*

A：age，M：metastases，E：tumor extent，S：tumor size.

低危组：男性<40岁，女性<50岁；

无转移；

高龄患者（局限于腺叶内的乳头状癌，微小包膜浸润，或滤泡状癌）；

原发肿瘤<5cm；

无远处转移。

高危组：远处转移；

乳头状癌腺叶外侵犯，滤泡状癌明显包膜侵犯；

高龄患者（男>40岁，女>50岁）原发灶>5cm。

20年生存率：低危组 99%

高危组 61%

3. *MACIS评估法*

M：metastases，A：age，C：completeness of resection，tumor extent and tumor size.

得分＝3.1（年龄<40岁）或0.08×年龄（如年龄>40岁）

+0.3×肿瘤最大直径(cm)

+1 如果未彻底切除

+1 如有局部侵犯

+3 如果远处转移

得分：低危组　<6分

高危组　>6分

20年生存率：

<6分　　99%

6.0～6.99分　　89%

7.0～7.99分　　56%

>8分　　24%

【甲状腺癌的治疗】

1. *手术治疗*

(1)手术治疗：手术治疗是甲状腺癌的主要治疗方式，对于分化型甲状腺癌，大部分病人单纯手术治疗即可，少数患者需要手术后$^{131}$碘内放射治疗。髓样癌一般行全甲状腺切除手术，或加手术后放疗，未分化癌一旦确诊，则以同步放化疗，或全甲状腺切除加手术后放化疗。下面主要讨论分化型甲状腺癌的手术方式。

(2)原发灶的治疗：低危组$T_{1\sim2}$病变：肿瘤局限于一侧腺叶，如无明显颈侧淋巴结转移，则可以做一侧甲状腺叶加峡部切除，手术中探查对侧腺叶，如有肿瘤，切除送冰冻病检，如无肿瘤，则不切除对侧腺叶。肿瘤位于峡部，略偏向一侧，一侧腺叶加峡部加对侧腺叶次全切除。如有明显的颈侧淋巴结转移，则应该做全甲状腺切除术。

低危组$T_{3\sim4}$病变：肿瘤位于一侧腺叶时，如无明显颈侧淋巴结转移，一侧腺叶加峡部加对侧腺叶次全切除；累及双侧腺叶时，甲状腺全切除，手术中注意探查甲状旁腺，必要时取出，切下小部分送冰冻病检，确定是甲状旁腺后，切开埋入胸锁乳突肌。如肿瘤侵出甲状腺，术中将颈前带状肌一并切除。如有明显的颈侧淋巴结转移，则应该做全甲状腺切除术。

高危组：$T_1$ 病变如无明显颈侧淋巴结转移，腺叶＋峡部＋对侧腺叶次全切除；$T_2$ 以上病变，甲状腺全切除。国外大多主张高危组一律行甲状腺全切除。

肿瘤侵犯气管及食管的处理：肿瘤侵犯气管壁，如仅仅是表面侵犯，可在气管表面在保证切缘的前提下以电刀做锐性切除；如肿瘤侵犯入气管壁，将受侵犯的部分管壁切除，缺损直径不超过1cm时，不用修复，手术结束时将周围皮肤缝合于气管造口壁上，做暂时的气管切开，待颈部切口愈合后，对气管套管堵管48h后拔管即可。如气管壁的缺损较大，可取胸锁乳突肌为蒂的锁骨骨膜，修复于缺损处，同时做气管切开；缺损超过气管壁环周的2/3，而上下长度不超过2cm时，可以将气管袖状切除，上下端端吻合，手术结束时可以不作气管切开。如肿瘤侵犯气管膜部，切除后不可拉拢缝合，可局部皮瓣或肌筋膜瓣修复。肿瘤侵犯食管时，可将受侵部分切除，局部拉拢缝合。侵犯范围较大时，可行皮瓣或肌皮瓣修复，或游离空肠代替颈段食管(图48-6)。

2. 颈部淋巴结的处理

(1)颈淋巴结 $N_0$ 的处理：甲状腺乳头状癌颈部淋巴结无明显肿大时，是否作颈淋巴结清扫术目前有争议，有人认为乳头状癌有较高的淋巴结转移率，文献报道转移率在36%～72%，应一律作颈淋巴结清扫，有人建议一律不做清扫，临床随访观察；我们认为，不应该千篇一律，应根据肿瘤的大小和患者对治疗的依从性来决定，以及颈部淋巴结的超声或CT评估结果决定，对 $T_1T_2$ 病变影像无可疑颈侧淋巴结转移，可以只做中央区(同侧或双侧levelⅥ区)清扫，其他区域不做清扫。对 $T_3T_4$ 病变的肿瘤，探查 level Ⅵ区和 levelⅡ、Ⅲ 、Ⅳ区淋巴结，有肿大淋巴结切除送冰冻病检，如病检无转移，则不做颈清扫，如有转移，则行同侧改良根治性颈清扫(清除 level Ⅱ～Ⅳ区和 levelⅥ区淋巴结，择区性颈淋巴结清扫)。最近有人对颈淋巴结 $N_0$ 的患者，手术中在肿瘤周围注射淋巴结示踪剂，做前哨淋巴结活检，根据淋巴结活检的结果，如有转移则清扫，如无转移则观察。对于偏远地区不能及时随访的患者，对 $N_0$ 淋巴结的处理应持较积极的态度，因为一旦颈淋巴结转移肿大明显后再手术，一部分可能不能彻底切除，则影响手术效果。

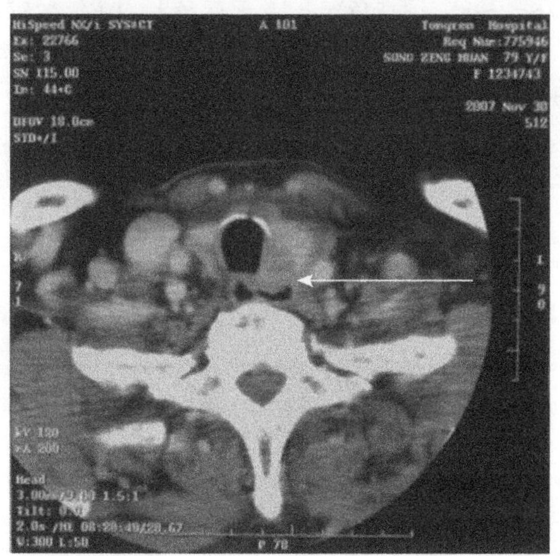

图48-6 甲状腺乳头状腺癌侵犯食管及气管(局部切除)

(2)颈淋巴结转移：对颈淋巴结 $N_{1a}$ 病变，可做同侧颈淋巴清扫，如淋巴结直径不超过3cm，一般可做改良根治性清扫(保留胸锁乳突肌、副神经及颈内静脉，也可保留颈丛神经)，如肿大淋巴结的直径大于3cm，往往需要根治性颈淋巴结清扫，手术切除同侧的淋巴结及胸锁乳突肌、副神经及颈内静脉；如病变局限于一侧腺叶，气管前及对侧 level Ⅵ区无转移淋巴结，则不做对侧的淋巴结清扫。如果是 $N_{1b}$ 病变，可同期行双侧颈淋巴结清扫，原则同 $N_{1a}$ 病变，如果需要双侧根治性颈淋巴结清扫术，如计划同期双侧根治性颈清扫，手术中要保留一侧的颈内静脉，如两侧的颈内静脉均不能保留，手术开始时要注意保留双侧的颈外静脉，也可以避免因其双侧颈内静脉的切除导致的头部血液回流障碍。对部分颈淋巴结转移不广泛的患者，如转移局限于levelⅡ～Ⅵ区，或其中的1～2个区域，可以不清扫levelⅠ及Ⅴ区，因为甲状腺癌在该区的转移率较低；对气管食管沟的清扫，应将喉返神经和甲状旁腺解剖后，将该区域的软组织及脂肪清除干净。甲状旁腺可切除做自体移植于胸锁乳突肌内。

3. 甲状腺癌的姑息手术 对于甲状腺乳头状癌，如果肿瘤与颈总动脉粘连，难以完全切除，可将肿瘤自动脉上锐性切除，残余部分手术后放射治疗，也能得到长期控制，对这类患者不要轻易放弃手术。

有远处转移的甲状腺乳头状腺癌的手术治疗：有肺、骨等远处转移的患者，可术前做同位素扫描，确定转移灶的吸碘率，如转移灶有明显的吸碘，可手术清除颈淋巴结，同时做甲状腺全切除，术后给$^{131}$碘内放射治疗。

4. 甲状腺癌内分泌治疗　目前认为内分泌治疗对于分化型的甲状腺癌有一定的疗效，血液中的甲状腺素通过反馈性的抑制下丘脑分泌的激素抑制垂体前叶促甲状腺素（TSH）的分泌，来抑制甲状腺组织及癌组织的生长。常用量为左甲状腺素 50～100μg/d，或干粉甲状腺素片 80～120mg/d，开始是从左甲状腺素 50μg 晨起顿服，2～3 个月检查一次血液的 TSH 水平，逐渐增加剂量，至 TSH 水平下降或低至正常值以下，然后维持该剂量，终身服用。尤其是青年女性，在妊娠期间也不应停药，否则容易导致新生儿呆小症。

5. 甲状腺癌的放射治疗

（1）甲状腺癌的外放射治疗：分化型的甲状腺癌对放射线不敏感，一般不作为甲状腺癌的常规治疗，甲状腺癌外放射治疗的适应证为：①晚期甲状腺癌，手术姑息切除；②分化型甲状腺癌分化较低，颈淋巴结转移广泛；③喉、气管或喉返神经包绕在肿瘤组织内，手术将喉、气管或喉返神经解剖保留的。甲状腺癌的外放射剂量一般为 55～65Gy，分 5～6 周。

（2）甲状腺癌内放射治疗：分化型甲状腺癌有吸收和代谢碘功能，利用$^{131}$碘的放射性可以将肿瘤细胞杀死，包括这些癌的转移灶也可以吸收碘。甲状腺癌的内放射治疗主要针对分化型癌的远处转移灶，或高危组患者预防复发和远处转移，治疗前应作甲状腺扫描，了解吸碘功能，一般治疗前手术将甲状腺全切除，然后作内放射治疗。吸碘愈多，疗效愈好，剂量应根据病人的情况，每次 30～150mCi 不等；碘治疗可引起骨髓抑制、生殖功能抑制、黏液水肿、放射性肺炎、肺纤维化、放射性腮腺炎等。

6. 甲状腺癌的化学治疗　甲状腺乳头状腺癌的化疗一般为姑息治疗，主要用于不能手术切除及晚期的病人，以阿霉素（ADM）及顺铂（CDDP）为主的单一或联合化疗方案。

常用方案：

①阿霉素 50～60mg/m$^2$ 体表面积，静脉点滴，第 1 日；

②顺铂 20～40mg/m$^2$ 体表面积，静脉点滴，第 1～5 日；

③5-氟尿嘧啶 500～750mg/m$^2$ 体表面积，静脉点滴，第 1～5 日；每 21 天为 一周期，重复。共 4～6 周期。

7. 甲状腺癌的随访和预后

（1）随访：甲状腺癌术后第一年应每 3～4 个月复查一次，包括甲状腺和颈部淋巴结 B 超、胸部 X 线片、血液 $T_3$ $T_4$ TSH 及甲状腺球蛋白；髓样癌患者还应定期检查血清降钙素。根据 TSH 的水平来调整甲状腺素的用量，尽可能地将 TSH 的水平降低至正常水平以下，然后维持该剂量，终身服用。一年以后可每年复查 1～2 次，终生随访。

（2）预后：分化型甲状腺癌的预后较好，预后和年龄、性别、肿瘤的临床分期、肿瘤的分化程度、肿瘤治疗方式及彻底性等有关，年轻患者、女性、临床分期早、肿瘤分化程度高、手术根治彻底的患者预后较好；总体 10 年生存率 82%～95%，20 年生存率 76%～85%，高危组患者预后较差，10 年生存率约 60%。甲状腺髓样癌预后较差，一般 5 年生存率 60%左右，10 年生存率 30%左右。甲状腺未分化癌一般很少有 1 年以上的生存期，1 年生存率 10%～15%，3 年生存率为 0。

（房居高）

## 参考文献

[1] Hay ID, Grant CS, Taylor WF, et al. Ipsilateral lobectomy versus bilateral lobar resection in papillary thyroid carcinoma: a retrospective analysis of surgical outcome using a novel prognostic scoring system. Surgery, 1987, 102: 1088-1095.

[2] Hay ID, Bergstralh EJ, Goellner JR, et al. Predicting outcome in papillary thyroid carcinoma: development of a reliable prognostic scoring system is a cohort of 1779 patients surgically treated at one institution during 1940 through 1989. Surgery, 1993, 114: 1050-1058.

[3] Cady B, Rossi R. An expanded view of risk-group definition in differentiated thyroid carcinoma. Surgery, 1988: 104.

[4] Ashok R Shaha, Implications of Prognostic Factors and Risk Groups in the Management of Differentiated Thyroid Cancer. Laryngoscope, 2004, 114: 393-402.

# 第49章

# 颈部肿块

颈部肿块在临床很常见，其病因主要包括先天性疾病、炎症性疾病和肿瘤性疾病。因为导致颈部肿块的疾病很多，因此，对颈部肿块的诊断、鉴别诊断和处理是头颈外科的临床难题。掌握头颈区域的胚胎学、解剖学，详细了解病史和遵循系统的检查原则，是头颈肿块诊断和鉴别诊断的基础。

【颈部的分区】

1. *颈部的解剖分区*　颈部以胸锁乳突肌为标志划分为颈前区、胸锁乳突肌区和颈外侧区。颈前区位于胸锁乳突肌区前缘，故又名颈前三角。颈前区又可分为四个小(三角)区，即下颌下三角；颏下三角；肩胛舌骨肌气管三角(由胸锁乳突肌前缘、颈前正中线和肩胛舌骨肌上腹围成)，内有甲状腺和气管等；颈动脉三角(由胸锁乳突肌前缘、肩胛舌骨肌上腹和二腹肌后腹围成)，内有颈总动脉、颈内动脉、颈外动脉及其分支。颈外侧区的前后界是胸锁乳突肌后缘、斜方肌前缘，又名颈外侧三角。

2. *颈部的淋巴结分区*　颈部各淋巴组织间没有解剖和生理的间隔，但是，按照淋巴引流的规律，颈部淋巴结被细分为6区。Ⅰ区包括颏下及颌下淋巴结，Ⅰa为颏下区淋巴结；Ⅰb区为下颌下淋巴结。Ⅱ区包括颈内静脉上组淋巴结，下界为舌骨或颈动脉分叉水平，副神经从该区穿过，将其分为两个亚区，副神经前下方为Ⅱa区，后上方为Ⅱb区。Ⅲ区包括颈内静脉中组淋巴结，上以舌骨体下缘为界，下以环状软骨下缘为界。Ⅳ区包括颈静脉下组淋巴结，上界为环状软骨下缘。Ⅴ区包括颈外侧三角淋巴结群。Ⅵ区包括喉前、气管前和气管旁淋巴结及甲状腺周围淋巴结。

【颈部包块的诊断】

1. *病史*　病史采集包括病人的年龄、发病情况、症状持续的时间，以及肿块的生长速度，是否伴有疼痛、出血、声嘶、吞咽困难等。此外，还应询问全身症状和动物接触史。病史资料可提供重要的诊断线索，如颈部包块出现的时间，对儿童病变的诊断和鉴别诊断非常重要。先天性的肿块多出现在出生或出生后不久。如单一肿大淋巴结，无疼痛，固定或活动度差，持续时间超过6周，提示恶性肿瘤转移的可能。如果颈部肿块长时期无变化或生长缓慢，提示肿块为良性病变的可能。

2. *查体*　对颈部包块患者的查体应系统和规范。首先，应系统检查颈部每一个淋巴结引流区域，了解包块的部位、大小，有无压痛、搏动，判断活动度，以及与表面皮肤和周围组织有无粘连。对颈部淋巴结肿大的描述应使用规范术语。因为，明确淋巴结的位置，对判断肿瘤和炎症性肿块的原发部位，有重要的提示作用。全面检查鼻腔、口腔、咽部、喉部、甲状腺、腮腺，甚至头皮，并检查脑神经的功能。因为，一旦神经受到肿瘤侵犯，提示预后极差。如果上述检查不能找到对诊断有帮助的线索，胸部、腹部，甚至腹股沟、外阴和生殖器的检查均不能忽视。

正确的查体结果，有助初步判定颈部包块的来源或性质，并个性化制定下一步检查方案。如质硬的、不对称的无痛性包块，尤其与表明皮肤和深部组织粘连固定的包块，常常为恶性。锁骨上孤立的包块，应仔细排除腹部和头颈部以外恶性肿瘤转移的可能。

3. *特殊检查*

(1)内镜检查：内镜检查必不可少，尤其是需排除恶性肿瘤。纤维或电子内镜视野好，可极好暴露鼻咽部、前连合、会厌、梨状窝、喉室和舌根外侧等，且病人耐受好，价格不高，使用方便。如果检查时发现可疑病变，可立即直视下取组织送病理检查。因此，软性内镜是内镜检查的首选方法。

(2) 影像学检查

①CT：CT 在头颈部运用很广泛，具有速度快、价格相对低廉和空间分辨率好的优势。CT 能很好地区分脂肪和肌肉，并可获得清晰的骨显像。CT 通过显示淋巴结的形状、大小，尤其是强化后发现淋巴结中心坏死，来检查头颈肿瘤的颈淋巴结受侵。但是，CT 对肌肉和肿瘤的分辨没有 MRI 好。

②MRI：与 CT 比较，MRI 最大的优势是对软组织的分辨率高，能够很好辨别肿块和周围组织的界限。因此，要辨别颈部肿块和血管的关系，颅底肿瘤要了解对神经的浸润，均宜选用 MRI。

CT 和 MRI 可提供颈部肿块的准确位置和毗邻关系等重要信息，为诊断和治疗方案中不可缺少的检查手段，两种检查方法可相互补充。

③PET-CT：PET 即为正电子发射断层成像术（positron emission tomography，PET），PET-CT 的工作原理是将放射性同位素成像和 CT 相结合，由 PET 提供病灶的功能与代谢等分子信息，而 CT 提供病灶的精确解剖定位，具有灵敏、准确、特异及定位精确等特点。常常用于寻找隐匿性肿瘤原发灶和评估肿瘤治疗后的复发，其检查结果比单独的 PET 或 CT 有更高的准确性，特别是显著提高了对小病灶的诊断能力。PET-CT 有价格昂贵，使用不方便和空间分辨率不高等不足，影响其广泛运用。

④超声：超声技术能很好分辨囊性、实体和血管性病变，具有方便、价廉、无侵袭性的优势，广泛用于炎症、血管和良恶性肿瘤的检查，以及术前和术后的评估。尤其是小儿，超声检查常先于其他有创检查。超声引导下细针穿刺活检提高了诊断的准确性。

⑤血管造影：高度怀疑颈部肿块累及血管或来源于血管，仅用常规的影像学检查是不够的，如颈动脉体瘤。血管造影的结果，对诊断、制定治疗方案和判断切除的可能性，均有非常重要作用。CT 血管造影（CT angiography，CTA）和磁共振血管造影（magnetic resonance angiography，MRA）诊断准确率与数字减影血管造影（digital subtraction angiography，DSA）相当，但克服了 DSA 的缺点。

（3）病理检查：没有积极寻找可能的原发灶，为了明确诊断，切取部分和完整切除颈部包块是错误的。因为开放活检有癌细胞种植的风险，除非在其他方法检查后不能确立诊断，通常不主张切取部分或整个淋巴结活检。自从 Hayes Martin 20 世纪 30 年代率先用细针穿刺活检（fine needle aspiration biopsy，FNAB）以来，FNAB 在头颈部已广泛运用在甲状腺、颅底、唾液腺、脊旁和颈部肿块的诊断中，已经成为获取颈部包块病理组织的首选方法。FNAB 价廉、快速，不论恶性或良性组织，浅表或深部的病变，它的准确性和安全性均较高。正确使用 FNAB，其癌细胞种植、神经损伤和唾液腺漏等并发症完全可以避免。文献报道 FNAB 的敏感性 77％～95％，特异性从 93％～100％。值得注意的是，FNAB 阴性也不能完全排除恶性肿瘤，此外，它对淋巴瘤判断的准确性不佳，淋巴瘤仍然需要切开活检。

【鉴别诊断】

1. 先天性疾病　先天性颈部肿块在出生时即可发现，但是，一些先天性肿块，尤其是囊性的颈部肿块，出生时不明显，随年龄的增长，囊内分泌物的增多或囊肿继发感染，到童年时期才发现颈部肿块。

（1）甲状舌管囊肿：甲状舌管囊肿是颈部最常见的先天性囊肿，是胚胎发育过程中甲状舌管退化不全，遗留形成的囊肿。它可位于舌盲孔至甲状腺锥体叶间的任何部位。囊肿与舌骨关系密切，可位于舌骨前或舌骨后，大多数穿过舌骨。典型的囊肿位于颈前正中线，随吞咽或伸舌上下移动。偶尔，囊肿位于颈侧或旁正中线。

（2）鳃裂囊肿：胚胎发育时鳃器残留，其中有液体滞留，在出生后表现为鳃裂囊肿。分为Ⅰ至Ⅳ型，最常见为Ⅱ型鳃裂囊肿。患者随囊腔内囊液的增多发现包块，初诊时间常常在 10 岁。成人多因感染后，囊肿变大和出现疼痛就诊。Ⅱ型鳃裂囊肿位于胸锁乳突肌深面，如形成瘘管，外口多位于肌肉下端的前缘。

（3）囊状淋巴管瘤（囊状水瘤）：病因是胚胎时期颈囊发育成淋巴系统的过程中，部分淋巴组织发生迷走，形成颈部的包块。多数出生后即出现，90％发生在 2 岁以前。根据囊腔的大小，分为大囊型和微囊型。多位于颈后三角区囊性肿块，穿刺即可获诊。一般在 2 岁以后手术，大囊型的淋巴管瘤对硬化剂更敏感。

（4）血管疾病：Mulliken and Glowacki 将血管疾病分为血管瘤和血管畸形。血管瘤出生时发现，出生后第一年快速生长，以后缓慢消退。血管畸形出生时不明显，随年龄增长，逐渐长大。60％血管病变位于头颈部，绝大多数不需处理，而能自行消退。有 40％～50％的患者残留毛细血管扩张、瘢痕和皮肤萎缩，需要治疗。如果气道、视力、听力和吞咽受到影响，治疗是必须的。治疗方法包括激素、冷冻、栓塞、硬化剂、激光和手术等。

2. 感染性疾病

（1）结核：多见于青少年，早期为颈外侧区或胸锁乳突肌区无痛性包块，活动，质硬。如淋巴结相互粘连、融合，形成难以推动的巨大颈部肿块。一旦脓肿溃破，流出豆渣样或稀薄的脓液，形成不易愈合的慢性窦道。对怀疑为颈淋巴结结核的患者，应及时做皮肤 PPD 试验、胸片和痰液涂片检查，对诊断和鉴别诊断有极大帮助。颈淋巴结结核不一定伴有肺结核，合并糖尿病等影响免疫功能的疾病，PPD 试验可为阴性。FNAB 有时可获得明确的诊断结果。

（2）猫抓病：猫抓病的病因是汉塞巴尔通体引起的一种感染，它是一种多形性的革兰阴性杆菌。随宠物数量的增加，由本病引起的成年和儿童颈淋巴结肿大有增多趋势。通常在接触病猫 3～10d 后，患者皮肤有小丘疹，接着出现淋巴结肿大。检查血清巴尔通体特异性 IgG 或 IgM 抗体，或巴尔通体 DNA 可确立诊断。猫抓病的治疗以支持治疗为主，有疼痛和淋巴结脓肿可给以抗生素。

3. 良性肿瘤

（1）甲状腺肿块：为颈部最常见的肿瘤，表现为颈前正中肿块，随吞咽活动，早期无症状，当肿瘤增大压迫周围组织，可出现呼吸困难、吞咽困难、声音嘶哑等症状。B 超为甲状腺肿瘤常用的检查方法。

①甲状腺腺瘤：甲状腺腺瘤多见于 40 岁以下女性。起病隐匿，以颈部包块为主诉，多无症状。查体发现颈前区结节，多为单发，呈圆形或椭圆形，常局限于一侧腺体，质地中等，表面光滑，无压痛，随吞咽上下移动。如伴有囊性变或出血，则结节大多因张力高而“质硬”，可有压痛。

②结节性甲状腺肿：结节性甲状腺肿的原因可能是由饮食中缺碘或甲状腺激素合成的酶缺乏所致。病史较长，体检时偶然发现颈前正中多个结节性包块，少数为单个结节。

③亚急性甲状腺炎：常继发于上呼吸道感染，起病较急，有发热、咽痛及甲状腺区疼痛和压痛等。常有体温升高、血沉增快。喉镜可见同侧的梨状窝黏膜肿胀。甲状腺区扪及质地常较硬肿块，有明显压痛。

（2）神经鞘瘤：起源于神经鞘膜施万细胞的肿瘤，原发神经可能为交感神经、迷走神经、臂丛神经或者舌下神经，颈部是最常发生的部位，占颅外全部神经鞘瘤的 25%～45%。多见于青壮年，生长缓慢，长期无任何症状，唯一的临床表现是以颈外侧区，特别是以下颌角为中心的颈部包块，呈圆形或椭圆形，表面光滑，边界清楚，质硬，无压痛。部分患者的包块与深部附着紧，活动受限。CT、B 超检查，肿瘤表现为类圆形肿物，边缘清晰，密度欠均匀。

（3）脂肪瘤：脂肪瘤以孤立的颈部肿块，可以出现很多年而没有明显变化。治疗为手术切除，脂肪瘤复发很少见。

（4）颈动脉体瘤：颈动脉体瘤是起源于动脉壁化学感受器的良性肿瘤。其典型表现是颈部下颌角下方缓慢生长的无痛性肿块，不能上下移动，可以前后移动。触摸有血管搏动，并可闻及杂音。血管造影、CT 和 MRI 显示，颈动脉分叉处杯样增宽，颈内、颈外动脉间密度增高的软组织影，呈多血管病变。

（5）腮腺混合瘤：多见于 20—40 岁，生长缓慢。在耳垂和下颌骨之间出现不规则的圆形、结节状或块状肿块，质中等，活动，无压痛，边界清楚，与皮肤无粘连。

4. 恶性肿瘤

（1）颈部转移癌：原发灶可发生在咽、喉和口腔，90%是上皮来源。颈淋巴结转移的基本规律如下：Ⅰ区口底前份、唇、舌前 2/3、牙龈、颊黏膜；Ⅱ区鼻咽、口腔、口咽、下咽和喉；Ⅲ区鼻咽、口腔、口咽、下咽、喉和甲状腺；Ⅳ区甲状腺、梨状窝、颈段食管、锁骨下；Ⅴ区鼻咽、口腔、口咽、下咽、甲状腺和头皮的后份；Ⅵ区甲状腺、下咽和喉。胸腹腔恶性肿瘤可在颈下部、锁骨上凹出现转移灶。颈部转移癌的特点是早期出现单个活动的淋巴结，以后迅速长大，质硬，固定无压痛，表面皮肤正常。

（2）腮腺癌：多由腮腺混合瘤恶变而来，原发少见，常见于 50 岁以上的老人。腮腺区肿瘤出现与皮肤和周围组织粘连，面瘫，颈淋巴结转移，要高度警惕恶性的可能。

（3）甲状腺癌：早期病人无任何症状，无意中自己或体检、B 超等发现甲状腺区无痛性肿块。晚期，可有声嘶、吞咽困难和呼吸困难等症状。肿块多质硬，可随吞咽上下活动，若已侵犯气管或邻近组织，则较为固定。B 超发现甲状腺实质内出现微小钙化或沙砾样钙化，周边血供多丰富，对诊断甲状腺癌有很大帮助。在 B 超定位下的细针穿刺细胞学检查可进一步明确肿块的性质。CT 和 MRI

可判断肿瘤对喉气管框架的破坏和食管的侵犯程度及颈淋巴结转移情况。

(4)淋巴瘤：霍奇金病多以淋巴结内的病变为首发，约75%有颈淋巴结肿大，而非霍奇金病以结外病变首发多见，30%～40%有颈淋巴结肿大。在儿童，淋巴瘤最常见，约占恶性肿瘤的10%。霍奇金病常见于5－30岁，而非霍奇金病发病年龄较晚。表现为颈部单侧或双侧，单个或多个淋巴结肿大，呈分叶或融合包块，质地韧，固定，无压痛。多数患者伴有全身淋巴结肿大。确诊依赖开放性活检。

5. 原发灶不明的颈部转移癌　是指颈部淋巴结转移确诊是恶性，但经过就诊时的全面检查包括查体、内镜、影像学和活检等系统检查，仍找不到原发灶。发病率占头颈恶性肿瘤的3%～10%。大多数肿瘤起源上呼吸消化道，但也有可能来源于肺、腹部、皮肤和泌尿道。通常，Ⅱ、Ⅲ区的转移癌，提示原发肿瘤可能来源头颈部。锁骨上的孤立转移癌，可能原发灶在肺或胃肠道。文献报道，随着时间的推移，最终有10%～40%的患者发现肿瘤原发部位，其最常见部位是扁桃腺、舌根、肺和鼻咽部。

（胡国华）

## 参考文献


[1] Suen JY, Goepfert H. Standardization of neck dissection nomenclature. Head Neck Surg, 1987, 10: 75-77.

[2] Dickson PV, Davidoff AM. Malignant neoplasms of the head and neck. Semin Pediatr Surg, 2006, 15(2): 92-98.

[3] Yousem DM, Som PM, Hackney DB, et al. Central nodal necrosis and extracapsular neoplastic spread in cervical lymph nodes: MR versus CT imaging. Radiology, 1992, 182: 753-759.

[4] Wippold FJ 2nd. Head and neck imaging: the role of CT and MRI. J Magn Reson Imaging, 2007, 25: 453-465.

[5] Smallman LA, Young JA, Oates J, et al. Fine needle aspiration cytology in the management of ENT patients. J Laryngol Otol, 1988, 102: 909-913.

[6] Low DW. Hemangiomas and vascular malformations. Semin Pediatr Surg, 1994, 3(2): 40-61.

[7] Ridder GJ, Boedeker CC, Technau-Ihling K, et al. Cat-scratch disease: otolaryngologic manifestations and management. Otolaryngol Head Neck Surg, 2005, 132: 353-358.

[8] Bonilla JA, Healy GB. Management of malignant head and neck tumors in children. Pediatr Clin North Am, 1989, 36: 1443-1450.

[9] Dailey SH, Sataloff RT. Lymphoma. An update on evolving trends in staging and management. Ear Nose Throat J, 2001, 80: 164-170.

[10] Chepeha D, Koch W, Pitman K. Management of unknown primary tumor. Head Neck, 2003, 25: 499-504.

[11] Gunthinas-Linhius O, Klussman P, Dinh S, et al. Diagnostic work-up and outcome of cervical metastasis from an unknown primary. Acta Otolaryngol, 2006, 126: 536-544.

# 第50章

# 咽旁间隙肿瘤

咽旁间隙(parapharyngeal space,PPS)是位于咽后间隙两侧,由咽肌环与咀嚼肌群和腮腺之间由深筋膜围成的间隙,主要成分为脂肪,左右各一,上自颅底,下至舌骨水平,大致呈倒置的锥形。

咽旁间隙的内侧为颊咽筋膜和咽缩肌,与扁桃体相邻;外侧为下颌骨升支、翼内肌和腮腺;后届为覆盖颈椎和椎前肌的椎前筋膜;顶部为岩椎和蝶骨翼大部分;底部为二腹肌后腹和舌骨大角连接处及颌下腺的包膜。由茎突及其附着的肌肉(茎突舌骨肌、茎突咽肌和茎突舌肌)、韧带(茎突舌骨韧带和茎突下颌韧带)和茎突咽筋膜组成的隔膜将咽旁间隙分为两个部分,即茎突前间隙和茎突后间隙。茎突前间隙较小,外侧有腮腺深叶伸入,间隙内主要为脂肪组织,颈外动脉及静脉丛,还有下颌神经及其分支等。茎突后间隙结构比较复杂,其内有颈内动静脉、第Ⅸ～Ⅻ对脑神经、颈交感干和颈深淋巴结等。咽旁间隙内侧毗邻咽后间隙并与之相通,前外与翼腭窝和颞下窝交通,向下与颌下间隙相通,故炎症极易在这些间隙间互相扩散。

咽旁间隙的毗邻及内容物较多,故好发于咽旁间隙的良恶性肿瘤的种类较多,根据肿瘤发病特点有以下两种分类方法。

1. *根据肿瘤的来源*　可分为以下三类。

(1)涎腺源性:如良恶性多形性腺瘤等。

(2)神经源性:如神经鞘膜瘤、神经纤维瘤、神经节细胞瘤、副神经节瘤、脑膜瘤、神经纤维肉瘤等。

(3)其他组织来源:如来源于脂肪的脂肪瘤、脂肪肉瘤等,来源于淋巴的淋巴管瘤、淋巴瘤等,来源于血管的血管瘤、颈动脉瘤等,及其他来源的鳃裂囊肿、平滑肌瘤、畸胎瘤、脊索瘤等。

2. *根据肿瘤的好发部位*　分为以下二类。

(1)茎突前间隙肿瘤:腺瘤最为多见,尤其是腮腺深叶来源的多形性腺瘤、血管瘤、鳃裂囊肿、脂肪瘤等也可见,神经源性肿瘤较少见。

(2)茎突后间隙肿瘤:神经源性肿瘤最为常见,其次为血管源性肿瘤,也可见累及淋巴结的原发或继发恶性肿瘤和各种感染性反应性淋巴腺病等。鼻咽癌多侵犯此间隙。

## 第一节　咽旁间隙良性肿瘤

咽旁间隙肿瘤中以良性居多,约占80%,其中最常见的良性肿瘤为多形性腺瘤,占30%～50%,多数源发于腮腺深叶,少数来自于颌下腺及咽旁间隙内异位的腺体组织。其次为神经鞘膜瘤,占20%～30%,以来自于颈动脉鞘的迷走神经最为多见,还可来自于交感神经、舌咽神经、下颌神经分支、第Ⅺ和Ⅻ对脑神经等。第三位常见的为副神经节瘤或化学感受器瘤,来自于颈动脉体、迷走神经上的球体组织或向下扩展的颈静脉球瘤。其他的良性肿瘤还有:血管性肿瘤、神经纤维瘤、神经节细胞瘤、脂肪瘤、鳃裂囊肿、纤维瘤、平滑肌瘤、淋巴管瘤、脑膜瘤、畸胎瘤和表皮囊肿等。

【临床表现】

1. *症状*　咽旁间隙良性肿瘤以无痛性口腔或颈部肿块起病为特点,生长缓慢,因其病变部位较为隐匿,早期常无症状,多数病人常规体检时才偶然发现,或在肿瘤较大(直径达25～30mm)、出现邻近器官受累或神经受累症状后才就诊。临床常表现为咽部不适、吞咽不适、耳鸣、耳闷等,肿瘤较大者可引起打鼾、呼吸困难、张口困难和说话含糊不清等表现,亦可压迫或侵犯后组脑神经引起声嘶、吞咽呛咳、伸舌偏移等。

2. 体征　体格检查可见咽侧壁隆起，扁桃体内移或软腭下塌，但表面光滑且无新生物生长，多数肿瘤触之质中（血管瘤较软），部分患者于下颌部或上颈部可触及肿块。

【诊断与鉴别诊断】

咽旁间隙部位深在，解剖关系相对复杂，仅根据病史、体格检查一般较难明确诊断，活检亦较困难和危险，相关的影像学检查对于作出正确诊断和了解肿瘤与周围结构的关系就显得尤为重要（表 50-1）。

1. 颈部彩超　可初步判断肿瘤囊实性、肿瘤包膜完整度、肿瘤与周围组织的关系，但无法对肿瘤的整体作出完整判断。

2. CT 和 MRI　CT 和 MRI 图像能直接显示肿瘤位置、形态、大小、内部结构、血供、与周围结构的关系等，尤其是螺旋扫描、动态扫描、三维重建等技术的不断发展，对组织结构的分辨率更加提高，能更简便和清楚地显示肿瘤的血供和引流情况、肿瘤与周围结构和血管的关系。MRI 对软组织的分辨率明显高于 CT，且具有流空效应和直接三维显像功能，在咽旁软组织集中区域的疾病诊断中具有较大优势，现已成为咽旁间隙肿瘤的最佳检查方法（图 50-1）。

3. CTA 或 MRA　可清楚地显示肿瘤与颈内外动脉的关系以及周围血管受压和移位情况。

4. DSA 检查　属于有创性检查，不能作为咽旁间隙良性肿瘤检查的首选，但对于怀疑副神经节瘤或颈动脉有侵犯者，或手术操作中有可能危及颈动脉的病例（通常为茎突后间隙肿瘤），需行此检查以便更清楚地了解肿瘤与血管的情况或同时行血管栓塞治疗。

表 50-1　常见咽旁间隙良性肿瘤的临床特点

| 病种 | 来源 | 症状 | 体格检查 | 辅助检查 |
|---|---|---|---|---|
| 多形性腺瘤 | 腮腺常见 | 生长缓慢，早期少有症状，可有吞咽不适、咽痛、发音含糊、一侧头痛、张口受限等 | 咽侧壁可见圆形隆起，软腭不对称，扁桃体向前移位 | CT 边界清楚，卵圆形或分叶形等，多呈中等密度，轻至中度强化。MRI 多为 $T_1$ 较低、$T_2$ 较高信号，中度强化。DSA 显示肿瘤乏血供 |
| 神经鞘膜瘤 | 迷走神经常见 | 生长缓慢，早期少有症状，瘤体增大可有语言改变、局部疼痛、吞咽障碍等 | 咽侧壁可见圆形隆起，扁桃体向前移位 | CT 边界清楚，密度不均匀，呈囊性和实质混杂密度，轻度强化。MRI 信号不均匀，为 $T_1$ 低、$T_2$ 高信号，有明显不均匀强化。DSA 显示肿瘤乏血供 |
| 颈动脉球体瘤 | 颈动脉体 | 生长缓慢，早期症状不明显，压迫邻近器官和脑神经可有吞咽困难、舌肌萎缩、声嘶等 | 颈侧无痛性肿块，呈球形，听诊可闻及杂音，压迫颈总动脉后杂音消失 | MRI 表现为高信号，强化明显。DSA 显示肿瘤有主供血管，典型的高脚杯征象 |

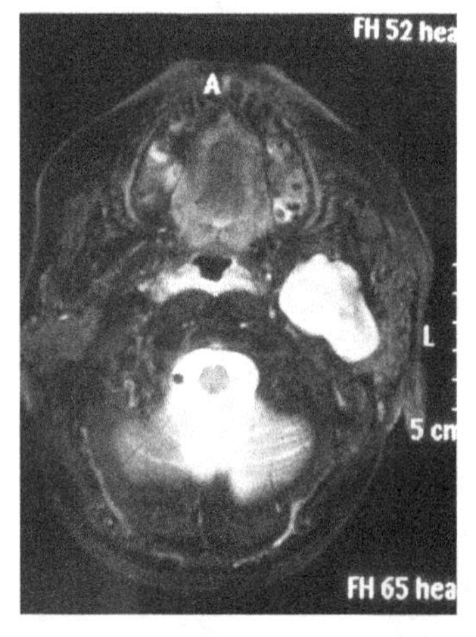


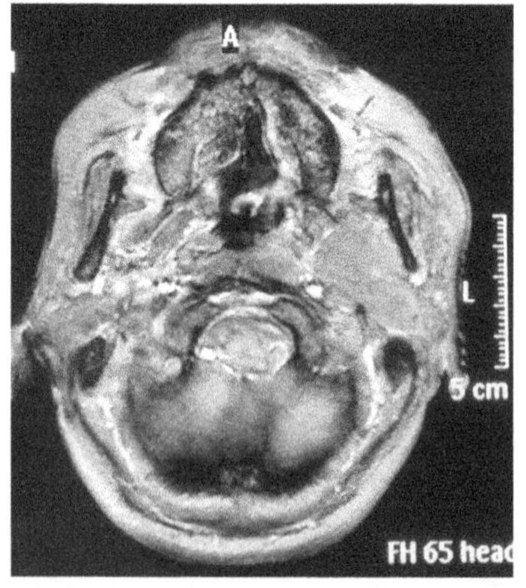


图 50-1　多形性腺瘤 MRI 征象

【治疗】

手术切除是目前最主要的治疗方法。手术原则是在安全、完整地切除肿瘤的同时，尽量减少术中和术后并发症的发生。良性肿瘤多数有完整包膜，只要选择合适的手术入路，一般情况下肿瘤可沿包膜完整摘除。手术径路包括口咽径路、颈侧径路、颈颌径路、侧颅底入路等，根据具体情况选择合适的手术径路，有利于减少术中及术后并发症的发生。

【术后并发症】

术后并发症主要有血管的损伤引起的大出血，腺体的损伤如腮腺瘘，术腔的感染，神经的损伤如面神经损伤引起的面瘫、喉返神经和(或)喉上神经损伤引起的声音嘶哑和饮水呛咳、交感神经损伤引起的 Horner 综合征等。

## 第二节　咽旁间隙恶性肿瘤

发生于咽旁间隙的恶性肿瘤最为常见的是来源于涎腺的肿瘤，恶性腺瘤可包括恶性多形性腺瘤、腺样囊性癌、黏液表皮样癌、腺泡细胞癌等，也可见其他来源的肿瘤，如神经肉瘤、淋巴瘤或淋巴结转移、鳞癌、未分化癌、血管肉瘤、脂肪肉瘤、平滑肌肉瘤、纤维肉瘤等。鼻咽癌可以累及此间隙。

【临床表现】

咽旁间隙恶性肿瘤早期不易发现，生长较为迅速，临床上早期常表现为咽部不适、吞咽不适、耳鸣、耳闷等，肿瘤压迫或侵犯脑神经可引起声嘶、吞咽呛咳、声带麻痹、伸舌偏移和 Horner 综合征等症状，原发于腮腺的恶性肿瘤易引起面瘫。

【检查】

咽旁间隙恶性肿瘤因解剖部位隐蔽，早期无明显症状。发现时多已侵犯周围组织结构，出现相应的症状。体格检查可见咽侧壁隆起，扁桃体内移或软腭下塌，下颌或上颈部可扪及肿块，质地较硬。

【诊断与鉴别诊断】

症状及体格检查对于咽旁间隙肿瘤的鉴别诊断没有明显帮助，影像学检查是明确诊断和了解肿瘤与周围结构的关系的重要方法。

1. CT 和 MRI　恶性肿瘤多无被膜，且呈浸润性生长，边缘不完整。CT 图像多表现为密度不均，边界模糊，周围组织均有不同程度的破坏。

2. MRI($T_1$WI 和 $T_2$WI)　图像多呈高信号，信号不均。转移癌 CT 图像可表现为单个或多个圆形肿块，多个肿块的密度均匀一致，MRI 多呈高信号。

3. CTA、MRA 或 DSA　可显示肿瘤与周围血管的关系。

【治疗】

发生于该间隙的恶性肿瘤因呈浸润性生长，周围界限不清楚，故手术易出血，易损伤邻近的重要组织，肿瘤的彻底切除有相当的难度。对恶性肿瘤应采取综合治疗方案，在条件许可时应尽量争取先行手术切除，力争但不强求彻底切除肿瘤，术后多需配以辅助治疗，如放疗或化疗。

(刘　鸣)

### 参考文献


[1] Hughes KV, Olsen KD, McCaffrey TV. Para-pharyngeal space neoplasms. Head Neck, 1995, 17(2): 124-103.

[2] Dimitrijevic MV, Jesic SD, Mikic AA, et al. Parapharyngeal space tumors: 61 case reviews. Int J Oral Maxillofac Surg, 2010, 39: 983-989.

[3] Mangal Singh, S. C. Gupta, Alok Singla. Our experiences with parapharyngeal space tumors and systematic review of the literature. Indian J Otolaryngol Head Neck Surg, 2009, 61(2): 112-119.

[4] 董频，姜彦. 咽旁间隙肿瘤//韩德民. 耳鼻咽喉头颈外科新进展. 北京：人民卫生出版社，2008：274-278.

[5] 毕青玲. 咽旁间隙肿瘤的影像学诊断与手术路径的选择. 中日友好医院学报，2010，24(6)：353-356.

[6] 陶冶，刘业海，张珉龄. 涉及颅底咽旁间隙肿瘤的治疗. 临床耳鼻咽喉头颈外科杂志，2008，22(6)：248-250.

[7] 桑建中，娄卫华，张亚民. 咽旁间隙肿瘤的诊断及手术入路选择. 临床耳鼻咽喉头颈外科杂志，2011，25(12)：961-965.

[8] 赵晓明，黄健男，熊国军. 49 例咽旁间隙肿瘤的手术治疗及并发症分析. 中国耳鼻咽喉颅底外科杂志，2007，13(2)：111-117.

[9] 丁忠祥，袁建华，沈君，等. 咽旁间隙在头颈部肿瘤 MRI 诊断中的价值. 实用放射学杂志，2007(4)：455-457.

[10] 吴芹，陈燕萍，徐嫌，等. 咽旁间隙多形性腺瘤与神经鞘瘤的影像鉴别诊断. 临床放射学杂志，2011，30(8)：1116-1119.

# 第六篇　气管食管科学

# 第51章

## 气管异物

气管或支气管异物是耳鼻咽喉科临床上常见的急症，通常发生于5岁以下儿童，约80%的病例发生在1—3岁年龄段，偶见于成人。常见的气管异物有花生、瓜子、豆类、珠子、扣子、硬币、缝针、钉子等。

【病因】

1. 年幼儿童牙齿发育不全，不能将硬果类食物嚼碎，例如花生、瓜子、豆类，而喉的保护性反射功能也不健全，当进食硬果类食物时，一旦嬉笑、哭闹、跌倒极易将食物吸入气管，是导致气管、支气管异物的最常见原因。

2. 儿童口含小的玩具或文具，例如笔帽、小橡皮头等玩耍，成人口含针、钉子等作业，尤其是仰头作业时，突然说话，跌倒，深吸气时都可将异物吸入气管、支气管。

3. 用力吸食滑润的食物时，例如果冻、珍珠奶茶、螺蛳、虾肉等，也可不慎将食物吸入气管。

4. 鼻腔异物钳取不当，异物向后滑出后鼻孔，以及医生在口腔、咽、喉操作时的注射针头脱落，均可落入气管。

5. 全麻或昏迷病人吞咽功能不全，容易误吸异物入气管和支气管，例如脱落的牙齿。

6. 少见原因包括支气管结石，由于潴留痰液的钙化，以及呼吸道内的假膜、干痂、血凝块、干酪样物堵塞。

【病理】

异物误吸入气管、支气管后引起的病理反应与异物的种类、大小和形状、停留的时间以及是否继发感染等因素相关。

1. *异物的种类*　植物类异物，例如花生、瓜子、豆类，因为含有游离脂酸，可刺激呼吸道黏膜，引起严重的炎症反应，如黏膜充血、肿胀、分泌物增多，甚至引起支气管阻塞。相对而言，金属类异物，则引起的炎症反应较轻。

2. *异物的大小和形状*　自然会影响其在气管、支气管停留的部位和对管腔的阻塞程度。如果异物较小，局部黏膜肿胀较轻时，支气管腔只部分受阻，吸气时由于支气管扩张，空气可以吸入，而呼气时管壁回缩，管腔缩小，空气排出受阻，即所谓不完全性阻塞，可致远端肺叶出现肺气肿。如果异物较大，停留时间长，局部黏膜肿胀明显时，可使支气管完全阻塞，空气吸入和呼出均受阻，远端肺叶内空气逐渐被吸收，导致阻塞性肺不张。如长期分泌物潴留，远端肺叶引流不畅，可并发支气管肺炎或肺脓肿。

【异物停留部位】

与气管、支气管的解剖特点相关。右侧主支气管开口于气管的角度较直，而且管腔粗短，是最常见的异物吸入部位。异物停留的部位还取决于异物的大小和形状。较大而光滑异物常在气管内随呼吸上下活动，如花生米、西瓜子；较小的异物容易落入两侧支气管，而右侧支气管异物的发生率明显高于左侧。形状不规则的尖锐异物则易嵌顿于声门区，如硬果壳、假牙、骨片。

【临床表现】

异物经过声门进入气管、支气管时立即会引起剧烈呛咳、反射性喉痉挛、憋气甚至窒息，随后症状可短暂缓解，根据异物停留的部位会出现以下表现。

1. 若异物较轻，形状扁而光滑，如西瓜子，常随呼吸气流在气管内上下活动，引起阵发性咳嗽，当异物被气流冲向声门下时，可产生拍击声，在咳嗽及呼气末期可闻及，用听诊器在颈部气管前也可闻及异物撞击声，用手可触及撞击感。

2. 若异物阻塞部分气管腔，气流通过狭窄的气管可产生喘鸣音。

3. 若异物较小，进入并停留在支气管内，不活动则刺激减少，咳嗽减轻，还可出现数天至数周无症状的间隙期。但若为植物类异物，如碎花生米、蚕豆，脂酸刺激引起支气管黏膜炎症，还可继发细菌感染，引起咳嗽、痰多、喘鸣、发热等，或并发肺气肿，或肺不张，此时肺部听诊患侧呼吸音减弱或消失，并发支气管肺炎时，肺部听诊可闻及湿啰音。若异物长期停留，远端肺叶引流不畅，分泌物潴留，可并发支气管肺炎或肺脓肿，表现为发热、咳嗽、咳脓痰、呼吸困难等。

4. 若异物较大，严重阻塞气管影响通气时，由于缺氧，使肺循环的阻力增加，心脏负担加重而并发心力衰竭，表现为呼吸困难加重，烦躁不安，面色苍白或发绀，心率加快，肝大。此外，严重的阻塞性肺气肿或剧烈咳嗽时，可使细支气管或肺浅表组织破裂，并发气胸、纵隔气肿或皮下气肿。

5. 异物若致声门下气管的完全闭塞可导致突然死亡。

【诊断】

异物吸入史是重要的诊断依据，详细询问病史，通常可获得吃东西时突然发作呛咳的病史。根据典型的异物吸入史、症状和体征，以及X线检查，诊断并不困难。但是，少数病例异物吸入史可能不明确，尤其是儿童，如有突然发生的咳喘、憋气，或伴发热，或反复发生支气管肺炎，久治不愈，都应考虑气管、支气管异物的可能。

体格检查应注意有无呼吸困难和心力衰竭情况。活动性气管异物在咳嗽和呼气末期可闻及拍击声，颈部气管前可触及撞击感。肺部听诊可闻及哮鸣音。支气管异物时，肺部听诊两侧对比可发现患侧呼吸音降低，并可有肺不张、肺气肿体征，如肺部叩诊呈浊音或高清音。

影像学检查包括胸部透视、胸部X线片、胸部CT，以及支气管造影。若为金属等不透光异物，胸部透视和X线片可以明确异物的位置、大小和形状。若为可透光异物，早期肺部透视可以基本正常，或者可出现以下间接X线征象，对气管、支气管异物的诊断有参考价值。

1. 纵隔摆动　异物引起一侧支气管部分阻塞时，如异物固定，可形成呼气期活瓣性狭窄，即呼气时管腔变窄，空气排出受阻，使患侧肺内压力大于健侧，纵隔向健侧移位，常伴有患侧肺气肿。若为活动性异物，异物随吸气下移，形成吸气期活瓣性狭窄，即吸气时空气进入受阻，患侧肺含气量较健侧少，深吸气时纵隔向患侧移动。纵隔摆动是支气管异物在特定条件下造成呼气期和吸气期两侧胸腔压力失去平衡的结果，在胸部X线透视时可留意观察到这一动态征象，对判断支气管异物的位置有重要价值。

2. 肺气肿　肺透明度增高，横膈下移。

3. 肺不张　局部肺叶或肺段密度增高，体积缩小，横膈上抬，心脏和纵隔向患侧移位，但呼吸时位置不变。

4. 肺部感染　局部密度不均匀的片絮状模糊阴影。

支气管镜检查是确定气管、支气管异物诊断的最可靠的方法。临床上怀疑气管、支气管异物时，只要不能排除诊断，都应该行支气管镜检查，以明确诊断，同时去除异物。因此，对于可疑气管、支气管异物病例，支气管镜检查既是诊断又是治疗手段。

此外，在考虑气管异物诊断时，还需与以下疾病相鉴别，包括白喉、喉喘鸣、喉痉挛、百日咳、支气管哮喘、支气管腔内肿瘤、肺结核、肺炎及喉狭窄。

【治疗】

内镜检查并取出异物是唯一有效的治疗。怀疑气管、支气管异物是支气管镜检查的绝对适应证。由于呼吸道异物，尤其是较大的气管、支气管内活动异物，随时有窒息危及生命的危险，应尽早行支气管镜检查异物取出术。如病人已有呼吸困难，应立即手术。如病人伴有高热、心力衰竭等情况，给予适当处理，掌握手术时机，在心电监护下，及时取出异物。以下手术技术可用于气管、支气管异物取出。

1. 直接喉镜下异物取出术　适用于气管内活动异物，例如瓜子，临床上称为“守株待兔法”。用直接喉镜挑起会厌，暴露声门，将鳄鱼口式喉异物钳钳口闭合，与声门裂平行，置于声门上，待吸气期声门开放时，伸入声门下区，钳口转90°，同时钳口上下张开，待呼气期或咳嗽时，异物随气流上冲的瞬间，夹住异物取出。如钳住瓜子等较扁平的异物，出声门时应将钳口转位，使异物的最大径与声门裂平行，以避免异物通过声门时被声带阻挡而脱落。如发现脱落，应立即插入直接喉镜，以免异物阻塞声门，引起窒息。“守株待兔法”不适合取易钳碎的异物，一旦在气管内异物碎裂，有被吸入两侧支气管加重呼吸困难的危险。

2. *硬质支气管镜下异物取出术*　绝大多数气管、支气管异物需经支气管镜取出。手术应该在全身麻醉下进行。成人可采取支气管镜直接插入法，小儿采取经直接喉镜插入支气管镜。支气管镜进入气管，可见隆嵴，调整头位略偏左，进入右侧支气管；如果需要检查左侧支气管，则使受试者头转向右侧。支气管镜进入气管、支气管检查发现异物后，用适当的异物钳夹住，可连同支气管镜一起后退，经声门取出。遇较大而硬难以通过声门的异物，有时需行气管切开，经气管切开口取出。新一代的可视支气管镜有放大作用，可连接监视器，视频观察各支气管分支，图像更清晰，对异物的定位和钳取操作更精准。

3. *纤维支气管镜或电子支气管镜下异物取出术*　停留在支气管深部的细小异物更适合经纤维支气管镜或电子支气管镜取出。相对硬支气管镜检查取异物，纤维支气管镜和电子支气管镜检查更微创，但是，在取异物方面，尤其是在取较大的异物时，经硬质支气管镜更有优势，适用的异物钳更大，抓取更牢固。

4. *开胸异物取出术*　支气管镜下确实难以取出的较大并嵌顿的异物，例如笔帽、假牙等，必要时需行开胸术取出。

异物成功取出后仍需密切观察病情，酌情给予抗生素和糖皮质激素，以控制感染，防止喉水肿的发生。同时注意观察有无并发症的发生。需要注意的是，在气管异物的诊治过程中，手术前、后都可能发生并发症，包括喉水肿、支气管炎、支气管肺炎、肺炎、肺气肿、肺不张、心力衰竭、皮下气肿、气胸、纵隔气肿。应该随时评估，及时处理。

【预防】

气管、支气管异物是常见的儿童意外伤害事件，也可发生于成人进食不慎或仰头工作操作不当时。然而，这又是完全可以预防避免的疾病。医护人员要加强相关医学常识的宣传，提高人们对此病的危险性的认识。平时应该注意以下方面。

1. 避免给5岁以下的儿童进食花生、瓜子、豆类食物。

2. 5岁以下的儿童避免接触可能放入口或鼻内的小玩具。能入口的家庭小物件、硬果类食物和糖果都不要放在小孩能拿到的地方。

3. 如发现小儿口中含有硬果类食物或玩具，应耐心引导，使其吐出，不能强行用手指挖取，以免引起哭闹，吸入气管。

4. 教育儿童避免口含玩具或文具，如笔帽、口哨等。

5. 从小养成良好的进食习惯，进食时不要讲话、不要嬉笑，以免误吸。

6. 成人应避免口含物件仰头作业。

7. 加强对昏迷及全身麻醉病人的管理，取下活动义齿，头向一侧偏斜，防止呕吐物误吸。

（杨蓓蓓）

## 参考文献


[1] Gang W, Zhengxia P, Hongbo L, et al. Diagnosis and treatment of tracheobronchial foreign bodies in 1024 children. Journal of Pediatric Surgery, 2012, 47(11): 2004-2010.

[2] Dong YC, Zhou GW, Bai C, et al. Removal of tracheobronchial foreign bodies in adults using a flexible bronchoscope: experience with 200 cases in China. Internal Medicine, 2012, 51(18): 2515-2519.

[3] Oncel M, Sunam GS, Ceran S. Tracheobronchial aspiration of foreign bodies and rigid bronchoscopy in children. Pediatrics International, 2012, 54(4): 532-535.

[4] 阎承先. 小儿耳鼻咽喉科学. 天津：天津科学技术出版社，1985：429.

[5] 肖轼之. 耳鼻咽喉科学. 3版. 北京：人民卫生出版社，1989：493.

# 第52章

## 呼吸功能失常与下呼吸道分泌物潴溜

呼吸运动受呼吸中枢(respiratory center)调节,呼吸中枢又受大脑皮质支配和外周感受器及体液因素的影响。外周感受器主要有肺牵张感受器(pulmonary stretch receptor)及化学感受器[包括主动脉体(aortic body)和颈动脉体(carotid body)],体液因素主要是体液中的氧张力、二氧化碳张力和氢离子浓度。

维持正常的呼吸功能主要依靠有节律的呼吸运动、呼吸道的通畅、完善的肺血循环和肺泡气体交换功能。以上任何环节发生障碍时,都可引起呼吸功能失常。

呼吸运动的连续性、节律性发生中断或紊乱称为呼吸功能失常。而呼吸功能失常,则常易发生下呼吸道分泌物潴留。

【病因】

呼吸功能失常的主要病因有以下儿种。

1. *呼吸系统疾病* 呼吸道炎症,如老年慢性支气管炎、肺部严重感染、呼吸道烧伤或重度胸部外伤时,由于气管、支气管黏膜肿胀,分泌物增多,影响肺泡气体交换,有时还兼有咳嗽功能减弱,致使下呼吸道分泌物潴留、呼吸困难(dyspnea)、缺氧和二氧化碳潴留。

2. *循环系统疾病* 肺源性心脏病、风湿性心脏病及心力衰竭时,由于肺水肿和呼吸道分泌物增多,常使气体交换受阻。

3. *神经系统疾病*

(1)中枢神经疾病:脑炎、脑水肿、脑血管意外或严重脑外伤时,抑制呼吸中枢和咳嗽反射,常易发生下呼吸道分泌物潴留。

(2)周围神经性疾病:如多发性神经根炎侵及肋间神经、重症肌无力时,可致呼吸肌功能减退;破伤风所致的呼吸肌痉挛,也可妨碍呼吸。

【临床表现】

1. *分泌物潴留* 呼吸功能失常与下呼吸道有分泌物潴留时,其主要症状是呼吸困难,但与喉源性呼吸困难不同,一般无喉鸣及四凹征,而表现为呼吸频率及深度的改变。

(1)呼吸、循环系统疾病引起者,呼吸频率加快。

(2)中枢神经系统病变,如脑水肿、脑血管意外致颅内压增高时,呼吸频率减慢。

(3)外周神经性疾病,如多发性神经根炎时,因呼吸肌功能不良,呼吸多表浅。

2. *缺氧及二氧化碳潴留* 由于气体交换不良,可致缺氧及二氧化碳潴留,其表现为心率加快、心搏出量增多、肺部小血管收缩、肺循环阻力增加。久之,可致右心衰竭。严重二氧化碳潴留,可发生肺性脑病,表现为神志淡漠、嗜睡或昏迷等。

下呼吸道分泌物潴留而致呼吸功能衰竭时,动脉血血气分析常表现为血氧分压($PaO_2$)降低,二氧化碳分压($PaCO_2$)升高,或兼有血液 pH 降低。

【诊断检查】

可抽动脉血做血气分析检查,供诊断、治疗时参考。下呼吸道分泌物潴留而致呼吸功能衰竭时,动脉血血气分析常表现为血氧分压($PaO_2$)降低,二氧化碳分压($PaCO_2$)升高,或兼有血液 pH 降低。

【治疗】

除针对病因进行治疗外,应保持呼吸道通畅,积极纠正缺氧及二氧化碳潴留。

1. *一般治疗*

(1)给氧。

(2)控制呼吸道炎症:呼吸道急性感染,可加重呼吸功能障碍,诱发呼吸衰竭,应及时、足量使用抗生素,必要时加用糖皮质激素类药物。

(3)及时纠正酸碱失衡及电解质紊乱:对呼吸功能障碍,伴有呼吸性酸中毒、血液 pH 值降低时,应根据病情予以纠正。

2. 保持呼吸道通畅 可用以下方法治疗。

(1)采用雾化吸入,给予解痉、排出药物,以利气体交换。

(2)用纤维支气管镜吸出下呼吸道分泌物,保持呼吸道通畅。但病情重,病程长,分泌物较多时,最好采用气管切开术。

化痰及改善呼吸道黏膜黏液纤毛运载系统功能的药物,可促进下呼吸道分泌物的排出。

(3)气管切开术:经药物治疗病情仍重者,应考虑气管切开术。手术时机可根据临床症状及血气分析检查结果而定。气管切开术的治疗作用主要是:

① 通过气管套管,便于吸出下呼吸道分泌物,有利于气体交换。

② 减少呼吸道死腔 50%以上,增加有效的通气量,改善呼吸功能。

③ 便于施行人工辅助呼吸和加压给氧。

④ 降低呼吸阻力,减轻病人呼吸时体力消耗及耗氧量。

(陈世彩)

## 参考文献

[1] 孔维佳.耳鼻咽喉头颈外科学.北京:人民卫生出版社,2009.

[2] 陈贤楠.儿童全身系统性疾病重症呼吸功能的异常表现.小儿急救医学,2004,11(1):5-7.

[3] Michael Ogier, Miriam Kron, David, M Katz. Neurotrophic factors in development and regulation of respiratory control. Compr Physiol, 2013, 3(3):1125-1134.

[4] Tayfun Sahin, Umut Celikyurt, Teoman Kilic, et al. Respiratory changes in the E/A wave pattern can be an early sign of diastolic dysfunction: an echocardiographic long-term follow-up study. Med Sci Monit, 2012, 18(10):MT79-84.

[5] Nitipatana C, Nuttapol R, Prachya P, et al. Respiratory health effect of persons accidentally expose to high concentration of chlorine gas. J Med Assoc Thai, 2013, 96 (Suppl 2):S17-21.

[6] Dai Bi, Kang J, Sun Long-Feng, et al. Vibration response imaging: a novel noninvasive tool for evaluating the initial therapeutic effect of noninvasive positive pressure ventilation in patients with acute exacerbation of chronic obstructive pulmonary disease. Respir Res, 2012, 13:65.

[7] L Leonardis, L Dolenc Grošelj, G Vidmar. Factors related to respiration influencing survival and respiratory function in patients with amyotrophic lateral sclerosis: a retrospective study. Eur J Neurol, 2012, 19(12):1518-1524.

# 第 53 章

# 食管腐蚀伤

食管腐蚀伤(caustic injuries of esophagus)又称食管化学灼伤或腐蚀性食管炎，常见为吞服酸、碱及其他类腐蚀剂引起的口、咽及食管不同程度的损伤，由于损害程度不同或处理方式不当，可能会导致食管穿孔、食管瘢痕狭窄或食管闭锁等。

【病因】

酸类腐蚀剂常见有硫酸、硝酸及盐酸，碱类腐蚀剂常见有氢氧化钠(烧碱)、氢氧化钾、碳酸钠(碱水)、电池电解液。其他导致组织胶体状态发生改变的物质也可引起食管腐蚀伤，如甲醛、石碳酸、硝酸银、碘酒等。吞服腐蚀剂的原因常见如下。

1. *误吞* 常见于儿童，误将装有腐蚀剂的液体吞下造成腐蚀性损伤。

2. *自杀* 通常吞入的腐蚀剂剂量较大，造成的损害亦大，可以从口腔、咽部到食管、胃、十二指肠。

3. *违规操作* 常见于设备简陋的工厂，工作中违背操作规范造成工伤。

【病理与病理生理学】

腐蚀剂的化学性质、剂量、浓度及局部停留时间长短，与食管腐蚀伤的程度有关。腐蚀剂在局部停留时间的长短又与药物的黏度、食管的生理性弯曲等因素有关。

从食管腐蚀伤的病理类型来说，可分为卡他性、纤维素性或坏死性炎症。卡他性炎症主要累及食管浅层，故不遗留后遗症。纤维素性或坏死性炎症可累及食管深层，甚至食管周围组织，造成的纤维组织增生可能导致食管瘢痕狭窄。如强碱与黏膜接触后使脂肪皂化，蛋白质溶解，并引起组织液化坏死，损伤全长食管，穿透力较深，重者可破坏食管全层。强酸可引起组织凝固坏死，主要损伤颈段食管，可伴有咽喉腐蚀伤，其穿透力稍差，但浓度大之强酸仍可引起严重损伤，后期伴发下咽及颈段食管狭窄或闭锁。石炭酸除腐蚀局部外，尚可引起全身中毒症状。

食管腐蚀伤按其损伤程度分为以下三度。

一度(轻度)：病变局限于黏膜层，黏膜表面充血，上皮坏死脱落。创面愈合后不遗留瘢痕狭窄。

二度(中度)：病变累及黏膜层及肌层，急性时局部溃疡形成，表面有渗出或假膜形成。1～2 周后，创面出现肉芽；3～4 周后，瘢痕挛缩，遗留食管狭窄。

三度(重度)：可累及食管全层及食管周围组织，甚而并发食管穿孔及纵隔炎等。

吞服腐蚀剂后数小时内表现为食管壁的剧烈炎症反应，24h 内食管黏膜高度水肿及糜烂，覆以渗出物、血液与腐坏组织。2～3d 后水肿开始消退，但因腐蚀组织继续脱落，溃疡范围仍不断扩大。5d 后进入亚急性炎症期，坏死组织逐渐脱落。10d 后黏膜下层的成纤维细胞开始产生胶原纤维，与新生血管共同形成肉芽组织。3～4 周中，主要为炎症后的纤维性变化期，肉芽创面愈合，开始形成各色各样的瘢痕挛缩狭窄。故食管狭窄多发生在误服腐蚀剂后 4～6 周，也可发生于数年之后。溃疡完全愈合一般需要数周到数月，但对于深层腐蚀伤者，其分泌功能、弹性及蠕动能力将受到不同程度的影响。

【临床表现】

一般可分为以下 3 期。

1. *急性期* 1～2 周。

(1)局部症状明显，包括：①疼痛：吞服腐蚀剂后，很快就出现口、咽、胸骨后或背部疼痛，并可引起食管的痉挛。②吞咽困难：通常伤后最初几日最为明显，主要与吞咽疼痛密切相关，进而出现吞咽障碍、流涎，儿童尤为明显。③恶心、呕吐：呕吐物中常带血性分泌物、腐蚀剂及坏死组织。④声嘶及呼吸困难：腐蚀剂误吸入喉部，可出现喉黏膜水肿，导致声音嘶哑、呼吸困难等临床症状。

(2)全身症状：吞咽药物量过多或浓度较大，即可出现中毒现象，有发热、恶心、脱水、昏睡或休克等表现，若发生食管穿孔可致迅速死亡。

2. *缓解期*　急性期后1～2周，食管内急性炎症逐渐消失，如未发生并发症，疼痛逐渐缓解，吞咽功能有所恢复，创面逐渐愈合，饮食量增加。轻症者，缓解期较短，此后日趋痊愈。重症者，缓解期可能历时数周。

3. *瘢痕狭窄期*　食管腐蚀伤后瘢痕狭窄一般发生在损伤严重者，当病变累及肌层，经上述两期，3～4周后，由于结缔组织的增生，继而瘢痕挛缩发生食管狭窄。患者表现为再度出现吞咽障碍，逐渐加重，甚至滴水难进，勉强吞入后立即吐出。由于营养障碍与脱水情况，可出现全身衰竭现象。

【并发症】

1. *全身并发症*　常见于急性期，重者在数小时内或1～2d内死亡。

(1)肝损害：有毒物质经肝脏吸收后，可导致凝血酶原形成障碍，从而出现出血倾向。

(2)肾损害：尤其是酸类腐蚀剂可引起酸中毒或血管内溶血，导致肾功能衰竭。同时中毒后休克也是导致肾功能损害的重要因素。

(3)中枢神经损害：表现为烦躁不安、抽搐、神志不清或昏迷，甚至呼吸、循环衰竭。

(4)患者在急性期可因吞咽困难、呕吐，导致水和电解质平衡紊乱，出现全身衰竭状态。

2. *局部并发症*

(1)出血：急性期可出现小量吐血，大量出血则为坏死组织脱落所致，常发生于1～2周。若侵蚀大血管可突然发生大量出血，重者因无法控制而迅速死亡。

(2)食管穿孔：并发于腐蚀剂过浓且量又大的患者，碱性腐蚀剂较酸性者更易发生食管穿孔，穿孔突入纵隔则形成纵隔炎；通入胸膜腔内则引起胸膜腔内的炎症，或积液、积血；有时穿孔到气管，则形成气管食管瘘。

(3)胃肠并发症：可见胃烧伤、胃穿孔与腹膜炎，并发于酸性腐蚀剂者为多。

(4)喉腐蚀伤：腐蚀剂被误吸入喉及气管内，可引起喉水肿、吸入性肺炎、肺脓疡与支气管扩张症，尤易发生于儿童患者。

(5)食管瘢痕狭窄：是难以避免的并发症，胃瘢痕狭窄也常并发于吞咽酸性腐蚀剂的病人中。

【检查及诊断】

诊断不难，而在评估腐蚀伤时，病史和辨别腐蚀剂的性质非常重要。需要注意了解腐蚀剂的性质、浓度、吞服量及时间。检查包括口、咽、喉部及食管相关的辅助检查。

1. *口、咽、喉部检查*　吞服腐蚀剂后，口、咽黏膜充血肿胀，上皮脱落后有假膜形成，继发感染，呈糜烂样外观。喉部受累时，可发现会厌、杓状软骨等处黏膜水肿。需要注意的是凡口、咽部受损不严重者，并不能排除食管腐蚀伤。同样口、咽部受损严重者，食管不一定有严重损伤。

2. *X线检查*　疑有并发症，应行X线胸、腹透视及摄片或CT扫描检查。如发现纵隔阴影增宽、纵隔气肿、气胸或胸腔积液，均提示可能已经发生食管穿孔。食管吞钡X线检查或碘油造影，一般在急性期后可进行检查，有助于了解食管受损性质、部位与程度。怀疑有食管穿孔时禁忌使用钡剂。通常在受伤后7～10d进行第一次X线造影检查，以后需要每个半月到1个月复查，直至3个月以后仍无食管狭窄表现。

3. *食管镜检查*　可以直接观察食管内受损情况，是一种重要检查方法，但须谨慎，以免引起继发穿孔。一般于受伤后2周左右进行食管镜检查，纤维食管镜检查较硬质食管镜更为安全。

【治疗】

治疗原则：急性期以抢救生命为首，缓解期积极预防食管狭窄形成，瘢痕期主要设法扩张食管。

1. *急性期*　患者就诊后，首先应尽可能全面了解病史，及时给予补液、镇痛、解痉与预防感染等治疗。

(1)中和剂：受伤后能及时就诊者，可根据患者病情考虑针对腐蚀剂性质给予适当物质中和。服强酸者可给予氧化镁乳剂或氢氧化铝凝胶，但严禁使用碳酸钙或碳酸氢钠，以免产生气体诱发胃穿孔并发症。服强碱者通常给予食用醋、淡醋酸中和。中和疗法后可给予牛奶、生蛋清或植物油等吞服，以保护黏膜创面。就诊时间过晚，药物中和已无作用，反可引起呕吐，应当避免使用。亦有观点认为中和物质可能误导治疗并导致食管黏膜的进一步损伤。故使用中和剂前应慎重，如考虑腐蚀剂损伤强，摄入清水或牛奶稀释腐蚀剂更有益。

(2)抗生素：食管腐蚀伤发生后应及时使用广谱抗生素，预防感染的发生。

(3)糖皮质激素:使用糖皮质激素,具有抗休克、消除水肿、抑制成纤维细胞肉芽组织的形成的作用,有益于防止食管狭窄的发生。但亦有观点认为使用糖皮质激素应谨慎。若食管损害极度严重,局部坏死,疑有穿孔时则禁用激素。

(4)解痉治疗:食管腐蚀伤累及黏膜下神经丛,产生食管痉挛,是引起急性期吞咽困难的重要原因,成为日后食管狭窄的不利因素。因此解痉治疗是预防食管狭窄的重要措施。如痉挛发作时使用阿托品或地巴唑,预防痉挛发作使用硫酸镁或异巴比妥钠等。

(5)支持疗法:患者因咽痛,不能进食或进食很少,此时根据病情变化,给予补液,维持水、电解质及酸碱平衡,必要时给予鼻饲饮食。

(6)气管切开:有明显喉梗阻症状表现时,应行气管切开,以保持呼吸道通畅。

(7)食管镜检查:待全身症状缓解后,可行食管镜检查,最佳行内镜检查时间为损伤后24~48h,过早内镜检查食管损伤程度可能被低估,延误检查会增加食管穿孔的危险。检查时若发现损害仅发生在咽部而食管正常,数日后即可经口进流食。如发现食管损伤广泛严重,应留置胃管,禁经口进食,预防感染及穿孔。如发现食管已有穿孔,应禁用激素。

2. 缓解期　根据病情轻重使用抗生素及糖皮质激素数周,逐渐减量至停用。疑有食管狭窄者,应继续保留或尽早置入鼻饲胃管。对于较重的食管腐蚀伤,有可能发生瘢痕性狭窄者,可行预防性食管扩张。

3. 瘢痕狭窄期　已发生食管瘢痕狭窄的病人,可采用以下治疗方法。

(1)食管镜下探条扩张法:适用于狭窄程度轻、病变范围较局限的病例。扩张在食管镜直视下进行,扩张时忌用暴力,插入大小合适扩张探条,放入后留置数分钟取出,酌情每5~7d扩张1次,多次扩张后,可使食管腔恢复到一定宽度,以利于进食。

(2)顺线扩张法:吞咽一根长约7m粗丝线入肠,线端系以小铅丸,既便于吞服,又便于通过X线透视确知此丸是否已入肠内。线远端已入肠内时,拉紧口外线端,觉线已固定而不能拉出。将口端丝线穿过弹性扩张探条中央小孔,将此探条循线送入食管进行扩张,直抵达贲门为止,视情况换用较大一号探条进行扩张。

(3)逆行扩张法:适用于食管狭窄程度较严重,范围较广或经口扩张有危险、有困难或无效者,是一种较安全可靠方法。先做胃造瘘,将经口腔、食管吞下尼龙线自胃造瘘口处引出,与大小合适梭形扩张子的一端连接,使尼龙线与扩张子两端互相连接成环状,便于进行循环扩张。一般每周2~3次,扩张时,扩张子即可随线经胃入食管,从下而上最后由口腔牵出,如此反复进行循环扩张。酌情逐渐增大扩张子,对食管狭窄有一定疗效,但疗程较长。

(4)食管内置入记忆型钛网合金支架:食管镜下将记忆型钛网合金支架放入食管狭窄处。

(5)外科手术治疗:烧伤严重、狭窄范围广、扩张术未成功或估计不易成功者,可考虑行空肠或结肠代食管的手术。

(刘世喜)

## 参考文献


[1] 黄选兆,汪吉宝,孔维佳. 实用耳鼻咽喉头颈外科学. 2版. 北京:人民卫生出版社,2008:579-581.

[2] Poley JW, Steyerberg EW, Kuipers EJ, et al. Ingestion of acid and alkaline agents: outcome and prognostic value of early upper endoscopy. Gastrointest Endosc, 2004, 60(3): 372-377.

[3] Pelclova D, Navratil T. Do Corticosteroids Prevent Oesophageal Stricture After Corrosive Ingestion? Toxicological Reviews, 2005, 24(2): 125-129.

# 第 54 章

# 食管异物

食管异物是指各种原因导致异物滞留于食管，在临床较为常见，可发生于任何年龄，老年人、儿童、酗酒者、罪犯、智力障碍、精神患者及食管梗阻患者均为易发人群，尤其是儿童和老年患者居多。

【解剖及生理】

1. 食管的解剖　食管为黏膜衬里的肌性管道，分为黏膜层、黏膜下层、肌肉层和纤维层，黏膜层为复层鳞状上皮，食管上 1/3 肌肉层为横纹肌，下 1/3 为平滑肌，中部 1/3 包含上述两种肌纤维。食管上起环咽肌下缘，下至贲门，食管入口平第 6 颈椎，贲门平第 11 胸椎。成人食管平均长度约为 25cm，上切牙至贲门距离约为 40cm。食管入口处由咽下缩肌最下部分构成环咽肌，该肌肉附着于环状软骨板两侧，并在上下方各形成一三角间隙。上为环咽肌上三角(Killian 三角)，位于喉咽部。下为环咽肌下三角(Laimer 三角)，位于食管入口下方，该处为食管入口处后壁最柔软和最易损伤的部位。

食管可分为四部分，即颈部食管、胸部食管、横膈部食管及腹部食管。颈部食管由入口处至第 1 胸椎下缘平面的一段食管，胸部食管由第 1 胸椎至横膈平面的一段食管，横膈部食管为食管穿过横膈裂孔、长 2～2.5cm 的一段食管，腹部食管即为穿过横膈孔后至贲门的一段食管。由于脊柱和膈的影响，食管走行不完全居于正中线，上端位于脊柱和气管之间，居正中位；下行到胸上段食管稍偏左后，继向下行至第 4 胸椎处，移行至中线；下行至第 7 胸椎处又再向左前方偏斜，至第 10 胸椎处穿过膈孔入胃。

食管内腔自上而下有四个狭窄部位：①第一狭窄处为食管入口，为环咽部狭窄，由环咽肌收缩将环状软骨拉向颈椎所致，是食管最狭窄的部位，也是食管异物最好发的部位，同时前有环状软骨，后有颈椎椎体，是食管镜检查最难通过的一个部位，极易发生食管穿孔。②第二狭窄处相当于第 4 胸椎平面，是由主动脉弓压迫食管前壁所产生。③第三狭窄处为支气管狭窄，是由左侧主支气管横越食管前壁压迫食管所致，相当于第 5 胸椎平面。④第四狭窄处是食管穿过横膈裂孔处，为膈脚压迫所致。因第三、四狭窄距离甚近，且第三狭窄常不明显，故临床上亦将第二、三狭窄合称为第二狭窄，第四狭窄处临床上称为第三狭窄。

食管的血供包括甲状腺下动脉、胸主动脉及腹主动脉等的分支，上段处静脉经由甲状腺下静脉汇入上腔静脉，下段处汇入门静脉系统。食管的交感神经、副交感神经纤维主要来自上、下颈交感神经节和迷走神经。

2. 食管的生理　食管虽然为消化道一部分，但不吸收食物，只是食物的通道。在非进食期，食管上括约肌处于关闭状态，咽腔的空气不能进入食管。当食物进入下咽部时，环咽肌反射性、一过性的松弛，致使口腔、下咽的内压升高，有助食物通过食管入口下行。食团进入食管刺激食管壁引起食管蠕动，不断将食团向下推进。食管与胃之间无括约肌，贲门以上食管有一段长 4～6cm 的高压区，其内压力比胃高出 5～10mmHg，是正常情况下防止食物反流的屏障。

【病因】

食管异物的发生与年龄、性别、饮食习惯、进食方式、食管病变、精神及神志状态等因素有关。但最常见的原因为进食时注意力不集中、进食匆忙、食物未经仔细咀嚼而咽下。以下为常见的病因。

1. 儿童常见的病因

(1)生活自理能力差，食用带有骨、刺等食物，不慎咽下异物。

(2)咀嚼功能不全，食物未经很好咀嚼即咽下。

(3)儿童喜动，进食时跑动、哭闹等，不慎将异物咽下。

(4)家长照顾不周，将大块无法接受的食物进行喂食，或幼儿自行吞入玩具等异物。

2. 成人常见的病因

(1)饮食过急、进食匆忙。

(2)饮食习惯，如南方喜食带刺、壳食物等。

(3)义齿脱落随食物咽入或睡眠时脱落误咽入食管。

(4)食管疾病，如狭窄、肿瘤等。

(5)不良的劳动习惯，如工作时将针、钉含于嘴内，不慎吞入异物。

(6)麻醉、昏迷或神志不清。

(7)老年人咽反射及感觉迟钝。

【停留部位】

食管入口为最狭窄部位，该处神经、血管、肌肉集群，各种组织排列较紧密，故临床上最易发生食管异物嵌顿，有60%～70%的食管异物好发于食管入口处。第二狭窄处因为无肌肉和其他纤维组织的收缩及挤压的影响，所以异物不易停留于该部位，有20%～30%的异物发生率，较小的骨片及鱼刺易嵌顿于该部位。第三狭窄发生异物极为少见，不到10%。

【临床表现】

1. 症状　与异物的性质、大小、形状及停留时间、部位、有无继发感染等有关。

(1)吞咽困难：与异物所造成的食管梗阻程度有关，异物较大者吞咽困难明显，在吞咽后立即出现恶心、呕吐，甚至完全不能吞咽；异物较小时患者仅能进流质或半流质饮食。因吞咽困难、异物刺激使分泌物增加，患者常出现涎液增多的情况。

(2)异物梗阻感：异物进入食管时，患者一般均有梗阻的感觉，如异物进入颈部食管时则症状更为明显，患者通常可指出异物位于胸骨上窝或颈下部两侧。异物进入胸部食管时梗阻感位于胸骨后，但常不明显。

(3)疼痛症状：吞咽疼痛是常见症状，如为尖锐异物，疼痛和吞咽痛更为明显。异物停留于上段食管时患者疼痛最显著，位于颈根部中央，吞咽时疼痛加重甚至不能转颈；异物停留在中段食管时疼痛可在胸骨后，也可放射到背后；异物停留在下段食管时疼痛较轻，可引起上腹部不适或隐痛。

(4)呼吸道症状：食管异物有时可发生呼吸道症状，如咳嗽、呼吸困难等。异物位于食管上段可以压迫气管后壁出现呼吸困难症状，严重者可出现窒息死亡，此类情况儿童患者更容易发生。

(5)全身症状：颈部食管异物经数日若仍无取出，则可并发周围炎症，引起颈部肌肉痉挛致使颈部强直、头颈转动困难，并可伴有肿胀、高热和上纵隔炎症等症状。同时，颈部食管较狭窄，异物损伤食管的机会更大，可造成恶心、呕吐等症状，如发生食管糜烂，则可发生呕血等症状。异物若阻塞或继发感染，可出现全身中毒症状，如高热、脱水、水电解质紊乱、消化道出血，甚至休克、死亡。胸部食管因周围组织较为疏松，可向周围伸展，故异物所引发的食管周围炎症出现时间较晚、症状较轻。

2. 查体

(1)间接喉镜检查：存在吞咽困难患者，间接喉镜下可发现梨状窝积液。

(2)喝水诊断法：尖锐异物位于颈部食管者，在吞咽时可有特殊痛苦表情，检查时可嘱患者饮水，观察其吞咽困难及面部痛苦表情，作出诊断。对于已经并发颈部炎症肿胀者，则不应该使用该检查。

(3)颈部检查：在胸锁乳突肌前缘向食管侧方压迫时有刺痛，压迫和移动气管亦有疼痛或疼痛加重，这些现象对诊断颈部食管异物，尤其是尖形刺激性异物有非常重要的诊断价值。

【辅助检查】

1. 影像学检查

(1)X线检查：是诊断食管异物的重要检查方法之一。可显影的食管异物(金属异物)应行颈胸部正、侧位片检查，可确诊异物的大小、形态及部位；不能显影的异物(非金属异物)可行食管钡棉检查，以明确异物是否存在及所在部位情况，但该类检查假阴性率较高，还有加重食管感染与损伤的可能。

(2)CT检查：可直接显示异物的形态、大小、位置、异物与大血管等重要结构之间关系、并发症情况等，异物检出率较高。

2. 食管镜检查　有明确异物史，或者有明显吞咽困难及吞咽疼痛症状，但影像学检查未发现，临床高度怀疑存在异物者，应考虑行食管镜检查，既可明确诊断，又可取出异物。

【诊断】

食管异物史，症状，结合上述辅助检查即能作出诊断。通过颈胸部X线片、CT检查，结合食管镜检查，能够对食管异物嵌顿位置、异物种类、与周围组织关系及有无并发症发生等做出判断，充分评估病情，提高手术的准确性，减少术中对食管的损伤。

【并发症】

食管异物并发症的相关危险因素主要包括年龄、异物形状、就诊时间及嵌顿部位。

1. 食管穿孔、周围炎及颈部纵隔气肿　食管穿孔为食管异物最常见的并发症之一，多见于尖锐或粗糙异物存留时间过长，随吞咽上下活动导致食管壁黏膜破损、穿孔。穿孔后潴留食物及唾液致细菌繁殖使食管壁发生感染、坏死等，形成食管周围炎症。穿孔后空气经穿孔外溢，形成颈部皮下气肿或纵隔气肿。

2. 颈部脓肿及纵隔脓肿　损伤性食管感染可向深部扩散，形成下颈深部蜂窝织炎和脓肿，并可沿颈部筋膜间隙扩散至纵隔、咽后或咽侧形成脓肿。诊断主要依靠CT，颈侧位及胸正侧位照片，有液平就可确诊，或穿刺抽得脓液可确诊。

3. 大血管破溃　食管异物较尖锐可穿破食管损伤主动脉弓或锁骨下动脉等大血管，引起致命性大出血。此种病例死亡率极高，国内外文献已有多次报道，以穿破主动脉弓最多，其他有左侧锁骨下动脉、颈总动脉、降主动脉及心包等。

4. 气管食管瘘及食管狭窄　较少见，食管横径大于前后径，尖锐骨刺大多卡在横径上损伤食管侧壁，但若刺破前壁并穿过气管食管间隙及气管后壁进入气管，可造成气管食管瘘。碘油造影可明确诊断。

【治疗】

1. 治疗原则　若诊断为食管异物，应尽早手术取出异物，以免局部的反应和炎症加重，妨碍异物的取出。如就诊时患者全身情况差，继发感染重，则应短时间内进行支持抗感染治疗，控制炎症后再行异物取出。对发生食管穿孔、尚无脓肿形成的食管异物，可先采用广谱抗生素及支持疗法，感染控制后取出异物，食管穿孔在异物取出后可先行保守治疗，若无效可考虑手术修补，对已发生食管脓肿、纵隔脓肿并发症者应尽快手术，取出异物并切开引流。怀疑异物引起大出血的患者应及时手术探查止血。

2. 异物取出

(1)食管镜下异物取出：绝大多数食管异物均可于表面麻醉或全身麻醉(全麻)下经硬质食管镜顺利取出，部分食管异物如较小而细长的异物也可经纤维食管镜或纤维胃镜取出。食管镜或者胃镜取出异物时应根据患者的年龄、异物的形状、大小、与周围的组织关系等，选用最合适的方法，尽量避免出现食管壁损伤。如遇尖锐异物刺入食管壁时，应钳夹住异物尾端，使其退出食管壁，再将异物长轴转至与食管纵轴平行后取出。巨大异物如带钩义齿等，若发生嵌顿不易取出时应避免强行拉拽以防食管穿孔等并发症的发生。倘若是圆形异物在经口取出出现困难的时候，可以采取向下推入胃内的方法，然后密切观察，此时异物大多可以经过大便向外排出。

食管异物发生24h内经内镜取出、食管无显著的炎性反应及并发症的患者，可观察24～48h后回家休息，进流质或半流1～2d后恢复正常饮食。异物发生超过24h，食管局部炎症明显，怀疑有食管黏膜损伤的患者，应鼻饲、输液、抗炎对症治疗，密切观察病情。

(2)Foley管法：利用前端带有隐形气囊的体腔引流管，插入未被异物完全阻塞的食管内，隐形气囊超越异物后，向气囊注入空气使其扩张、充满食管腔，随后向上退出将异物带出，此种方法适用于外形规则，表面平滑的异物。

(3)外科手术异物取出：对于经多次食管镜检查不能取出的较大或不规则异物，或CT等相关检查提示异物进入颈部软组织内及合并颈部脓肿，应行颈侧切开异物取出术。若发现异物刺入大血管的情况，应请胸外科医生及血管外科医生会诊处理。

2. 抗感染以及支持治疗　食管异物病人，多因不能进食，应于术前、术后进行补液治疗，纠正水电解质平衡。对于异物停留时间较长、体质虚弱的患者、存在局部感染者首先需抗炎、输液支持治疗，等到病情有所好转，再施行手术。

3. 并发症处理

(1)食管穿孔：对于异物已取出，脓液经腔壁瘘口引流的食管周围脓肿患者，一般鼻饲7～10 d，然后X线摄片和食管镜检查，了解食管外炎症和瘘口愈合情况，以决定是否取消禁食。如穿孔大，保守治疗无效的情况下，可行食管穿孔修补术，穿孔的食管以可吸收线对位缝合；如穿孔面积大或食管壁薄脆不能缝合，则经每换药感染完全控制后二次缝合。

(2)颈部脓肿及纵隔脓肿：手术采取颈部切开，并于脓腔内认真寻找异物，如脓腔内未见异物，术中应行食管镜或纤维食管镜检查排除食管内异物。颈部脓肿切开后，术腔不缝合，注意及时换药；术后早期留置胃管，鼻饲加强营养。

(3)大血管破溃：发生率极低，但其预后极为险恶。李舜农(1992)报道17例食管异物并发主动脉食管瘘，11例保守治疗全部死亡，6例手术治疗，5例死亡，1例治愈。应尽量予修补，如不能缝合，则行结扎止血。

(4)气管食管瘘：发生率较低，一旦发生应给予禁食、留置胃管，并尽早食管内支架置入术，如不能置入支架且患者能够耐受可考虑外科手术治疗。

【预防】

食管异物预防应注意以下几点。

1. 进食勿匆忙，应细嚼慢咽，切勿用带刺、骨的鱼汤、鸡汤与米、面混合食用。

2. 佩戴假牙者进食时要留心脱落，睡眠前应将其取出，假牙松动时要及时修复。

3. 教育儿童不要将各类物体放入口中玩耍。

4. 异物一旦误入食管，需及时就医，切忌用饭团、食物等强行下咽。

(郑宏良)

## 参考文献


[1] 黄选兆，汪吉宝，孔维佳，等. 实用耳鼻咽喉头颈外科学. 2版. 北京：人民卫生出版社，2008.

[2] 邹艺辉，汪绪武，李为民，等. 食管异物引发食管穿孔的处理. 临床耳鼻咽喉头颈外科杂志，2011，25(19)：871-875.

[3] Wu YH, Benoit M, Jones DT. Endoscopic removal of an esophageal button battery under fluoroscopic guidance. Otolaryngol Head Neck Surg, 2011, 145(2): 358-359.

[4] 时辉，沈春辉，梅龙勇，等. 食管异物的外科治疗. 中国胸心血管外科临床杂志，2011，4：239-331.

[5] Tettey M, Edwin F, Aniteye E, et al. Management of intrathoracic oesophage ~ perforation: analysis of 16 cases. Trop Doct, 2011, 41(4): 201-203.

[6] Ahn D, Heo SJ, Park JH, Sohn JH. Tracheoesophageal fistula with tracheal stenosis resulting from retained esophageal foreign body. Auris Nasus Larynx, 2011, 38(6): 753-756.

[7] 李舜农. 食管异物并发主动脉食管瘘. 中华耳鼻咽喉科杂志，1992，27(2)：91-92.

# 第55章

# 食　管　炎

食管炎是耳鼻咽喉科常见病之一，是指食管黏膜浅层或深层组织由于受到不良刺激，食管黏膜发生水肿、充血甚至糜烂而引发的炎症。食管炎按病程分为急性与慢性食管炎。常见原因有：外伤后感染引起黏膜损伤；食管下端括约肌的屏障作用发生障碍，胃内容物反流入食管而造成食管损伤；各种理化刺激引起无菌性炎症；上呼吸道急性炎症等。急性食管炎黏膜呈弥漫性血管扩张、多形核白细胞浸润，病变常于短期内自愈，其典型症状为局部疼痛与吞咽障碍。慢性食管炎黏膜表现为鳞状上皮细胞增生，或有角化，黏膜下有炎性细胞浸润，病变可反复发作，久治不愈；其临床表现有胸骨后闷痛、灼热感与食管内食物通过缓慢、受阻等。

## 第一节　急性食管炎

【流行病学】

目前没有权威的国内外统计急性食管炎的发病率。而腐蚀性食管炎常作为意外事故发生于3岁以下小儿，特别是形形色色的家用清洁剂已进入众多家庭，易被小儿误服，制品中含有氢氧化钠、碳酸钠等。成人的腐蚀性食管炎往往因吞服强酸或强碱，作为自杀手段所致。用盛饮料或酒类的容器存放强酸、强碱而不慎被误服的病例也屡见不鲜。近年药物引起的食管炎受到临床关注。所有年龄组患者，在各种临床情况下服用各种治疗剂量的药物均可能损伤食管。

【病因】

食管炎(esophagitis)可因外伤后感染而引起，如机械性损伤，食管镜检查，探子扩张、胃管留置等所引起的黏膜损伤；或误咽异物及粗糙食物等，发生黏膜损伤继发感染；各种物理与化学刺激，如烈性酒、过烫热的食物及其他有刺激性饮料、食物等引起的无菌性炎症；上呼吸道急性炎症或急性传染病如伤寒、白喉、猩红热与痢疾等，可并发本病。

【病理与病理生理学】

肉眼可见食管黏膜充血、水肿，脆而易出血。显微镜下见食管黏膜呈弥漫性血管扩张，有多形核白细胞浸润，黏膜腺肿胀，黏膜上皮层变脆弱，致剥脱形成浅糜烂面，并有假膜形成。少数病例可出现沿食管长轴的浅溃疡，重者可深达肌层。

常见碱性物质造成的食管损伤及愈合分为3期，即急性期(第1～4天)：液化、坏死、血管内血栓形成及进行性的炎症改变，黏膜充血、水肿；24h内不出现黏膜脱落和坏死。亚急性期(第5～14天)：坏死区黏膜脱落，形成溃疡伴肉芽组织形成，开始出现成纤维细胞、胶原沉积，此时食管壁薄，最易穿孔。瘢痕形成期(15天至3个月)：纤维组织形成、胶原进一步沉积，第3周开始胶原收缩，造成食管狭窄。食管黏膜的再生在吞服腐蚀性碱液后第4周至3个月内完成。严重食管化学损伤的后期合并症是食管狭窄，狭窄多位于食管损伤最严重的部位。食管的生理狭窄处易是腐蚀物质滞留的部位，也是食管损伤最重的部位。

【临床表现】

1. *胸骨后烧灼感或疼痛*　胸骨后烧灼感或疼痛为主要症状。症状多在误食后1h左右发生，半卧位、躯体前屈或剧烈运动可诱发，而过热、过酸食物则可使之加重。胃酸缺乏者，烧灼感主要由胆汁反流所致。烧灼感的严重程度不一定与病变的轻重一致。严重食管炎尤其在瘢痕形成者，可无或仅有轻微烧灼感。

2. 反酸 每餐后、躯体前屈或夜间卧床睡觉时，有酸性液体或食物从胃、食管反流至咽部或口腔。此症状多在胸骨后烧灼感或烧灼疼痛发生前出现。

3. 吞咽障碍 初期常可因食管炎引起继发性食管痉挛而出现间歇性咽下困难。后期则可由于食管瘢痕形成狭窄，烧灼感和烧灼痛逐渐减轻而为永久性咽下困难所替代，进食固体食物时可引起堵塞感或疼痛。

4. 出血及贫血 严重食管炎者可出现食管黏膜糜烂而致出血，多为慢性少量出血。长期或大量出血均可导致缺铁性贫血。

【诊断及鉴别诊断】

1. 诊断

(1)有外伤或理化刺激以及感染病史，如食管镜检查示胃管留置或粗糙食物、骨、鱼刺损伤、饮烈性酒、进食辛辣食物等。部分患者在食管损伤后呕吐少许鲜血或紫色血块。

(2)胸骨后或剑突下烧灼样疼痛，吞咽不利，进食则疼痛加剧。

(3)食管镜检查可见食管黏膜发生局限性或弥漫性充血、水肿，易出血，或出现上皮剥脱的糜烂面。有时可见假膜、溃疡，黏膜上皮剥脱。还可见到食管管腔狭窄，可累及贲门部。

(4)食管吞钡X线检查，以辅助诊断。

2. 鉴别诊断

(1)化脓性食管炎：以异物所致机械损伤最为常见。细菌在食管壁繁殖，引起局部炎性渗出、不同程度的组织坏死及脓液形成，也可呈较为广泛的蜂窝织炎。

(2)食管结核：一般多有其他器官结核的先驱症状，特别是肺结核。食管本身症状往往被其他器官症状混淆或掩盖，以至不能及时发现。早期浸润进展阶段可有乏力、低热等中毒症状，但也有症状不明显者。继之出现吞咽不适和进行性吞咽困难，常伴有持续性咽喉部及胸骨后疼痛，吞咽时加重。溃疡型的病变多以咽下时疼痛为其特征。食物溢入气管应考虑气管、食管瘘的形成。吞咽困难提示病变纤维化引起瘢痕狭窄。

(3)真菌性食管炎：临床症状多不典型，部分病人可以无任何临床症状。常见症状是吞咽疼痛、吞咽困难、上腹不适、胸骨后疼痛和烧灼感。重者胸骨后呈刀割样绞痛，可放射至背部酷似心绞痛。念珠菌性食管炎可发生严重出血但不常见。未经治疗的病人可有上皮脱落、穿孔甚至播散性念珠菌病。食管穿孔可引起纵隔炎、食管气管瘘和食管狭窄。对持续高热的粒细胞减少病人应检查有无皮肤、肝、脾、肺等播散性急性念珠菌病。

(4)病毒性食管炎：食管的HSV感染常同时有鼻唇部疱疹。主要症状为吞咽疼痛，常于咽下食物时加剧，患者吞咽后食物在食管内下行缓慢。少数病人以吞咽困难为主要症状，轻微感染者可无症状。

【治疗】

1. 祛除病因，适当禁食或进温性柔软流质食物，禁喂食粗、硬、干、粉等刺激性食物。

2. 抗酸止吐治疗，口服氢氧化铝每千克体重0.1～0.3mg，或氧化镁0.2mg。若抗酸剂效果不佳时，可口服甲氰脒胍，每千克体重5～10mg，2/d。

3. 消炎抗感染治疗，肌注青霉素，2/d；地塞米松，每千克体重0.125～1.0mg，1/d。真菌感染时，静注两性霉素B，每千克体重0.5mg，隔天1次。

4. 以次碳酸铋1.0g吞服，或用磺胺嘧唑1.0g加次碳酸铋1.0g吞服。服药前先进食，然后将药粉调成糊状徐徐咽下，使其附着于炎症部位，吞服后要禁食。每4小时吞服1次。

5. 疼痛剧烈，应给予镇静药如安定等药物，并卧床休息。

## 第二节 慢性食管炎

慢性食管炎多发在食管中下段，以下段为主。我国慢性食管炎主要是由于传统生活习惯使食管炎黏膜长期接触机械的温热以及烟酒刺激和维生素缺乏等而产生的一种慢性非特异性炎症，另外内镜发现食管反流是引起慢性食管炎的非常重要因素。

【流行病学】

目前西方国家反流症状发生率10%～20%。据北京上海调查发现，人群中胃食管反流(GER)症状发生率8.97%，胃食管反流病(GERD)发生率5.77%，食管反流(RE)发生率1.92%。中国一项研究表明行内镜检查5.8%的人有RE，80%非心源性胸痛由 GERD 引起。

GERD 在全球范围内正迅速成为上消化道最常见疾病，幽门螺杆菌(Hp)导致产酸增加，体重增加，脂肪摄入增加，体力活动减少的生活方式，暂时性下食管括约肌松弛(10～15s 以上)，食管裂孔疝是发生 GERD 的两个主要原因。

【病因】

1. 急性食管炎治疗不及时或治疗不当，转为慢性。

2. 上消化道与上呼吸道慢性化脓性病灶，如牙齿、鼻窦与扁桃体等部位慢性炎症病变。这些病灶经常排出细菌进入食管内，引起慢性感染。阑尾炎、胆囊炎等也可因病灶感染而发生食管慢性炎症。

3. 食物停留后发酵引起食管黏膜慢性炎症。常见于食管狭窄、肿瘤或贲门痉挛等，使食物不能迅速通过，发酵分解物引起刺激，或继发感染。

4. 维生素及其他营养素缺乏，造成局部易感因素。如维生素 A 可防止食管上皮组织的角化，并能诱发表层细胞转变为分泌黏液的细胞；当机体缺乏维生素 A 时，可使食管上皮增生与角化，失去柔润性，易因外力作用而破损，招致感染发生。

5. 胸、腹腔脏器如心、肺、肝与脾等慢性病变引起的食管静脉淤血。

6. 嗜好烈性酒与辛辣调味品，进食时狼吞虎咽，均易造成食管的慢性炎症。

【病理与病理生理学】

1. *病理*　慢性食管炎时，黏膜糜烂后可发生纤维化，并可越过黏膜肌层而累及整个食管壁。食管黏膜糜烂、溃疡和纤维组织的反复形成，则可发生食管瘢痕性狭窄。镜下可见鳞状上皮的基底细胞增生，贯穿延伸至上皮的表面层，并伴有血管增生，固有层有中性粒细胞浸润。食管狭窄者，黏膜下或肌层均有瘢痕形成，管内腔狭窄，狭窄部上方有扩张现象。严重食管炎者，可见黏膜上皮基层被破坏，且因溃疡过大，溃疡边缘鳞状上皮细胞无法通过再上皮化修复溃疡，而上皮化生，称为 Barrett 食管。发生于 Barrett 上皮的溃疡称为 Barrett 溃疡。

2. *病理生理*　食管胃运动动力障碍，包括食管体部运动功能、食管下括约肌(LES)功能及胃运动功能障碍。引起这些功能障碍的原因除解剖结构异常(如食管裂孔疝)外，某些疾病(如糖尿病)、药物(如平滑肌松弛药)和食物(如高脂食物、咖啡)都可导致 LES 功能障碍，引起反流。碱性环境中，非结合胆酸水溶性升高，损伤食管黏膜。酸性环境中，结合胆酸水溶性升高，损伤食管黏膜。胰液中卵磷脂在磷脂酶 A 的作用下，形成溶血卵磷脂，破坏食管黏膜。

【临床表现】

慢性食管炎患者表现有胃食管反流的典型症状。典型反流综合征指因反流引起的烧心、反流和胸痛。烧心是指胸骨后向颈部放射的烧灼感；反流指胃内容物反流到咽部或口腔，反流症状多发生于饱餐后，夜间反流严重影响病人睡眠。但也可无任何反流症状，仅表现为上腹疼痛、不适等消化不良的表现。食管炎的严重程度与反流症状无相关性。严重的食管炎患者临床表现并不一定很严重。

【辅助检查】

1. *X 线检查*　低张气钡双重对比食管造影显示病变有很好的效果，轻度慢性食管炎绝大多数病例黏膜皱襞粗糙、紊乱，病变区与正常食管界限不清，呈移行性，黏膜无中断破坏征象。而早期食管癌与正常食管界限清楚，黏膜有中断破坏征象，局部管壁有僵硬感；食管炎常累及食管整个周径，而早期食管癌常累及食管周径之局部。

2. *内镜检查*　食管黏膜局限性充血，水肿黏膜血管纹理模糊，是慢性食管炎早期常见的表现。如果内镜发现食管黏膜有糜烂颗粒状改变和白色斑块易出血现象，要进行活检。

【诊断及鉴别诊断】

1. *诊断*　临床上有典型的症状及体征、内镜检查有典型反流性食管炎表现可以确诊。必要时做心电图及其他心功能检查以与心绞痛等心脏病鉴别。

首选食管镜检查，一般经食管镜及组织学活检对食管炎可分为四度：

Ⅰ度：轻度炎症。内镜见食管下段黏膜较正常稍红。

Ⅱ度：炎症较重，但无溃疡。内镜见黏膜明显发红。

Ⅲ度：表面上皮继续脱落，发生表面溃疡(Ⅲa)，溃疡广泛并融合(Ⅲb)。内镜很易确认，溃疡可进展为溃疡性食管炎。

Ⅳ度：食管狭窄。溃疡的深入发展累及食管周围组织及淋巴结，导致食管壁增厚及水肿。在间歇期中发生食管瘢痕及纤维化收缩，造成食管狭窄，狭窄部常位于食管胃接合部上方 3～5cm 处。

2. 鉴别诊断 慢性食管炎需与其他原因引起的食管黏膜损伤鉴别。

(1)真菌性食管炎:多见于免疫力低下的患者,内镜下表现为食管黏膜被覆牛奶皮样物,食管刷片检查可见真菌丝和孢子。

(2)损伤性食管炎:服用腐蚀剂如强酸、强碱引起的食管黏膜损伤;食管异物及高温食物引起的食管烫伤。往往有明显的诱因,易于鉴别。

(3)食管癌:严重的反流性食管炎易误诊为食管癌。对食管损伤严重的患者应多部位活检以排除食管癌。如病理结果未见癌细胞,且患者有典型的反流症状,应按反流性食管炎治疗并近期复查胃镜,多次活检。

(4)克罗恩病:克罗恩病患者也可表现为食管的糜烂和溃疡,食管的表现只是胃肠道表现的一部分。患者往往有胃肠道阶段性的病变。

【治疗】

治疗原则是减少胃内容物反流,降低反流物刺激性,改善食管下段括约肌功能。

1. 一般治疗

(1)饮食宜少量多餐,不宜过饱;忌烟、酒、咖啡、巧克力、酸食和过多脂肪。

(2)睡前最好不要进食,晚餐与入睡的间隔应拉长,超过3h。餐后应处于直立位或散散步,但要避免剧烈运动。

2. 内科治疗

(1)降低反流物的刺激性:西咪替丁、雷尼替丁等药物,能抑制、减少胃酸分泌。

(2)改善食管下段括约肌的功能:餐前15~30min服用甲氧氯普胺(胃复安)或多潘立酮(吗丁啉),可增加食管下段括约肌的压力,加速胃排空,减少反流。

(3)降低胃酸

①制酸剂:可中和胃酸,从而降低胃蛋白酶的活性,减少酸性胃内容物对食管黏膜的损伤。氢氧化铝凝胶10~30ml,每日3~4次。

②组胺$H_2$受体拮抗剂:西咪替丁(cimetidine)等可选用。

③质子泵抑制剂:能阻断壁细胞的$H^+$-$K^+$-ATP酶,美拉唑(omeprazole)已广泛使用于临床,可改善其症状。

3. 手术治疗 治疗目的主要是修补疝裂孔、抗反流、纠正食管狭窄。

手术的适应证:①食管旁裂孔疝;②裂孔疝合并有反流性食管炎,症状反复发作经内科治疗无效;③反流性食管炎已出现严重并发症如反复呼吸道炎症、食管溃疡、出血、瘢痕性狭窄;④巨大裂孔疝出现压迫或梗阻症状者。

抗反流手术的目的是为了重建一项闭合机制。最有效方法是恢复食管远端的腹内段及在食管胃间构成一瓣膜组织,使反流减少至正常水平及可以嗳气,以避免胃扩张,可经腹腔或胸腔手术,手术方法有Nissen胃底折叠术以及Hill手术等。

(王斌全)

## 参考文献

[1] Pera M, Cameron AT, Trastek, VF. Increasing incidence of adenocarcinoma of the esophagus and esophagogastric junction. Gastroenterology, 1993, 104: 510-513.

[2] Wang LD, Feng CW, Zhou Q. Analysis of the screening result of esophageal disease in high risk urban and rural areas of esophageal carcinoma. Henan Yike Daxue Xuebao, 1997, 32: 6-8.

[3] Hamilton SR, Reflux esophagitis and Barrett's esophagus. Monoger pathol, 1990, 81: 11-18.

[4] Christopher A, Muskoluk, Richard Heitmiller, Marianna Zahurak, P53 and P21 WAF1/cipl/SDL1 gene products in Barrett's esophagus and adenocarcinoma of the esophagus and esophagogastric junction. Human pathol, 1996, 27: 1200-1211.

[5] Sarita Kumble, M. Bishromary, Src Actirati in malignaut and premlignaut epithelia of Barrett's esophagus, Gastroenterology, 1997, 112: 348-356.

[6] Hamectemen W, Barrett's esophagus: Development of elysplasia and adenocarcinoma, Gastroenterology, 1989, 96: 1249-1259.

[7] 远藤光夫. Barrett's 食道的历史的展开. 胃と肠, 1990, 25: 391-394.

# 第56章

# 临床嗓音学和言语病理学

人的发声器官具有复杂的功能，主要是发声功能和言语功能。言语形成是非常复杂的过程，需要言语器官严密配合、协调一致。声道中的可变部分，如下颌、唇、舌和软腭等发音结构的活动构成言语的声学特征；言语的形成主要是吐字结构活动的结果，并由鼻腔、口腔、咽腔及胸腔等共鸣器官的共鸣形成。如其中任何一个环节出现问题，言语即难以形成。现代社会中，发声质量已成为衡量人们生存质量的重要指标之一。

临床嗓音学及言语病理学是一门研究人体发音器官的解剖、组织、生理、发育功能及发声的基本原理并探讨发音障碍的病因、发病机制、治疗及预防的学科。其诊断与治疗涉及正常嗓音、艺术嗓音、各类发音障碍、吞咽障碍及无喉言语康复等许多领域，并与听力学、语言学、神经病学、心理学、康复医学及音乐艺术等领域有着广泛的联系。

在全球信息化进程的不断推动下，人类交流的广度、深度不断增加，嗓音疾病为常见多发病，患病率也逐年增加，据大量调查，工人、干部、教师、营业员、播音员、演员及小学生的嗓音病发病率均较高。仅在美国大约有750万人患有程度不同的发音障碍，有8%～9%的儿童存在言语障碍。我国上海15%左右，深圳一项职业发病调查显示，教师的嗓音发病率高达60%～70%。国际耳鼻咽喉－头颈外科学会将每年的4月16日定为"国际嗓音日"。

## 第一节　发声障碍

【发声器官及其生理功能】

1. **动力器官**(activators)　即呼吸器官，主要包括气管、支气管、肺、胸廓及肋肌、膈肌等与呼吸有关的肌群。其主要功能是提供声音产生及维持的气流动力。

2. **振动器官**(generator)　主要的振动器官是喉，其振动体为声带，闭合的声带经呼出的气流冲击和振动后发出声音。声音具有3个主要因素，即音强、音调和音色。音强(intensity)指声音的强弱，取决于声门下气流压力，声门下气流压力高，声带振动的幅度大，音强大，声音则响；反之声音就弱。音调(pitch)指声音的高低，取决于声带振动的频率，而其频率与声带长度、厚度、紧张度有关。声带短、薄而紧张者，振动范围局限，振动频率快，发出的声音音调高；反之则音调低。音色(timbre)指声音个性，因人而异，取决于人声泛音的多少和强弱。

3. **共鸣器官**(resonator)　指发声时参与共鸣的器官，以软腭为界分上部共鸣腔和下部共鸣腔。上部共鸣腔包括鼻腔、鼻窦及鼻咽腔；下部共鸣腔包括口腔、口咽腔、喉咽腔、喉腔及胸腔。其作用为使微弱音量、单调难听之喉原音变成和谐、圆润、丰满的声音，并赋予声音独特个性。

4. **构音器官**(articulator)　即吐字器官，包括舌、齿、唇及腭，通过改变口腔和咽腔形状或容积，发出元音和辅音。发声时气流不受阻碍，根据张口大小、唇的圆扁及舌位的前后、高低，形成不同的元音；发声时气流在吐字器官受到阻力而发出辅音。根据气流受阻的部位不同，辅音分为双唇音、唇齿音、舌尖前音、舌尖中音、舌尖后音、舌面音、舌根音7类。

【发病机制】

发声障碍有音强、音调及音质三方面的反常。

1. **音强反常**　正常的声响强度调整范围有上下20dB(分贝)的变化。

(1)喉肌功能过强：常因发声时过于紧张、方法不当或唱歌时选择音域不恰当等使声带及共鸣腔肌肉过度收缩，声带张力太大，声门关闭过紧，共鸣腔变小所致，发出的声音尖、弱、不悦耳。

发高声时，仅膜部声带振动，其中点在于声带的前中 1/3 交界处，当喉肌收缩过强时，此处声带振幅最大，相互摩擦最重。所以喉肌功能过强引起慢性机械性损伤，易导致声带增厚、声带小结、息肉等。

(2)喉肌功能过弱：又称喉肌无力，是指喉肌张力低下，即张力不足的病症。多见于各种原因引起的喉瘫痪、发声方法不当或功能性病变。多继发于喉肌功能过强，也有原发性者。早期表现为说话费力，自感吃力。唱歌时换气频繁、声时缩短，声嘶明显。随着病情加重，声门裂隙在双声带内收声门关闭时仍可见，且愈渐增大。声门裂隙愈大，声嘶愈重。喉镜检查通常可见声门闭合不全，表现为各种程度和各种不同形态或声带略显松弛。喉肌电图可分别测出喉内各肌肉的肌电位，测得其肌张力。动态喉镜观察声带振动的有无和声带黏膜振动的波形变化程度及双侧比较，有助于鉴别喉肌肉疾病、喉神经疾病及环杓关节疾病。

2. *音调反常*　正常的音调，女性为 150～350Hz(平均 220Hz)，男性为 80～200Hz(平均 120Hz)。音调的高低虽然有个体差异，但如语调超过或低于正常人一个音阶(8 度音调)以上，属音调反常。男性青春期变声障碍为高频反常，系由于性激素分泌不足或受精神因素等影响，变声期音调不降，带着童声进入成年期。较常见于尚未发育完全的青少年。低频反常较少见，女性用男性激素治疗疾病后，可出现语调过低。声音变异是指变声期后男女青年嗓音音调异常。

3. *音质反常*　喉部病变引起的音质反常表现为声音沙哑、嘶哑、粗糙及失声等。共鸣腔病变所致的音质变化表现为开放性鼻音和闭塞性鼻音。

【病因】

发声障碍多与用声过度和用声不当有关，因此，发声障碍多见于教师、演员、销售员等经常用声的工作人员中。全身健康状况欠佳可为诱因。功能性发声障碍，常与神经类型、心理状态、情绪等因素有关。器质性发声障碍可由炎症、外伤、肿瘤、神经肌肉系统异常或先天发育异常所致。

【分类及临床表现】

主要表现为不同程度的声音嘶哑。轻者，在日常讲话时症状不明显，但在发某一高音时出现双音或发音粗糙、断续。病情严重时，可完全失声。

1. *先天性发声障碍*　喉软化、喉蹼、腭裂、先天性喉气管裂、声带发育不良(声带沟)、先天性喉囊肿等可引起声音嘶哑，出生后即出现，常常伴有先天性喉喘鸣或呼吸困难。

2. *用声不当所致发声障碍*　最为常见，常因发声或歌唱时方法不当，喉肌收缩过强，使声带及共鸣腔肌肉过度收缩，声门关闭过紧，共鸣腔变小。特别是声带前中 1/3 交界处振动过度引起声带慢性机械性外伤、黏膜增厚。多见于声带小结、声带息肉、任克间隙水肿等良性增生性病变。声音嘶哑的程度与病变部位、大小有关。

3. *炎症性发声障碍*　急性炎症发病急，轻者声音粗糙，发音费力；严重者由于喉部分泌物较多且黏稠，影响声带的弹性，声门闭合不良，声音嘶哑明显，可出现失声，并伴有全身不适的症状。喉白喉表现为黏膜肿胀，伴白膜形成，发音嘶哑无力。慢性炎症缓慢发病，初为间断性，用声过度后声嘶加重，后逐渐发展成为持续性声音嘶哑。特有的反流性咽喉炎所引起的发声障碍，除声音嘶哑外还常常伴有咽部异物感、反复清喉动作及咽痛等症状，喉部检查可见咽喉部黏膜充血，杓间区黏膜增厚、水肿，假性声带沟或声带突接触性肉芽肿等。

声带突接触性溃疡为声带突相对的黏膜慢性溃疡病变，溃疡面多有肉芽形成，又称“声带突接触性肉芽肿”，多认为与滥用嗓音及胃酸反流至喉部刺激黏膜有关。临床表现为不同程度的声音嘶哑、声音低沉、咳嗽、不自主清理咽喉动作、高音易走调等。喉镜检查见声带突内侧或上方边缘呈溃疡或肉芽形成。

4. *肿瘤引起的发声障碍*　良性肿瘤所致的声音嘶哑发展缓慢，恶性肿瘤所致的声音嘶哑可在短期内进行性加重，最后完全失声，可伴有呼吸困难、吞咽困难及相邻器官累及的表现。

5. *外伤性发声障碍*　各种外伤、异物、手术等原因使喉部软骨、软组织、环杓关节、环甲关节损伤或移位，引起声音嘶哑。多有明确的外伤或手术史。

6. *运动性发声障碍*　由于中枢神经系统、周围神经系统或肌肉疾患引起的声带麻痹，均可出现不同程度的声音嘶哑。症状的严重程度多决定于麻痹声带的位置及喉功能的代偿程度。喉上神经麻痹声音低而粗糙，不能发高音，双侧喉上神经麻痹可伴有吞咽时食物或唾液误吸入呼吸道引起呛咳；单侧喉返神经麻痹表现为不同程度的声门关闭不全,发音易疲劳、嘶哑、气息声明显,伴有误吸。但经对侧代偿后也可无症状。双侧喉返神经麻痹可伴有不同程度的呼吸困难。

痉挛性发声障碍(spasmodic dysphonia,SD)是一种中枢运动信息处理程序障碍所致的慢性神经系统疾病,为喉肌张力障碍而致喉部发声运动紊乱引起的发声困难。可以作为一种独立的疾病存在,也可与其他部位的肌张力障碍并存。临床特征是运动诱发,患者不能控制的声带肌肉自发性痉挛性运动,紧张时加重。分为两型:一型是内收型,病变累及甲杓肌,常见,占 80% 以上,女性多于男性。特征是在发音时双侧声带、室带不自主、不规则过度内收或闭合过紧,表现为发声紧张,声音粗糙、中断,常有震颤,不协调音,常伴有颈部血管怒张。另一型为外展型,病变累及环杓后肌,少见。特征是在发音时双侧声带间断、不自主外展,表现为声音响度不够、间断性气息声、无声,易被误诊为双侧声带麻痹。极少患者可同时有两种亚型混合存在。喉肌电图检查可见喉肌异常肌电活动。

其他如重症肌无力等疾病,累及咽喉部肌肉时将会出现相应的发音嘶哑、易疲劳及吞咽障碍等症状。

7. *功能性发声障碍*　喉结构正常,多见于女性。突发声音嘶哑,自耳语至完全失声程度不同,但咳嗽、哭笑声正常。声嘶恢复快,可再发,常发生于精神创伤或情绪激动后。喉镜检查见声带处于轻度外展位,深吸气时更甚,咳嗽或发笑时声带能内收。嘱患者发“衣”声时声带不能完全内收达中线位。

8. *其他*　室带肥厚或室带功能亢进为发声障碍的原因之一,系发声时室带内收参与发声而出现嗓音异常。较常见的病因为代偿性室带内收。声带某些病变,如声带运动障碍、手术切除声带后、慢性喉炎等可致室带代偿性内收或代偿性肥厚。表现为语声沉闷、沙哑、粗糙、音调低沉、发声费力,易疲劳。喉镜检查可见发声时室带内收,向中线靠拢,部分或全部遮盖声带。

声带沟指声带内侧缘一条与游离缘相平行的沟状凹陷,可位于双侧或单侧。病因多为外伤、炎症引起黏膜下瘢痕。临床特点:病史时间较长,声音沙哑、粗糙,伴有气息声,音弱,发声费力,易疲劳。喉镜检查见声带游离缘或上表面有沟状凹陷,发声时患侧声带呈弓形改变,若两侧声带同时发生病变则声门梭形闭合不全。喉动态镜显示黏膜波变弱或消失。

【检查】

1. *一般检查*

(1)喉部检查:喉镜检查包括电子喉镜、硬管镜等,注意观察声带的色泽、形态、运动及声门闭合状况等。应分别观察呼吸时及发声时的声带情况。

(2)共鸣器官检查:包括鼻腔、鼻窦、口腔、咽腔的检查。

2. *发声功能检查*

(1)主观听觉评价方法:训练有素的专业人士的“耳朵”最具有辨别能力,专业人员的主观评价主要根据音调、响度、音质、持续时间判定,目前普遍应用的是日本言语矫正与语音学会提出声音嘶哑的 GRBAS 评估标准。①声音嘶哑总分度 G(overall grade degree);②粗糙型 R(rough):当声带肿胀变软,振动不均衡,尤其声带息肉时易出现此型;③气息型 B(breath):发声时声门闭合不全,呼出的气流增大,多见于声带瘫痪;④无力型 A(asthenic):为声带变薄,质量减轻,张力下降,多见于声带瘫痪;⑤紧张型 S(strained):为声带异常变硬、变重时,用力发声,多见于进行性声带癌患者。每一型又分为 4 个等级(0:正常;1:轻度;2:中度;3:重度)。发音质量另一判定方法为患者的主观满意度,可通过直接询问或特殊设计的问卷进行分级。

(2)客观检测分析方法

①声带振动的检测:包括电视频闪喉镜,电声门图。喉动态镜是利用频闪光源照射来观察声带振动特征,即可观察声带振动频率、对称性、周期性、幅度,声带黏膜波及声门闭合形态。正常情况下,发低音时,声带振动速度慢,振幅大;发高音时,振动速度快,振幅小。正常时两侧声带呈对称性,黏膜波正常,振动幅度均匀。声带有病变时,根据病情轻重,表现为振动幅度变慢,振幅减小,声带黏膜波减弱或消失,两侧常不对称。

②嗓音声学测试:应用声图仪、声谱仪及电子计算机声学测试系统,以物理声学检测方法记录嗓音信号,然后对声音的频率、强度及音色进行分析,可为嗓音质量提供客观定量依据,从而有利于喉部疾病的诊断和治疗。目前应用的主要研究参数包括基频、振幅、微扰值基频微扰、振幅微扰、噪声谱谐噪比、标准化噪声能量、共振峰及其特征等。

③空气动力学检测:通过对声道气流压及气体

容量的测量，确定发音的有效性，利于了解生理及病理状态下发音的生物动力学改变。a. 平均呼气流率测定：指发声时单位时间内经声门呼出的气流量，通常用毫升/秒(ml/s)表示。声带有病变时由于声时缩短，气流率高于正常人。一般认为气流率大于 200ml/s 时有意义。可间接推测声门闭合状态、声带张力情况和质量改变，对临床疗效评价有一定价值；b. 最大发声时间：又称声时。指深吸气后能持续发声的最长时间，可推测受检者喉部调节功能及发声的持续能力。测定时通常发"a"或"i"音，测试 3 次后取其最大值。正常情况下男性的声时为 20～30s，小于 14s 为异常；女性的声时为15～20s，小于 9s 为异常；儿童声时为 10s 左右。老人的声时缩短，儿童的声时随年龄而增长。全身健康状况、年龄、体型、肺活量、呼吸方法等多种因素影响声时。当声带有病变时声时缩短，因此，声时测定可作为治疗前后效果评定的参考。

④喉肌电图检查：通过检测喉部不同生理活动(发声、呼吸、吞咽等)时喉肌生物电活动来判断喉神经肌肉功能状态的检查方法，确定声带运动障碍的性质，损伤部位、程度及其预后。也为声带麻痹、吞咽障碍、痉挛性发音困难等治疗提供有益的指导。测试的肌肉除喉内肌外，还包括带状肌、呼吸肌及咽部肌肉等。喉上神经、喉返神经、迷走神经诱发电位及喉神经反射的研究也已不断深入。

3. *影像学检查*　平静呼吸及发声时喉部影像学检查可用于嗓音病变的研究。X 线喉部侧位片、胸部正侧位片、食管吞钡透视及喉部 CT、MRI 等检查，有助于发声障碍病因的查找和鉴别诊断。

4. *其他*　动态 24h 双探针 pH 监测，观察近端食管、咽喉部酸化情况，可用于咽喉反流疾病的检查。

【治疗】

发声障碍的病因较复杂，除病因治疗以外，目前常用的治疗方法如下。

1. *内科治疗*　以发声休息、音声训练及药物治疗为主。

(1)发声休息：对声带炎症或手术后反应性充血、肿胀，应禁声或少说话，使声带休息，有利于炎症消退。

(2)音声训练：目的在于纠正不正确的发声习惯及方法，在确定音域范围的基础上调节患者的起声及呼吸，充分利用胸腔、喉腔、口咽腔、鼻腔及头颅的共鸣作用，并通过听觉反射不断循序渐进达到最佳效果，使一些发音障碍的患者恢复正常。特别需要提出的是音声训练是多数发声障碍的唯一治疗措施，即使是嗓音外科领域，围手术期的发声训练也越来越受到重视，这也是我国专业工作者探索较多的一个重要领域。遗憾的是，目前国内尚缺乏言语病理学专业和专职的言语病理师，多数依赖临床医生或护师的零星了解，期望不远的将来有所改观。

①喉肌功能过强与音调反常的矫治：一般训练嘱患者下颌放低，舌头平坦，促使咽腔张开等动作。最有效者为咀嚼发声疗法。其方法分 4 步：发声时同时咀嚼食物；发声时张开口唇咀嚼；咀嚼发声成功后，增加发声词句继续练习，直到建立新嗓音；逐渐减少发声时的咀嚼活动。

②喉肌功能过弱的矫治：反复练习屏气动作，使声带紧闭，胸腔固定，同时发声。

③音质反常的矫治：运气方法不当致发声效果不佳者，应建立胸腹式混合呼吸方式，并练习控制呼气能力，使呼气慢而均匀、呼气期延长。

(3)药物治疗

①中药治疗：是我国嗓音医学领域的一朵奇葩，在我国已有坚实的基础，滋养肺肾、利喉开音，已获得意想不到的功效。

②雾化吸入及理疗：消除炎性充血、水肿。吸入药物多用抗生素、糖皮质激素、化痰及黏液促排剂。抗生素是用于急性感染性炎症，糖皮质激素主要是加强抗炎及减少渗出水肿。超短波、激光光谱或氦氖激光照射等物理疗法，可改善局部微循环，促进吸收。早期声带小结、早期声带息肉样变、局限性增厚等增生性病变用碘离子透入或音频疗法，有助于血液循环、消肿及软化消散增生组织。对喉肌功能过弱者，可行弱感应电疗或高频率电疗。

③抗酸药物的应用：因胃酸反流所致的疾病的治疗。近年不少文献报道胃食管反流病致咽喉反流(laryngopharyngeal reflux，LPR)或称后部喉炎，并涉及发声障碍者，占所有喉病患者的比率高达 50%。可服用抗酸药物[如 $H_2$ 受体阻滞药、质子泵抑制药(如奥美拉唑等)]控制咽喉部酸性物质反流，改善发音。

④拟胆碱能神经药的应用：可减轻和消除疲劳，增加声带张力。作用于肌肉运动神经终板的拟胆碱能神经药如新斯的明类或加兰他敏等，作环甲膜部注射，0.5mg(加兰他敏为 5mg/ml)每日一次，或隔日一次，注射 5、6 次后，再口服新斯的明类药

物维持7～10d。注意：要准备好阿托品注射剂，注射后观察30～60min，如果有不能忍受的剧烈疼痛、腹痛等反应，即时肌内注射0.5mg阿托品用以拮抗。这类药对心血管病或哮喘者慎用或不用。演员在开演前，因用嗓过多或者刚刚感冒以后，出现发声困难，多为声带边缘水肿和张力减退，作为救急措施可用10%葡萄糖酸钙10ml，地塞米松5～10mg和50%高渗葡萄糖40ml演出前2小时静脉推注，可以保证当天的演出。

⑤其他：声带黏膜下出血的治疗，早期主要是止血和促进吸收，可用高渗葡萄糖、钙剂和维生素C等静脉推注，每日一次；后期用蛋白溶解酶离子导入，防止机化，同时应尽可能找出病因，加以处理。

2. *手术治疗*

(1)良性增生性病变，经药物治疗未能消退者，可行嗓音显微外科手术切除，手术时应避免损伤声带。

(2)癌前病变及早期声门癌也可行嗓音显微外科手术，运用$CO_2$激光剥脱声带黏膜或切除声带。晚期喉癌患者可行喉部分切除、功能保留手术或喉全切除手术，后者术后食管发音、人工喉及各类喉发音重建等方法最终获得“新声”。

(3)声带内收障碍及声带沟致发声异常者，可用声带注射、声带内移术、Ⅰ型甲状软骨成形术，以缩小声带间缝隙，改善发声。

(4)男声女调可行Ⅲ型甲状软骨成形术，使声带张力下降，降低音调；女声男调可行Ⅳ型甲状软骨成形术(环甲接近术)，增强声带张力，提高音调。

(5)室带性发声障碍可切除室带肥厚部分。

(6)痉挛性发声障碍，可行甲杓肌肉毒杆菌毒素A(Botox)注射，主要作用于肌肉运动终板，阻滞乙酰胆碱释放，产生神经-肌肉阻断作用，降低喉肌张力，也可行选择性喉返神经或其分支切断加颈襻吻合术等。

(7)单侧声带麻痹、声门闭合不良者，可酌情行喉返神经探查喉返神经修复术、声带注射内移填充术或甲状软骨成形术Ⅰ型，改善甚至恢复正常的发音功能。双侧声带麻痹患者可应用喉内外径路杓状软骨切除术改善呼吸困难，但往往使发音功能进一步受损；半膈神经移植修复术则在保留甚至改善发音功能的同时改善呼吸道通畅。

3. *精神心理治疗*　对于功能性发声障碍等在应用嗓音及言语矫治的同时配合心理治疗会获得良好的疗效。

4. *重视嗓音保健*　增强体质预防上呼吸道感染，对保护嗓音至关重要；长期使用嗓音的工作者须懂得正确的发声方法，不要滥用嗓音，用声要适当；男性青春期变声时，适当减少练声时间；女性月经期，声带可以发生充血、水肿，亦应注意声带休息；忌烟酒，避免辛辣等刺激性食物、有害气体和粉尘的刺激，以保护发声器官。

## 第二节　言语障碍

言语病理学又称为言语治疗学，前者乃是本学科于美国及加拿大的名称而后者则是于英国的名称。言语病理学指的是关于言语缺陷和诊治的学科，一般来说是一门康复科学。言语病理学涉及范围广泛，包括心理学、语言学甚至生理学等。由于研究对象(包括先天的和后天的)如发音器官的伤残和运动神经的紊乱等不同，在学科上经常划分为言语缺陷的矫治和言语失常的恢复两大类。前者偏重于生理解剖，而后者则着重神经心理。这本来都属于医学范围，但因其都以恢复正常言语为目的，同时有许多工作如器官缺陷在手术后的发音矫正，言语失常在治疗中的说话锻炼，都需要语言学和实验语音学的知识，因此现代语言学中也常把这门学科列为研究项目。

【言语器官及其生理功能】

言语形成的过程较为复杂。眼、耳等感觉器官接受外界事物后，传递至大脑，经言语中枢、神经系统和舌、腭、咽、唇、齿等言语器官的配合协调，最终形成言语。

正常言语的形成须具备五个基本解剖生理条件：①听觉、视觉功能良好；②完善的言语中枢：习惯用右手者，言语中枢在左侧大脑颞叶，惯用左手者，则在右侧颞叶；③与言语有关的神经联络通路通畅；④小脑的协调功能良好；⑤声带、舌、腭、唇、齿等言语器官正常。

【病因】

若形成言语的任何一个环节有病变，均可引起言语障碍。其常见病因如下。

1. *神经系统病变*　如先天性大脑发育不全、颅脑损伤等可致学语迟缓等言语障碍。脑血栓、脑脓肿等症时，如病变累及大脑颞叶言语中枢时，可引起失语症；小脑有病时，使与形成言语有关的肌肉功能不协调，讲话费力，含糊不清。

2. 听力障碍　是儿童言语障碍的常见原因之一。

3. 言语器官结构异常　腭裂、唇裂等先天性畸形，可致构语困难，语音不清，咬合不佳，切牙缺失，舌系带过短，舌体肥大，软腭运动障碍等，也是构成言语障碍的原因。

4. 其他　此外，言语的正常与否，还与精神、情绪、习惯、训练及环境条件等有关。如小儿与外界接触过少，能影响其正常的言语发育。对于小儿不正确的言语方法，不及时纠正，可使言语不清晰。

【分类及临床表现】

1. 言语缺陷

(1)学语滞迟：小儿言语发育的年龄可有个体差异，一般指2岁时仍不会任何言语者，可列入学语滞迟。常见的病因有听力障碍、大脑发育不全、智力低下、脑外伤、言语器官结构异常，如唇裂和腭裂。环境因素，如幼儿与外界接触过少，言语讯号刺激量不足，学语机会相对减少或学语过程中受到不正确的训练与刺激等。轻者表现为表达能力低于同龄儿童，或所用词汇与其年龄不相适应；重者则不会讲话。

(2)发声困难：是言语器官的肌肉运动障碍所造成。多因中枢运动神经系统功能障碍或周围性肌肉病变，如小脑病变、脊髓空洞症、重症肌无力时，舌、软腭等言语器官的肌肉发生痉挛、瘫痪或共济失调而引起。表现为言语含糊不清、讲话费力、缓慢，但无语句结构或用词方面的缺陷。

(3)言语困难：系对言语的组成、表达及理解有障碍的病态，常伴有定向力丧失、进食困难及大小便失禁等。多发生于脑血管意外、颅脑损伤、脑炎后遗症、脑肿瘤等。以言语的表达能力缺陷为主者，表现为不能用单词或语句表达自己的意愿；以言语的接受能力障碍为主者，常表现为不理解别人的言语。

(4)失语症：是由大脑病变引起的言语功能障碍。脑脓肿、脑血栓、脑肿瘤等疾病，如侵犯大脑颞叶言语中枢时，则引起失语症。有言语表达障碍，不能说出想说的话，用手势表达意愿者，为运动性失语；说话能力正常，但不能记忆起有关的词语，不能理解别人说话的意义，是为感觉性失语；对有关的或特定的人、物和事的名称或其相互关系不能准确而恰当地说出者，为命名性失语。

2. 语音缺陷

(1)构音困难：由于腭裂、舌体肥大、舌系带过短、咬合不佳、腭咽闭合不全、软腭麻痹、听力障碍、不良发声习惯等引起语音不清、吐字不准。病情较轻者，仅某些字读不准，如舌齿音、卷舌音发声障碍，一般不影响言语可懂度。病情严重者，较多字音含糊不清，所讲的话不易听懂。

(2)口吃：又称语阻，是言语节律异常，多发生于儿童言语发育时期。病因不明，可能与大脑对言语器官的支配与调节不协调、不正确的模仿、遗传等因素有关。男性发病率明显多于女性，约为10∶1。常表现为首字难发、语句中断或语调重复，致说话不流畅。病情较重者，说话时伴有皱眉、面肌抽搐、摆动手臂等现象、讲话时情绪常较紧张。

【治疗】

针对病因，采取相应的治疗措施。

1. 听觉言语训练。先天性聋患儿不经听觉言语训练，必然成为聋哑人；双侧重度听力障碍若发生在幼儿期，数周后言语能力即可丧失；即使已有正常言语能力的较大儿童，耳聋发生以后数月，原有的言语能力可逐渐丧失。因此，对经治疗无效的双侧中重度、重度或极重度聋学龄前儿童，应及早借助助听器或人工耳蜗植入等人工听觉，运用言语仪、音频指示器等适当仪器，进行听觉言语训练，使患儿能听懂(或唇读)他人口头语言，建立接受性与表达性语言能力。

2. 及时治疗腭裂、唇裂等言语器官疾病，以便尽早进行言语训练。

3. 言语训练对于学语滞迟、口吃、脑血管意外遗留的言语障碍者，主要治疗方法是根据具体情况，有计划地进行言语训练。家长们关心小儿言语发育情况，帮助小儿坚持言语训练，对言语的发育和发展甚为重要。

4. 原发病的治疗，如脑脓肿、脑肿瘤引起的失语症，应从治疗原发病着手。

(郑宏良　陈世彩)

## 参考文献

[1] 周水淼.电子喉镜和纤维喉镜诊断治疗学.上海:第二军医大学出版社,2002.

[2] 江德胜.嗓音外科学.北京:世界图书出版公司,2005.

[3] 韩德民.嗓音医学.北京:人民卫生出版社,2007.

[4] 于萍.嗓音疾病与嗓音外科学.北京:人民军医出版社,2009.

[5] Sataloff RT, Hawkshaw MJ, Anticaglia J. Medications and the voice. In: Sataloff RT, editor. Professional voice. The science and art of clinical care. San Diego (CA): Plural Publishing, 2006: 905-924.

[6] Yang Y, Lewis JD, Epstein S, et al. Long term proton pump inhibitor therapy and risk of hip fracture. JAMA, 2006, 296: 2947-2953.

[7] Van Lierde KM, Claeys S, De Bodt M, et al. Response of the female vocal quality and resonance in professional voice users taking oral contraceptive pills: a multiparameter approach. Laryngoscope; 2006, 116: 1894-1898.

[8] Heimdal JH, Roskund OD, Halvorsen T, et al. Continuous laryngoscopic exercise test: a method for visualising laryngeal dysfunction during exercise. Laryngoscope, 2006, 116: 52-57.

# 学习培训及学分申请办法

一、《国家级继续医学教育项目教材》经国家卫生和计划生育委员会（现更名为国家卫生健康委员会）科教司、全国继续医学教育委员会批准，由全国继续医学教育委员会、中华医学会联合主办，中华医学电子音像出版社编辑出版，面向全国医学领域不同学科、不同专业的临床医生，专门用于继续医学教育培训。

二、学员学习教材后，在规定时间（自出版日期起 1 年）内可向本教材编委会申请继续医学教育Ⅱ类学分证书，具体办法如下：

**方法一：PC 激活**

1. 访问“中华医学教育在线”网站 cmeonline. cma-cmc. com. cn，注册、登录。
2. 点击首页右侧“图书答题”按钮，或个人中心“线下图书”按钮。
3. 刮开本书封底防伪标涂层，输入序号激活图书。
4. 在个人中心“我的课程”栏目下，找到本书，按步骤进行考核，成绩必须合格才能申请证书。
5. 在“我的课程”－“已经完成”，或“申请证书”栏目下，申请证书。

**方法二：手机激活**

1. 微信扫描二维码 关注“中华医学教育在线”官方微信并注册。
2. 点开个人中心“图书激活”，刮开本书封底防伪标涂层，输入序号激活图书。
3. 在个人中心“我的课程”栏目下，找到本书，按步骤进行考核，成绩必须合格才能申请证书。
4. 登录 PC 端网站，在“我的课程”－“已经完成”，或“申请证书”栏目下，申请证书。

三、证书查询

在 PC 端首页右上方帮助中心“查询证书”中输入姓名和课程名称进行查询。

《国家级继续医学教育项目教材》编委会